协和孕育大讲堂

中国协和医科大学教授
中国医学科学院博士生导师
北京协和医院妇产科主任医师

何萃华 编著

中国中医药出版社
·北京·

U0748178

Preface

爱的存在，
能让我们做到更完美

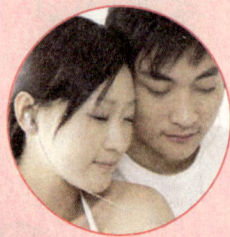

　　对一个家庭而言，可以说，再也没有比怀孕生子、养儿教儿更重要的事情了。

　　怀孕是每个女人一生中最期待、最渴望的幸福时光，无论身体或是心情，都会经历各种前所未有的变化。当被告知"恭喜你怀孕了"时，你的心情会如何呢？是不是会在心底涌起无限的爱意。在喜悦的心情下，是否还存在着不安的情绪呢？是不是感觉力不从心——要面对饮食、产检、孕期不适、分娩疼痛、身体恢复等诸多问题。更重要的，是担心出生后的宝宝与自己想象中的有差距——健康、聪明、可爱，这些词汇可以用来描述我的宝宝吗？

　　的确，怀孕分娩是一件大事，不安是理所当然的事。

　　而养育宝宝带给父母的更是甜蜜的烦恼：甜蜜者，宝宝出生和成长带给父母的喜悦和自豪难以言表；烦恼者，宝宝尚不能开口说话时，照顾宝宝总让人手忙脚乱，或者当宝宝开口能言，可他的心思总是很难猜，抑或宝宝的成长并不一帆风顺，面临疾病、安全等问题的困扰。更进一步，宝宝大些后，他的可爱是否会让他得到众人的喜欢？他的聪明会让他的未来步步为"赢"吗？

　　的确，养育宝宝总会出现各种问题会让父母不知所措，有一种爱很多，却无法给予的感觉。而对宝宝的期盼，更会让父母觉得家长爱的付出代替了宝宝的自己努力，他的成长会成为温室的花朵。

　　正是基于上述总总问题，本书广泛搜集了关于怀孕育儿的点点滴滴，以专家开讲的形式，涵盖了从准备怀孕开始到宝宝降生、成长的各个时期所需要了解和掌握的生育、育儿常识。相信这本书一定会成为即将面临孕育问题的准爸妈们最理想的枕边书！

　　在现在，家长的爱心与用心会给孩子更好的未来；

　　在未来，孩子的成长与成功见证了你付出的曾经。

　　因为爱的存在，做一件事情，我们就能做到最完美。

　　愿所有父母都能养育出自己心目中最棒的孩子！

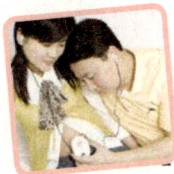

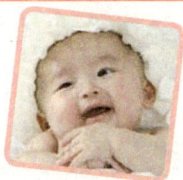

Contents |目录|

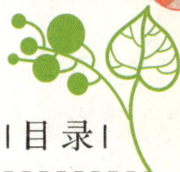

|第一讲| 全方位备孕

|第二讲| 完美十月孕期

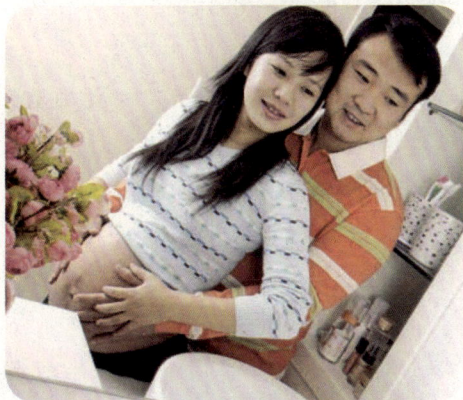

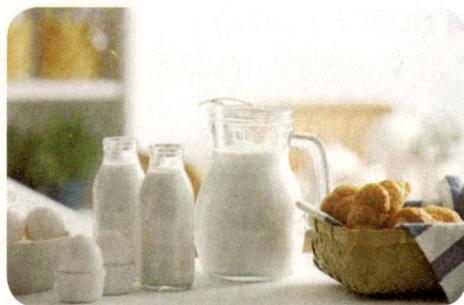

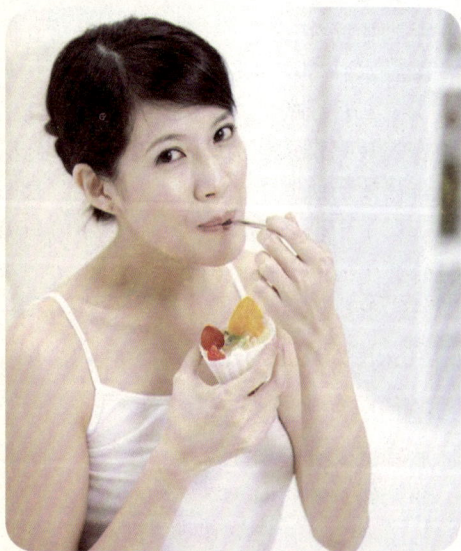

|第三讲| 孕期胎教方案

|第四讲| 平安轻松分娩

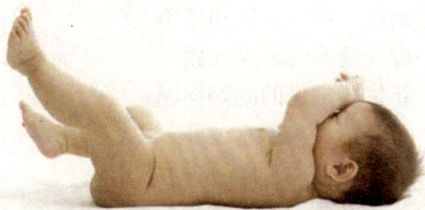

|第五讲| 产妇月子保健

第六讲 0~1岁婴儿养育

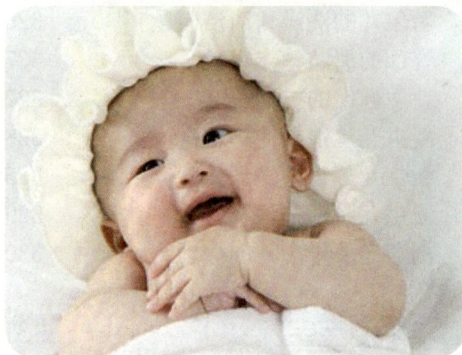

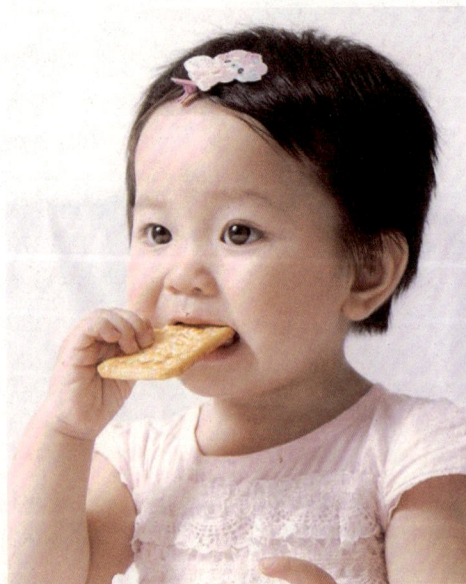

全方位
备孕

|第一讲|

RANGSHENXIN CHUYU ZHUIJIAZHUANGTAI

让身心处于最佳状态

❋ 怀孕时间选择：最佳生育期

女性最佳生育期

女性在18岁左右开始进入性成熟期，性成熟期持续约30年，为生育期，处于此期的妇女成为育龄妇女。一般认为女性的最佳生育年龄为24～29岁，此时生育不仅符合人体的生理特点，而且有利于胎儿的健康发育。女性到了18岁，虽然性器官已基本发育完成，但性成熟并不代表全身各脏器功能都已健全，像骨骼系统和高级神经系统一般要到24岁才发育成熟。女性在进入24岁以后，身体的发育才能完全成熟，体质最为健壮，精力最旺盛，卵巢功能最活跃，排出的卵子质量最高，这时受孕做母亲，会获得最佳胚胎。而且，妊娠并发症少，胎儿发育好，早产、畸形胎、痴呆儿的发生率最低，分娩也会最顺利。

● **不同年龄段的妇女在任意一个周期或年份中受孕的可能性**

年龄	在任意一个月份受孕的可能性	受孕需要的月数	一年内怀孕的概率
20岁出头	20%～25%	4～5个月	93%～97%
接近30岁	15%～20%	5～7个月	86%～93%
30岁出头	10%～15%	6～10个月	72%～86%
接近40岁	8.3%～10%	10～12个月	65%～72%

另外，24岁以上的女性生活经验也相对丰富，有利于对宝宝的哺育。若过早生育，女性的子宫和骨盆还没有发育成熟，容易发生难产；同时，母体不仅要承担供给胎儿营养的任务，还要继续完成自身的发育，必定会影响母子的健康。而女性过晚生育，特别是在35岁以后才怀孕，患妊娠高血压征、妊娠期糖尿病、巨大儿的几率都会增加；且容易造成难产，或需采取手术产进行分娩。产后，新生儿发生窒息、损伤和死亡的几率也会加大。而且，由于孕妈妈年龄偏大，卵巢功能开始衰退，卵子出现老化现象，畸形儿、痴呆儿的发病率会增加。

● **生育患有唐氏综合征或其他染色体异常的婴儿的比例**

母亲年龄	患唐氏综合征的比例	患染色体异常的比例
20	1∶1667	1∶526
25	1∶1250	1∶476
30	1∶952	1∶384
35	1∶385	1∶192
40	1∶106	1∶66
45	1∶30	1∶21

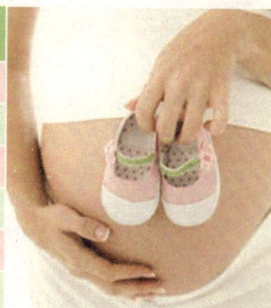

男性最佳生育期

近年来，随着研究的不断进展，人们发现男子越年轻，产生的精子质量越差；在30~35岁时，产生的精子质量最高，有最强的生命力，可将最好的基因传给下一代，其中包括智力体格；但如果男子的生育年龄过大，精子发生突变的机会就越多，子代出现先天畸形和遗传性疾病的机会也会相应增加。有研究发现，父亲年龄在55岁以上，子代先天愚型的比例急剧增加。60岁的男性，其妻生育出软骨发育不全胎儿的几率是30岁男性的10倍。许多染色体畸变与父亲生育年龄过大有关。因此，遗传优生学家认为，男子的最佳生育年龄应比妇女的最佳生育年龄晚4~5岁。

怀孕早晚利弊分析

● **早怀孕和晚怀孕各有利弊**

年龄	利	弊
20 ~ 30 岁	1.流产的机会少，只有2%~3% 2.有关母婴健康的顾虑少；患妊娠综合征如高血压的机会也较少；婴儿畸形率低。20多岁女性生产先天愚型婴儿的几率也低，大约为1/1500 3.精力充沛，适应夜里照料婴儿的能力也比较强	1.某种程度上会影响与朋友的相处时间及机会 2.由于工作时间短，积蓄不是很充裕，因此，承担的压力相对较大
30 ~ 40 岁	1.产后并发症和产后身体恢复，与20多岁没有很大差别 2.夫妻关系更趋于稳定 3.工作稳定，经济上比较宽裕，育儿较轻松	1.35岁以后生育能力下降，流产率升高达4%~5% 2.30多岁的畸形儿生育率较高 3.35岁以上早产情况较多，容易发生高血压、妊娠期糖尿病和其他并发症

40岁以上	1.多半不是初为人母，有生产、育儿经验 2.在经济上和心理上都比较可靠，夫妻关系也比较稳定 3.由孩子带来的各方面影响相对较小	1.40岁以后的流产危险为13%~15% 2.遗传缺陷的几率更高 3.当孩子十几岁时，你已经50多岁了，增加了与孩子之间沟通的难度

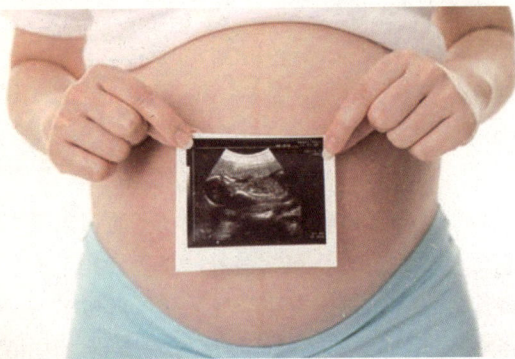

适宜受孕的季节

受孕季节的选择，是为了适应孕期保健和胎儿生长发育，有利于生育健康、聪明可爱的小宝宝。因此，受孕选择在一年中什么时候，于优生至关重要。

受孕的最佳季节，应当在夏末秋初的七八月份。这个阶段正逢蔬菜、水果上市旺季，鸡、鸭、鱼、肉、蛋类副食品供应丰富，鲜活可口品质高。孕妈妈能够摄入足量的营养物质，有利于胎儿生长发育。而且，此时气温适度，可以预防很多传染病。

七八月份受孕，经过十月怀胎，孩子在第二年的四五月份出生。此时正值春末夏初，风和日暖，气候适宜，对新生儿的护理比较适宜，也有利于产妇的身体恢复。这个季节衣着单薄，婴儿洗澡不易受凉，母子都可以到户外活动，多多呼吸新鲜空气和晒太阳，还能预防母体缺钙和孩子因缺钙发生佝偻病。而且，这个季节上市的蔬菜品种丰富，有利于供给产妇各种营养成分，便于供给宝宝充足的奶水。当盛夏来临时，母子的抵抗力都已经得到加强，容易顺利度过酷暑。等到严冬时节，孩子已经半岁，平安过冬也比较容易。

最好不要选择十或十一月份受孕。因为此时正值秋末冬初，气候转而寒冷干燥，病毒感染性疾病较多，容易使孕妈妈患病而导致胎儿畸形。到了孕育的关键时期又逢隆冬，蔬菜品种较少，营养供给较差。同时，孩子出生时间正好赶在第二年的七八月份，大热天让母亲"坐月子"，既不利于母亲身体健康，也不利于婴儿的喂养，甚至会使母子并发其他疾病。

怀孕时间应顺其自然

有时候，并不一定天遂人愿，万一在其他时间怀孕就顺其自然好了。因为人类进化已经历了上千万年的适应过程，一年四季都能怀孕生育。许多物质条件，尤其是新鲜蔬菜等，现在好多地方一年四季均有供应，所以胎儿的营养供应不成问题。

新婚期怀孕并非 "双喜临门"

新婚使新人双方的幸福感迅速提升，彼此的爱意进一步升华，在新婚期间，因夫妻双方的兴奋心情，容易忽视或干脆放弃安全措施的使用，因此新婚期怀孕的几率较高。也有不少新婚夫妇期待在新婚之夜或蜜月期间怀孕，以期 "双喜临门"。从优生优育的医学角度来看，蜜月期间怀孕弊多利少，自然流产或子女出生缺陷、智力低下的几率较多，亦不是最佳受孕时机，所以并不提倡如此的 "双喜临门"。

● 操办婚事，劳心伤神

结婚前期要做的事情很多，迎宾送客或是旅行结婚，长途跋涉，作息及饮食缺乏规律，过度的操劳使身体容易感觉疲劳，若此时怀孕，胎儿大都不健康。

● 烟酒相伴，不利优生

新婚期间宾朋相聚，烟酒相陪，此时新人因烟酒过度，所产生的精子大都畸形。据调查，新婚夫妇烟酒过量，可造成胎儿畸形或发育不良，还可出现早产、流产或胎死宫中及出生后孩子智力低下等。

● 性生活过频，易发流产

新婚之际，无论是初次开始性生活的夫妻，还是已有性生活的夫妻，性生活在这个时期内通常会有较高频率，且双方精神紧张，难以达到性高潮，精子和卵子质量不高。另外，新婚期间男女双方对性生活还不适应，尤其是女性，雌激素的分泌不很正常，这些因素都不利于优生。婚后短时间内受孕，又难以节制性爱频率，容易造成流产。

综上所述，新婚期间不宜急于怀孕，应采取避孕措施。一般认为结婚后至少3～6个月以后受孕为宜。新婚过后，经过一段时间共同生活，待夫妻性生活协调，情绪稳定，精力充沛，在物质上、精神上及育儿知识方面都做好准备后，再选择有利时机怀孕也为时不晚。

专/家/答/疑

"抢红" 怀孕有科学根据吗?

所谓 "抢红"，指的是在妇女月经期性交。在某些地方，有 "抢红" 容易怀孕的说法，这种说法毫无科学依据。妇女卵子的排出多发生在下次月经来潮的前14天左右，月经期性交则完全错过了受孕时间即排卵期前后2～3天，因此不会怀孕。相反，月经期性交还会导致子宫内膜感染、子宫内膜异位症等疾病，进而引起不孕症。因此，那些 "抢红" 怀孕的做法是错误的。

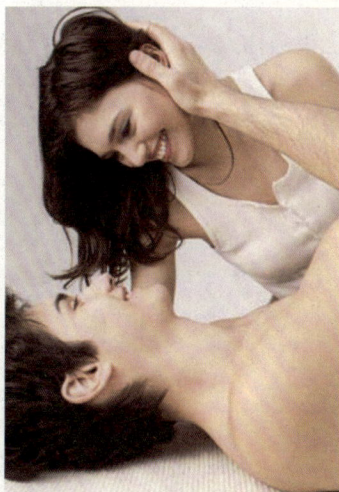

✿ 心理准备：给怀孕一个理由

妈妈对宝宝的态度和心理压力会最大程度地影响到宝宝的生长和发育，有调查表明，有心理准备和妊娠意愿的妈妈所生的宝宝会更健康。所以，在决定怀孕之前，孕妈妈就应该对妊娠抱有正确的态度。

怀孕让女性更加成熟

当今城市生活中，"丁克"族家庭屡见不鲜，在"二人世界"中生活得自得其乐。但是，对一位女性来说，经历了恋爱、婚姻、怀孕、分娩、做母亲的全部过程，才拥有了完整的人生，称得上是一位完整而成熟的女性。

● 感悟生命

在自己做儿女时，可能会对别人的孩子不屑一顾，甚至会厌烦。一旦做了母亲，就会觉得每一个孩子都那么惹人怜爱，甚至会被孩子的一幅画面、一句话而感动得泪流满面。做母亲的历程，能磨练耐性、韧性，充分体味到从生命初始到呱呱坠地全过程，享受无数次欣喜的回报，对于生命、生活的意义获得独有的感悟，激发最伟大的感情——母性之爱，重新定义自己的人生坐标，完成人一生最伟大的事业——延续生命。

不要错过了最佳生育期

作为已婚女性，最好选择在自己最适合生育的年龄，孕育属于自己的宝宝。不要错过了最佳生育时期，才想起自己还有一件最伟大的工作——延续生命的大事没有来得及去做，那时体力、精力，还有自己孕育宝宝的温床，都会力不从心。

● 提升脑力

一般传统观念误认为，女性在怀孕期间会变笨，记忆力也会衰退和变得迟钝。

而现代医学研究显示，女性在怀孕和养育孩子两个阶段中，不仅脑力增加，连带学习与记忆技巧也会变得更加卓越！

当母亲的大脑必须适应因生殖带来的挑战时，脑部就像处于备战状态一样，会更加灵敏。还有人发现，凡是嗅觉健全的母亲，一旦与自己的新生儿相处一小时以后，仅仅依靠气味，就能辨认出自己的宝宝。由此可见，新增加的潜力，包括孕妈妈产后的感知能力，让女性可以凭着微弱的味道和声音，辨识自己的宝宝在何处。

有关研究显示，当人到达中年时，记忆力会开始衰退，而怀孕能提升女性脑力，不仅能促进心智健康，对于延年益寿也有好处。

● 变得勇敢

怀孕不但让孕妈妈更聪明，也会使她们变得更加勇敢。对必须哺育幼儿的妈妈来说，为了宝宝的安全，即便遇到以前曾经特别害怕的蟑螂、蜘蛛、老鼠，都能毫不迟疑地给予迎头痛击。

哺乳类生物在生育哺育下一代时，不仅能锻炼大脑，进而改变谋生技能和感知行为。由功能性磁共振造影研究显示，新妈妈在哺育宝宝时，掌管奖赏感觉的脑区活性增加，用脑活动增加的直接效果，就是全面脑活力增加，尤其是对于自己宝宝的呵护变得敏感，她们会为了保护孩子毫不迟疑做出许多以前不敢做的事。

不必担忧孕期生理痛苦

除了体形和容貌的变化，孕产期的生理痛苦，也是女性最害怕担忧的问题，如孕早期的妊娠反应、孕中期的胎动、孕晚期的水肿、腰腿痛等，特别是分娩时的痛苦。孕产分娩总是难免要经受一些痛苦，然而痛苦程度轻重，与个人心理状况关系密切。只要做好了思想准备，主动学习掌握一些关于妊娠、分娩和胎儿在生长发育过程中的孕育知识，充分了解妊娠和分娩过程中会出现的生理现象，就能泰然处之，避免不必要的紧张和恐慌，减轻痛苦。

● 耐性加倍

在现代社会中，许多女性虽然身兼数职，但作为职业女性的她们，因为自己"升格"当了妈妈，在照料宝宝及家人的同时，协调沟通的能力和耐心会无形中大幅度增加，使自己更加能体谅别人的心态，而且变得更加富有责任感。这些经过生活不断磨练出来的技能，譬如在庞大压力下同时处理多项事务、具有领导能力、能照顾他人等，更能让自己在职场上得以大放异彩。

● 生理、心理更趋成熟

孕育儿女，不仅能使女性的生理更趋成熟，同时也会让女性的心理更加健康。女性在孕育生命的过程中，可以体会更深刻的人生哲理，从养育子女的辛苦中理解父母、师长的恩情，面对生活中的种种变化，会变得更加拥有感恩之心。

● 认识自我能力

怀孕，是建立自信心的一种特殊方式。女性经过生育后，会对自己的能力有个全新的认识。可以把生育过程当做一次人生的马拉松长跑，在孕期女性身体状况有很大改观，能够证明自己完全有能力参与多项活动，承受巨大压力。怀孕和生育会使人产生更乐观的生活态度。

怀孕提升女性的健康指数

说到孕妇，一般给人们的印象，多数是身材臃肿、举止笨拙、反应强烈、小气好哭、脾气不好，对一切事物都不适应。人们甚至把怀孕过程看作是理所当然的"受磨难"，把这10个月当做幸福降临前的一段不愉快经历。

然而大多数孕妈妈并不知道或者没有注意到，难忘的妊娠40周能给自身增添众多的收获，一般人只是还不完全了解这些怀孕给自己带来的"成果"而已。

● 养成健康新习惯

当自己开始孕育新生命的时候，为了宝宝的健康，女性都会强制自己培养正确的健康观念，或是改善原有的不良生活习惯（例如抽烟或偏食）。在育儿阶段，当新妈妈发现孩子容易受自己的行为影响时，为给孩子树立正确的观念，做出言传身教的榜样，她们也会变得比较注意自己的行为举止是否合乎规范，进而让自己远离旧有的不良生活习惯。

● 告别痛经

生产后不久，月经会恢复。孕期发生最可喜的变化，是令人烦恼的痛经会减少，有些女性在生产后痛经基本消失，这是很普遍的现象。因为生育消除了子宫中某些前列腺素受体点，前列腺素是多种功能激素，功能之一是令子宫收缩，是导致痛经的原因之一。

● 推迟更年期

一个女性的排卵年限大约为30年，随着排卵的停止，绝经期的到来，女性将会步入老年期。有的女性认为，生育过的女性更年期会早于未生育的女性，而事实恰恰相反，生育过的女性，更年期普遍会推迟。

● 减少癌症概率

怀孕能让女性体内产生一种抵抗卵巢癌的抗体，有效地阻止卵巢癌的发生。怀孕的次数越多、初次怀孕的时间越早，效果越显著。调查发现，母乳哺养超过三个月以上同样会降低癌症的发生率，从未怀孕或没有哺乳过的女性则易患乳腺癌。

● 增强免疫力

有关研究数据表明，一位女性如果经历一次完整的孕育过程，能增加至少10年的免疫力。而未生育的女性则容易发生子宫肌瘤、子宫内膜异位症、卵巢良性肿瘤及卵巢癌等疾病，因为不生育的女性，往往得不到孕激素的及时有效保护。

专/家/答/疑

生育经历可推迟更年期吗?

婚姻状况良好且有完整生育经历的女性，更年期出现的最早年龄是47.5岁，较迟的52岁左右才进入更年期；婚姻状态良好、有正常生育能力却坚持未育的女性，更年期出现的最早年龄是44～46岁；没有结过婚、离异或与丈夫长期分居，且没有生育能力或从未生育的女性，更年期则在36～39岁就会出现。

工作不是拒绝怀孕的理由

怀孕期间坚持工作已成为大部分成熟女性的一段难忘经历。在怀孕期间坚持朝九晚五的作息时间，一部分孕妇坦言是出于经济压力，而另一部分孕妇则是因为忙惯了，舍不得提前离开办公室。一旦离开工作待在家中，真的有被社会抛弃的恐惧。

一名健康的孕妇选择一面怀孕一面工作，至少可以带来以下好处。

● 保持运动量

保持适宜的运动量是增加未来顺产几率的关键因素之一。尤其在怀孕六个月以后，随着胎儿的发育，孕妇的负担加重，感觉一动就吃力，一般会逐渐变懒，如果失去了外出工作的压力，很难保证能够坚持足量的运动量，这会导致孕妇体重激增而导致难产几率增加。

● 扩大社会接触面并使孕妇保持乐观情绪

坚持工作也会扩大孕妇的接触范围，而且不论是原先争名夺利的同事还是斤斤计较的客户，在这个阶段都很少会对一位孕妇吹毛求疵。众人的友善、和谐的人际关系，对孕妇保持乐观情绪十分有益，也更有益于胎儿的生长发育。

● 吸收不同的育儿经验

那些作为过来人的女同事、女客户都乐意为孕妇提供很多的育儿经验以供借鉴，让孕妇感觉到别样的温暖。这种直接的经验比待在家里由长辈或保姆传授的更科学、更客观、更实用。而且大多数孕妇认为，这一阶段是她们与已育女同事关系最融洽的阶段，自己几乎成了工作之余的谈话中心，"腹中的孩子成为我的快乐护身符"。

● 减少待在家中产生的胎儿畸形臆想

一部分抑郁或较敏感的女性，在临近生产的时候容易产生胎儿畸形臆想，担心孩子生下来有这样那样的缺陷如兔唇、脑瘫等。那些闷在家里的孕妇整天无所事事、"闲而生愁"，这种情况会出现地更频繁而强烈。忙碌的工作会冲淡这种可笑的担忧，特别是当所有人都称赞自己育儿知识丰富、气色好、肯定能生个漂亮聪明的宝宝的时候，这种臆想会在不知不觉中消失。

● 离岗的时间短，返岗的信心足

如今社会变化日新月异，竞争压力日益增加，一旦离岗松懈下来，人们普遍对重返强度高、节奏快的工作心生畏惧。有些女性刚一怀孕就辞职或请假，孩子一岁了才考虑要重新工作，长期与社会脱节更会加深这种畏惧感。因此，正常的坐办公室的女性应该坚持工作到预产期之前三到五天；而且生产一个月以后也应该尽快恢复对相关资讯的了解与关注，多与上司、同事联络，多关心行业的发展与动向，这样返岗才不会恐慌，而是信心十足。

在孩子问题上夫妻达成一致

决定要一个宝宝，无疑是夫妻双方一生中最重要的决定之一。宝宝的到来，会给夫妻双方带来各方面的挑战，也会遇到很多障碍和困难。因此，在怀孕之前要将所有问题考虑周全。在下决心要一个宝宝之前，夫妻双方应该仔细思考以下问题：

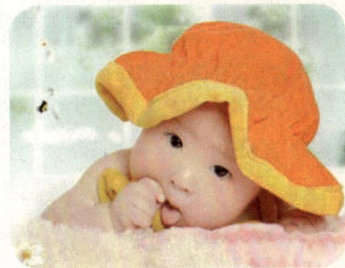

● **生育宝宝的动机**

　　这个最根本的问题是决定你们是否真的需要一个宝宝的前提，一定要想清楚。不要幻想通过孩子来修复早已不和谐的关系，否则最终受伤害的是无辜的孩子。

● **共同分担家庭责任**

　　有了宝宝后，家庭生活中会出现众多的琐事，夫妻双方要共同承担照顾宝宝的责任。丈夫千万不能做"甩手掌柜"，除了怀孕和给宝宝哺乳，其他的工作丈夫都能做，应该承担起更多的工作。

● **让宝宝加深感情**

　　如果夫妻双方都做好了充分的心理准备来迎接宝宝，遇到困难互相商量，相互支持，宝宝的到来的确会加深夫妻之间的感情，否则很容易为一些鸡毛蒜皮的小事吵架。

● **能负担宝宝的开销**

　　宝宝的开销有时比大人的还要多。在决定要宝宝之前，最好向周围有孩子的人打听一下，起码有个心理准备。讨论一下是否有合适的人帮忙照顾孩子，没有合适的人选大概就需要请保姆了，这笔开销你们也应该有一个预算，看看是否能够接受。

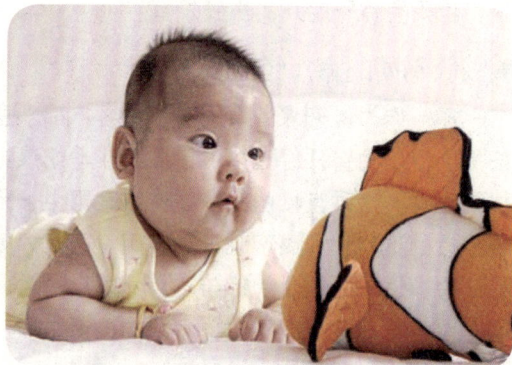

● **协调好宝宝和工作的关系**

　　怀孕后孕妈妈需要休息，准爸爸需要更多时间在家陪妻子，如果大家工作都非常忙，就要考虑要孩子是否现实。

订一个大略的怀孕计划

　　为了让自己的身体以最佳的状态迎接新生命，孕妈妈需要在确定计划受孕日期后为自己制定一个怀孕计划，然后逐一实行，直至怀孕。

时间	事件	建议与备注
孕前1年	定下怀孕的大致时间	一年中的7月上旬到9月上旬受孕最好，此期果蔬丰富，次年分娩期的气候也适宜坐月子
孕前8个月	注射风疹疫苗	如果接种后就立刻发现怀孕，应立即请医生进行严密地检查，看是否会对胎儿造成伤害，以确保没有问题

续表

孕前7~6个月	做一次全面的身体检查	孕妈妈可以去医院"计划生育科"或妇科做相应的检查
	看牙医，治牙病	孕前应将牙病彻底治愈。若经牙医检查确定牙齿没有问题，则只需在孕前洁牙就可以了
	调养身体，改变不良的生活习惯	戒除一些不良的饮食和生活习惯，如吸烟、喝酒、喝咖啡、可乐等
	停服某些有致畸作用的药物	如果孕妈妈患有慢性疾病，长期服用某种药物，停药前需要征得医生的同意
	停服避孕药	如果服药期间意外受孕，应及早去医院咨询医生，看是否有必要中止妊娠，以防生育畸形宝宝
孕前6~4个月	测量基础体温，找出排卵期	至少需要综合3个月的体温测量表才能准确得出自己的排卵期
	开始补充叶酸	每天服用斯利安叶酸片0.4毫克
孕前1个月	放松心情	孕妈妈和准爸爸都应尽可能地放松心情，不要出差、加班或者熬夜，也不要焦虑不安，紧张或担忧

孕期花费是最好的投资

"十月怀胎，一朝分娩"，从决定要宝宝的那一刻起，一个新的"投资"就开始了。

● 产前保健费

1. 提前三个月补充叶酸直至产后，按一年时间计，约合100~700元，具体消费视服用叶酸的类型而定。

2. 自孕妈妈怀孕后，就要开始不断地体检，全程体检费用算下来，大概在1000~2000元。

3. 营养补充：基本的营养补充方案：各种新鲜水果、蔬菜，海产品、各种坚果、动物蛋白、粗粮、乳制品、叶酸片、钙片约2000元；中等营养补充方案：基本营养加上孕期多种维生素营养片、孕妇奶粉约3000元；高级营养补充方案：在中等方案中多补充蛋白粉、孕妇营养补充剂约4000元。

● 分娩费用

1. 临产前孕妈妈要住院待产，分娩后只需要住院3天，这样算来住院的费用大概在1500元左右。

2. 在分娩的费用上，以二甲医院为例，自然分娩为1500~2500元、无痛分娩约要增加近1000元，剖宫产则在4000~5000元。

● 哺乳期花费

1. 在哺乳期，妈妈和宝宝都需要充足的、高质量的营养，每月支出的营养花费要比平时增加200~300元。

2. 如果没有人可以帮忙照顾宝宝，就需要请保姆打理家务，专业点的保姆需每月2800~4000元，普通保姆1500~2500元。

● 宝宝出生后第一年的花费

这一时期，宝宝的主要费用花在纸尿裤、奶粉、就医、宝宝用具四个方面：

1. 纸尿裤，每天消耗5～6片，较好的每片1.2～1.5元，每月合计300元左右。

2. 奶粉，普通奶粉的价格在每袋50～60元，高档奶粉上百至数百元。

3. 宝宝在出生后的第一年往往会出现一些让人担心的状况，治疗、药物、交通是一笔不可忽略的开销。

4. 宝宝用具，如奶瓶、小被褥、小衣服、婴儿床、小摇篮、小推车等，按照基本需要和完美需要配置的不同，大约需花费850～5000元。

从打算要孩子，到孩子生下来，一般家庭这段时间需要多支出5000～9000元。如果是剖宫产，则要多花7000元～1.2万元。加上一些随时支出的花费，生孩子第一年花费两三万并不稀奇。了解了以上这些数字，准爸爸和孕妈妈在孕前准备阶段就要做到量入为出，为养育宝宝积累更多的财富。

✻ 饮食调养：营养储备早开始

孕前女性营养贮备的必要性

孕前饮食首先要为男女双方提供合格的精子和卵子服务，其次要为女方做好孕期的营养储备。其根本目的是提高胎儿的身体素质和智力素质。

合理饮食给准备受孕的女性提供了在体内储存一定养料的机会。因为在怀孕早期，是脑细胞的生成数目能否达到正常指标量的关键期，胚胎需要的养料还不是靠孕妈妈每日饮食通过胎盘来输送到胎儿体内的，主要是从子宫内膜储存的养料中取得的，而子宫内膜所含营养的状况是在孕前就形成的，这样它的营养状况就自然影响到胚胎发育的质量。倘若孕妈妈在怀孕前营养不足，无法储备，怀孕后又因反应较大，呕吐频繁，不思饮食，势必会影响到胎儿大脑发育。

因此，在准备妊娠前的几个月即需要开始加强营养调配，特别是应多吃一些青菜、水果、肉类和豆制品类，以通过蛋白质及多种维生素的摄取，充分为子宫内膜输送胚胎发育所必需的各类氨基酸及其他营养物质。

应养成良好的饮食习惯

不同食物中所含的营养成分不同，含量也不等。应当吃得杂一些，不偏食，不忌嘴，养成良好的膳食习惯。

● 注意加强营养

应特别注重蛋白质、矿物质和维生素类营养素的摄入。各种豆类、蛋类、瘦肉、鱼类等含有丰富的蛋白质；海带、紫菜、海蜇等食品含碘较多；动物性食物含锌、铜等元素较多；芝麻酱、猪肝、黄豆、豆腐乳中含有较多的铁；瓜果、蔬菜中含有丰富的维生素。孕前的夫妻可以根据各自家庭、地区、季节等情况，科学安排一日三餐。保证营养的同时，注意不要营养过剩，注意多吃水果。经过健体、养神的缓冲期，双方体内存储了充分的营养，身体健康，精力充沛，为优生打下坚实的基础。

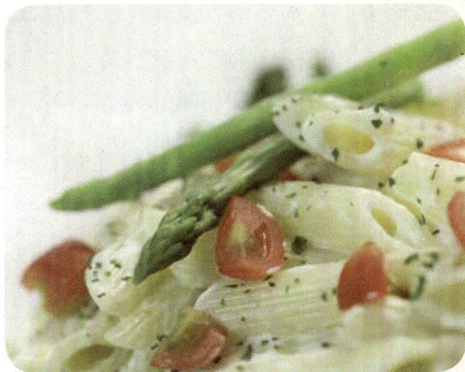

● 避免各种食品污染

食物从原料生产、加工、包装、运输、储存、销售直至食用前的整个过程，都有可能不同程度地受到农药、金属、真菌毒素和放射性核素等有害物质的污染，对人的健康产生严重危害。因此，在日常生活中尤其应当重视饮食卫生，防止食物污染。应当尽量选用新鲜的天然食品，避免含有食品添加剂、色素、防腐剂等物质的食物；蔬菜要充分清洗干净，必要时可以浸泡一下；水果宜去皮后再食用，避免农药污染；尽量饮用白开水，避免饮用各种咖啡、饮料；家庭炊具尽量使用铁锅或不锈钢炊具，避免使用铝制品及彩色搪瓷制品，防止铝元素、铅元素对人体的伤害。

● 防止营养过剩

强调营养，并不代表吃得越多越好，多吃会造成妊娠期母体体重过重，胎儿生长过大会给分娩带来困难。有不少人因为妊娠期饮食失调造成肥胖，产后数年仍不能恢复，而影响健康。而营养过剩，与糖尿病、慢性高血压、血栓性疾病的发病都有密切联系。

应当科学、合理地安排妊娠期的饮食，既能满足孕产期的特殊需要，又不过量，以保证母婴健康。如不能掌握适量的营养物质的准确摄入和补充，最好找专业医生帮忙。

应改掉的不良饮食习惯

● 不良饮食习惯一：偏食挑食

或许你一直都不爱吃猪肝，不爱喝牛奶，不爱吃青菜，但为了你的宝宝，你必须学会去吃你平时不吃的食物。偏食的人容易缺乏某些营养，这样不仅对身体健康不利，还会影响精子和卵子的质量，不利于怀孕。所以，有偏食习惯的准爸妈，最迟在孕前10个月就要开始调整自己的饮食结构和习惯。每天吃齐四类食物，五谷、蔬果、豆乳类和鱼蛋肉类，每周还要适量食用一些坚果、菌藻类食物，做到营养全面均衡，以形成最优良的精子与卵子，保证怀上最棒的一胎。

● 不良饮食习惯二：食品过精、过细

日常生活中，我们习惯将大米、白面等称为"细粮"，而将玉米面、小米、荞

麦等称为"粗粮"或"杂粮"。并且多数人还是认为吃细粮比吃粗粮、杂粮好。其实，真正科学的饮食方法是粗细搭配着吃，特别是对于正备孕的孕妈妈来说，饮食不应该太过精细，因为食物做得太精细一是可能造成营养丢失，二是很容易导致维生素B_1的缺乏和便秘。

● 不良饮食习惯三：吃过甜、过咸、过辣

糖代谢过程中会大量消耗钙，吃过甜食物会导致孕前和孕期缺钙，且易使体重增加；过咸食物会使体内钠含量超标，从而容易引起孕期浮肿；辣椒、胡椒、花椒等调味品刺激性较大，多食会影响消化功效，引起便秘，应在计划怀孕前3~6个月停止或减少食用辛辣食物。

● 不良饮食习惯四：无节制进食

有些备孕的孕妈妈急切地想把自己的身体调养好，好为怀宝宝做充分的营养准备。加强营养没错，但不可无节制地进食。无节制的进食首先对消化不利，其次容易引起肥胖，而肥胖不仅会影响内分泌功能，不利于受孕，还会增加孕期患妊娠高血压综合征、妊娠糖尿病的几率。

一日三餐学问大

一般情况下，人一天需要的营养，应该均摊在三餐之中。每餐所摄取的热量应该占全天总热量的1/3左右，但午餐既要补充上午消耗的热量，又要为下午的工作、学习提供能量，可以多吃一些。所以，一日三餐的热量，早餐应该占30%，午餐占40%，晚餐占30%，这就是人们常说的"早吃好，午吃饱，晚吃少"。

● 早餐

早餐要注意数量，而且还要讲究质量，要适当地增加一些含蛋白质丰富的食物，如牛奶、豆浆、鸡蛋等，使体内的血糖迅速升高到正常或超过正常标准，从而使人精神振奋，能精力充沛地工作学习。早餐不能在家吃的人，可以到公司附近的商店买一份三明治，有蔬菜，有主食，比较理想。吃中式早餐的人，建议在稀粥、酱菜中，加一盘烫青菜，补充纤维素的摄取。

另外，吃西式早餐的人，建议少吃夹馅面包，因为热量、油脂量都偏高，不能常吃，可以尝试全麦面包片。如果觉得全麦面包口感不好，可以选择吐司，在上面抹1小匙果酱，但是要经常变换涂抹吐司的酱料，避免每天涂奶油（积累反式脂肪酸）、花生酱（积累黄曲霉素）或果酱（积累糖分），而且要少涂一点。从摄入量来讲，两片吐司抹花生酱、奶油或夹一片低脂奶酪，再喝一瓶低脂牛奶或酸奶，是比较适当的选择。如果有时间，准备一些生菜、西红柿、小黄瓜夹着吃，营养会更均衡。

● 午餐

午餐应适当多吃一些，而且质量要高。主食如米饭、馒头、玉米面发糕、豆包等，副食

要增加些富含蛋白质和脂肪的食物，如鱼类、肉类、蛋类、豆制品等，以及新鲜蔬菜，使体内血糖继续维持在高水平，以保证下午的工作和学习。

上班族在选择主菜时记住这个原则：一主菜（如红烧肉）、一半荤半素（如青椒炒牛肉）、两道青菜，这样就可以吃到足够的纤维。

选择面食的人，别忘了加一盘烫青菜，或是切个海带、豆干，海带也有可溶性纤维。

●**晚餐**

晚餐要吃得少，以清淡、容易消化为原则，至少要在就寝前两个小时进餐。如果晚餐吃得过多，并且吃进大量含蛋白质和脂肪的食物，不容易消化也影响睡眠。

每个人每天约要吃一碗半的蔬菜，若白天无法达到，在晚餐的餐桌上，别忘了补充足够的绿色蔬菜。

另外，为了保证足量纤维素的摄取，晚餐可以将白米饭换成五谷杂粮饭。如果不习惯，或觉得不好吃，也不要马上放弃。杂粮种类很多，如黄豆、红豆、薏仁、麦片等，可以调换其他种类，总能找到自己喜欢吃的。也可以逐步增加杂粮的比例，如先放1/3，习惯了再增加比例。

● **备孕女性一日三餐的推荐食物摄入量（g）[按7535kJ（1800kcal）/d计算]**

食物种类	早餐	午餐	晚餐	全天
谷类	75	100	752	50
豆类	–	20	20	40
蔬菜	75	125	100	300
水果	100	50	50	200
肉类	–	25	25	50
乳类	300	–	–	300
蛋类	25	–	–	25
水产品	–	25	25	50
油脂类	5	10	10	25

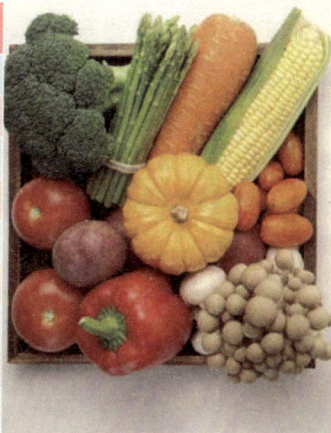

孕前饮食宜与忌

女性在怀孕前应当对自己的营养状况作全面了解，必要时可找医生帮助咨询，有目的地调整饮食，积极贮存平时体内含量偏低的营养素。但并不是所有的食物都适合怀孕前的女性食用，有一些女性平常非常喜欢吃的食物，可能对胎儿不利。了解这些，将有助于计划怀孕的女性与未来孩子的健康。

● 适合于孕前吃的食物

水果： 多吃水果，对大脑的发育有很大的好处。胎儿在生长发育过程中，细胞不断生长和分裂，需要大量的热量和蛋白质，但合成细胞的每一个步骤都需要大量天然的有机化合物来促成，这种具有催化作用的特殊物质就是维生素。所以，经常食用水果的人，体内是不会缺乏维生素的。

小米、玉米： 小米和玉米中的蛋白质、脂肪、钙、胡萝卜素及维生素B的含量均是大米、面粉所不及的，营养学家指出，小米和玉米是健脑、补脑的有益主食。

海产品： 海产品可为人体提供易被吸收利用的钙、碘、磷、铁等无机盐和微量元素，对于大脑的发育和健康生长以及防治神经衰弱有着极高的效用。

芝麻： 黑芝麻含有丰富的钙、磷、铁，同时含有19.7%的优质蛋白和近10种重要的氨基酸，这些氨基酸均为构成脑神经细胞的主要成分。

核桃： 核桃的营养丰富，据测定，每100克核桃中，含脂肪20～64克，核桃中的脂肪71%为亚油酸，12%为亚麻酸；蛋白质为15～20克，且为优质蛋白。核桃中脂肪和蛋白是大脑最好的营养物质。另外，核桃还含有钙、磷、铁、胡萝卜素、核黄素等营养物质。

花生： 花生具有极易被人体吸收利用的优质蛋白。花生产生的热量高于肉类，是牛奶、鸡蛋无法与之媲美的；花生中富含各种维生素、糖、卵磷脂、蛋白氨基酸、胆碱等；此外，花生红衣还能治疗贫血，食用时不可抛弃。

● 孕前不宜吃的食物

含咖啡因的饮料或食品： 咖啡、浓茶、可可、巧克力和可乐型饮料中均含有咖啡因。计划怀孕的女性大量饮用这些饮料会使人的神经系统兴奋，长时间食用会影响营养物质的吸收，造成胎儿生长发育迟缓，胎儿出生后体重较轻，甚至出现畸形。因此，建议计划怀孕的女性应尽量少吃此类食品。

辛辣食物： 辣椒、胡椒、花椒等调味品刺激性较大，过量食用这一类食物会引起正常人消化功能紊乱，出现胃部不适、消化不良、便秘，甚至发生痔疮。由于怀孕后胎儿的长大，本身就可以影响消化功能与排便，加之本人有进食辛辣食物的习惯，结果会加重孕期的消化不良与便秘或痔疮的症状；另一方面，影响对胎儿营养的供给，甚至增加分娩的困难。因此，建议尽可能避免摄入此类食品。

高糖类食物：怀孕前，夫妻双方尤其女性，若经常食用高糖食物，常常可能引起糖代谢紊乱。怀孕后，由于胎儿的需要，孕妇摄入量增加或继续维持怀孕前的饮食结构，则极易出现孕期糖尿病。孕期糖尿病不仅危害本人的健康，更重要的是危及体内胎儿的生长和发育，并极易出现早产、流产或死胎。

味精：味精的成分是谷氨酸钠，进食过多会影响锌的吸收，不利于胎儿神经系统的发育，因此，夫妻双方在怀孕之前都宜少吃为佳。

人参、桂圆：中医认为孕妇多数阴血偏虚，食用人参会引起气盛阴耗，加重早孕反应、水肿、高血压等。桂圆辛温助阳，孕妇食用后易动血动胎。因此，建议食用前谨慎考虑。

膨化、速冻、罐头食品应少吃

在孕前还要注意尽量少吃膨化食品和速冻食品。罐头食品也应该少吃，因为这些食品中含有添加剂和防腐剂，是导致畸胎和流产的危险因素。

叶酸——预防胎儿神经管畸形

叶酸是一种B族维生素，因为最早是从菠菜叶中提取纯化的，而命名为叶酸。它的主要作用是预防胎儿出生缺陷。同时，叶酸还是胎儿大脑神经发育必需的一种营养素，对胎儿的细胞分裂、增殖和各种组织的生长也有着重要的作用。孕前及孕期坚持补充叶酸，可将新生儿神经管畸形发生率降低70%，还可防止新生儿体重过轻、早产以及婴儿腭裂（兔唇）等。

● 从孕前就开始补充

准备怀孕的女性最好从孕前3个月或者是半年前就开始科学地补充叶酸，为什么这么早就开始补充呢？因为孕早期（3～6周）是胎儿中枢神经系统生长发育的关键时期，而当你知道自己妊娠时，月经已过去1～2周，这时胎儿的脊索已形成，心脏已开始跳动，许多预防神经管畸形的措施已经无效。所以，孕妈妈最好从孕前3个月就开始补充叶酸，最早至孕早期结束，有条件的话建议整个孕期都坚持服用。

● 每天补充0.4毫克

叶酸的摄入并非越多越好，世界卫生组织推荐孕妈妈每日摄入叶酸400微克，即0.4毫克。建议孕妈妈每天坚持补充0.4毫克叶酸。当然也可做叶酸基因检测，根据检测结果是叶酸需求量。需要注意的是，如果你在孕前有过长期服用避孕药、抗惊厥药史，或是曾经生下过神经管缺陷宝宝，则需在医生指导下，适当调整每日的叶酸补充量。

专/家/答/疑

叶酸片必须天天吃吗？如果漏服了隔天补起可以吗？

叶酸片必须天天服用，最好不要漏服，如果漏服了也不要补服。因为叶酸在体内存留时间短，一天后体内水平就会降低，如果遗漏，补服无效。不过，我们每日的饮食中也会摄入叶酸，如果只是偶尔一两次漏服，也没有关系。

● 巧用食物补叶酸

富含天然叶酸的食物有很多，包括动物肝脏、豆类、深绿叶蔬菜（如西兰花、菠菜、芦笋等）、坚果、葵花籽、花生和花生酱、柑橘类水果和果汁、豆奶和牛奶等。你可以多摄入以上含叶酸较丰富的食物，以保证每天身体所需的叶酸量。

蔬菜	莴笋、菠菜、西红柿、胡萝卜、青菜、龙须菜、花椰菜、油菜、小白菜、扁豆、豆荚、蘑菇等
水果	橘子、草莓、樱桃、香蕉、柠檬、桃子、李子、杏、杨梅、海棠、酸枣、山楂、石榴、葡萄、猕猴桃、梨、胡桃等
谷物	大麦、米糠、小麦胚芽、糙米等
豆类	黄豆、豆制品等
动物食品	动物的肝脏、肾脏、禽肉及蛋类、牛肉、羊肉等
坚果	核桃、腰果、栗子、杏仁、松子等

● 准爸爸也要注意补充叶酸

对正在备孕的准爸爸来说，多摄入叶酸能降低染色体异常精子的比例，降低宝宝出现染色体缺陷的几率，还能使宝宝长大后患癌症的危险性降低。不过，由于精子的形成周期长达3个月，所以想要优生优育，准爸爸也要提前补充叶酸。

当然，准爸爸补充叶酸不必像孕妈妈那样按计划服用叶酸片，只需要在日常饮食中注意多吃一些富含叶酸的食物即可。

孕前需重点补充的微量元素

胎儿在母亲腹中，脑细胞的发育需要各种营养素的供给。以下几种微量元素，是胎儿脑细胞发育过程中所必需的，孕期可千万不要忽视微量元素对智力的影响，含量较多的食物有：

● 钙

钙是骨骼与牙齿的重要组成部分，怀孕时母体对钙的需求量是平时的2倍。怀孕前摄取不足，易导致胎儿患佝偻病、抽搐症；孕期因失钙过多易患骨质软化症。女性孕前就开始补钙，有益于孕期母体与胎儿的健康，而且钙可以在体内长期贮存。

含钙丰富的食物：如鱼类、牛奶、虾皮等。

● 铁

孕期对铁的需求比怀孕前增加近4倍，极易发生缺铁性贫血，主要由于饮食中铁的含量低，长时间铁的摄入不足，会使体内的游离铁和铁储备都有所减少。而从第四

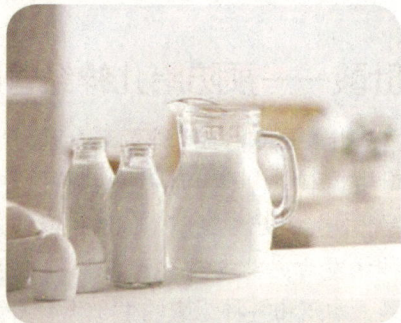

个孕月起，胎儿发育迅速，无论孕期体内铁储备是否充足，胎儿都会毫不客气的摄取。如果在怀孕前就患有贫血或有影响铁吸收及有慢性失血的疾病，则会更容易发生缺铁性贫血，而且病情较重。另外，铁有助于红细胞健康发育，为胎儿提供足够的氧和养分。

含铁丰富的食物： 如瘦肉、豆类、蛋、绿色蔬菜等。

● 锌

锌是人体新陈代谢不可缺少的酶的重要组成部分，锌缺乏会影响生长发育，使得身体矮小，并影响生殖系统，导致男性无精或少精。而孕期体内锌缺乏时，会增加畸胎发生率，并会影响胎儿脑细胞的生长、发育和成熟。

含锌丰富的食物： 如鱼类、小米、大白菜、羊肉、鸡肉、牡蛎等。

● 碘

碘是甲状腺激素的主要组成部分，甲状腺激素有调节能量代谢和促进蛋白质生物合成的作用，有助于胎儿生长发育。如缺乏碘，孩子出生后容易患呆小症，个子矮且智力低下。孕妇碘的供给量标准为每日175微克。

含碘丰富的食物： 海产品含碘比较多，如海带、紫菜等。

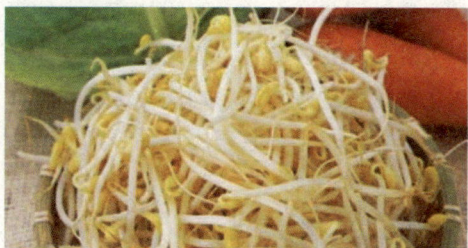

食物帮你排除毒素

夫妇双方在计划怀孕前至少半年的时候务必要戒烟、戒酒、远离各种烟尘及有害物质，为健康受孕做好准备。同时对于体内已存在的各种毒素，也不必太过恐慌，在日常生活中把健康饮食放在首位，多吃可以清除毒素的食品，并加强身体的锻炼。

下列几类食品，可以帮助排出人体内的毒素，夫妻二人应在计划怀孕前至少6个月的时候，从日常饮食中注意摄取。

● 畜禽血

猪、鸭、鸡、鹅等动物血液中的血蛋白被胃液分解后，可与侵入人体的烟尘发生反应，以促进巨淋巴细胞的吞噬功能。猪血中富含氨基酸、铁、铜、锌、铬、钴、钙、磷、钾、硅等人体必需的营养素，尤其适宜体弱及贫血者食用。每周应该安排吃1～2次畜禽血。

● 春韭

韭菜，又称起阳草，富含挥发油、硫化物、蛋白质、纤维素等营养素。韭温中益脾、壮阳固精。其粗纤维可助吸烟饮酒者排泄体内的毒物。但孕妇应慎用韭菜。

● 海鱼

海鱼含多种不饱和酸，能阻断人体对香烟的反应，增强身体的免疫力。海鱼另有"脑黄金"之称。

● 豆芽

贵在"发芽"。无论黄豆、绿豆，发芽时产生的多种维生素都能够消除体内的致畸物质，并且促进性激素生成。

❋ 日常起居：建立最佳生活方式

孕前最应该改掉的生活方式

年轻夫妻从决定怀孕以前，就要做好优生的准备，改变自己不良的生活方式。

● 吸烟

对妻子的影响：烟草中含有多种有毒物质，其中以尼古丁、氰化物和一氧化碳等对胎儿影响较大。尼古丁能导致血管收缩、心率增快，孕早期会使孕妇体内黄体酮分泌减少，子宫内膜发育受影响，造成流产或胚胎夭折。同时孕妇血中一氧化碳增加，血液中氧含量减少，一氧化碳很容易通过胎盘，使胎儿得不到充足的氧气，致胎儿生长发育受阻，易发生流产、早产及胎儿宫内窒息和胎儿死亡。

对丈夫的影响：怀孕前，如果准爸爸经常吸烟，会影响精子质量，甚至导致精子异常。怀孕后，体内的胎儿极易出现宫内发育畸形，生长缓慢。宝宝出生后，出现记忆力差或记忆障碍，影响宝宝的正常发育和将来的智力。由此可见，吸烟对母子健康均有影响，所以在准备妊娠前，夫妻双方均应戒烟，也要避免在烟雾弥漫的环境中生活，才能做到优生。

● 嗜酒

对妻子的影响：正常人经常或大量饮酒，会影响身体的健康。而结婚后的丈夫经常酗酒，不仅影响精子的发育，造成精子的畸形，还会影响受精卵的顺利着床和胚胎发育，出现流产。同时，酒精还可能通过胎盘进入胎儿血液，造成胎儿宫内发育不良、中枢神经系统发育异常、智力低下等，称为酒精中毒综合征。

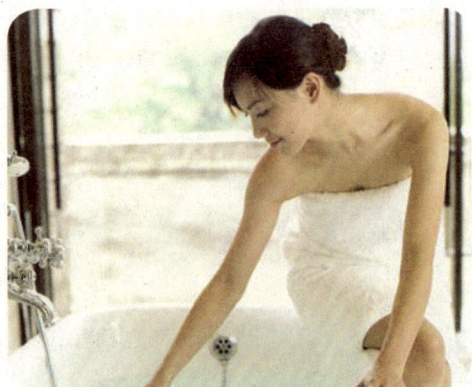

对丈夫的影响：孕妇饮酒，可以造成胎儿生理上种种缺陷，其主要表现是流产、早产、死胎，幸存下来的胎儿也容易患这样或那样的疾病，所生婴儿智力低下、发育不良。大量饮酒的妇女，怀孕后易生出具有以下特征的孩子：如小眼睛、短眼毛、眼角向下、眼睑下垂、内眦皱裂，严重者可伴有白内障、视网膜色素异常；常可见小关节畸形、心脏畸形；女孩有大阴唇发育不良等。因此，夫妻双方在计划怀孕前6个月甚至一年就应该停止大量饮酒。

● 熬夜

男女双方在孕前长时间熬夜，会使精神委靡、生物钟紊乱，使只有在夜间才分泌生长激素的垂体前叶功能发生紊乱，整天处于昏沉状态，甚至出现呼吸困难、四肢乏力。在这种状态下受孕，会影响宝宝的生长发育，严重时会导致生长发育停滞、导致流产。所以，在孕前夫妻双方要早睡早起，作息规律，并加强体育锻炼。

● 桑拿浴

桑拿浴是一种既具时尚又能保健的休闲方式，然而，医学专家警告说，频繁出入桑拿房可能成为男性不育症的元凶。精子对温度的要求比较严格，必须在略低于体温的条件下才能正常发育，睾丸的温度一般要比机体温度低0.5℃~1℃，而桑拿浴的温度却要比体温高出许多，不利于精子生长，或造成精子活力下降，从而导致不育。

● 不良饮食习惯

年轻夫妻、尤其是女性多有偏食、挑食的坏习惯，只吃想吃的食物，却不管它的营养成分是什么。不良的饮食习惯会使女性营养缺乏，身体素质下降，所以孕前要饮食搭配合理，不挑食、偏食，多吃水果、蔬菜，增加维生素摄入量，并注意尽量不饮咖啡、浓茶。

居室污染对胎儿危害大

现代家居的装修真是美轮美奂，富丽堂皇。但是在这些美丽外表的掩饰下，家居装修却潜伏着可怕的污染，这种污染可能对我们自身和孕妇腹中的胎儿造成严重的损害。从目前室内环境检测中心检测的情况看，由于建筑、装饰装修和家具造成的室内污染物质主要有以下几个方面：

● 甲醛

甲醛可经呼吸道吸收。现代科学研究表明，甲醛对人体健康有负面影响。长期接触低剂量甲醛可以引起慢性呼吸道疾病、女性月经紊乱，引起新生儿体质降低、染色体异常，甚至引起鼻咽癌。高浓度的甲醛对神经系统、免疫系统、肝脏等都有毒害。甲醛还有致畸、致癌作用，长期接触甲醛的人，可引起鼻腔、口腔、鼻咽、咽喉、皮肤和消化道的癌变。

● 苯和苯系物

居室中的苯主要来自建筑装饰材料中使用的化工原材料，如涂料、填料及各种有机溶剂等，由于材料选择不当或者施工工艺不合理，会使新房内的苯和苯系物严重超标。医学专家的研究证明，慢性苯中毒会对皮肤、眼睛和上呼吸道有刺激作用。有医院统计，许多过敏性皮炎、喉头水肿、支气管类及血小板下降等病症的患者及其病因均与装修时室内有害气体超标有关。长期吸入苯能导致再生障碍性贫血。若造血功能完全破坏，可发生致命的颗粒性白细胞消失症，并可引起白血病。育龄妇女长期吸入苯会导致月经异常，若孕期接触苯，妊娠并发症的发病率会显著增高。苯可致胎儿先天缺陷。国外有统计，在整个妊娠期间吸入大量甲苯的妇女，她们所生的婴儿多有小头畸形、中枢神经系统功能障碍及生长发育迟缓等缺陷。苯化合物已经被世界卫生组织确定为强烈致癌物质。

● 放射性物质

新房中的放射性物质如氡、镭等，主要来自建筑砌块、装修用的天然石材、瓷砖和沙石水泥等。室内的放射性物质会对人类的生殖能力产生影响，特别是孕妇接触这些放射性物质后，可造成基因突变，染色体畸变而损害健康及导致胎儿的出生缺陷。

新装修的房子不要立刻入住

妇女怀孕前一年和怀孕中都应避免接触有毒有害物质，也最好不要住进刚装修的房子，房屋装修后，应至少通风3个月后再入住，可以降低居室中有毒有害物质的含量及对胎儿的毒害作用。

不要和电脑太亲密

随着科技水平的快速发展，电脑应用范围越来越广，并逐渐成为日常生活中必不可少的工具。电脑对年轻女性孕育下一代的影响也逐渐被人们所认识和重视。电脑对人体健康的影响主要来自其产生的电磁辐射、噪音及铅污染，孕妇经常操作电脑，不仅会有头昏、头痛、眼肌及肩臂疲劳、食欲下降等反应，还可导致流产、早产、死胎、胎儿发育异常，电脑产生的X射线可能致癌，也可能产生遗传效应，这些不良影响对怀孕1~3个月的孕妇危害更大，故孕妇不宜操作电脑，尤其不宜长时间操作电脑。对于孕前特别喜欢玩电脑的女性，计划怀孕后应该适当收敛自己对电脑的热情，不要整天在电脑前工作或娱乐。

孕妇在必须使用电脑时，要注意以下几点，尽量减少电脑的危害：可以在电脑的荧光屏上附加安全防护网或防护屏，吸收可能泄漏的X线；房屋要有良好的通风，以保持空气的新鲜；加强户外活动，注意锻炼身体，提高身体素质是保持自身

健康的根本。

另外对于已经怀孕的电脑操作者，要消除不必要的忧虑和担心，保持乐观的情绪，按时进行产检，有问题可及时对症治疗。

远离家庭宠物

近年来，随着生活水平的提高，宠物越来越多地进入到家庭。许多人喜欢养小猫、小狗等小动物，尤以女士居多。她们每天花费大量的时间和精力来照顾自己的宠物，为宠物洗澡、喂饭，带它们散步，甚至经常抱在怀中与之亲昵。宠物确实为家庭带来了许多欢乐，但同时也带来了一些疾病，往往在与动物密切接触时不经意地被感染。

一般在动物身上都会隐藏着一种肉眼看不见的小原虫——弓形虫，这种原虫寄生到人和动物体内就会引起弓形虫病。如果怀孕女性在孕早期感染这种病毒，很可能会传染给尚处在胚胎状态的胎儿，引起死胎、流产、死产或畸形儿等严重后果。因此，孕期最好不要饲养宠物，如果一定要饲养宠物，要特别注意个人与宠物的卫生问题。

为了预防弓形虫感染，还应注意不要吃不熟的肉、蛋及乳类食品。家中已有宠物或因工作需要与动物密切接触者，应在准备怀孕之前先到医院接受检查，以了解自己是否感染了弓形虫病。怀孕的时候最好送走宠物，如果实在是舍不得将宠物送走，那么就一定要小心谨慎，加强防范，避免宝宝受到弓形虫的危害：

1. 给宠物清洁或喂饲时，最好先戴

上密封的橡胶手套，用完的手套也要第一时间彻底清洁或丢弃掉。当完成清洁或喂饲的工作后，一定要马上洗手。

2. 为猫狗专门准备的饭碗，并同家中其他器具分开放置。

3. 尽量不要让猫狗进入卧室，更不要与宠物共寝，保持卧室内的室内清洁。接触宠物后要洗手。也不要让猫咪在孕妈妈怀中活动。

4. 处理宠物粪便的工作最好由他人来代劳，若孕妈妈需要自己清理，那就戴上手套，并且事后一定用香皂洗手。

5. 减少宠物在外游荡以及与其他动物接触的机会，特别注意不要让宠物在外面吃不干净的食物。

专/家/答/疑

查出感染了弓形虫病该怎么办？

如果是怀孕前3个月发现感染，应当尽早地终止妊娠。如果是怀孕3个月后发现感染，应当在医生的指导下用药，通常多选用乙酰螺旋霉素，连服两个疗程，可以使先天性弓形虫病的发病率降低。对于患弓形虫病的孕妈妈所生的新生儿，即便看起来很正常，也应当在医生的指导下进行治疗。

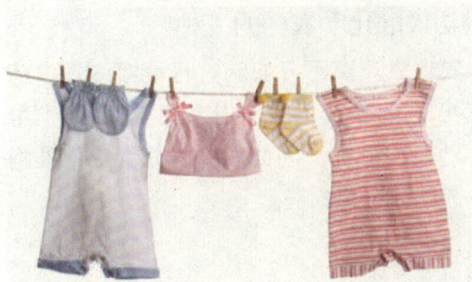

不要再接触洗涤剂

日本学者曾经对孕卵发育障碍与环境因素的影响进行动物试验：用含有2%的酒精硫酸(AS)或直链烷基磺酸盐(LAS)涂抹在已孕的小白鼠背部，每日2次，连涂3天，在妊娠第3天取出孕卵检查，发现多数孕卵在输卵管内已极度变形或死亡。而未涂过AS或LAS剂的孕鼠，其孕卵已全部进入子宫且发育正常。

由此揭示，含有AS或LAS之类的化学物质，可通过哺乳动物的皮肤吸收到达输卵管。当孕妇体内此成分达到一定浓度时，可使刚刚受精的卵细胞变形，最后导致孕卵死亡。

据有关部门测定，目前市场上销售的洗涤剂之类物质中含AS或LAS的浓度为20%左右，是用于小白鼠实验的2%浓度的10倍。因此，人们必须对引起不孕的凶手——洗涤剂之类化学物质有足够的认识。

孕妈妈从计划妊娠这个月开始，就不要再接触洗涤剂了。洗衣服最好用洗衣机洗，晾晒衣物时最好戴上橡皮手套；至于吃晚饭后的盘碗洗刷最好是全权交给丈夫。

值得注意的是，对夫妻双方都查不出明显不孕症病因的患者，女方应在月经周期的后半期尽量少用或不用此类物质，以免受精卵遭破坏引起不孕。

申请调换岗位

怀孕的早期，也就是头三个月，是胎儿发育最快的时期，孕早期的胎宝宝仅仅用七十多天的时间，就从最初的一个细胞发展成十万亿个细胞的人体。然而，这一时期也是人的一生中最脆弱的时期。有一部分孕妈妈工作环境中的某些物质，影响身体生殖机能，进而影响胎儿的健康发育，因此有些职业岗位的女性应在准备受孕前就开始暂时调换工作岗位。

● 经常接触镉、铅、汞等金属的工种

经常接触铅、镉、汞等金属，会增加妊娠妇女流产和死胎的可能性，其中甲基汞可致畸胎；铅可引起婴儿智力低下；二硫化碳、二甲苯、苯、汽油等有机物，可使流产率增高；氯乙烯可使妇女所生的婴儿先天痴呆率增高。这些工种的职业女性应在孕前调换岗位。

● 高温作业、振动作业和噪音过大的工种

有研究表明，工作环境温度过高，或振动甚剧，或噪音过大，均可对胎儿的生长发育造成不良影响。从事高温作业、振动作业和噪音过大工种的女性也应暂时调离岗位，以保障怀孕后母婴健康。

● 接触电离辐射的工种

研究结果表明，电离辐射对胎儿来说是看不见的凶手，可严重损害胎儿，甚至会造成畸胎、先天愚型和死胎。所以，接触工业生产放射性物质，从事电离辐射研究、电视机生产以及医疗部门的放射线工作的人员，均应暂时调离工作岗位。

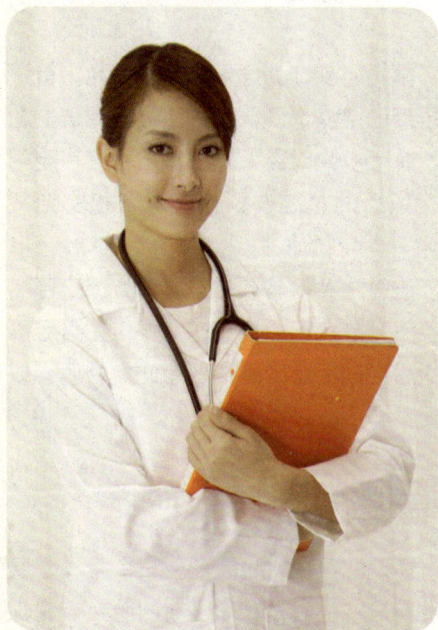

● 医务工作者

这类人员由于职业关系在传染病流行期间，经常与患各种病毒感染的患者密切接触，而这些病毒（主要是风疹病毒、流感病毒、巨细胞病毒等）会对胎儿造成严重危害。因此，临床医务人员在计划受孕或早孕阶段若正值病毒性传染病流行期间，最好加强自我保健，严防病毒危害。

● 密切接触化学农药的工种

农业生产离不开农药，已证实许多农药是可危害妇女及胎儿健康，引起流产、早产、胎儿畸形等。因此，农村妇女应从准备受孕起就要远离农药。

✿ 健身与运动：保持最佳体重

孕前须控制体重

　　妈妈的孕前体重与优生息息相关。过胖或过瘦都会使内分泌功能受到影响。这不仅不利于受孕，还会增加宝宝出生后第一年患呼吸道疾病或腹泻的概率，并在孕后易并发妊娠高血压综合征、妊娠糖尿病，剖宫产的比率也会相应增高。许多出生体重偏轻的宝宝，往往是妈妈孕前体重较轻，或孕后体重增加幅度不大。有的新妈妈生出巨大儿，这常与孕前或孕后营养不合理有关。因此，保持孕前标准体重非常重要。

　　通常认为：标准体重（千克）＝身高（厘米）－105。计划怀孕的女性体重如果低于标准体重的15％，属身体过瘦；如果高于标准体重20％以上，则属过于肥胖。

　　准备怀孕的女性，无论身体过胖过瘦都应积极进行调整，力争达到正常状态。育龄女性若体重过低，说明营养状况欠佳，理想的情况是至少在受孕前的6个月内保持与身高相称的正常体重。对于体重超过正常标准的女性，更应该在计划怀孕前准备好一个周密的减肥计划，并严格执行。如果是严重的超重或体重过轻的话，要去看医生并听取如何达到正常体重的意见。除非体重超标威胁到健康，否则在妊娠期间千万不要节食，因为节食会使身体失去维持生命所必需的营养。

保持良好的运动习惯

　　准备怀孕的孕妈妈和准爸爸，可以在计划怀孕前的3个月制定健身计划，加强运动，让身体更强壮。孕前运动只要将生活形态稍加调整，加入规律的运动习惯即可，不可以过度，否则就会出现问题。当你想怀孕时，不要过度锻炼身体，也不要突然增加运动量，更不要从事高度竞技的运动，找一种你喜欢，能持续，适合任何季节的运动，最好能同时强化背部及腹部肌肉，这对怀孕有很大帮助。

● 孕前运动应该怎样安排

　　运动方式：运动要以舒缓的有氧运动为主。常见的有氧运动项目有：步行、快走、慢跑、滑冰、游泳、骑自行车、打太极拳、跳健身舞、跳绳、做韵律操等等。

　　运动量：建议每星期至少锻炼3次，每次30分钟，保持这种运动强度就可以调动体内抗氧化酶的积极性，起到增强体力的作用。

● 孕前做运动要注意的几个问题

　　注意补充水分：运动过程中会不断地流失水分，孕妈妈最好每隔15～20分钟注意补充一些水分，不要等有口渴感觉后再补充水分。

　　注意运动强度：孕前运动以运动后不会过于劳累为主。要做到量力而行，特别是做瑜伽时不要过分追求动作的标准度，以免损伤肌肉和韧带。

注意循序渐进：如果孕妈妈缺乏锻炼，或者身体素质较弱，要避免突然进行高强度的体能锻炼。而造成体力不支而出现头疼、头晕的现象。可以循序渐进，慢慢增加运动量和强度。

有针对性的孕前健身运动

女性在速度、力量和耐力上与男性相比有很大的差距，因此应选择有利于提高女性身体机能的运动项目，使其全身及腰背部和盆底部肌肉协调均匀地发展，保持女性健美的体形，维持子宫的正常位置。计划怀孕的女性在怀孕前半年到一年，可根据自己的身体状况尝试以下的运动，有针对性地训练身体的四个主要部分，为顺利度过孕期做好准备。

● 胸部训练

胸部训练主要针对孕期容易出现的胸部下垂、外展、胸肌外侧赘肉等问题。

有效动作：俯卧撑、上斜推胸、胸部伸展。这些动作可以使胸部紧实、提升，能更好地促进产后的形态恢复，提高肺活量，增强心脏摄取氧气的能力以及更好地保持身体姿态。

● 腹部训练

腹部训练主要针对孕中期容易出现的腹部赘肉、妊娠纹等问题。

有效动作：静立蹲、提肛训练、上固定式卷腹、下固定式卷腹、侧卷腹。

这些动作的练习可以有效锻炼腹肌。腹部肌肉能保护腰椎，加强其弹性，能应对怀孕时日渐加重的腹部。腹肌锻炼能使骨盆保持在正确的位置，确保胎儿的安全。盆腔内小肌肉力量及控制能力的提高，有助于顺利生产，以及生产后的性能力恢复。

● 背部训练

背部训练主要针对孕中后期容易出现的脊柱侧弯、腰椎间盘突出等问题。

有效动作：划船、跪姿俯身飞鸟、坐姿肩胛后收、肩胛内旋外旋。

这些动作可以有效锻炼背部肌肉，使之能更好地保护躯干，保持脊柱的中立状态。

● 腿部训练

腿部训练主要针对臀部下垂、膝关节受伤、小腿及脚踝水肿等问题。

有效动作：宽距分腿下蹲、健身球下蹲、箭步蹲胸腹背腿是锻炼关键点。

腿部训练能减缓下肢水肿状态，从而提高整体身体技能。大腿后侧肌肉弹性差，韧带过于紧张会使臀部下垂，可针对性拉伸大腿后侧肌肉，预防臀部下垂。膝关节超伸会造成骨盆前倾以及下肢稳定性变差，增加孕妈妈的受伤几率。加强腿部肌肉的力量及弹性能保证孕期体重增加后的正常生活。

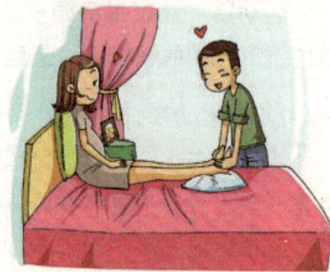

孕前养成散步的好习惯

怀孕后，孕妈妈要进行适当锻炼，但为了宝宝的安全以及孕妈妈身形的限制，故不宜进行剧烈体育锻炼，不宜疲劳过度，所以选择合适的锻炼方法显得尤为重要。散步对于孕妈妈来说，实在不失为一种安全、有效的锻炼方法，无论孕早期、中期、晚期均可以采用这种方法。因此建议准备怀孕的女性从孕前就开始采用这种锻炼方法，养成经常散步的习惯。

备孕男性应避免剧烈活动

男性的锻炼内容则相对来说较女性的多，选择的余地更大，但不要选择过于剧烈的或对抗性的运动，因为过于激烈的竞技心理状态，往往会影响生理机能的平衡，会降低精子密度。准备要宝宝的男性，怀孕前3~6个月最好避免经常从事登山、长跑、足球、篮球等剧烈活动，可以适量运动，以运动后不感觉腿酸、疲劳为宜，并注意休息好。

✳ 用药与疾病治疗：预约平安孕期

这些疾病最好在孕前治愈

良种只有在肥沃的土壤上才能茁壮成长，想要生育一个健康、聪明的宝宝，孕妈妈一定要有一个好的身体状况。有些疾病会影响怀孕的过程和结果，为了慎重起见，如果孕期患有一些不宜怀孕的疾病时，应积极治疗，待康复后再受孕。

● 贫血

贫血是一种女性常见病，严重贫血不仅给孕妈妈带来痛苦，而且会对胎儿发育造成不利。

建议孕妈妈在孕前就做好防治贫血的措施，如果属于缺铁性贫血，可以采用食疗的方法来减轻症状，如仍不好转，应在医生指导下服用铁剂，待贫血基本被纠正之后，方可怀孕。

饮食建议：豆制品、猪肝、河蟹、芝麻酱、海带、木耳等。

● 高血压

高血压患者怀孕后容易出现妊娠高血压综合征，慢性高血压的孕妈妈在怀孕后期将很难控制血压的急剧变化，会使胎儿营养供应受到影响，易发生胎盘早剥。

如果孕前患有高血压，应按医生嘱咐进行合理治疗，把血压控制在允许的水平，自觉症状基本消失后再妊娠，孕后应更加注意孕期检查，经常测量血压，并提防妊娠高血压综合征的发生。

饮食起居建议：采取多吃含蛋白质高的食物，少吃较咸食物的方式。此外，平时应避免疲劳过度、睡眠不足、精神压抑等不利因素的出现。

● 糖尿病

糖尿病患者如果怀孕，病情往往变化很大，一般情况下，妊娠会加重糖尿病的病情，而且危害胎儿，如果治疗不及时或发生其他感染，很容易出现酸中毒，发生危险。

糖尿病患者的患病程度不同，可能出现的情况也不相同，如属于轻型，不用胰岛素就可以控制住尿糖，体质也好，可以在正确治疗控制好尿糖和血糖的情况下受孕，孕后要注意加强产前检查和自我保健。

饮食建议： 孕期饮食控制要比孕前更应严格些，并要取得医生的指导。

● 肝脏病

肝脏在怀孕后的负担增加，如果肝脏有病，会使病情恶化，因此，应在肝脏疾病治疗好转之后，再考虑怀孕，而且孕期一定要加强监护。目前对肝脏病的治疗，方法比较多，效果也很好，一般都可以把病情控制住。

饮食起居原则： 坚持高蛋白饮食和充分休息。

● 心脏病

所有患心脏病的女性都必须经医生允许方可受孕，因为心脏病患者在孕晚期很容易因无法负担分娩任务而心力衰竭。

心脏病患者在怀孕后可能需要应用一些药物，甚至必须在医院住院接受治疗和监督，不可大意，整个孕期应取得医生的指导。

饮食起居建议： 孕期要注意休息，每日至少保持有10小时的卧床休息和睡眠，并要注意防止情绪过度激动，孕晚期要吃得清淡些，并预防贫血和感冒，即使出现轻微感冒也应立即治疗，因为感冒容易引起心力衰竭。

● 肾脏病

严重的肾脏病均不宜妊娠，否则容易出现妊娠高血压综合征，而且往往比较严重，出现早产、流产等现象。症状较轻且肾功能正常的孕妈妈，经医生允许可以妊娠，但要经过合理治疗，必须把浮肿、蛋白尿和高血压等主要症状控制住，要多听取医生的建议。

● 急性传染病

如果夫妻一方或双方患有急性传染病，如流感、风疹、传染性肝炎、活动性肺结核、病毒性脑炎、伤寒、麻疹等时，暂不宜受孕，否则容易造成胎儿畸形，应先治愈。

● 结核病

结核病在治愈之前不应当怀孕，否则会传染给胎儿，并有导致早产、流产的危险。结核病的治愈率很高，但经过药物治疗后，还应定期进行健康检查，确认已经完全治愈后，才能考虑怀孕。

● 牙周炎

牙周炎在孕期通常会加重，而孕期又不能随意用药，会使孕妈妈疼痛难忍。而且，牙周的细菌能够产生很多的毒素，使得淋巴细胞等产生众多的炎性因子，进入孕妈妈的血液循环，甚至能够进入胎盘，致使孕妈妈在孕晚期出现更快更强烈的阵痛，从而导致胎儿早产。

开始谨慎用药

● 孕前谨慎用药的重要性

对于孕妈妈来说：由于一些药在人体内停留和发生作用的时间比较长，如果在孕前3个月内服用了某些药物，可能会对胎儿产生不良影响，严重的需终止妊娠。另外，由于怀孕早期，孕妈妈的身体变化不明显，也没有妊娠反应出现，因此很容易在不知道怀孕的情况下服用了某些标有"孕妇禁用"的药物，可能导致流产或伤害非常脆弱的胎儿。

一般情况下，孕妈妈在停服药物20天后受孕，对胎儿的影响较小，比较安全。但由于各种药物的药理作用不同，所以不能一概而论，20天只是个最低底线。

对于准爸爸来说：很多药物对男性的生殖功能和精子质量会产生不良影响，如抗组织胺药、抗癌药、咖啡因、吗啡、类固醇、利尿药、壮阳药物等。这些药物不仅可致新生儿缺陷，还可导致婴儿发育迟缓、行为异常等。因此，在怀孕前的2~3个月，准爸爸用药一定要小心，可能的话，最好停用一切药物。

● 孕前禁用或慎用的药物

1. 吗啡、氯丙嗪、红霉素、利福平、解热止痛药、环丙沙星、酮康唑、安眠药等准爸妈都要避免服用。

2. 孕妈妈若长期口服避孕药，应在停药后6个月再怀孕。

3. 激素、某些抗生素、止吐药、抗癌药会对女性生殖细胞产生影响，孕妈妈不要服用。

专/家/答/疑

服药后才发现怀孕该怎么办？

胎儿体内各器官形成或分化的关键时期是在孕早期，特别是受精后8周内，我们称之为器官形成期，此期间若服用一些药物可能影响胎儿发育而致畸。若孕早期服用了有致畸可能的药物，因无法断定一定会致畸，千万不要过于忧虑，更不必急于人工流产，不妨去看医生，为自己作一个详细的诊断。

✻ 孕前检查：未雨绸缪度孕期

孕前常规检查查什么

随着优生意识的加强，越来越多的夫妇在准备走入准爸爸、孕妈妈行列前，会想到去医院的妇产科或妇产科专科医院进行相应的孕前检查，这是很有必要的。做孕前检查，是为了平安度孕期而未雨绸缪，预约平安保险的孕期生活。下面内容有助于对孕前检查项目的了解。

● **孕前检查医生问诊项目**

1. 年龄、职业、孕次、产次；

2. 月经情况、末次月经日期；

3. 结婚日期、配偶的健康情况、是否近亲结婚；

4. 双方直系亲属中有无患遗传病、高血压或糖尿病的人；

5. 是否生过畸胎；

6. 有没有过药物过敏史；

7. 有没有过难产史或流产史；

8. 本次妊娠的经过、有没有妊娠反应，反应程度；

9. 是否患过病毒性流感或出过风疹，曾经服用了什么药物；

10. 是否接触过有毒有害气体；

11. 有没有阴道出血、头昏、心悸、下肢浮肿等情况；

12. 是否曾经患过传染病、心脏病、高血压、肝肾病等。

对于医生询问的任何情况，都应当——如实、详细回答。因为医生会根据这些情况对胎儿及母体在妊娠期的健康做出必要的卫生指导。

备孕夫妇的体检项目

● **备孕女性体检项目**

检查什么	检查目的
生殖系统检查	目的是检查是否有妇科疾病，同时也筛查淋病、梅毒等性病，以便及时发现无症状性病患者，给予及时治疗，防止对胎儿造成伤害
肝功能检查	肝功能检查目前有大小功能两种，大肝功能除了乙肝全套外，还包括血糖、胆质酸等项目。此项检查可以及时发现乙肝病毒携带者和病毒性肝炎患者，如果孕妈妈有这样的情况，要根据情况，由医生给出合理的治疗建议，以降低母婴传播率
脱畸全套检测	一般60%～70%的女性都会感染上风疹病毒，因此，准备怀孕前3个月要进行风疹、弓形虫、巨细胞病毒检测，防止日后对胎儿造成伤害
妇科内分泌检查	包括卵泡刺激素、黄体生成激素等6个项目，进行月经不调等卵巢疾病的诊断。如果孕妈妈患有卵巢肿瘤，即使为良性，也会给孕育带来危险
尿常规检查	尿常规检查有助于肾脏疾患的早期诊断。根据肾脏病的程度和症状不同，来判定是否可以妊娠、分娩。在未取得医生许可之前应进行避孕
口腔检查	在孕前6个月应进行口腔检查，去除牙菌斑，消除牙龈炎症。避免孕期牙病治疗药物对胎儿的影响
遗传病检查	有家族遗传史或者女方曾有过未名流产、分娩异常儿等历史的育龄夫妇都有必要做此项检查，如通过染色体检查等找出可能遗传的疾病，避免给胎儿带来缺憾
一般体检	包括血型检查、血压测量、贫血、血糖和心脏检测等基本身体健康状况的评估。只有身体健康，才能让孕期无忧

● 备孕男性体检项目

检查什么	检查目的
生殖系统检查	如检查生殖器，通过此项检查，可以排除生殖器官疾病、生殖道感染、性病等隐患。如果一方有生殖、泌尿系统感染，都应先治愈后怀孕
染色体异常	准爸爸最好跟妻子一起进行染色体异常检测，排出遗传病
精液检查	主要目的是了解男性的精子活力、精子质量等状况，及时给予可能的治疗，为日后创造一个优质的胚胎打下基础
肝功能检查	避免将肝炎传染给孕妇，甚至通过母体传染给胎儿

孕检前要做什么准备

● 孕检前要做什么准备

1. 体检当天早晨不要吃早饭，也不要喝水，因为一些项目需要空腹检查，但可以携带早餐，待需要空腹检查的项目完成后，再补充早餐。

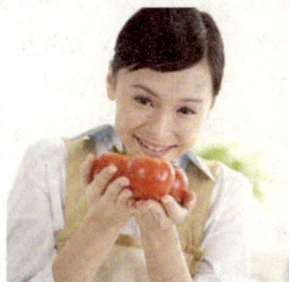

2. 可以把早晨的第一次排尿收集少许，装入干净的小瓶子里带到医院，等待化验。不必要非要等到医院才排尿，因为晨起尿浓，憋尿效果不好，再者有一些项目需要憋尿，如子宫B超，如果这个过程前期及中间时间较长，你可能会忍受不了。

3. 正确的方法是早晨起床后把尿排净，空腹前往医院，可以带一瓶纯净水，B超检查前1～2个小时喝水憋尿，最好排空大便，这样既可以憋住尿，也可以使膀胱充盈，有利于检查。

4. 有一些女性怕检查时下体有异味，因此在去医院前清洗下体，这么做是不对的。体检前不但不应该洗，前一天晚上也不应洗，这样对检查有利。

5. 女性避开月经期，不要穿带金属的衣物，不佩戴首饰，不化妆。

6. 体检前一天避免剧烈运动，也不要过晚进食，保持充足睡眠。

精液常规检查是准爸爸孕前体检的重点项目，一般精液检查至少要进行3次以上，每隔1～2周进行一次。精液一般通过自慰或性交时戴避孕套的方法获取。精液的收集方式直接影响到检查结果的准确性，准爸爸在获取时要注意以下几个事项：

1. 采取精液的前3～7天暂停性生活，并且也不得有自慰的情况，还应禁烟戒酒，忌服对生精功能有影响的药物等。

2. 精液采集瓶应干净、干燥、无菌。瓶子不应过大，也不应过小。

3. 采集的精液必须是全部精液，不可丢失一部分，尤其是开头部分。并于采集后2小时内送检。转运的途中应维持于体温状态。

孕前防疫方案

在孕育宝宝的10个月里平平安安，不受疾病的打扰，是每一个准备做妈妈的女性所衷心希望的。想要达到这个目的，最根本的解决之道当然是加强运动锻炼，增强机体抵抗力。但是对于某些特殊的传染性疾病，最直接、最有效的办法就是注射疫苗。目前，我国还没有专为准备怀孕阶段的女性设计的免疫计划。但是专家建议有两种疫苗最好要注射：一种是风疹疫苗；另一种是乙肝疫苗。孕妈妈一旦感染上这两种疾病，病毒会垂直传播给胎儿，会造成严重的后果。

● 风疹疫苗

风疹病毒可以通过呼吸道传播。孕妇感染风疹后，由于病毒通过胎盘侵犯胚胎，或因母体感染病毒后代谢发生障碍，影响胎儿的正常生长发育，有25%的早孕期风疹女性会出现先兆流产、流产、胎死宫内等严重后果，也可能发生多种先天性疾病。近些年来，国内外学者研究结果表明，妇女不仅在妊娠早期，甚至怀孕4至9个月若感染风疹，亦可使婴儿或在成年后患先天性心脏病、白内障、耳聋、发育障碍等病，被总称为先天性风疹综合征。因此，如果在妊娠初期感染上风疹病毒，医生很可能会建议你做人工流产。最好的预防办法就是在怀孕前注射风疹疫苗。

注射时间： 至少在孕前3个月。因为注射后大约需要3个月的时间，人体才会产生抗体。

效果： 疫苗注射有效率在98%，可以达到终身免疫。

● 乙肝疫苗

我国是乙型肝炎高发地区；被乙肝病毒感染的人群高达10%左右。母婴垂直传播是乙型肝炎的重要传播途径之一。一旦传染给孩子，他们当中的85%～90%会发展成慢性乙肝病毒携带者，其中25%在成年后会转化成肝硬化或肝癌。因此还是要及早预防为好。

注射时间： 按照"0、1、6"的程序注射，即从第一针算起，此后1个月时注射第二针，在6个月的时候注射第三针。加上注射后产生抗体需要的时间，至少应该在孕前9个月进行注射。

效果： 免疫率可达95%以上。免疫有效期在7年以上，如果有必要，可在注射疫苗后5年或6年时加强注射一次。

● 甲肝疫苗

甲肝病毒可以通过水源、饮食传播。而妊娠期因为内分泌的改变和营养需求量的增加，肝脏负担加重，抵抗病毒的能力减弱，极易感染。因此专家建议高危人群（经常出差或在经常在外面吃饭）应该在孕前注射疫苗防病、抗病。

注射时间： 至少为孕前3个月。

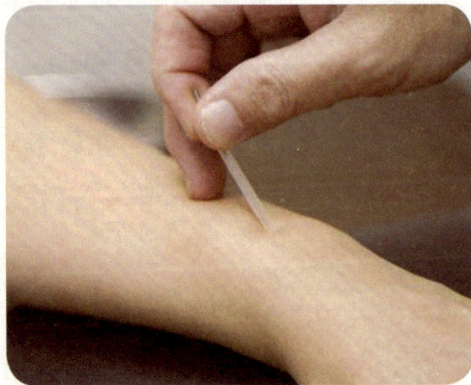

● **水痘疫苗**

早孕期感染水痘可导致胎儿先天性水痘。国外的免疫计划规定13岁以下的儿童、未怀孕的育龄女性以及从事教师和医疗保健行业的人都应注射水痘疫苗。

注射时间：至少在受孕前3个月。

● **流感疫苗**

这种疫苗属短效疫苗，抗病时间只能维持1年左右，且只能预防几种流感病毒，适于儿童、老人或抵抗力相对较弱的人群。对于孕期的防病、抗病意义不大。因此专家建议可根据自己的身体状况自行选择。

注射时间：北方地区每年的10月底或11月初，南方地区每年11月底或12月初。应该在注射流感疫苗3个月以后再怀孕。

● **狂犬疫苗**

属于事后注射疫苗，也就是在被动物咬后再注射。在早孕期尽量避免注射狂犬疫苗。只有在被动物咬伤极为严重的情况下，征求妇产科医生的意见后，才能考虑注射，且建议选择进口的维尔博狂犬疫苗。

注射时间：咬伤后立即注射第一针，而后第3天、第7天、第14天、第30天各注射一针。

专/家/答/疑

孕前将所有疫苗都注射一遍，孕期会更安全吗？

这种方法不可取，具体疫苗应该具体对待，并非越多越好，而且每个人的实际需要是不一样的，如果不考虑自身情况而乱打一通的话，很可能会得不偿失，毕竟疫苗也是病原或降低活性的病毒。另外，卡介苗、麻疹疫苗、白喉百日咳疫苗、乙脑疫苗等一般在出生之后已经注射，即使是孕前也无需再注射了。

✺ 遗传咨询：优生优育必备课

健康、无病、聪明，这是一个人体质优良、素质好的表现，反之虚弱、多病、痴呆则是体质弱、素质差的表现。虽然，这些与后天的营养、锻炼、教育、环境等因素有密切的关系，但是，遗传和先天因素在这里起着重要作用，甚至是决定性的作用。

遗传病预防有办法

随着医学遗传学的发展，越来越多的遗传病被发现，虽然有一些遗传病能够得到治疗，如苯丙酮尿症、半乳糖血症等，但还有许多遗传病尚无有效的治疗方法，因此预防就成为重要环节。

所谓遗传病的预防，就是要防止患有严重遗传性疾病的婴儿出生。目前，常通过如下手段达到这一目的。

● 实行优生保护法

凡是一定能导致或有很大可能导致其后代发生先天性疾病者，均应避免生育。这些疾病包括：先天愚型、白痴、遗传性精神病，显著的遗传性躯体疾患，如舞蹈病、肌紧张病和白化病等。

● 产前诊断

经过遗传咨询后，对一些有指征的孕妇做胎儿产前诊断，以了解有无先天性或遗传性疾病。常用的方法有羊膜腔穿刺抽羊水检查，还可用B型超声扫描和做胎儿检查等。

● 及时终止妊娠

在产前诊断中发现孕妇或胎儿患有严重疾病时应终止妊娠，防止有严重疾病的胎儿出生。

● 遗传咨询

通过对病人家庭调查、实验室检查及结合临床特点，对病人的疾病做出正确诊断，判断是否为遗传病，判明是新的突变产生还是遗传而来；其次要确定遗传方式；最后提出对策和办法。

● 禁止近亲结婚

亲上加亲会增加一些遗传病的发生率，这在医学统计学上已得到证实。隐性遗传病杂合子带有致病基因但不发病。但两个杂合子结婚就可能生出一个纯合子病婴，而这种隐性遗传病通常近亲结婚发病率高。所以，禁止近亲结婚也能达到预防目的。

有以下情况者孕前或妊娠后应及早进行咨询：有遗传病家族史；有生育畸形儿史；有多次流产或胎死宫内史；有触致畸物质史，如接触放射线、放射性核素等；早孕期有病毒感染史，如感染风疹、流感病毒等。

遗传咨询到底咨询什么

医学遗传学的发展，使得越来越多的遗传病被发现，虽然有些遗传病能够得到治疗，但是，仍然有众多的遗传病尚无有效的治疗方法。而随着优生优育观念的深入普及，众多的夫妻十分关心下一代的健康，因此，在怀孕前做一次遗传咨询非常有必要。

分为婚前咨询、生育咨询和一般遗传咨询等。

● 婚前咨询

男女双方或一方亲属中有遗传病患者的，担心婚后是否会生出患有同样遗传病的患儿；男女双方存在一定亲缘关系，咨询他们能否结婚，结婚后后果是否严重；双方中一方患有某种疾病，但不知是否会遗传给后代。医生一般会对此做出明确诊断，评估风险，并且告知产前诊断的可能性。

● 生育咨询

是已婚男女在孕前或孕期进行的咨询。夫妻或亲属中有某种遗传病，生育该病患儿的概率有多大，能否预防；曾经生育过智能低下或残疾儿，或患儿因病早亡，再生育是否会出现同样的情况；女方是习惯性流产者，是否可以再生育，如何预防；女性在孕期患过病、服用某些药物、接触过某些化学毒物或在有放射线污染的岗位上工作过，是否会影响胎儿，等等。

● **一般咨询**

这种咨询是针对遗传学中的一般问题进行咨询，如双方或一方亲属所患的疾病是否为遗传病能否结婚，是否影响生育等。

人体内有5～10万个基因，这些基因是从父母那里遗传下来的，它在人们未来的健康中起着关键作用，一旦基因在数目和结构上发生异常就会导致胎儿先天畸形。

遗传疾病可能由基因（显性遗传、隐性遗传或性连锁遗传）、染色体异常及多因素遗传三种原因之一而形成。因此，当直系亲属中有人患有某种疾病时，应当向医生咨询，避免胎儿患遗传性疾病，给家庭造成巨大痛苦。

什么情况下进行遗传咨询

在怀孕前实行遗传病检查可以有效防止宝宝患上遗传病，如果夫妻双方有以下情况之一者须进行咨询：

1. 近亲婚配者。
2. 家族成员中或本人有遗传病或先天性智力低下者。
3. 反复自然流产及闭经不孕妇女。
4. 有先天缺陷儿或遗传病儿生育史，及确诊为染色体畸变患儿病史者。
5. 夫妇一方有遗传病或是染色体畸变的携带者。
6. 性器官发育异常，须确定性别，决定能否结婚及生育。
7. 妊娠早期（10周内）有高热、服药、接受过X线、患风疹史，对胎儿不利者。
8. 曾发生不明原因死胎、死产的妇女。
9. 女35岁以上，男45岁以上。
10. 羊水多、胎儿宫内发育迟缓者。

爸爸和妈妈，宝宝会像谁

当小宝宝降临人世间后，亲朋好友都会送上祝福的话语，并会兴致地议论宝宝像爸爸或者像妈妈。虽然主要指的是外形，但不仅如此，孩子体形、骨骼等身体特征，甚至连性格都会与父母有很多地方相似。

那么，从遗传学的角度来讲，父母外貌的哪些"精华"将留给孩子？

● 秃顶

秃顶只会遗传给男性。比如，父亲是秃顶，遗传给儿子概率则有50%，就连母亲的父亲，也会把自己秃顶的25%的概率遗传留给外孙。

● 肤色

遵循父母"中和"色的自然法则。比如，父母皮肤较黑，不会有白嫩肌肤的子女；如果一方白、一方黑，那么，在胚胎时"平均"后大部分会给子女一个不白不黑的"中性"肤色，也有像一方的。

● 智力

智力是母亲的遗传大。就遗传而言，妈妈聪明，生下的孩子大多聪明，如果是个男孩子，就会更聪明。这其中的原因在于，人类与智力有关的基因主要集中在X染色体上。女性有2个X染色体，男性只有1个，所以妈妈的智力在遗传中就占有了更重要的位置。

● 声音

通常男孩的声音大小、高低像父亲，女孩像母亲。但是，这种由父母生理解剖结构的遗传所影响的音质如果不美，多数可以通过后天的发音训练而改变。

● 眼睛

眼形是遗传的，而且大眼睛相对小眼睛是显性遗传的。这对小眼睛的人来讲，无疑是件高兴的事，不管自己怎样，只要配偶是大眼睛，生的孩子大眼睛的可能性大一些。双眼皮也属"绝对"性遗传。父亲是双眼皮，大多数会留给子女们，有些儿童出生时是单眼皮，成人后又会"补"上父亲那样的双眼皮。长睫毛也是显性遗传的。

● 下颌

下颌是不容"商量"的显性遗传。比如父母任何一方有突出的下颌，子女们通常毫无例外地长成酷似的下颌。

● 腿形

酷似父母脂肪堆积的腿，完全可能通过充分的健美运动而塑造为修长健壮的腿。倒是双腿若因遗传而显得过长或太短时，就无法再塑，只能任其自然了。

● 性格

性格是父亲的遗传大。有一位专家提出，父亲能传授给女儿生活上的许多重要的教训和经验，使女儿的性格更加丰富多彩。

● 身高

只有30%的主动权握在自己的手里，因为决定身高的因素35%来自父亲，35%来自母亲。这就决定了力求长个的尝试，不会有太明显效果。

● **肥胖**

父母若肥胖，子女将有53％的成为肥胖者；若一方肥胖，概率便下降到40％。这说明，胖与不胖，大约有一半可以由人为因素决定。

高度近视是否遗传

高度近视是常染色体隐性遗传病，也就是有关近视的一对基因都是本病的致病基因才发病。如果只是其中一个基因是致病的，而另一个基因是正常的，则不发病，只是致病基因携带者。譬如父母亲都不是近视眼，但他们都是高度近视基因携带者，在他们本人不显示近视，但他们俩的致病基因遗传给孩子，使孩子具备了两个近视基因，故而使孩子成了近视眼。

高度近视眼的男子与高度近视眼（600度以上者）的女子结合，子女发病的机会在90％以上。如果与近视眼基因携带者结合，子女可能有半数是高度近视，而同正常视力或中低度近视者结合，子女发生近视眼的机会是1/10。

宝宝的血型你来猜

胎儿是精子和卵子的结合体，自然接受了来自父亲和母亲的遗传信息，包括血型。知道了父母的血型，可预知胎儿可能的血型，并且能及时发现母子血型不合的可能。

不同血型的准爸妈，可以按照下表对胎宝宝的血型做一个推测：

● **父母与子女的血型遗传关系**

父母血型	子女可能有的血型子女	不可能有的血型
O型+O型	O型	A型、B型、AB型
O型+A型	A型、O型	AB型、B型
O型+B型	B型、O型	AB型、A型
O型+AB型	A型、B型	O型、AB型
A型+A型	A型、O型	AB型、B型
A型+B型	AB型、A型、B型、O型	－
A型+AB型	A型、AB型、B型	O型
B型+B型	B型、O型	A型、AB型
B型+AB型	B型、AB型、A型	O型
AB型+AB型	A型、B型、AB型	O型

|第一讲|

QINGSONGSHOUYUNXUEWENDUO

轻松受孕学问多

❋ 夫妻避孕：有计划地怀孕

停服避孕药，改换避孕方式

● 停服避孕药6个月再考虑怀孕

如果常年服用避孕药的话，从优生的角度考虑，最好停药6个月后再怀孕，给身体足够的时间将药物成分彻底代谢出体外，同时恢复卵巢功能和子宫内膜的周期，给精卵成长提供良好的条件。

● 停服避孕药不能突然开始

如果一直服用避孕药，在决定怀孕后不能随意中断，最好是先把当月剩下的避孕药服用完，这样可以避免出现阴道不规则出血。

● 采用安全的避孕方式过渡

在停服避孕药后，并不是就不需要避孕了，在孕前的准备阶段，不妨选择避孕套、阴道隔膜这类不会损害精子和卵子的质量，并且可靠性也很高的方式作为过渡。

在停服避孕药后，如果有可能的话，要尽量停用一切不必要的药物，以免药物中含的致畸成分影响受孕，让自己的身体恢复到最佳状态，给孩子一个更健康的生长环境。

不同避孕法停止多久可以怀孕

● 口服避孕药

刚停用避孕药就怀孕不好，因为避孕药是激素类药物，在服用期间对卵巢的分泌功能有一定抑制作用。在刚停药的几次行经中，由于卵巢分泌性激素的水平尚未恢复到正常，会使子宫内膜变薄，容易导致受精卵着床不牢而流产，所以刚停服避孕药应改用其他方法避孕一段时间，一般以半年左右为佳，待卵巢的功能和子宫内膜的周期变化都恢复正常，这时再怀孕就可以顺利着床，并生育出健康的小宝宝了。

● 宫内节育器

宫内节育器是通过干扰子宫内膜，使受精卵不能着床来起作用。对于准备怀孕的妇女，建议取出宫内节育器后，经过正常2～3次月经再受孕为宜。这样可使子宫内膜和排卵功能有一个恢复适应的过程，有利于受精卵生长发育。取出子宫内避孕器的最佳时间是在月经净后3～8天，如果有发炎的迹象，一定要先治疗好再怀孕。

● 皮下植入避孕药

取出皮下植入后，可能要经过好几个月，才能恢复正常的月经周期。

❋ 受孕时刻：喜迎幸"孕"降临

了解月经周期

月经是女性大半生中如影随形的好"朋友"，来不来、什么时候来、来的情况正不正常等细节都事关重大。因此，不管自己从小对数字怎样的没概念，对于月经周期、安全期乃至于预产期的计算方式，都是一门决不能被小看的重要学问。

月经来的第一天到下一次月经来临的前一天为止，称为一个月经周期。每个人的月经周期不相同，一般来说大约在26～35天，大约有70%的女性月经周期都是28天，但短的也有十几天一个周期，长的甚至两个月、一季度、半年才来一次。

月经周期可以分为两个阶段，第一阶段称为滤泡期，是从月经来潮的第一天算，到排卵日为止，这段期间大约是12～22天，因为每个人的体质不同而有所差异。第二阶段又称为黄体期，是从排卵日算到下一次月经来临的前一天为止。通常在排卵后的两周，也就是14天，就是月经来潮日。

月经期大约持续3～5天，到了第7天的时候，脑下垂体会分泌激素刺激卵子的发育，当卵子发育成熟后，卵巢开始分泌动情激素，让子宫组织逐渐增厚。一切准备就绪后，大约到整个周期的第14天，就会开始排卵。排卵后，成熟的卵子会从卵巢经由输卵管、再到子宫里。如果在输卵管正好有精子进入，便会形成受精卵，开始怀孕。

排卵以后，动情激素浓度会稍微下降，黄体素上升，目的是使子宫内膜持续增厚，以便让受精卵着床。因为黄体素上升，所以排卵后这段期间又称为黄体期。在黄体期如果没有受精，卵子经过1～2天就会萎缩，接着再过两周以后，增厚的子宫内膜就会自然剥落，又开始了下一次的月经，如此再三循环下去，直到更年期。

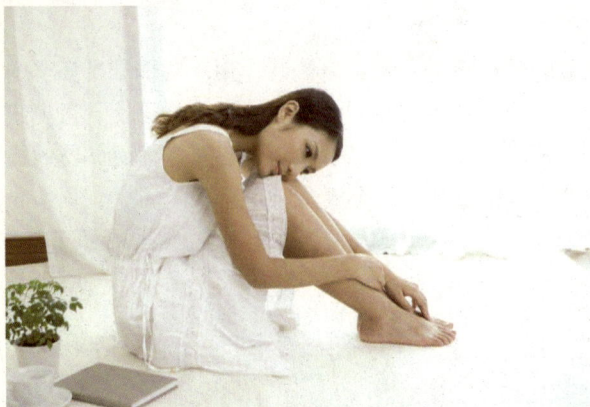

孕前应注意经期卫生

月经是生理现象，但由于月经期机体发生着各种变化，以致这时妇女的全身和局部抵抗力有所下降，不注意经期卫生，会引发疾病，除身体受损外，也会妨碍受孕，甚至失去生育能力。

做好经期卫生要注意以下几点：

● 注意卫生、防止感染

女性生殖道的外口距肛门较近，一般大便中又含有很多致病菌，所以容易引起生殖器感染。特别是月经期如果生殖道下部不清洁，很容易造成上行性感染而引起盆腔炎，影响生育。所以，平时要经常洗外阴、会阴处，内裤要消毒并勤换。月经期应禁止性爱，以免带入细菌引起炎症。

● 避免过度疲劳

因为女性月经期容易疲劳，抵抗力降低，如过度劳累会导致身体恢复慢。适当休息和轻微劳动可促进盆腔血液循环，使月经血流通畅，还可减轻或消除腹胀、腰酸等不适，对身体有利。

● 避免阴冷湿寒

月经期间，由于全身抵抗力减弱，容易感冒，所以要注意保暖，避免寒冷刺激。特别要防止下半身受凉，如淋雨、用冷水洗脚、洗冷水澡、坐凉地、光脚等。这些细节容易引起盆腔脏器的血管收缩，使经血过少甚至出现月经不调，从而影响生育。

● 远离刺激性食物

月经期间要适当增加营养，要吃新鲜、易消化的食物，多吃一点鸡蛋、瘦肉、鱼、豆制品及新鲜蔬菜、水果等。禁止食用生冷、辛辣、油炸等刺激性食物。要多饮水，保持大便通畅。

● 避免情绪波动

经期应与平时一样保持心情愉快，防止情绪波动，遇事不要激动，保持稳定的情绪极为重要。如情绪激动，抑郁愤怒常使气滞进而导致月经后期、痛经、闭经等。

测定排卵日4种方法

排卵期，是育龄女性特有的生理周期，是否已经怀孕，可以通过计算排卵期，来较准确地测算自己是否怀孕。

正常育龄女性的卵巢，每月排出一枚成熟卵子，卵子被排出后进入输卵管，一般可以存活1~2天，而男性的精子则是连续产生的。精子通过性生活进入女性体内，通常能在女性生殖器内保持2~3天仍有活性，因此，精卵结合的受孕能力在48小时之内。如果女性在排卵前后一定时间内有性生活，就有怀孕的可能。这段时间称为"排卵期"。

● 第1种方法：通过避孕优生检测镜找出排卵日

每天早晨用舌尖将一滴唾液滴到镜片上，风干或在灯下烤干。如果看到"羊齿状"图像即为排卵日，只有在排卵期才会出现这样典型的图像，这种检测方法操作起来简单、方便、很容易掌握，并且测试结果准确、迅速，是把握最佳受孕良机的好助手。

● 第2种方法：通过月经周期推算找出排卵日

月经周期推算方法仅适用于月经周期一向较规律的女性。每次排卵都应在月经来潮前14天左右，通常把排卵前5天～排卵后5天称为"排卵期"。女性通常会在这几天有小腹坠痛及乳房胀痛感。

● 第3种方法：通过基础体温测定找出排卵日

在人体经较长时间睡眠后醒来（一般在清晨），尚未进行任何活动及说话前，所测得的体温，为基础体温。正常情况下，育龄女性的基础体温，于月经前半期较低，排卵期更低，排卵后24小时至几天内可突然或缓慢上升0.3℃～0.6℃。因此，测量基础体温最好从月经来潮第一天开始，坚持每天测量，并用坐标纸纪录，以便观察分析。

● 第4种方法：通过观察宫颈黏液找出排卵日

女性通常在月经刚过后阴道分泌物很少，并显得浓浊，黏性大。到了月经中间即排卵前1～2天，阴道变得越来越湿润，分泌物不仅增多，而且像鸡蛋清一样清澈、透明，能拉出很长的丝，出现这样的白带表示马上要排卵了，一般持续3～5天，自此之后阴道分泌物又会逐渐减少，又变得浓浊、黏稠，不再能拉丝。

∥ 掌握排卵期的重要性 ∥

掌握排卵期很重要，一方面会使错过女性排卵期过性生活而导致不孕的夫妻，能有受孕的可能；也会使暂时不想怀孕的夫妻，在没有其他避孕措施的情况下，错过"排卵期"过性生活，以防止受孕。

测量基础体温的学问

测量正常育龄女性的基础体温是一种简便、实用、易学而又比较可靠的自我监测卵巢功能的方法。根据基础体温变化，可以间接地知道女性的卵巢功能，了解有无排卵、预测排卵日期及黄体功能情况。

基础体温又称静息体温，是指人体在较长时间的睡眠后醒来，尚未进行任何活动之前所测量到的体温。正常育龄女性的基础体温与月经周期一样，呈现周期性变化。这种体温变化与排卵有关。

在正常情况下，女性在排卵前的基础体温较低，排卵后会升高。这是因为，当卵巢排卵后形成的黄体以及分泌较多的孕激素，会刺激下丘脑的体温调节中枢，导致基础体温升高，并一直持续到下次月经来潮前才开始下降。

● 测量基础体温的方法

把每天测量到的基础体温，记录在一张体温记录单上，并连接成曲线，就可以看出，月经前半期体温较低，月经后半期体温上升，这种前低后高的体温曲线称为双相型体温曲线，表示卵巢有排卵，而且排卵一般发生在体温上升前或由低向高上升的过程中。

一般来说，基础体温测量法对判断排卵后安全期十分可靠，但有时也会遇到体温曲线不规则，因此不能确定排卵的准确时间，这种情况就不能采用安全期避孕。因为，有一些女性激素的平衡情况没有很明显地呈高低温起伏现象，如果激素的平衡情况不好，即使在月经期间，有性行为也可能会造成怀孕。

通常，一个人的体温会受到外界环境和机体内在活动的影响而有所波动，为了排除这些外来的和内在的各种影响，因此常常把早晨6~7点醒来、尚未起床之前的体温作为基础体温——基础体温是人体一昼夜中的最低体温。

测量基础体温的方法虽然简单，但要求严格，还需要长期坚持。测量前，要准备一支体温计和一张记录基础体温的记录单（如没有这种记录单，也可用一张普通坐标甚至小方格纸代替），从月经期开始，于每天早晨起床前，在不说话和不做任何活动的情况下，把体温计放在口腔里5分钟，然后把测量到的体温度数记录在体温记录单上。

基础体温一般需要连续测量3个以上月经周期，才能找出规律。如果月经周期比较规则的话，测量了几个月经周期的基础体温后，基本上就能掌握自己的排卵日期。

为了减少麻烦，可以选定从排卵日前的3~4天开始测试体温，待体温升高后再继续测试3~4天就行了，也就是说只要测量排卵期内的基础体温，可以用于避孕的需要。

专/家/答/疑

怎样提高测量的准确性？

为了提高测量基础体温的正确性，应在每晚临睡前把体温计上的水银柱甩到35℃以下，并把它放在床头柜上或枕头边，以便使用时随手可取，因为起床拿体温计，会使基础体温升高，影响测量的精确度。

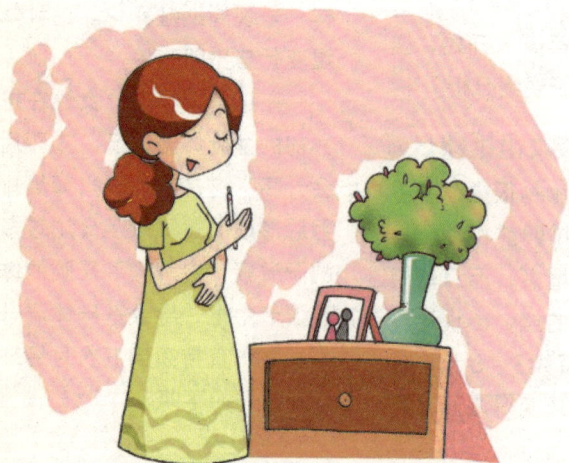

把握好性生活的次数

● 孕前3～1个月，适当降低性生活频率

建议孕前3～1个月内准爸爸和孕妈妈要适当减少性生活的次数，以每周1～2次为宜。因性生活频率过高，会导致精液量减少和精子密度降低，使精子活动率和生存率下降，不利于以后受孕。

● 孕前1个月的排卵期前后，增加同房次数

到备孕期的最后1个月，准爸爸孕妈妈都可以做好受孕的准备了。准爸爸可在孕妈妈排卵期之前5～7天养精蓄锐，因为尽管睾丸每天都能产生数亿的精子，但一次射精后要5～7天精子才能再度成熟和达到足够的数量。等到排卵日前后的一周内，增加同房的次数，在体力允许的情况下，最好能隔日或三天一次。这样，便可以在保持精液质量的前提下提高受孕几率。

挑选最佳受孕时间

宏观上选择生育年龄和受孕季节或月份，那么，具体在什么时候受孕最好呢？

● 最佳日期

人体处于生理节律的低潮期，或高潮与低潮期的临界日时，身体易疲倦，情绪不稳，做事效率低下，注意力难以集中，健忘失察，判断能力下降。同时，身体抵抗力下降，容易受到病菌侵扰，感染疾病的几率增加。

人体是一个充满电磁场的导体，自然环境的剧烈变化，如太阳磁暴、雷电交加、日蚀月蚀等都会影响人体的生殖细胞正常发育，甚至会引起畸变。所以，在这些时间里都不适宜受孕，以免孕育出不健康的宝宝。

此外，还要避免在每个月农历的14～16日受孕。因为在这几天里，月球对地球的引力最大，容易引起人体生物周期波动，影响到精子和卵子的活力和质量。

● 最佳时刻

男女双方在身体不疲劳状态下，保持情绪愉快时性爱受孕，这种身心俱佳的状态，会使内分泌系统分泌出大量有益于健康的酶、激素等物质，使得男女双方的体力、智能处于最良好的状态。此时，性功能最和谐，非常容易进入性高潮，形成优良的受精卵。反之，男女双方或一方身体疲惫或者心情欠佳，都会影响到精子或卵子的活力，不利于形成优良的受精卵，并且会影响到受精卵着床和生长，导致流产，甚至影响到胎儿脑神经的发育。

准备受孕的前几天，男女双方都一定要充分注意身体，好好休息，放松心情。

准备受孕前，既不要性生活过于频繁，也不要性生活过于疏落，这样都不利于受孕。过频会造成精液稀薄，精子数量减少；过疏则会使精子老化，活力不佳。

科学家根据生物钟的研究表明，人体的生理现象和机能

状态在一天24小时内是不断变化的，早7时至12时，人的身体机能状态呈上升趋势；13时末至14时，是白天里人体机能的最低时刻；下午5时再度上升，晚11时后又急剧下降，普遍认为晚9~10时同房受孕是最佳时刻。除此之外，同房后女方长时间平躺睡眠有利于精子游动，增加了精卵接触的机会。

受孕的最佳体位

● 最易受孕姿势：男上女下

做爱时男上女下姿势对受孕最为有利。因为采取这种体位时，男方的阴茎最接近宫颈口，射精时精子自然也能最快最容易地进入子宫。为了达到更好的效果，女方可以两条腿伸直仰向肩部。还可以用枕头把臀部抬高，使子宫颈可以最大程度接触精子。

● 较易受孕姿势：后入位式和并排侧卧式

后入位男方从女方后面进入，无论是俯卧，还是跪式，都可以使精液靠近子宫颈，有助于受孕。而且特别适合子宫呈后倾后屈式的女性。并排侧卧这种体位可以让人比较放松，从而使性交更和谐。另外，对于较胖或背部有疾的一方来说，也更容易些，也有助于受孕。

● 提高受孕几率的小窍门

1. 准爸爸射精后让孕妈妈平躺在床上休息约半个小时，这样可以防止精液外流。

2. 准爸爸可在射精后帮助孕妈妈抬高双腿，如果孕妈妈觉得抬高双腿太累，可以采取侧卧的姿势，并把膝盖尽量向胃部弯曲，这样也可以防止精液外流。

女性性高潮有利于优生

优生学家指出，女性在性生活时达不到性高潮，不利于形成优良的受精卵。因为，女性在达到性高潮时，血液中氨基酸和糖分能够渗入阴道，使精子在阴道中的运动能力增强，同时便于精液贮存于阴道内，还会促使闭锁的子宫颈口松弛张开，易于精子进入。由此，使更多强壮而优秀的精子与卵子有结合的机会，形成优良的受精卵，孕育出高素质的后代。

所以，恩爱夫妻生下来的孩子健康、漂亮、聪明的说法是相当有道理的。

/ 促进性高潮的小秘诀 /

开灯，让室内沉浸在微弱的红粉灯光下；在卧室内摆上芳香迷人的鲜花；放些轻松有情调的音乐。

生男生女取决于父亲

当精子与卵子相遇并合二为一的瞬间，宝宝的性别就确定下来了，精子和卵子中携带着遗传信息和染色体。除生殖细胞（精子和卵子）外，人体所有细胞都含有23对（46条）染色体，而每个生殖细胞则只含了23条染色体。当精子和卵子结合时，精子中的23条染色体与卵子中的23条染色体结合为23对（46条）染色体。人体细胞23对染色体中有1对性染色体，它决定着宝宝的性别，而另22对是常染色体，决定宝宝的其他特征。女性的2条性染色体相同，都是X，即XX，而男性的2条性染色体却不同，一条为X，一条为Y，即XY。

人类使用一种简单的机制决定子代的性别，胎儿的性别由精子的基因来决定。父亲在制造精子时进行减数分裂，XY性染色体被拆分成X染色体和Y染色体，将X或Y染色体随机打包到每一个精子中。带有X染色体的精子与卵子结合，就是女孩；带有Y染色体的精子与卵子结合，就是男孩。所以，生男生女取决于性染色体的结合，由来自精子的那一条性染色体决定，也就是说取决于父亲。

专/家/答/疑

不要一味追求生男孩

对于胎儿的性别偏好，除了夫妻自身的心理原因之外，在很多时候更是被赋予了社会意义。比如，家里是独子的，总是希望生个男孩来传宗接代。据调查，我国目前的男女人群比例已经失调，如果一味的追求生男孩，将对社会造成更大的不幸。

✳ 不孕不育：应怀孕中的意外

女性不孕时，应做哪些检查

要确认自己是否真的患有不孕症，还需要做一些检查，切不可盲目地判断自己是否患了不孕症。

● B型超声检查

检查子宫和附件发育情况及形态位置，有无病变如子宫内膜异位症、卵巢和输卵管肿瘤、子宫肌瘤等。

● 输卵管通畅试验

可以在月经干净3～5天进行输卵管通液试验或子宫输卵管造影术。

● 宫腔镜检查

可直接观察子宫颈管、子宫内腔和双侧输卵管的形态，并可在直视下取活体组织进行检查。

● **免疫试验**

疑有免疫性不孕可做血内抗精子抗体和子宫颈黏液抗精子抗体的检查。

● **性交后试验**

性交后试验是检查女方阴道内或宫颈内精子的情况，这个试验一般在排卵期或基础体温上升前1～2天进行。由于这个试验反映的是夫妇相互的适应情况。因此，一定要在医生指导下去做，密切配合医生的要求，不然检测就很难获得准确的结果。性交后试验一般都需要预约。

● **明确有无排卵**

基础体温是简单的自我检测方法。月经第3天抽血进行生殖内分泌的检查，如FSH（卵泡刺激素）、LH（黄体生成激素）、E（雌激素）、P（孕激素）、T（睾酮），有助于诊断多囊卵巢、卵巢早衰、高泌乳素血症、低促性腺激素等导致的无排卵。阴道B超监测可以观察卵泡发育和有无排卵，并可以发现未破裂卵泡黄素化综合征（有卵泡发育，但不排卵，卵泡继续增大，并且黄素化，基础体温可为双相型，内分泌检查可能正常，简称LUFS）。怀疑有遗传性异常者，夫妻二人应当做颊黏膜染色质和血染色体检查。

● **腹腔镜检查**

腹腔镜检查是目前诊断不孕症的一个重要手段，通过此检查可以直接观察到腹腔内有无粘连及子宫、卵巢、输卵管的发育情况。

● **四项妇科临床基本检查**

指基础体温测定、阴道脱落细胞检查、子宫颈黏液检查和子宫内膜活体组织检查。

为什么焦虑会导致不孕

新婚夫妇首次进行性生活，由于疼痛或者害怕而导致精神紧张；或者未婚同居害怕怀孕而紧张形成了心理障碍；有的是受错误的性观念影响，将性生活视为羞耻之举；有的是对性生活期望过高，听信关于性生活的各种宣传，总以为自己的性能力低下，所以没有达到宣传的那种境界，因而背上沉重的心理包袱。这种紧张焦虑情绪有时也会造成不孕的情况发生。

性行为期间的情绪影响着性高潮的发生和发展，正常的性高潮对受孕有利，在性兴奋时，女性生殖器官出现相应的变化去迎合精子的需求。

另外，紧张焦虑会使女性推迟排卵甚至停止排卵。面对这些情况如果没有得到及时疏导都会导致孕育推迟。

生活细节可导致不孕

当年轻夫妇想生育一个宝贝时，对很多不利于受孕的因素却并不是太了解，很多生活细节可导致身体无法承载孕育。为了避免对胎儿造成伤害，应采取适当的方法避开不利的因素。

● 节食造成卵子活力下降

现代女性中有很多人追求窈窕身材，经常节食，导致身体缺乏某些营养素。而卵子是否能够受精，与它们的活力有很大关系。如果营养不足，会使卵子的活力下降，或月经不正常，导致难以受孕。

● 久坐可致不孕

很多年轻的办公室女性，由于长期久坐，加上缺乏正常运动，以致气血循环出现障碍，同时也会引发妇科方面的疾病，甚至可能导致不孕症。

● 女性过量摄取肉类

女性准备怀孕时，为了保证孕育过程中充足的营养供应，需多摄取一些富含蛋白质的肉类食物。但是，肉类并不是多多益善，太多了反而有害于胎儿发育。

● 经期进行性生活

浓情蜜意的时候，有的夫妻就顾不得经期卫生了。幸运的夫妻有时在经期进行性生活可能并没引起感染，但这并不等于经期进行性生活是安全的。

医学研究证实，经期子宫内膜脱落，会在子宫颈表面上形成很多小伤口。如果在经期进行性生活，会引起多种疾病。

● 性生活持续时间过长

有些夫妇以为，性生活持续时间长能获得性满足，这样对受孕有益。临床专家指出，性生活时间持续过长，不利于夫妇双方的健康。

夫妻进行性生活时，双方的性器官处于高度和密切接触中。如果时间过长，不仅易引发女性月经紊乱等，还易引发男性前列腺炎等症，直接影响精液的营养成分和精子活力。

如果性生活时间过长，会使人体消耗过多的精力和体力，容易出现精神倦怠、体力下降等不适，影响精子和卵子的活力，形成质量不高的受精卵。

女性防治不孕症宜采取哪些措施

1. 每年至少做一次妇科检查，发现疾病应及时治疗，以免影响受孕。

2. 月经初潮晚者（18～20周岁才来第一次月经）生殖系统发育成熟得比一般人

晚，要适当晚婚晚育。

　　3. 工作压力过大、精神过度紧张、多次早孕流产以及夜生活没有节制，例如经常通宵上网、抽烟、喝酒、过度减肥等不良生活习惯都会造成不孕。所以，一定要养成良好的生活习惯，尤其是准备怀孕期间。

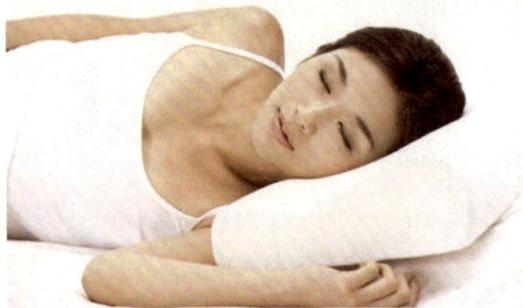

❋ 孕期知识：助你孕期平安

孕期、孕月、孕周的划分

　　妊娠的月数，不是按照日历上的月份计算，而是从最后一次月经来临的第一天算起，以4周、28天为一个妊娠月，怀孕280天算做满10个月。

　　根据妊娠各个阶段的不同特点，一般把妊娠期分为三个阶段：

　　妊娠前三个月，即第1～12周，称为妊娠早期或孕早期；

　　妊娠中期四个月，即13～27周，为妊娠中期或孕中期；

　　妊娠后期为三个月，即28～40周，称为妊娠晚期或孕晚期。

　　孕龄和胎宝宝实际生长的时间并不一致。因为不能确定你是在哪一天怀孕的，唯一能够确知的时间是，孕前最后一次月经来潮。所以，临床上所说的孕龄，是从孕妇末次月经来潮的第一天算起的。

孕妈妈应牢记的孕期数字

　　胎儿在母体内生长时间：40周，即280天。

　　计算预产期的方法：末次月经时间加9（或减3）为月，加7为日。

　　妊娠反应出现时间：妊娠4周左右。

　　妊娠反应消失时间：妊娠12周后。

　　药物流产适宜时间：停经后49天。

　　人工流产适宜时间：停经后3个月内。

　　中期引产适宜时间：妊娠14～18周内。

　　自然流产发生时间：怀孕5个月内，大多数发生在怀孕3个月内。

　　初次产前检查时间：停经后3个月内。

产前检查间隔时间：怀孕5个月内，1~2月一次；6~7个月时每月检查一次；8个月后每2周检查一次；最后一个月每周检查一次；有特殊情况则随时检查。

孕期体重增加范围：每周应少于0.5千克，整个孕期体重增加以9~13.5千克为宜。

自觉胎动出现时间：妊娠16~20周。

胎动最频繁时间：妊娠28~38周。

胎动正常次数：每12小时30~40次，不应低于15次。

早产发生时间：妊娠28~37周内。

胎心音正常次数：每分钟120~160次。

过期妊娠：超过预产期天数14天。

判断自己是不是高危妊娠

在妊娠期具有某种病理因素或致病因素可能危害孕妇、胎儿或新生儿，或导致难产者，称为高危妊娠。简单地说，高危妊娠是指某些特殊原因使孕妇本人、胎儿、新生儿可能发生意外的妊娠。常见的高危妊娠一般有以下几种原因：

1. 孕妈妈的年龄小于18岁或大于35岁，且是第一次生产；身材过矮（身高在1.4米以下），体重过轻（小于45千克）或过重（大于85千克）。

2. 有不正常的妊娠分娩史，如自然流产、早产、死胎、死产、难产（包括剖宫产史）、新生儿死亡、新生儿畸形或有先天遗传性疾病等。

3. 有各种妊娠并发症，如妊高征、前置胎盘、胎盘早剥、羊水过多或过少、胎儿宫内生长迟缓、过期妊娠、母儿血型不合等。

4. 有内科合并症，如心脏病、糖尿病、高血压、肾脏病、肝炎等。

5. 此次分娩有困难，如臀位、横位、头盆不称、过去做过剖宫产手术等。

6. 妊娠期接触大量放射线、化学性毒物或服用对胎儿有影响的药物。

凡具有高危妊娠因素的孕妇应在指定的条件较好的医院或保健机构进行产前检查，并和医生充分合作，如实反映病情，一丝不苟地执行医嘱。还要学习一点自我保健知识，作好孕期自我监护，确保母子平安。

如何做妊娠保健记录

孕妇在妊娠期做一些记录，把自己妊娠期间，有关保健方面的重要内容记录下来，入院检查或住院分娩时，可为医生提供有价值的医疗参考。妊娠记录包括以下内容：

末次月经日期：孕妇发觉怀孕后，应该通过回忆记录下末次月经的时间，有利于计算预产期和按期注意保健。

孕妇患病情况： 记录下所患疾病名称、症状、起止时间及用药情况，如药名、剂量、用药时间等。

胎动： 正常的胎动是胎儿健康的标志。记下第一次胎动的时间，每日胎动的次数等，这对监测胎儿健康状况有帮助。

接受放射性物质情况： 孕期应禁止接触放射线和放射性物质，如接触时，应记录下接触时间、部位、次数等。

妊娠反应开始日期和症状： 记录第一次妊娠反应的日期、每日反应的时间、反应程度（症状）、消失时间、治疗与否等这有利于判断妊娠反应对胎儿的操作。

孕期并发症： 妊娠中后期常有下肢浮肿、静脉曲张、腰背痛、便秘、痔疮等，如症状严重，需要治疗。孕妇应记下发病时间，症状以及治疗用药情况。

阴道流血、流水、白带： 妊娠期阴道流血、流水和白带量多均为异常，应及时就医，并记录下症状、治疗情况。

性生活情况： 妊娠早期、晚期应禁止性生活，中期可以性生活，但应节制，并记录，有利于保胎参考。

产前检查： 妊娠期孕妇要做多次产前检查，孕妇应记录下每次检查的时间、项目、结论，如停经后的妇科检查、化验检查、超声波检查等，以利孕妇保健参考。

其他情况： 如外出旅行、孕妇体重、饮食、工作、外伤、精神刺激等，记录下来对胎儿健康分析参考价值。

妊娠记录可每日一记，也可重点记，最好由产妇自己记录。文字可以简单，内容要有侧重。可单独设记录本，有记日记习惯的也可在日记中加入以上内容。

完美十月孕期

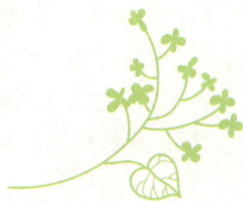

|第二讲| 孕1月（1～4周）：
胎宝宝安家落户了

✳ 孕情早知道

胎宝宝发育进程

直径0.2毫米左右的受精卵，大约在受精后的7～11日，从输卵管游走到子宫，在子宫内着床，开始发育，就像种子埋入了土壤。在前8周时，还不成人形，还不能称为胎儿，应该称为胚胎。

在怀孕第三周，这个小胚胎长0.5～1厘米，体重不到1克，形状很像小海马，头部非常大，占身长的一半。头部直接连着躯体，有长长的尾巴，长有鳃弓和尾巴，这和其他动物的胚胎发育并无两样。原始的胎盘开始成形，胎膜于此时形成。这时胚胎生活在一个毛茸茸的小球内，小球内充满了适宜胚胎生长的液体，胚胎像鱼一样在其中漂浮。脐带也从这个时期开始发育。胳膊、腿大体上有了，但还无法分辨清楚。脑、脊髓等神经系统，血液等循环器官的原形（形成基础的组织）几乎都已出现。心脏从第2周末开始成形，从第3周左右开始搏动，而且肝脏也从这个时期开始发育。眼睛和鼻子的原形还未生成，但已能依稀看出嘴和下巴的轮廓了。

孕妈妈身体状况

虽然称为妊娠第1个月，可孕妈妈在前半个月中身体并未受孕。

在后半个月，孕妇也没有表现出相应的妊娠反应，对大多数人而言，只有基础体温最能传达怀孕的正确信息。

当然，妊娠的征兆因人而异，月经该来而过了数天仍未来的，是最明显的特征。有人怀孕之后，特别容易出现头晕目眩、发热、腹部下方疼痛等不适证候，或感到不安、易怒，乳房变得很敏感，稍微一碰即痛，这些也都是胎儿呼叫妈妈的信号。有的孕妈妈怀孕之后，妊娠反应会比较明显，通常会有下面一些反应，如停经、胃口改变、子宫和乳房发生变化、基础体温升高、阴道分泌物增加等。

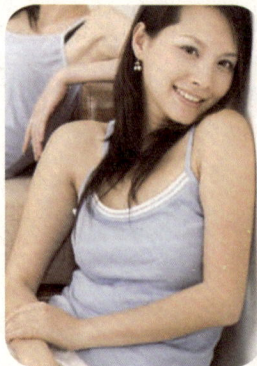

✿ 本月关注：我怀孕了吗

自我"诊断"的方法

自从精子与卵子相结合的那一刻起，一个新生命的孕育便悄然开始。在母亲腹中这个小小的世界里，新生命静静地生长，每天都会有奇妙的变化。一般来说，怀孕后1～12周这一阶段称为妊娠早期。在此期间，怀孕女性的身体将发生一系列的生理变化。

● 月经停止

停经是怀孕早期最早、最重要的"信号"。平时每月的月经周期都较正常的女性，如果月经一旦超过7天以上不来，应首先想到可能已经怀孕，如停经超过2周就需要到医院检查原因。

● 反胃恶心

停经后逐渐出现一些胃肠道反应如恶心、呕吐、厌食、挑食或食欲增加等，称为早孕反应，多在怀孕12周左右自行消失。呕吐多在早晨出现，因此也称为晨吐。严重时还有头晕、疲乏无力、倦怠等症状。有一些孕妇特别喜好吃酸味和生冷食物。

● 排尿次数增多

由于怀孕后子宫逐渐增大，压迫膀胱，所以小便次数增多。怀孕12周以后，子宫超出盆腔，膀胱不再受压迫和刺激，尿频症状自行缓解。

| 孕妈妈憋尿危害大 |

有些孕妈妈嫌上厕所麻烦，于是采用憋尿的方式来控制小便的次数，这万万不可，因为如果经常憋尿或者憋尿的时间过长，就会影响到膀胱的功能，最后甚至无法自行排尿，造成尿潴留，需做导尿术才行。

● 痣、雀斑明显

妊娠可引起乳房、面部、腹部、外阴部、腋下等部位的色素沉着，这是蜜胺色素增加引起的，快者从怀孕初期开始就能感觉到。痣、雀斑特别明显，眼睛周围肤色变深。

● 乳房变化

可出现乳房发育，乳头增大，乳头、乳晕颜色加深，乳头周围出现些小结节，甚至乳房刺痛、胀痛，偶尔还可挤出少量乳汁。

● 白带增多

白带是一种无味、有韧性的乳白色黏液，怀孕时白带开始增多。受精卵在子宫内着床，活动开始活跃起来，导致白带的分泌量增多，但如果白带太多，颜色深如巧克力色，同时有脓，则可能患有阴道真菌性或滴虫性炎症。

如果白带颜色深或呈红色出血状，一定要向专家咨询。

● 基础体温升高

如每天测基础体温的女性可以在早期知道自己怀孕了。女性正常的基础体温呈双向曲线，即排卵前较低，排卵后升高，如月经到期未来潮，体温升高后不再下降，并持续3周以上，表示已经怀孕。

● 贪睡慵懒

怀孕后因为激素分泌增加，所以，体温会稍稍增高，全身新陈代谢也较旺盛，因此便容易变得贪睡、易昏睡、慵懒，此阶段应当有适量的休息时间。

以上是怀孕后出现的一些症状，为进一步明确，最好到医院做一下检查，既能明确诊断，又能知道胚胎发育是否正常。

● 如何做出最后"诊断"：

1. 做爱10天后（即受孕后10～14天，为月经首日起第24～28天）直接去医院查血，检验HCG的数量。

2. 做爱20天后（下次月经没有来潮）到药店购买检测试纸，自行测试尿妊娠反应。将试纸条浸入尿中，试纸上若出现两条红线，即可诊断早孕。早晨的第一次尿用来进行尿妊娠检查最准确。

3. 自我"诊断"怀孕后，还应到医院妇产科进一步检查，明确自我"诊断"的结果是否正确。

及时捕捉怀孕信息

及早捕捉怀孕信息是非常重要的。如果选择人工流产的话，停经超过49天，就不能接受药物流产，超过10周，就不能实施普通的人工流产手术，而且怀孕时间越久，手术的危险也就相应增加。而对于想当母亲的女性来说，捕捉早孕信息就更为重要，因早期胚胎比较脆弱，烟、酒、药物、疾病等都可能影响胎儿的发育。

正确使用早孕试纸

很多女性已习惯用早早孕试纸来测试自己是否怀孕，而医院里也通常用此法来检验。早孕试纸用起来很方便也很快捷，但它会不会给你一个错误的信息？

实际上，虽然早早孕试纸号称具有99%的准确率，你千万不可过分轻信你的自测结果。据专家统计，早早孕试纸的正确测试率差异很大，从50%～98%不等。为什么会有如此大的差异呢？妇科专家指出，女性在家里做怀孕自我测试，没有任何外界的指导，一般测试结果只能达到50%～75%的精确率。

如果你期望提高自我检测的准确度，那么可按照下列方法做。

1. 注意包装盒上的生产日期，不要使用过期的测试卡，因为化学药剂时间长了就会失效。

2. 为了减小测试不确的几率，在去卫生间具体操作之前要仔细读测试卡使用说明，然后要小心谨慎地按照说明去做。

3. 观察试条上的观察端的显色情况：如仅有一道红线（即对照线），则结果判为阴性；如有两道红线，则结果判为阳性。阳性结果表示怀孕。如果你对测试结果拿不准，最好打咨询电话问问医生，在医生的指导下完成测试。例如，你喝水过多尿液稀释，医生会告诉你用不用重新再做一次测试。如果测试结果呈阳性但很不明显，你就该假设自己怀孕了，去医院检查一下吧。

4. 如果自测结果呈阴性，1周之后月经仍未来潮，你应该再做一次自测。如果不是阴性，最好去看医生。

何时做怀孕自测都一样吗?

如果在晚间做怀孕自测,准确率也会或多或少地受到影响。因为早起的尿液一般有最高的HCG值。很多早孕试纸都没有说明一天中进行测试的最佳时间。一般来说,用早起第一次排出的尿液会测出最准确的结果。

如何推算预产期

确认自己怀孕后,接下来迫切想知道的是"宝宝什么时候出生呢"。初诊的时候医生会告诉你预产期,那么预产期究竟是如何计算得到的呢?

● 以最后一次月经来临日为基准计算

推算时按整个妊娠期280天计算。具体的方法是:预产期月份 = 末次月经第一天的月份 + 9或−3,预产期天数 = 末次月经第一天的天数 + 7。这样,所计算得出的时间就是预产期。例如,最后一次月经是在2月1日,则月份2 + 9 = 11月,日期1 + 7 = 8日,那么预产期应该是11月8日。如果末次月经是在4月以后,则采取减3的方法计算。如末次月经来潮是4月2日,就是4月份 − 3 = 次年1月份,2 + 7 = 9日,即次年1月9日为预产期。如果用农历计算,则月份计算相同,只是日期加7天改为加15天。

如果遇到闰年,其闰月又正在孕期之中,计算时月份减3应改为减4。

以上方法适用于对末次月经日期记得清楚的孕妇,如果月经不准、闰月或来月经日期记不清时,可另作计算。

1. 孕妇以往月经周期都超过上次月经期,计算时要加上平均超过的日数,如有时超过5天,有时超过4天,有时超过6天,就要在算好的日数上加5天。

2. 哺乳期中,未恢复月经即已怀孕,或记不清末次月经的日期时,则按下述方法推算:妊娠呕吐在妊娠后第4周左右开始,到12周(即妊娠3个月)时消失,推算时从呕吐开始日期,往前推42天,作为末次月经日期,然后再按一般方法计算。也可按胎动日期计算,一般孕妇感到胎儿肢体在宫内不规则活动约在妊娠后的20周,计算时从胎动开始日期,再往前推140天作为末次月经日期,而后再按一般方法推算出预产期。

● 根据基础体温曲线计算预产期

学会绘制基础体温曲线后,就可以根据该曲线确定排卵日和预产期。将基础体温呈现低温的最后一天作为排卵日,在此基础上加38周(266天),即为预产期。

● 利用妊娠日历

通常,在医院检查是否怀孕时,医生们通过询问记录下月经日期及周期后,利用圆盘状的妊娠日历计算则可告知预产期。只要将最后一次月经的首日对准刻度线,就可以获得当前的妊娠周数和预产期。

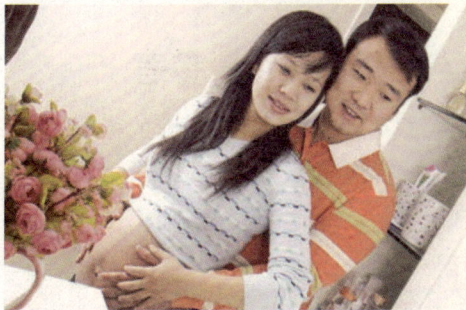

● 通过超声波检查确定预产期

当无法回忆起最后一次月经的时间时，可以通过超声波检查确定预产期。通过超声波检查测量胎儿头部到臀部的长度，由此计算月数；妊娠4～7周时可通过包裹胎儿的胎囊的大小确认妊娠周数；在能够判断胎儿形态的妊娠8～11周时可通过胎儿的长度确认妊娠周数；妊娠11周时可通过胎儿的脉搏声确认妊娠周数。

专/家/答/疑

宝宝一定在孕产期出生吗？

要说明的是，这些推算方法推算出来的预产期并不是绝对准确。如果新生儿出生比预产期提前或推后1～2周时间，仍算正常分娩。

✳ 营养与饮食：养成饮食好习惯

孕1月饮食原则

首先，胎儿神经管发育的关键时期在怀孕初期第17至30天。此时，如果叶酸摄入不足，可能引起胎儿神经系统发育异常。如果您从计划怀孕开始补充叶酸，就可有效地预防胎儿神经管畸形。

孕妇应尽早补充铁，以预防缺铁性贫血及所带来的不良后果。

因为怀孕后，孕妇的血容量扩充，铁的需要量就会增加一倍。如果不注意铁质的摄入，就很容易患上缺铁性贫血，并可能导致胎儿也患上缺铁性贫血。另外，充足的锌对胎儿器官的早期发育很重要，有助于防止流产及早产。

在孕早期，胎儿的器官发育特别需要维生素和矿物质，特别是叶酸、铁、锌，有助胎儿的健康发育。但是，孕妇通常很难确定自己什么时候怀孕，所以必须从准备怀孕开始，就要注意补充额外的维生素及矿物质。

孕1月每日供给量参考

根据中国营养学会推荐的标准：一般妇女每日的热量摄入为2100千卡；到孕中期，孕妈妈每日所需热量为2300千卡，孕后期（产妇）的热量摄入为每日2600千卡。

从以上的营养学数据可以看出，怀孕之后，孕妈妈的每日所需热量并没有增加太多，所以，怀孕之后没必要大吃大喝。孕妈妈每日所需的各类食物总量，可以参考下表：

主食（米、面）	300～500克
蔬菜	500～800克
瘦肉、鱼、虾	200～250克
豆类食品	100～200克
鲜奶	250克左右
水果	200～250克
鸡蛋	1～2个
糖	20克左右（尽量少吃）

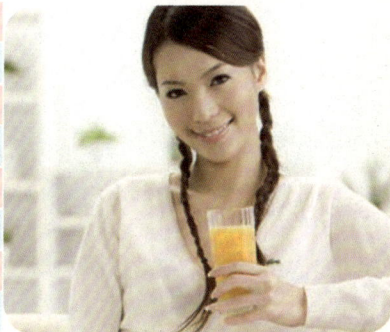

要保证孕妈妈每日都摄入足够的营养，就必须做到均衡膳食，即全面提供符合卫生要求、营养全面、配比合理的膳食标准和膳食配方。我们的身体在完成各种代谢活动时，需要蛋白质、脂肪、碳水化合物、水、各种维生素、矿物质和必需的微量元素，还需要纤维素等40多种营养素。没有任何一种食品具备这么多的营养素。所以，孕妈妈每天的饮食结构要全面、合理。

同时，孕妈妈要少吃油炸食品、高热量食品、含糖分高的食品等，这些食物不仅没有营养，热量还很高，容易导致肥胖。

均衡饮食，每天吃好

怀孕的女性一定要吃饱、吃好，但究竟每一天、每一餐要吃多少？怎么样才能做到吃好呢？其实，吃好的正确含义，就是要均衡饮食中的营养成分，补充母体自身和胎儿生长发育所需要的营养素。孕期做到饮食均衡，正确补充营养素，应当考虑到：

1. 不需要增加更多的主食，而是应当增加副食品的种类和数量，尤其是要注意摄入足够的蛋白质和钙质。

2. 饮食结构搭配要多样化，避免偏食，以求全面摄入营养素。

3. 要做到因人、因时、因地安排膳食。

4. 常吃大米、白面者，应当多补充B族维生素，添加杂粮和粗粮。

5. 夏天蔬菜多时，多吃一些新鲜蔬菜，秋季水果多时，多吃一些新鲜水果。

6. 生活缺碘内陆地区的孕妇，要补充一些含碘多的海产品。

7. 平时不习惯吃肉、蛋、乳类高蛋白质食物的女性，可多吃些豆类和豆制品，以补充蛋白质的不足。

8. 身材高大、劳动量和活动量大的女性和平时饮食量过少的女性，应当适当多吃，补充足够营养。

每日饮食兼顾 "五色"

营养学家指出，食物的颜色与人体五脏相互对应，合理搭配，是营养均衡的基础。所谓 "五色"，是指白、红、绿、黑、黄五种颜色的食物。每日饮食尽量将五种颜色的食物搭配齐全，做到营养均衡。

分类	营养作用
白色食物	白色食物含纤维素及抗氧化物质，具有提高免疫力、防癌和保护心脏的作用。如大米、白面，以及白菜、白萝卜、冬瓜、菜花、竹笋等蔬菜
红色食物	红色食物可减轻疲劳、稳定情绪、增强记忆，如红肉、红辣椒、胡萝卜、红枣、洋葱、番茄、草莓、苹果等
绿色食物	绿色食物富含纤维素，堪称肠胃的 "清道夫"。主要指各种绿叶蔬菜，还包括莴笋、绿豆、茶叶等
黑色食物	黑豆、黑芝麻、黑糯米、黑木耳、香菇、乌鸡等黑色食物可以通便、补肺、抗衰老
黄色食物	黄色食物含有丰富的胡萝卜素及维生素C，具有健脾护肝、保护视力及美白皮肤等作用。常见的黄色食物有玉米、大豆、南瓜、柿子、金针菜、橙子、柚子、杏等

讲究饮食卫生

孕期的饮食卫生，除了要注意食物本身卫生，还要注意餐具卫生、就餐环境卫生，以及食物添加剂是否有害等等。

1. 蔬菜应充分清洗干净，必要时可以放入清水中浸泡一下，去除表面的农药或者洗洁净残留物质。

2. 水果应去皮后再食用，以避免农药污染，并用专用的水果刀来削水果皮。切忌用菜刀削水果皮，因为菜刀常接触生肉、鱼、生蔬菜，会把寄生虫或寄生虫卵带到水果上，给孕产带来安全隐患。

3. 尽量选用新鲜天然食品，避免食用含食品添加剂、色素、防腐剂物质的食品。尽量饮用白开水，避免饮用各种含咖啡因和可乐型的饮料。

4. 吃完东西后要漱口，尤其是水果。因为有些水果含有多种发酵糖类物质，对牙齿有较强的腐蚀性，食用后若不漱口，口腔中的水果残渣易造成龋齿。

5. 未经高温消毒的方便食品如热狗、生鸡蛋、生鱼片等要避免食用，以防止感染李斯特菌、弓形虫。

6. 最好是将切生熟食、切肉与蔬果的案板分开。切生肉后要洗手，还应注意清洗案板和刀具，以免间接感染病菌。家里的炊具中应尽量使用铁锅或不锈钢炊具，避免使用铝制品及彩色搪瓷制品，以防止铝元素、铅元素对人体细胞的伤害。

7. 减少外出就餐，尤其是一些卫生条件差的排挡、烧烤摊等。必须在外面吃工作餐的时候，尤其要挑选一个卫生合格的就餐之处，然后有选择地进食。

重视吃早餐

有的孕妇有不吃早餐的不良习惯，这对身体是非常不利的。人们通常上午工作量较大，所以在工作前应摄入充足营养，才能保证身体需要。早餐是一天中最重要的一餐，孕妈妈吃营养充足的早餐，不仅有益于自身的健康，而且有益于胎儿的健康。

● 促进早餐的食欲

为了克服早晨不想吃饭的习惯，孕妇可以稍早点起床，早饭前活动一段时间，比如散步、做操和参加家务劳动等，以激活器官活动功能，促进食欲，加速前一天晚上剩余热量的消耗，以产生饥饿感，促使自己想吃早饭。另外，早晨起床后，可以饮一杯温开水，通过温开水的刺激和冲洗作用，激活器官功能，使肠胃功能活跃起来。当体内血液被水稀释后，会增加血液的流动性，进而活跃各器官功能。

● 就餐时间

最合适的早餐时间是起床20～30分钟，因为这时人的食欲最旺盛，吸收能力也最强。另外，早餐与中餐以间隔4～5小时为好，也就是说早餐7～8点为好，如果早餐过早，就需要早餐的量增加或午餐的就餐时间提前。

● 营养搭配

营养健康的早餐应该包括富含纤维的全麦类食物，并搭配质量好的蛋白质类食物，例如牛奶、蛋类（淀粉和蛋白质的摄取比例最好是1:1），以及蔬菜和水果，如几片黄瓜或西红柿果汁。早餐避免食用过甜、过油的食物，特别要注意食物不宜太凉，因为凉食物会降低肠胃的消化能力，而且在秋冬寒冷季节里容易引起腹泻等问题。

❋ 孕期生活：重新审视家居环境

重新审视居家环境

居室，是人们在生活每一天中，接触到的外部环境时间最为久长的一部分，因此，居室环境是怀孕期间外部环境的最主要构成部分之一，对于孕妈妈和胎儿宝宝来说，是攸关健康的大事，是举足轻重的物质基础环境。

● 居室要整齐清洁

每天应打扫1次房间，擦洗1次地板和家具。室内还要定期消毒，定期杀虫、灭蝇、灭蟑螂。

● 阳光充足空气清新

要有较好的通风，多开门窗，使空气流通，给人以清爽感。即使是冬天寒冷时，也要注意每天开窗通风，去除室内污浊的空气，使阳光照入室内。常呼吸到新鲜空气，会令人感到舒适恬静，对孕妈妈的精神和身体都有益，对胎儿生长也有好处。

● 温度要适宜

谨防室温过高或者过低，一般来说，室内温度最好控制在24℃~25℃。室温太高如达到28℃以上，会使孕妈妈感到精神不振，头昏脑涨，全身不适，甚至影响到食欲下降。如果室内温度过低，则会影响到人的正常生活，让人不愿意行动，全身发紧，还易引发感冒、咳嗽等症状，对母子健康都不利。

调整室温要注意，夏天可多开窗通风，使用空调或电扇降温，但不能使室温过凉，更不能对着风扇和空调直吹，以免发生感冒或其他疾病。冬天可以暖气调节室温，若以火炉取暖，千万要防止一氧化碳中毒，并定时开窗使空气流通，并注意室内温度、湿度。冬季室温也不可高于室外太多，以防温差过大，去户外引起感冒。

● 空气湿度适宜

最好的空气湿度为50%。若相对湿度太低，会让孕妈妈口干舌燥、喉痛、流鼻血等。增加湿度的方法，可以在室内摆放水盆、在地上洒水、在炉火上放水壶或暖气片上放水槽，也可以在室内放一些适宜的花草。相反，如果室内湿度过高，空气潮湿、衣服被褥发潮，会引起消化功能失调，食欲降低、肢体关节酸痛、浮肿等。这时，要打开窗门换气，祛除室内潮湿源，也可以打开空调的"除湿"功能降低室内湿度。

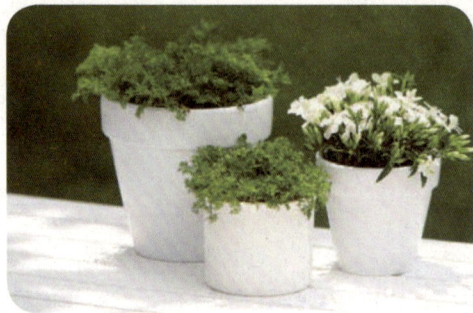

● 适当放置花草

花草能给人美的享受，室内放上几盆花，可以改善室内环境，令人赏心悦目，有益身心健康。对已经开始怀孕计划的夫妻来说，居室内的花卉需要精心挑选，才不至于使身体受到损害。

● 不要刺激性气味

酒味、烟味儿都会刺激孕妈妈，对胎儿不利，如果在室内吸烟，会让母子被动吸烟，有害健康。煤烟气味对人体不利，更不利于母婴健康，生炉子取暖最好装上换气扇，保持室内通风良好。

孕期养花有禁忌

在居室内摆放几盆花卉，既有美化环境、增添雅兴的作用，也能调节空气，但也有很多花卉能影响到健康状况，准爸妈们要谨慎选择。

卧室内不宜摆放过多的植物。一般花卉在夜间会同人一样吸收氧气，呼出二氧化碳。因此，居室内若放花太多，就会造成花卉与人"争"氧气现象，影响人体健康。

在孕妈妈的居室内，不宜放松柏一类植物，因为气温高时，松柏较浓的气味会影响到孕妈妈食欲，令人感到恶心、厌烦。另外，有一些花草含有对人体有害物质，如五彩球、洋绣球、仙人掌、报春花等易引起接触过敏。如果孕妇的皮肤触及它们，汁液弄到皮肤上，会发生急性皮肤过敏反应，出现疼痒、皮肤水肿等症状。还有一些具有浓郁香气的花草如茉莉花、水仙、木兰、丁香等，会引起孕妇嗅觉不灵敏，食欲不振，进而出现头痛、恶心、呕吐等症状。所以，孕妇的卧室最好不要摆放花草，尤其是芳香浓郁的盆栽花。

● 孕期的卧室里不宜摆放的花草

水仙、玫瑰、月季、兰花、百合花、夜来香等；

曼陀罗、断肠草等花草含有剧毒；

紫荆花、含羞草、夹竹桃等散发的物质会让人皮肤或呼吸道过敏；

一品红、郁金香、万年青、虞美人、水仙花、南天竹、黄花、杜鹃等如果误服，容易中毒。

减少辐射的生活细节

● 别让电器扎堆

不要把家用电器摆放得过于集中或经常一起使用，特别是电视、电脑、电冰箱不宜集中摆放在卧室里，以免使自己暴露在超剂量辐射的危险中。

● 勿在电脑身后逗留

电脑的摆放位置很重要，尽量别让屏幕的背面朝着有人的地方，因为电脑辐射最强的是背面，其次为左右两侧，屏幕的正面反而辐射最弱。可以穿防护服（防辐射背心或防辐射围裙）防辐射。

● 用水吸电磁波

室内要保持良好的工作环境，如舒适的温度、清洁的空气等。因为水是吸收电磁波的最好介质，可在电脑的周边多放几瓶水。不过，必须是塑料瓶和玻璃瓶的才行，绝对不能用金属杯盛水。

● 减少电器待机时间

当电器暂停使用时，最好不让它们长时间处于待机状态，因为此时可产生较微弱的电磁场，长时间也会产生辐射积累。

● 及时洗脸洗手

电脑荧光屏表面存在着大量静电，其聚集的灰尘可转射到脸部和手部皮肤裸露处，时间久了，易发生斑疹、色素沉着，严重者甚至会引起皮肤病变等，因此在使用后应及时洗脸洗手。

● 接手机别性急

手机在接通瞬间及充电时通话，释放的电磁辐射最大，因此最好在手机响过一两秒后接听电话，充电时则不要接听电话。

怎样选择和检验防辐射孕妇装

如果孕妇的工作性质及周围的辐射环境导致周围辐射很强，建议选择防辐射马夹，这样对自己及腹中的胎儿有较强的保护；如果其周围辐射很弱（如没有接触电脑同时很少接触其他电器），可以选择防辐射肚兜。

作为普通的消费者，孕妈妈没有专业的检测仪器可以检验自己将要买的防辐射孕妇装是否有效，可通过以下几种简单的方式来判断：

● 借助手机检测

用手机在电脑屏幕前拨打电话，手机所发出的电磁波会干扰电脑显示器，造成杂波和杂音，这时用防辐射服挡在手机与电脑屏幕之间，杂波和杂音立刻消失，表明防辐射服可以屏蔽掉手机发出的近区场辐射。

● 燃烧面料的方法

一般防辐射衣服的包装袋内均附有一小块面料供用户检测，孕妈妈可以用火烧的方法检测。用火点燃后，检查未烧化的部分，成网状的防辐射纤维是第三代最新的工艺，防辐射服就是靠防辐射纤维来屏蔽辐射的，所以防辐射纤维越多越好。

● 测衣服的导电性

防辐射面料区别于普通面料的本质在于其有良好的导电性能，孕妈妈可以把衣服拿到家电维修部，让师傅用万能表检测衣服的导电性，如果没有导电性，那就是普通衣料而已。

专/家/答/疑

用手机检测屏蔽效果科学吗?

商场中促销人员将防辐射服包住手机检测屏蔽效果的方法是不科学的。电磁波同时具备近区场和远区场两种辐射，主要是以电磁波的波长半径来区分，其中对人体危害较大的是近区场辐射，是手机本身发出的电磁波。屏蔽手机信号，是屏蔽了手机基站发出的远区场辐射，所以用包裹手机的方法来检测意义不大。

电热毯会偷偷伤害宝宝

冬季，不少人睡觉时喜欢用电热毯。但一些专家研究认为，怀孕早期的妇女不宜使用电热毯。

电热毯有极低频的电磁场，会产生40～70伏的感应电压，且有15微安的电流强度，这个电流虽小，但由于电热毯紧贴在孕妈妈身下，对处于发育阶段的胎宝宝可能存在潜在危险，容易使胎宝宝的大脑、神经、骨骼和心脏等重要器官组织受到不良的影响。尤其是在妊娠前3个月使用电热毯的孕妈妈，其自然流产率相当高。而且电热毯产生的电磁场有可能会扰乱孕妈妈的大脑神经，使孕妈妈睡眠中产生不适感。

因此，孕妈妈应尽量避免使用电热毯，如果必须使用，则应先预热半小时，睡前关闭开关，拔掉电源插头。最好使用热水袋取暖。

芳香剂让宝宝很受伤

房子住久了，难免会产生一些异味儿。为了去除这些异味，我们常常在厨房、厕所喷些芳香剂。但是精致的玻璃瓶中七彩颜色晶莹剔透的芳香剂散发满室馨香，却可能隐藏健康危机。芳香剂原理是利用一种更强烈的气味去干扰原有气味，产生遮蔽效应。若香味和臭味的混合比例不当，会愈来愈臭。芳香剂主要成分包括香料和有机溶剂，主角香料分为天然萃取、半合成和化学合成三种，有机溶剂则扮演帮助香料挥发到空气中不可或缺的配角，使用不当，对孕妇及胎儿危害严重。

从室内空气污染研究的工程角度来看，改善环境中持续的臭味、随时保持通风，才是最基本原则。应该保持室内干净清爽，摆放适当的植物改善空气。工作场所或公共场合有芳香剂的话，则应该经常打开窗户，让新鲜空气进来，尽量降低可能危险。

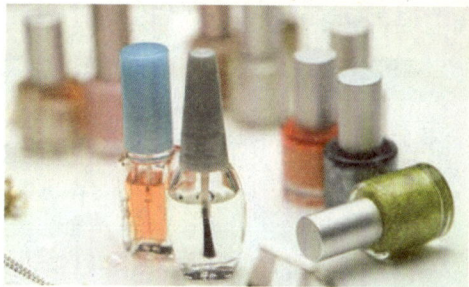

✳ 孕期保健：防病与用药

妊娠期出现哪些情况应求医

妇女在怀孕期间，保健工作十分重要。根据国内妇产科医生临床实践，孕妇出现如下情况应及时求医：

● 异常水肿

正常情况下，怀孕后期多有足踝部轻度水肿，卧床休息可以消退或好转。如果出现水肿情况较为严重，肿至小腿而无其他异常表现，则属"妊娠水肿"。如水肿延至大腿、腹壁、外阴部、手臂和面部，均表明伴有其他疾病。

● 严重头痛

在孕期间，出现严重的头痛等情况，可能是某些严重疾病的早期征兆，如妊娠高血压症、先兆子痫等。

● 严重呕吐

许多妇女在怀孕早期发生恶心、呕吐等妊娠反应，一般在12周后自然消失。若出现严重的恶心、呕吐，不能进食进水者，或持续时间较长，多为"妊娠剧吐症"，少数可见于双胎或多胎妊娠、葡萄胎等。怀孕中晚期（24周后）发生呕吐，并伴有头痛、眼花、眩晕等症状，则可能是妊娠高血压、子痫等病的先兆。

● 眼睑苍白

妇女怀孕后，可有轻度的生理性贫血现象。但是，重度贫血可严重影响母子身体健康，出生低体重儿、婴儿先天性贫血等。因此，孕妇眼睑苍白者表明，贫血的情况较为严重。

● 高热

多见于各种感染性疾病。可导致胎儿宫内窘迫、畸形发育、死胎等。

● 胎动情况不正常

怀孕期间，如出现胎动次数明显增加、减少或胎动消失等情况，应引起高度重视。

● 妊娠期出血

妊娠早期，大量出血有流产的可能，妊娠晚期出血，有早产、前置胎盘和胎盘早剥的可能。

●需要告知护理人员的情形

病症类型	可能出现的问题
大量的阴道出血，血液凝块或坏死的组织流经阴道	可能会导致流产。如果这种病症发生在妊娠后期（如在妊娠中或尾三月），则可能会导致胎盘无法存活或胎盘分裂
较轻微的阴道出血，但持续超过一天，或伴有疼痛、发烧和寒战	可能会导致流产。如果这种病症发生在妊娠后期（如在妊娠中或尾三月），则可能会导致胎盘无法存活或胎盘分裂。而且，如果胎盘后面出血，可能发展成为绒膜癌（一种胎儿周围的细胞膜感染）
剧烈的腹部或肩部疼痛，并伴有污物、出血和坏死的组织流出	可能会导致异位怀孕（如胚胎可能在子宫之外着床），并可能因此导致内出血。这种症状通常发生在妊娠的6~8周内，但也可能发生于妊娠期稍长的情形
剧烈并持续的头疼（尤其当伴有头晕、体虚或视觉模糊时）	可能会导致高血压或妊娠毒血症（一种严重的病症，特征是高血压）
脱水（口干、口渴、尿量减少、低烧）	可能导致脱水，面临早产的危险
发烧超过38.3℃	可能患有流感，需要接受治疗。即便不是如此，护理人员也希望将你的体温降下来，因为过高的体温对正在发育的胚胎有害，并可能导致早产
小便疼痛	可能发生了输尿管感染，会导致早产或肾感染
阴道有水状排出物(出水)	可能发生了羊膜破裂
脸、手脚突然麻木	可能患有妊娠毒血症
早产的征兆（子宫收缩、阴道出血或出水、阴道或骨盆区紧缩、经痛、背痛、胃肠痉挛、呼吸疼痛以及总体感觉不适）	可能导致早产
妊娠的第24周后胎儿运动的大幅度减少	胎儿可能在子宫内发育不正常

预防感冒的生活细节

孕期要注意预防感冒，应当注意一些生活细节：

1. 最好不要到公共场所和人多的地方去，避免与感冒病人接触。

2. 保持室内空气流通，保持室温适中。

3. 不要过度疲劳，保证睡眠时间。

4. 季节变化时，增减衣物要适度，不要穿脱过多或过少，也不要换衣过频繁，增减衣服最好从晨起时做好。

5. 出汗后，不要到阳台或室外乘凉，更不能正对着风扇或空调直接吹风。

● 预防感冒的保健操

揉搓鼻子：双手合掌，手指交叉，用搓热后的大拇指从眉毛中端的印堂穴向下推，到鼻子两侧的迎香穴。能促进鼻周血液循环，有防感冒功效。

按摩合谷：一手拇指和食指并拢，指间肌肉最高点为合谷穴。用右手拇指按住左手合谷穴，指压并顺时针转动按摩，然后再反方向按，按到有酸麻胀感。然后再反用左手按摩右手。常按摩合谷穴能通经活血，疏风散邪，预防感冒。

感冒用药宜慎重

由于妊娠期呼吸系统的生理变化，上呼吸道（鼻、咽、气管）黏膜增厚，轻度充血、水肿，而使局部抵抗力减弱，容易发生上呼吸道的感染。冬春两季是感冒高发季节，孕妇得感冒后病毒通过胎盘进入胎儿体内，有可能造成先天性心脏病以及兔唇、脑积水、无脑和小头畸形等。而高热及毒素又会刺激孕妇子宫收缩，造成流产和早产，新生儿的死亡率增高。

一旦出现感冒症状，如果仅仅是轻微的鼻塞、流涕，可以先在家观察，注意休息，多喝水，多喝富含维生素C的果汁，感冒会自行缓解。

如出现高热、剧咳等情况时则应到医院诊治，退热可采用湿毛巾冷敷等物理降温法，也可用柴胡注射液，多饮水、补充维生素及卧床休息。

一旦高热持续时间长，连续39℃超过3天以上，要去医院检查，了解胎儿是否受影响，必要时应终止妊娠。

感冒合并细菌感染时，应加用抗生素治疗，避免应用对胎儿及孕妇有损害的药物。

孕妇患感冒时，不能随意自行用药，一定要去专科医院诊治。

孕期腹泻要重视

如果妊娠后每日大便次数增多，出现稀便，伴有肠鸣或腹痛，就是发生了腹泻。孕期腹泻对孕妇健康有很大影响，腹泻使肠蠕动加快，甚至出现肠痉挛，这些改变会影响子宫，可刺激子宫收缩导致流产、早产等不良后果。孕期一旦发生腹泻，千万不要轻视，应尽快到医院查明原因，针对不同病因进行治疗，但不要自己随便用药。

● 如何预防腹泻

1. 每顿饭要定时、定质、定量。

2. 饮食搭配要合理，不能只吃高蛋白饮食，而忽视谷物的摄入，什么都吃是最好的。

3. 冷热食品要隔开食用，吃完热食物，不要马上就吃凉食物，冷热食物至少要间隔1个小时。

4. 不要进食过于油腻、辛辣的食物和不易消化的食物。

5. 补铁剂时，一定要在饭后服用，且最好以食补为主，以免影响食欲或出现腹泻。

6. 仔细观察一下，在什么情况下，吃什么饮食出现腹泻？如是否与吃海产品或辛辣食品有关，是否与着凉有关等。

7. 排除疾病所致的腹泻。

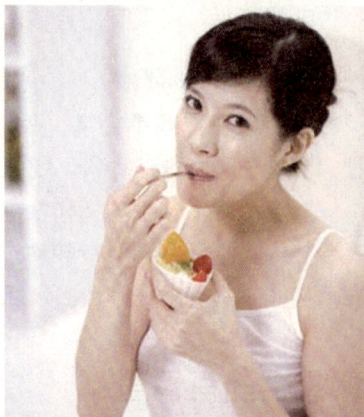

警惕孕妇高热

胎儿在母体子宫内发育，尽管有子宫保护，但却并非是绝对的安全港，不时会遭到外来因素的侵袭，其中孕妇因感染而高热，可直接危害胎儿正常发育。因此高热是人类先天性畸形的罪魁祸首。

旧的观点认为流感使先天性畸形发生率升高，是流感病毒和使用药物不当所造成的。但体内被流感病毒感染而无发热等症状的孕妇生下的婴儿畸形发病率并不高。因此可以断定，畸形儿是由母亲感冒时高热造成的，而且高热在妊娠期间发生越早，对胎儿危害越大；高热越严重，持续时间越久，重复次数越多，畸形出现率越高。

妊娠早期是神经细胞大量繁殖时期，此时对外界干扰最敏感，一次高热可使胎儿8%～10%的脑细胞受到伤害，损伤后的空间由胶质细胞来充填，这些细胞无神经细胞功能，所以会使大脑发育迟缓。高热也同时损伤其他器官，形成各种各样的畸形儿。

体温升高应立即就诊

凡是能引起孕妇体温升高的一切因素都可能影响腹中胎儿，并可导致畸胎。因此一旦发现孕妇体温升高，应立即就诊，解除高热，治疗原发病，以免殃及胎儿。另外，平时还应注意预防一切发热性疾病，确保孕妇和胎儿平安。

对胎儿有影响的药物

药物对胎儿的影响与用药剂量、途径、时间以及胎龄、母体体质均有关，选用药物要本着将不良反应降至最低的原则。

目前已证实对胎儿无不良影响或影响很小的药物有：青霉素、氨苄西林、先锋霉素1、对氨基水杨酸、钙剂、铁剂、葡萄糖、叶酸、维生素B、维生素C、血浆等。

● 对胎儿有影响的药物

药物类别	名称	对胎儿的危害
抗生素类	四环素	骨生长障碍小肢畸形、牙齿黄染和牙釉发育不全、先天性白内障、胞假性肿瘤或死胎
	链霉素	先天性耳聋和前庭损害
	氯霉素	灰婴综合征
	红霉素	肝脏损伤
抗肿瘤、抗甲状腺、抗癫痫、抗凝血、抗过敏药		胎儿畸形
激素	性激素、黄体激素	引起男胎女性化或女胎男性化
	肾上腺皮质激素	兔唇、腭裂
	糖皮质激素	妊娠早期可引起死胎、早产
	胰岛素	胎儿畸形
镇静催眠药	地西泮、巴比妥、苯巴比妥	致胎儿四肢畸形、兔唇、腭裂、心脏病等
解热镇痛药	阿司匹林	早期服用可致胎儿腭裂及心血管、神经系统和肾畸形，晚期可引起胎儿出血
降压利尿药	氢氯噻嗪（双氢克尿塞）	可致胎儿血小板减少
	利舍平	使胎心变慢、新生儿鼻塞
麻醉药		抑制胎儿呼吸，使婴儿出生体重偏低和新生儿早期死亡的危险性增高
维生素		补充过量可引起毒副作用

专/家/答/疑

孕期生病什么药都不能用吗?

　　生病不治疗强忍着也不对，适合孕妈妈用的药品有很多，只要在医生的指导下用药还是比较安全的，若是延误治疗而影响到自身的健康甚至是胎儿的发育，那才是更令人遗憾的事情。

使用中成药有禁区

使用一些西药会引起流产或胎儿畸形，因此中成药普遍受到人们在怀孕期间的重视，然而，不少中成药毒性也很大，也会导致胎儿畸形、流产或胎死腹中。许多有毒副作用的中草药常以配方形式出现在中成药中，孕妇应禁用或慎用这些药物。

一般说来，下列中成药孕期不宜使用。

● 清热类

具有清热解毒、泻火、祛湿等功效的中成药，如六神丸，在怀孕早期服用可能引发胎儿畸形；孕后期服用易致儿童智力低下。而含有牛黄等成分的中成药，如牛黄解毒丸、犀黄丸、败毒膏、消炎解毒丸等，因其攻下、泻下之力较强，易致孕妇流产。

● 祛风湿类

以祛风、散寒、除湿止痛为主要功效的中成药，如虎骨木瓜丸，其中活血药牛膝有损胎儿。类似的中成药，还有大活络丸、天麻丸、华佗再造丸、伤湿祛痛膏等。而抗栓再造丸则因大黄攻下、水蛭破血，故孕期禁用。

● 消导类

具有消食、导滞、化积作用的一类中成药，如槟榔四消丸、清胃和中丸、九制大黄丸、香砂养胃丸、大山楂丸等，都具有活血行气、攻下之效，故易致流产。

● 理气类

具有舒畅气机，降气行气之功效的中成药，如木香顺气丸、十香止痛丸、气滞胃痛冲剂等，因其多为下气破气药，行气解郁力强而被列为孕妇的禁忌药。

● 理血类

具有活血祛瘀、理气通络、止血功能的中成药，如七厘散、小金丹、虎杖片、脑血栓片、云南白药、三七片等，因其祛瘀活血力过强，易致流产。

● 开窍类

具有开窍醒脑的中成药，如冠心苏合丸、苏冰滴丸、安宫牛黄丸等，因为内含辛香走窜的麝香，易损伤胎儿之气，孕妇用之恐致堕胎。

● 驱虫类

具有驱虫、消炎、止痛功能，能够驱除肠道寄生虫的中成药，为攻伐有毒之品，易致孕妇流产、胎儿畸形等，如囊虫丸、驱虫片、化虫丸等。

● 利湿类

凡治疗水肿、泄泻、痰饮、黄疸、淋浊、湿泻等的中成药，如利胆排石片、胆石通等，皆具有化湿利水、通淋泻浊之功效，孕妇不宜服用。

● 疮疡剂

以解毒消肿、排脓、生肌为主要功能的中成药，如祛腐生肌散、疮疡膏、败毒膏等，含大黄、红花、当归，为活血通经之品；而百灵膏、百降丹，因含有毒成分，对孕妇不利。

● 泻下类

有通导大便、排除肠胃积滞或攻逐水饮、润肠通便的中成药，如十枣丸、舟车丸、麻仁丸、润肠丸等，因攻下力甚强，有损胎气。

孕妇慎用中药通便

有些孕妇发生便秘时，认为可以使用中药通便，觉得中药副作用小。要知道，常用的通便中药，如大黄、火麻仁、番泻叶、麻仁润肠丸等，都可能引起流产或早产。因此，孕妇一定要慎用中药通便。

用药注意安全期

其实，怀孕前及怀孕期间也有用药的安全期，并非一律不能用药。除此之外，有些药物也是适合孕妈妈服用的，只不过在服用药物之前，最好咨询一下医生的意见。如果在不知情的情况下服了药，也需要将所服用的药品名称和服用时间告诉医生，请医生帮忙做个判断，免得自己无谓地紧张。

安全期：在停经后3周以前服用的普通药物多半不会对胚胎造成影响，可以继续妊娠。

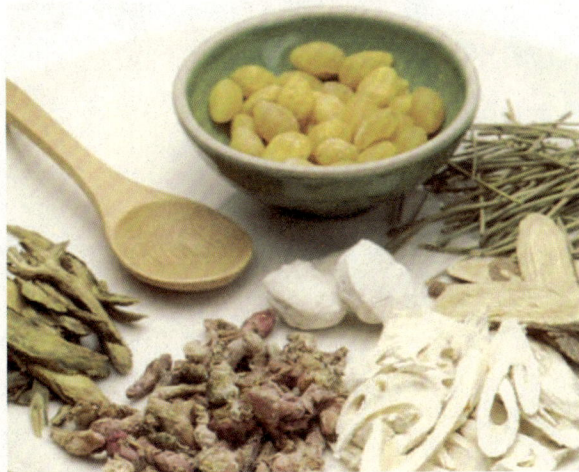

高度敏感期：怀孕3～8周内。此时胚胎对于药物最为敏感，因为一些药物有可能引起胎儿畸形，但不一定引起自然流产。此时应根据药物毒副作用的大小及有关症状加以判断，若出现与此有关的阴道出血，一定要请医生诊断胎儿是否健康，不宜盲目保胎。

中度敏感期：怀孕8周至怀孕4～5个月。此时胎儿对于药物的毒副作用较为敏感，多数不会引起自然流产，但致畸程度难以预测。此时是否终止妊娠应根据药物的毒副作用大小等因素全面考虑，权衡利弊后再作决定。

低度敏感期：怀孕5个月以上。胎儿各脏器已基本发育，对药物敏感性较低，用药后一般不会出现明显畸形，但可能出现程度不一的发育异常或局部性损害。

需要提醒的是，有些孕妈妈在怀孕期间，或是哺乳期间患了感冒等常见病，常以为服些中药等毒副作用小的药物不会有什么大碍，这样做还是不妥，因为没有哪一种药绝对安全，一旦出现问题都将无法补救。为保险起见，无论孕妈妈服用什么药物（包括外用药），都一定要事先征得医生的同意。

妊娠期用药原则

妊娠期是一个特殊时期，在此期间如果孕妇用药不当，会危及胎儿，使新生儿机体不全、畸形，造成终身残疾，给社会、家庭和孩子本身带来负担和痛苦。胎盘的屏障作用有限，多数药物可通过胎盘达到胎儿体内。抗生素、维生素、阿托品、氯丙嗪、巴比妥类、乙醚等都迅速通过胎盘。

药物对胎儿直接影响最敏感的时期是在怀孕后的2～9周，妊娠早期的药物效应以致胎儿畸形为主。在妊娠的中、晚期，药物对胎儿产生的不良影响主要是使胎儿发生功能障碍和中枢神经系统的发育障碍。

为了确保母亲、胎儿安全，孕妇孕期用药需遵循以下原则：

1. 孕妇用药不可随意，对一切药物都要慎重，不是必需情况应尽量避免用药。

2. 当因患病必需要用药时，应选择对孕妇、胎儿健康有最大好处和最小危险的药物。

3. 孕妇用药一定要在医生的指导下进行。就诊时，应向医生讲清怀孕的时间，以便医生恰当选用药物。

4. 切忌自己滥用药物或听信所谓"秘方""偏方"，以防止发生意外。

5. 避免应用不了解的新药。

6. 根据治疗效果，注意随时减药和停药。

7. 在遵循上述用药原则的基础上，使用时把药物应用剂量、种类、时间等减到最少。

专/家/答/疑

误用药物如何处理？

怀孕初期服用了会引起畸形可能的药物，应如何处理呢？因为当时还无法断定一定会造成畸形儿，要随着时间的推移，科学的检查，才能确定。另外药物的作用程度是随着种类、使用量和个人体质而异。若是你仅仅服用了少量药物就无需担心会生出畸形儿，也不必忙于马上堕胎。在这种情况下，你把自己怀孕、用药的情况，告诉医生，通过详细科学检查，再做出决定，一定要遵医嘱。

|第二讲| 孕2月（5～8周）：应对"害喜"的问题

✽ 孕情早知道

胎宝宝发育进程

怀孕满7周时，胚胎身长2～3厘米，体重约4克，满8周已初具人形了。

心、胃、肠、肝等内脏及脑部器官开始分化。手、足、口、耳等器官已形成，小尾巴逐渐消失，可以说已是越来越像人了，但仍是头大身小，眼睛就像两个黑点分别位于头的两侧。手、脚已分明，甚至5个手指、脚趾都有了，连指尖长指甲的部分也能看得出来了。

因为胎儿所需的营养越来越多，绒毛膜更发达，胎盘形成，脐带出现，母体与胎儿的联系更加密切。子宫底蜕膜内绒毛不断地繁殖，开始准备制造胎盘；出现了形成脐带的组织；在羊膜腔里积有羊水，胎儿漂浮在里面。

孕妈妈身体状况

怀孕的第2个月，大部分孕妈妈应该都知道自己已经怀孕了。

基础体温持续在高水平，多数人总觉得有些发热。较高的基础体温要到孕15周左右才会下降。如果在日常的体温监测中发现体温降低，或者发现自己的妊娠反应突然停止，那么有可能发生流产，要尽快到医院检查。

有些怀孕的女性开始出现早孕反应感到头晕、乏力、嗜睡、流涎、恶心、呕吐、食欲下降，喜欢吃酸的食物，不能闻油烟味和异味。

子宫增大到如鹅蛋般大小，阴道分泌物增多，乳房增大明显，乳头变得更为敏感。由于激素的作用以及增大的子宫压迫膀胱，孕妈妈的小便次数开始增加。应该注意的是，不要强忍小便，这可能会造成细菌感染。如果有阴道出血，哪怕是极少量的，也要及时去医院检查。

这个阶段，孕妈妈的神经会变得很敏锐，常常感觉疲劳、困倦，并经常受到急躁、不安、忧郁、烦闷等情绪的困扰。

✿ 本月关注：出生缺陷早预防

导致出生缺陷的因素

出生缺陷也称胎儿发育异常，是泛指出生前胎儿期形成的各种异常。需要指出的是出生缺陷即包括形态结构方面的异常，也包括功能方面的异常，并且有些异常在出生后很长时间才会表现出来。出生缺陷在发达国家的发生率约为2.7%～3.0%，据估计只有一半在出生时能明显见到异常，其余在出生后的一年中才会表现出来。可以导致出生缺陷的原因有很多，但归纳起来可分为两大类：

● 遗传因素

因为遗传物质改变而引起的出生缺陷，如染色体病是导致新生儿出生缺陷最多见的一类遗传性疾病。绝大多数染色体异常胚胎在妊娠早期即自然流产而被淘汰，据文献报道染色体病总的自然淘汰率高达94%。仅有6%染色体病患儿可存活。据统计染色体病患儿约占新生儿出生数的0.5%。除了染色体病，还有一类遗传病叫基因病，这些患儿的染色体外观正常，但染色体上的基因发生突变而引起疾病。如果把染色体比作高耸入云的摩天大楼，那么基因就是盖楼所需的砖块。

● 环境因素

外部环境对孕妇及胎儿的影响，包括生物致畸因子，如一些病毒的孕期感染，有的病原体可通过胎盘垂直传播给胎儿引起胎儿发育异常。另外，在胚胎发育期，某些理化因素如接触放射线，有毒化学物质，酗酒吸烟等也可导致胎儿出生缺陷的发生。

下表是工作环境中可能对孕妇或婴儿造成伤害的比较常见的危险。

风险种类		对于孕妇的潜在影响	对发育中的婴儿的潜在影响
化学物质风险	麻醉剂		流产、早产、先天缺陷
	一氧化碳		
	溶剂，例如苯、三氯乙烯、四氯化碳、乙烯基氯化物、氯丁二烯表氯醇、二硫化碳	中毒的风险升高（肝脏、肾、血液以及神经中枢等方面的问题）	流产、早产、先天缺陷
	有毒金属、铅、水银、镉	中毒的风险升高（肝脏、肾、血液以及神经中枢等方面的问题）	流产、早产、先天缺陷

物理风险	生物风险（例如在医院或实验室接触风疹、麻疹、腮腺炎、细菌）		流产、先天畸形
	过热和过湿	呼吸道、尿道感染以及患上妇科疾病的风险上升	早产
	电离辐射（例如在医院的放射科）		神经中枢系统异常、大脑智障

了解致畸高度敏感期

胚胎发育的不同时期，胚胎对外界致畸因素的感受性是不同的。在妊娠的过程中，很多因素都可能影响胚胎发育，造成不良后果，如烟酒等不良嗜好、感染发热、接触放射线或有毒有害化学物质等。

一般说，在停经4周内如遇有害因素，损伤如能修复并不致畸，不能修复则胚胎死亡流产，即通常所说的全或无的效应。

停经4～12周是胚胎的高度敏感期，有资料显示胎儿五官。肢体及90%以上的脏器畸形均发生于此时。而且胎儿的各组织器官对于致畸因素的敏感时间和敏感程度也略有差异。

停经16周后胎儿的大部分组织器官已完成分化发育，一般致畸因素不会引起畸形。但是胎儿中枢神经系统和生殖器官、眼睛、牙齿等的发育贯穿于整个妊娠期，严重的致畸因素仍可引起这些组织器官的发育异常。

/ 妊娠中晚期也应避免接触有害因素 /

需要特别强调的是，虽然妊娠中晚期一些有害因素不再会引起胎儿的明显畸形，但仍可能损害其功能和对组织细胞造成损害，所以孕妇在整个孕期加强对自身的保护、避免接触有害因素是必要的。

如何预防胎儿畸形

1. 尽量不接触有毒的化学物质：如有机磷、有机氯、有机汞、砷、苯、一氧化碳、重金属铅、镉等。

2. 避免接触放射线：如医用放射线、放射线核素、微波。在胚胎期即受孕后3～8周，是射线对胚胎损伤的最敏感期，易发生先天缺陷。

3. 避免感染病原体：引起孕妇感染的病原体很多，如细菌、病毒、弓形体、螺旋体等。引起胎儿宫内感染毒力最强的病原体为各类病毒，如风疹病毒、巨细胞病毒、疱疹病毒等。

4. 孕期慎用药：孕期服药要特别小心，因为很多药物会对胎儿造成危害。妊娠3个月是胎儿各器官形成的重要时期，对外界影响极为敏感，用药不当可导致胎儿发生一种或多种畸形。另外，凡对母体有害的药物，对胎儿也有同样的毒性，而且不受妊娠阶段的影响。

胎儿畸形是否都能在妊娠期发现

随着科学技术的不断发展，产前诊断的水平在不断提高。有很多畸形在孕期已经能够及时发现。如无脑儿、脊柱裂、脑积水、脑脊膜膨出、颈部水囊肿、骶尾部畸胎瘤、联体双胎以及大部分的心血管畸形、泌尿系统的畸形、包括唇裂等畸形是在孕期通过B超检查就可以及早发现的。

又如，染色体异常也可以通过孕期母血清的筛查、绒毛检查、羊水检查、脐血检查等检查方法来发现的。

专/家/答/疑

产前诊断能发现所有畸形吗?

但并非所有畸形都能在妊娠期发现，有些畸形产前诊断较困难，如腭裂、耳部畸形、先天性白内障、先天性耳聋等。除了非常明显的腭裂孕期B超可以发现外，其余多在出生后检查才能发现。

✳ 营养与饮食：缓解孕吐靠饮食

孕2月饮食原则

妊娠第二个月是器官形成的关键时期，最原始的大脑已经建立，为确保营养胎教的实施，孕妇应注意摄入含有适量的蛋白质、脂肪、钙、铁、锌、磷、维生素（A、B、C、D、E）和叶酸（预防神经管畸形）等的食物，这样才能使胎儿得到赖以实施营养胎教的物质基础，也是确保胎儿正常生长发育的必备条件。

倘若这个时期营养供给不足，孕妇是很容易发生流产、死胎和胎儿畸形的。这时，孕妇还应注意主食及动物脂肪不宜摄入过多，因为摄入过多的脂肪会产生巨大儿，造成分娩困难。此时胚胎刚刚形成，饮食应精细熟烂，在主食上可多吃点大麦粉，副食调味方面以酸味为主。对于辛辣腥膻的食物宜少食或不食，以免影响胎气。为防止呕吐，可以在起床前吃些干食，不要吃汤菜或稀粥。另外，少量多餐或吃清淡可口、少油腻的食物，也有益于防止孕吐。

孕吐期间宜食食物

孕早期的饮食原则重要的一条，是少食多餐，因为妊娠反应带来的食欲不振、恶心呕吐会引起严重的厌食，挑剔的口味，意味着妊娠期餐桌上的食物样样都要通过精心选择，需要能满足营养需求，最能缓解孕早期生理反应的食物。

针对怀孕早期的特点，推荐几种能满足特殊时期营养和食欲不振趋势的食物。

● 麦片

为了让自己有一个充满活力的早晨，把早餐的烧饼、油条换成麦片粥。麦片不仅能让人保持一上午都精力充沛，还能降低体内胆固醇的水平。不要选择口味香甜、精加工过的麦片，最好是天然、没有任何糖类或添加成分。按自己的口味在煮好的麦片粥里加一些果仁、葡萄干或蜂蜜。

● 脱脂牛奶

妊娠期每天需要从食物中吸取的钙大约比平时多1倍。多数食物的含钙量有限，孕期喝更多的脱脂牛奶是聪明选择。孕妈妈每天应该摄取大约1000毫克的钙，只要200克脱脂牛奶就能满足需求。

● 瘦肉

铁元素，在人体血液转运氧气和红细胞合成的过程中作用不可替代，孕期血液总量增加，以保证能够通过血液供给胎儿足够的营养，对于铁的需要成倍地增加。体内储存的铁不足，会感到极易疲劳。瘦肉中的铁是这项需求的主要来源之一，也最易于被吸收。

● 全麦饼干

小零食，多用途。可在床上细细咀嚼，能有效地缓解孕吐反应；上班路上，在车里吃几块，可打发时间；在办公室里有想吃东西的欲望时，携带方便而且不会引人注意。能保证血糖平稳、精力充沛。

● 柑橘

尽管柑橘类的水果里90%都是水分，却富含维生素C、叶酸和大量的纤维。能帮助人保持体力，防止因缺水造成的疲劳。

● 香蕉

能快速提供能量，抗击疲劳。受到呕吐困扰的时候，容易被胃接受。切成片放进麦片粥里，也可以和牛奶、全麦面包一起做早餐。

● 全麦面包

把精粉白面包换成全麦面包，就可以保证每天20～35克纤维的摄入量，全麦面包还能提供丰富的铁和锌。

● 绿叶蔬菜

菠菜含有丰富的叶酸和锌；甘蓝是很好的钙的来源。把沙拉的原料改革一下，加入莴笋，一定会提高这道菜的营养价值，因为颜色越深的蔬菜意味着维生素含量越高。

● 坚果

怀孕前如果因为坚果脂肪含量高敬而远之，现在应该重新认识到，脂肪对于胎儿脑部的发育很重要。坚果可以让人饿得不那么快，但坚果的热量和脂肪含量较高，每天摄入量控制在28克左右。如果平时有过敏，要避免食用容易引起过敏的食物如花生。

● 鸡蛋

不少孕妈妈看见肉就觉得恶心，鸡蛋就成为孕期摄取蛋白质的最佳来源。鸡蛋中还含有人体所需的各种氨基酸。煎鸡蛋再配上新鲜蔬菜，既简单又丰盛。如果受不了煎鸡蛋的味道，就煮上或蒸两个鸡蛋吃。

● 花椰菜

营养丰富，健康美味，富含钙和叶酸，还有大量的纤维和抵抗疾病的抗氧化剂。内含的维生素C，可以帮助吸收其他绿色蔬菜中的铁。

● 豆制品

对于素食者，豆制品是再好不过的健康食品，能提供很多孕期所需的营养如蛋白质。

● 干果

干果是方便、美味的零食，随身携带，随时满足想吃甜食的欲望。可以选择像杏脯、干樱桃、酸角类干果，但不要吃香蕉干，经过加工的香蕉干脂肪含量高。

● 冰淇淋

完全没有必要因为怀孕而剥夺自己吃冰淇淋的权利。一些甜食，包括冰淇淋、酸奶或者是牛奶做成的布丁，可以成为饭后小点心，可以提供每天所需钙质的1/3，但要注意不要贪凉。

● 低脂酸奶

酸奶富含钙和蛋白质，即便有些患有乳糖不耐症的孕妈妈，酸奶也易于吸收，

还有助于胃肠保持健康的状态。

孕吐严重时如何补充营养

孕吐是早孕反应的一种常见症状，一般会在怀孕4~8周的时候开始，在第8~10周时达到顶峰，然后在第12周时回落。不过也有部分孕妈妈孕吐的现象持续的时间会更长。

饮食、精神因素、怀孕后体内激素的变化以及黄体酮的增加，都是引发孕吐的原因。轻度的孕吐反应，一般在妊娠三个月左右即会自然消失；剧烈而持续性的呕吐（表现为全身困倦无力、消瘦、脱水、少尿甚至酸中毒等危重病症），对母子健康影响很大，应及时请医生治疗。

由于怀孕最初三个月，是受精卵分化最旺盛、胎儿各种器官形成的关键时刻，因此，孕吐期的饮食调理十分重要。

● 早餐一定不能少

孕吐期的孕妈妈大部分都会有晨起恶心的症状，这是由于很长一段时间没有吃东西导致体内血糖含量降低造成的，因此，孕妈妈早晨起床之前应该先吃点含蛋白质、碳水化合物的食物，如温牛奶加苏打饼干，再去洗漱，就会缓解症状。

此外，清晨不要太着急起床，起床太猛了会加重反胃的情况。

● 少量多餐，干稀搭配

孕妈妈的进食方法以少食多餐为好。每两到三小时进食一次，一天5~6餐，甚至可以想吃就吃。恶心时吃干的，不恶心时吃稀汤。进食后万一呕吐，可做做深呼吸动作，或听听音乐、散散步，再继续

进食。晚上反应较轻时，食量宜增加，食物要多样化，必要时睡前可适量加餐。

● **水果入菜，增加食欲**

呕吐剧烈时可以尝试用水果入菜，如利用柠檬、脐橙、菠萝等做材料来烹煮食物的方法，来增加食欲；也可食用少量的醋来增添菜色美味。还可以试一试酸梅汤、橙汁、甘蔗汁等来缓解妊娠的不适。

专/家/答/疑

孕吐会影响胎儿吸收营养吗？

这个担心是多余的。怀孕初期，胚胎主要处在细胞分化阶段胚胎生长发育速度很慢，并不需要额外增加热量的摄取，只要体重没有减轻太多，如出现脱水、电解质不平衡或酮酸中毒的现象，就会影响到胎儿的生长。

孕妇为何爱吃酸

怀孕后，胎盘分泌出的人绒毛膜促性腺激素会抑制胃酸分泌，使消化酶活性降低，影响胃肠的消化吸收功能，使孕妈妈食欲下降、恶心、呕吐。而酸味能刺激胃液的分泌，提高消化酶的活性，促进肠胃蠕动，增加食欲。所以，怀了宝宝的孕妈妈们口味会发生变化，变得嗜酸了。

从营养角度来看，孕妇吃些酸性食物有助于满足母亲和胎儿营养的需要。一般孕2~3个月后，胎儿骨骼开始形成。构成骨骼的主要成分是钙，但是要使游离钙形成钙盐在骨骼中沉积下来，必须有酸性食物参加。此外，孕妇多吃些酸性食物有利于铁的吸收，促进血红蛋白的生成。维生素C也是孕妇和胎儿所必需的营养物质，对胎儿形成细胞基质、生产结缔组织及心血管的生长发育、造血系统的健全都有重要的作用；维生素C还可增强母体的抵抗力，促进孕妇对铁质的吸收，而富含维生素C的食物大多数呈酸性；由此可见，孕妇喜食酸性食物是符合生理及营养需要的。

然而，孕妇食酸应讲究科学。并非所有的酸味食物都是适合孕妈妈食用的。

适合孕妈妈吃的酸味食物	酸奶	酸奶含有丰富的钙质、优质蛋白质以及多种维生素和碳水化合物，既能促进人体对营养的吸收，并将有毒物质排出去
	酸味蔬果	许多水果都带有天然的酸味，如杨梅、橘子、西红柿、猕猴桃、青苹果等。这些蔬果含有充足的水分和粗纤维，不但可以增加食欲，帮助消化，而且能够通便，可以避免由于便秘对子宫和胎儿造成的压力
不适合孕妈妈吃的酸味食物	山楂	山楂味酸，但不适宜孕妈妈食用，因为它有强烈的活血化瘀功效，吃多了容易导致流产
	人工腌制的酸菜、醋制品	此类食物虽有一定的酸味，但维生素、蛋白质、矿物质、糖分等多种营养成分几乎损失殆尽，而且腌菜中的致癌物质亚硝酸盐含量较高，过多的食用显然对母体、胎儿健康无益

忌多食动物肝脏

动物肝脏尤其是鸡、牛、猪肝，是孕妈妈必需的维生素A、维生素D、叶酸、维生素B$_1$、维生素B$_2$、尼克酸及铁的优质来源，也是供应优质蛋白质的良好来源，近年来，随着人民生活水平的日益提高，合理膳食的呼声愈加强烈，不少地区纷纷倡议"大量食用动物肝脏"。殊不知过量摄取，不仅无益于健康，对孕妇及胎儿也可能造成严重后果。

近年国内外的诸多报道证明，孕妇长期或大量摄入维生素A及其衍生物，会导致胎儿在母体内发育异常。若胎儿正处于发育期，可导致胎儿牙滤泡移位，甚至使分娩不久的新生儿生出牙齿，或引起胎儿畸形，产下有耳朵缺陷、头面形状异常、唇裂、腭裂、两眼内斜视、神经系统缺陷和胸腺发育不全的婴儿。另外，动物肝脏是动物体内最大的毒物中转站和解毒器官，一些有毒物质不可避免地要对孕妇及胎儿产生不良影响。所以说，妇女在妊娠期间不宜过多食用动物肝脏。

世界卫生组织规定的维生素A的每日摄入量最高限量为33000微克。适量食用动物肝脏可提供孕妈妈必须的营养，以每周食用1~2次，每次100克左右为宜。

● **孕期维生素A需求及参考摄入量**

	维生素A（微克）
成年女性	800
孕早期	800
孕中期	900
孕晚期	900
哺乳期	1200

孕妇多吃瘦肉有什么好处

瘦肉中含有丰富的蛋白质、脂肪、碳水化合物、矿物质及维生素等，而这些物质都是孕妇不可缺少的营养物质。人体对一些谷类食物中的铁吸收率只有百分之几，但较易吸收各种动物的瘦肉和肝脏中含的铁，吸收率约为20%。

特别是瘦肉中含铁磷较多，铁又以血色素铁的形式存在，不受食物其他因素的影响，生物利用率高，是膳食铁的良好来源。同时，瘦肉中蛋白质营养价值也很高，是一种利用率高的优良蛋白质。

另外，动物肌肉中存在着能促进非动物铁吸收的物质，对食物中的非动物铁有促进吸收作用。若单独吃玉米膳食，则铁的吸收率只有2%，而与牛肉共食，铁吸收率就能达到8%。孕妇在怀孕期铁的需要量骤增，共需铁约1000毫克。这是很难从一般饮食中得到满足的，因此孕妇多吃些瘦肉、肝脏和动物血，不但可以补充大量的铁和促进非动物铁的吸收，而且还可以补充必需的动物蛋白质，从而在较快的时间内提高孕妇的血红蛋白水平，改善或防止贫血。

孕妇多吃鱼、虾有什么益处

在孕期，由于孕妇和胎儿的双重需要，孕妇必须食用多于平时约25%的含蛋白质食物。所有的动物类食品，如肉、鱼、虾、蛋、奶都含有丰富的蛋白质，是胎儿生长发育必不可少的。另外，核桃、花生及有根茎的蔬菜中也含有丰富的植物蛋白质，孕妇也应适量食用。

鱼类含有丰富的氨基酸、卵磷脂、钾、钙、锌等微量元素，这些都是胎宝宝发育的必需物质。另外，鱼类脂肪中的多价不饱和脂肪酸是一种有益于大脑的物质，对脑细胞，特别是对脑的神经传导和突触的生长发育有重要作用，对人的智力、记忆力和思维能力等也有影响。所以，孕妈妈多吃鱼有利胎宝宝发育，特别是脑部神经系统，这样生出来的宝宝特别聪明。

鱼、虾和有根茎的蔬菜还含有较多的镁。孕妇多食这类食物，可以预防由于体内缺镁而引起的先兆子痫。这种病症会使孕妇出现高血压、水肿和蛋白尿，严重者可出现抽搐和昏迷，甚至造成孕妇死亡和死胎。

远离油炸食品

油炸食品香脆可口，颇为诱人，但油炸食品存在许多缺陷，孕妈妈不能多食。

食品专家认为，炸食品的食用油往往经过反复加热、煮沸，炸制食品，会使油变质，并含有大量致癌的物质。常食用油炸过的食品会将有毒物质带入体内，有害身体健康，更会伤害到腹中的胎儿。再说，油炸食品经过高温处理，食物中的维生素和其他营养素受到较大程度的破坏，含脂肪又太多，食物的营养价值大打折扣且难以消化吸收。

由于孕早期的妊娠反应，孕妈妈一般不喜欢吃腥、油腻的食物，加之油炸食品比较难消化吸收，会导致孕妈妈食欲不佳，所以应远离。孕中期由于子宫增大，肠道受压，肠蠕动差，食用油炸食物很容易发生便秘，严重者可引起便后出血。有些孕妈妈消化能力本来就不好，油炸食品更不应该吃或少吃。

┃ 吃油炸食品的注意事项 ┃

市售的油炸类食物，用的难免不是"回锅油"，这种反复沸腾过的油中有很多有害物质；孕妈妈如果偶尔吃油炸食品最好吃自己家里做的，吃的时候要先去掉油炸表皮后再吃。

✿ 孕期生活：孕妈妈安眠方案

孕妇应该如何安排睡眠

早孕期孕妇除有常见的食欲不振、恶心呕吐等反应，还可有嗜睡现象，妊娠3个月左右就能恢复正常。

孕4～6月是孕妇身体负担较轻的阶段，在这期间除了避免重体力劳动以外，多数孕妇都可照常工作、学习和起居，睡眠时间则应适当延长，每晚保证八九小时，中午加1小时午睡。到怀孕最后1个月，由于子宫明显增大，活动不便，各器官负担加重，为了避免出现高血压、浮肿、腰腿痛等现象，更需要充分的睡眠和休息。但临近产期，有些孕妇容易精神紧张甚至引起失眠，有时不规律宫缩、胎动也会干扰入睡，使得孕妇虽然有充分的时间却得不到有效的睡眠。孕妇白天活动，晚间又欲睡不能，精神、体力消耗，一旦临产，会因疲乏而引起宫缩无力、产程延长等异常情况。

所以，应适当地向孕妇宣传孕产期知识，解答孕妇的疑问和顾虑，使她们情绪稳定，有信心迎接分娩。产假可由预产期前2周开始，孕妇充分休息，适当活动及睡眠，可以保证产时的体力。

细节决定好睡眠

随着人们生活水平的不断提高，孕期的营养一般都能够得到保证，然而人们对孕期可能出现的恶心、心口灼热、发闷和打鼾等现象常常束手无策，这些反应困扰孕期睡眠，影响情绪和精神状态。

试一试以下的做法，可以帮助安然入眠，酣然入梦。

● **远离烟酒**

香烟中的尼古丁会通过母体危害胎儿的健康。会使中枢神经系统兴奋，令人难以入眠。要想睡好觉，首先要远离烟酒，还包括被动吸入的烟雾。

● **减少咖啡因**

咖啡因有使人兴奋的作用，茶、咖啡、可乐和巧克力等都含有咖啡因，孕期每天下午起，应完全避免摄入这些食品或饮料。

● **卧室舒适温馨**

孕期体温比常人稍高，卧室应保持清凉宜人。卧室最好采取一些隔音和遮光的措施，以避免噪音和强光影响睡眠。

● **睡前不运动**

运动后，人体会处于兴奋状态，如果没有足够时间使身体恢复，就会影响睡眠。睡前运动会缩短深度睡眠的时间，使人得不到充分休息，醒后依然感到疲劳。

● **适当午休**

午饭后小睡15～60分钟能起到提神、增强记忆力的作用，提高下午的工作效率。孕妈妈由于身体负荷较重，易疲劳，午间更应抽空休息。午睡一般不宜超过1个小时，否则会影响晚上睡眠质量。

● **按时作息**

有规律的作息，对平衡人体的生物钟至关重要。应尽量在轻松、闲适的气氛中进晚餐，饭后听听音乐、看看书、洗个热水澡，都有助于身心放松，容易安眠。

● **床只用于睡觉**

有些人长期养成在床上看书或看电视的习惯，容易导致视力疲劳。床是睡觉的场所，睡前多花些时间和丈夫温存、谈心，有利于增进夫妻间的感情，放松情绪和身体。

● **远离忧虑**

孕晚期情绪容易焦虑，会对家庭生活、夫妻关系、未来孩子的抚养、教育和开支等产生想法和打算。建议喜欢想事的孕妈妈，把每天想到的问题用记事本记下来，在晚饭前就把问题搁置一边，想不通的事情，留到第二天再解决。

● **睡不着干点别的**

一般人在躺下20～30分钟后还无法入睡，容易变得烦躁不安。不要继续辗转反侧，以免更加难以入睡。不妨起床，到书房安静地听一段音乐或看会儿杂志，到困倦时再上床睡觉。

● **睡前点心缓冲恶心**

被恶心、呕吐所困的孕妈妈最好在正餐之间吃些小吃和点心，如牛奶、面包、饼干等。尤其在睡前，不要空着肚子上床。

● **避免难消化和辛辣**

辣椒、西红柿等辛辣、酸性的食物，易引起心口灼热和消化不良，晚餐要尽量少吃。如果临睡前吃得过饱，也会导致相同的症状。饮食宜清淡，避免暴饮暴食或忽饱忽饿。

● **晚上少饮水**

由于体内水分增多，容易出现尿频和

夜尿增多的现象，为减少夜间起床上洗手间的次数，最好在上午多喝水，下午和晚上相应减少水的摄入量。睡觉前最好先上厕所排空膀胱。

● 左侧躺卧

向左侧躺卧有助母体血液和养分流向胚胎和子宫，可帮助肾排出废物和尿液。最好孕早期就开始训练向左侧睡，以便肚子渐渐隆起后睡得更香。

● 睡不着别着急

孕期半夜醒来是再正常不过的事，越是着急，会越发睡不着。放松身心，是尽快入梦的基本要素。

孕晚期只要坚持按上面的建议行事，就能建立起适合自己的睡眠模式和规律。

不宜忽视睡午觉

妈妈怀孕之后，身体内分泌发生变化，热量消耗比较快，血糖供应不足，常感觉精神不济，昏昏欲睡。妊娠期妇女的睡眠时间应比平常多一些，如平常习惯睡8小时，妊娠期可以睡到9小时左右为好。增加的这一个小时的睡眠时间最好加在午睡上。即使在春、秋、冬季，也要在午饭后稍过一会儿，躺下舒舒服服地睡个午觉。睡午觉主要是可以使孕妇神经放松，消除劳累，恢复活力。

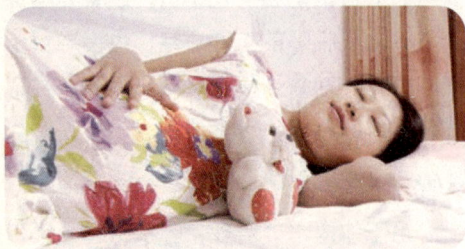

午睡时间长短可因人而异，因时而异，半个小时到一个小时，甚至再长一点均可，总之以休息好为主。平常劳累时，也可以躺下休息一会儿。

午睡时，要脱下鞋子，把双脚架在一个坐垫上，抬高双腿，然后全身放松。特别是感到消化不良或血液循环不好时，可以任意选择睡姿，不要害怕压坏或影响胎儿。

专/家/答/疑

午休一般很短，真的那么有效果吗?

午休是正常睡眠和清醒的生物节律的表现，是保持清醒必不可少的条件。研究表明，每日午后小睡10分钟就可以消除困乏，其效果比夜间多睡2个小时好得多。

孕晚期为何宜左侧睡眠

不论白天的短暂午睡，还是晚间睡眠，孕晚期都必须采取侧卧位为宜，以左侧位为好。

日渐增大的子宫，在孕妈妈仰卧时会向脊柱方向压迫，容易使脊柱两侧的大静脉和大动脉受压，发生血流不畅，导致一系列血压下降症状。特别是在妊娠8个月以后，如果睡眠中仰卧时间长，会出现头晕、心慌、发冷、出汗、血压下降等情况，甚至发生神志不清和呼吸困难，影响到孕妈妈和胎儿健康。这种症状，叫做仰卧综合征，是孕期特有的症状。

仰卧综合征的发生，不是简单的睡眠习惯问题，不仅影响到孕妈妈健康，还会给胎儿带来危害。由于输出血液量不足，会减少母体对子宫的供血，使胎儿发生缺氧而导致危险。

左侧睡眠有利于防止发生仰卧综合征，躺卧时，还可以在腰部和膝部加上小软垫子，抬高腿脚，有利血液循环，也有利于身体放松，消除疲劳。

孕期不宜睡弹簧软床

处于妊娠期的女性的脊柱腰部前曲较未孕前增大，这时如果仰卧睡在弹簧软床上，脊柱向内侧弯曲，呈现弧形，使已经前曲的腰椎小关节和摩擦增加。长期如此，会造成脊柱位置失常，压迫神经，增加腰肌的负担。这样不仅不能消除疲劳，而且不利于生理功能的发挥，孕妇常会感到腰痛。所以，怀孕的女性要告别松软的弹簧床或海绵垫，而宜选择较硬的棕垫或是在硬板床上铺上厚的棉垫。

孕期可以过性生活吗

孕期是否应该有性生活？每个孕妈妈的反应都不尽相同。有些孕妈妈担心性生活会对胎儿造成危险，也不利于胎教；但有的孕妈妈在怀孕期间性欲高涨，为老公不肯与自己恩爱而耿耿于怀（当然，老公们也是怕出事）。于是很多夫妻在怀孕之初就停止了一切性活动，经过漫长的怀孕期，再加上产后的恢复期，许多夫妻整整一年多都没有房事！这有可能对夫妻关系造成伤害，毕竟肉体上水乳交融的亲密关系，不是单靠心灵沟通就可以完全取代的。实际上，怀孕期间一样可以享受健康、快乐、安全的性生活。

在怀孕的前3个月里，因为胚胎正处于发育阶段，胎盘和子宫壁的连接不够紧密，过度冲撞可能会造成出血，所以准爸爸的动作要轻、缓、浅、柔，并且避免压迫下腹。只要掌握这几点，就可以放心享受鱼水之欢。只是这段时间多数孕妇有恶心、呕吐、疲乏等不适存在，以及对流产的疑虑，对性生活多半索然。

到了怀孕中期，胎盘已经形成，孕吐的不适也过去了，身体状态逐渐恢复，而且夫妻间经过了一段时间禁欲，自然对性生活充满期待，因此，有人将怀孕4～6个月这段时光称为怀孕的"蜜月期"。

进入怀孕晚期后，由于胎儿生长迅速，子宫明显变大，孕妈妈的肚子在此时期会快速增大，会出现腰痛、疲劳、性欲减退的状况，而此时从生理要求上，安全分娩比一时的性愉悦更重要，对性的要求自然降低。

国外的研究报告表明，美满的性生活不但不会影响胎儿的健康，反而会促进胎儿健康发育，孩子将来的反应会更敏捷，语言发育也较早。但要注意，在整个孕期，有习惯性流产病史、子宫颈闭锁不全病史、前置胎盘、早产现象、阴道发炎严重、严重慢性病的孕妈妈不宜有性行为。

专/家/答/疑

孕期过性生活要戴安全套吗?

出于对卫生、安全和优生的考虑，建议丈夫们戴安全套。一是由于精液中含具有催产作用的前列腺素成分，容易引起子宫收缩；二是由于男性生殖泌尿感染一般没有显著症状，万一丈夫受到感染后与妻子过性生活，很可能使妻子和胎儿受感染。

哪些情况下禁止性生活

对大多数孕妇来说，孕期的性生活是安全的。但基于对孕妇及胎儿的安全考虑，在其频率、强度上需有所节制。但是若存在以下情况，则不宜享受性生活。

1. 曾有流产史的孕妇，在怀孕后的前几个月应停止性生活，直到度过流产的危险期为止。

2. 性生活中或性生活之后，发生腹痛或阴道流血现象时，应及时看医生，当确定有流产迹象时，需立即停止性生活。

3. 夫妻间任何一方患有性传播疾病，在治愈前应停止性生活，以避免因性生活所带来的母婴垂直传播。

4. 经医生检查有早产可能的孕妇，为避免早产发生，应暂停性生活。因性高潮可能进一步刺激子宫收缩而诱发早产。

5. 经产前检查有胎盘位置异常者，如前置胎盘、低置胎盘等，性生活的刺激可致子宫收缩，胎盘组织与子宫壁剥离，造成大出血而危及母婴，故应停止性生活。

6. 产前检查确定有诸如宫颈功能不全、早产迹象、妊娠高血压综合征等高危因素的孕妇，性生活或性高潮会进一步加重其危险性，应暂停性生活。

7. 如胎膜早破时，应绝对禁止性生活，因它可导致阴道或宫颈细菌进入子宫而感染胎儿。

虽然是很难向医生启齿的一个问题，但夫妻是否能在孕期进行性生活，我们提倡夫妇在产前检查时做孕期性生活咨询，以明确可以做或不可以做什么，以及这样做的原因。

孕早期的"性"福要等待

怀孕早期，孕激素的分泌还不够充分，胚胎在母体子宫里的状态还没有稳定下来，如果过性生活则容易引起流产。而且这个阶段孕妈妈一般都会早孕反应，严重的生理反应会让身体很难受，并且性欲可能不强，所以最好不要性爱。

当然，需要视具体情况决定，早孕反应并非人人都有，各人情况也不尽相同，只要双方生理上都需要，而且不影响总体健康，适度、适量的性生活并不是不可以。

怀孕早期，最好暂时中断两性间的例行亲热行为，以免引起不必要的意外甚至流产，因为男性的精液当中，含有大量的前列腺素，会刺激子宫中的胎儿，引发不必要的麻烦。

情感交流代替性爱

孕早期夫妻间的情感交流方式，最好是非性爱式的其他方式，包括拥吻、爱抚等。做丈夫的尤其要特别克制自己的性欲，体贴孕妻，度过孕早期危险的3个月，再言夫妻性生活之事。

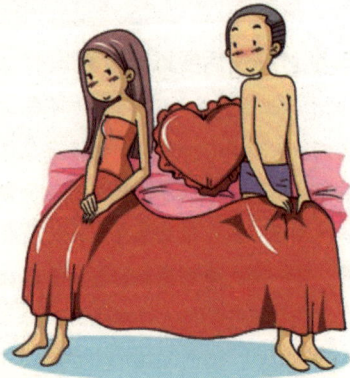

✿ 孕期保健：应对孕早期的不适

早孕反应的应对策略

在妊娠早期，胎儿对于母体来说是一种异物，母体会对它产生应答反应，这种反应就是妊娠反应。初次怀孕的女性，孕吐会比较严重，随着怀孕次数增加会逐渐减轻；敏感型、神经质女性的早孕反应，相对而言会比一般人更重。

孕吐多数发生在肚子饥饿的时候，特别在清晨起床时更加强烈。此外，味道强烈和有异味的食物，饮水过多、进食过多也会引起恶心、呕吐。如果是在夏天怀孕，由于人体消耗大量水分，呕吐会使身体严重脱水，要注意充分补充水分。

● 孕吐的表现

起初，只是对食物的味道感到刺鼻，伴有一些恶心、反胃。不久后在早餐前或其他空腹时段，变得容易嗳气，也会有想吐的感觉。

呕吐现象严重时，会吐出黏液或黄色的胆汁，有时甚至会即吃即吐，更严重时不仅早上，一天之内会数次出现呕吐现象。

孕吐与疾病导致的呕吐有着本质的不同，孕吐是吐过之后会感觉到舒服，而且会想吃东西。虽然呕吐，却不会引起消瘦，也正是孕吐的一个特征。还会有唾液增加、对食物喜好的变化、嗜酸等现象，也会有食欲大增的时候，吃不到想吃的东西就会情绪变坏，会因此发脾气或者委屈地哭哭啼啼。孕吐还特别容易受到心理上因素的影响，特别是不希望怀孕者，吐得会比较严重。

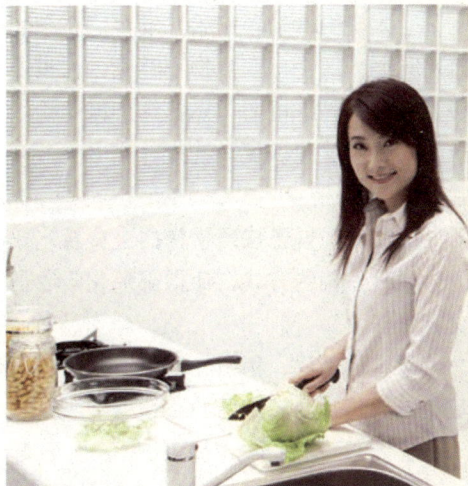

● 孕吐的对策

孕吐虽说不是病，而且在以前被称作"害喜"，但身受其扰的孕妈妈，多数人饱尝到受"害"的滋味而"喜"不起来，强烈的生理反应折腾人还无药可治、无医可求。

孕吐，原则上是不能靠吃药来减缓症状的，介绍一些简单的应对方法，来减轻孕吐症状。

远离庖厨：如果感觉到食物的味道刺

鼻时，最好不要下厨，要做也只做一些简单、清淡的食物，不要有对家人、丈夫的愧疚感——毕竟是特殊时期，需要得到家人的支持。实在不得不下厨时候，不妨戴上口罩，打开抽油烟机和厨房窗户，使空气流通，减少食物气味对自己的刺激。

想吃就吃：这个阶段不要因为害怕而吃不了太多的食物影响胎儿发育，在孕吐特殊时期，即使摄取食物不够充分，也不必担心会营养不均衡，只要这个特殊阶段一过，食欲就会恢复，就能补充上失调的营养。

不要勉强自己按照平常的进食量吃，改为少量多餐的方式，让胃部消化吸收得更容易些。

清早醒来后，稍微先吃一点东西垫一垫，能预防减少起床后的不适感。

千万不能想着"反正吃了也要吐掉"，就不吃任何东西。耐住性子不断地试着吃一点很重要，因为不管怎么吐，胃里都会保留一些。

专/家/答/疑

可以用药物减轻孕吐吗?

孕吐的确很不舒服，但要尽可能避免依赖药物，忍耐暂时的不适感，对母体和胎儿都有好处。因为怀孕早期是胎儿成形、各器官长成的重要时期，也最容易造成胎儿畸形，要特别小心，决不可以随便用药。安眠药有镇静作用，能当做治疗孕吐用剂，但致畸作用也很严重。此外，能有效治疗晕车、晕船或孕吐的抗组氨剂也有致畸作用。

孕早期种种不适巧应对

妊娠初期的孕妈妈容易感到疲累，因此需要适当休息。况且，过度劳累容易造成流产，尤其是那些高龄产妇、有过流产史、患有某些慢性疾病的孕妇，需要格外注意休息。

在妊娠早期这三个月里，孕妈妈要避免过于劳累，避免剧烈运动，避免情绪激动，让自己尽量保持良好的精神状态。

妊娠初期，母体最容易出现种种不适感，包括：

● 尿频

刚怀孕的时候，会老是想上厕所，总觉得尿不净，许多孕妈妈在刚怀孕时出现尿频现象。这是因为怀孕前3个月，子宫在骨盆腔中渐渐长大，压迫到膀胱，从而使孕妈妈会一直产生尿意。到了怀孕中期，子宫会往上抬到腹腔，尿频的现象就会得到改善。但到了怀孕晚期，尿频现象会再度出现。

感觉到尿频时，不妨多上几次厕所，这没有关系，尽量不要憋尿。如果在小便时出现疼痛或烧灼感等异常现象时，要立即到医院寻求帮助。此外，临睡前1~2小时内不要喝水，可以减少起夜次数。尽量不要憋尿。

● 乳房不适感

刚刚怀孕的孕妈妈，乳房可能会出现刺痛、膨胀和瘙痒感，这也是怀孕早期的正常生理现象。会觉得乳房肿胀，甚至有些疼痛，偶尔压挤乳头还会有黏稠淡黄的初乳产生。并且随着乳腺的肥大，乳房会长出类似肿块的东西。这些都是做母亲的必然经历，自受精卵着床的那一刻起，伴随着体内激素的改变，乳房也会做出相应反应，为以后的哺乳做好准备。

● 饥饿感

多数孕妈妈从怀孕开始，总会感觉到饥饿，这种饥饿感和以前空腹的感觉有所不同。怀孕后，孕妈妈的口味和胃口多少会有一些变化。在孕早期，许多人变得"爱吃"起来，这没必要担心，想吃就吃，在怀孕早期时没必要压抑自己的食欲。当然，食物最好以清淡、易消化的为主。

平时随身带一些食物，感觉饿的时候就拿出来吃。一下子不要吃太多，要以少食多餐为原则。

● 胃灼热

有一些怀孕女性从第二个月开始直至分娩，经常感到胃部不适，有烧灼感，出现"心口窝"痛，并在胸骨后向上放射，有时烧灼感加重，变成烧灼样痛，病痛的部位在剑突下方，医学上称妊娠期胃灼热症。如果胃烧灼加重，可以在医生指导下用药。

为预防胃灼热症，在生活中应注意少吃多餐，禁烟戒酒，避免肥胖，营养适度，适当活动，谨慎服药。

● 阴道分泌物增多

有些女性在怀孕早期，会发现自己的阴道分泌物较往常多。怀孕早期，受激素急剧增加的影响，阴道分泌物增多是正常的现象。如果外阴不发痒，白带也无臭味，就不用担心。但如果出现外阴瘙痒、疼痛；白带呈黄色，有怪味、臭味等症状时，就需要去医院就诊，这可能是因为外阴或阴道疾病所致。如果听之任之，会影响胎儿的生长发育。

出现类似问题，应当注意清洁卫生，勤换内裤，保持内裤及会阴部清洁。

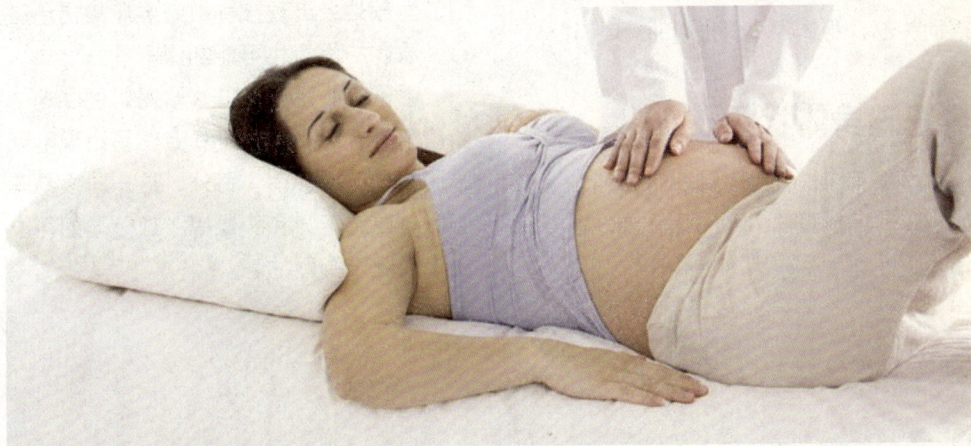

|第二讲|

孕3月（9~12周）：
身体尚没显山露水

✳ 孕情早知道

胎宝宝发育进程

怀孕第3个月的胎儿已不再是胚胎而是胎儿了。胎儿的身长6~7厘米，猛然增长了两三倍，体重约20克。

胎儿尾巴完全消失，躯干和腿都长大了，头还是明显的大。眼、鼻、口、耳等器官形状清晰可辨，手、足、指头也一目了然，几乎与常人完全一样。内脏更加发达，肾脏、外阴部已经长成，开始形成尿道及进行排泄作用，而心脏也大约在怀孕满3个月的时候形成。

这个时期胎盘正在形成，但完成还需一段时间，以便在母亲的子宫内营造舒适的温床。胎儿周围充满羊水，胎儿在子宫里悠闲地游着，仿佛在游泳，前后左右地摆动头部，身体像小虾般弯曲。

孕妈妈身体状况

妊娠第3个月后，由于胎儿的增长开始加速，因此母体内的新陈代谢和生理功能也将随之发生较大的变化。

妊娠12周的子宫如拳头般大小，在下腹部、耻骨联合上缘处可以触摸到子宫底部。但肚子从外表看隆起仍然不明显。

乳房有沉重感，乳头、乳晕的颜色相继加深。外阴颜色变深，阴道的分泌物比平时略微增多且比较黏稠，颜色通常为无色，或淡黄色，有时为浅褐色，并时而出现外阴瘙痒及灼热症状。

妊娠反应在本月越发强烈，大部分孕妈妈恶心、呕吐的症状达到最高潮。由于体内激素的变化，孕妈妈的感情起伏更加强烈，不安、焦虑更加明显，有时甚至会出现比较过激的行为。

妊娠引起身体外部的变化是皮肤的改变，皮肤会失去光泽变得发暗，眼睛周围、面颊处会出现被称做妊娠斑的褐色斑点，原有的黑痣也可能加深。

由于直肠受到压迫，孕妈妈往往这个阶段精神忧虑，情绪不稳定，易出现毫无原因的便秘或腹泻。另外，这一阶段易有腹胀、四肢无力和头晕等；部分孕妇可发生小腿肚及脚跟抽筋。

✳ 本月关注：孕期产检保平安

为什么要进行产前检查

我们所处的时代已进入了21世纪，随着医学科学的发展，女性妊娠、分娩已不再像过去曾流行的那样"如过鬼门关，一脚在关（棺）内，一脚在关（棺）外"，但也决不像有些人认为的那样轻描淡写，认为女性生孩子是自然生理现象，到时"瓜熟蒂落"毫无风险。

至今为止，仍有一定比例的孕产妇死亡，围生儿死亡与围生儿的出生缺陷率，也就是说妊娠与分娩对母、婴仍存在着极大的风险，而要降低风险，除了产科工作者的不懈努力外，还需得到广大孕妇的重视，特别是对产前检查的重视。这对母婴的安全与健康是十分重要的。

● 产前检查究竟有哪些好处呢？

1. 通过产前检查，可以全面了解孕妇的健康情况和家族病史，从而观察有没有引起胎儿先天性遗传病的因素和导致胎儿畸形的可能，以便及时采取措施。

2. 通过产前检查，能发现孕妇身体的某些疾病，如心、肝、肺、肾等合并症，以及高血压、浮肿、阴道出血等不正常现象。对某些疾病应做妥善的治疗。如病情严重，不宜继续妊娠时可及时终止妊娠。

3. 通过产前检查，可以了解骨盆、产道、胎位是不是正常，如发现胎位不正可尽早矫正，如骨盆、产道异常，不能正常分娩的，可以提前制定适当的分娩方案。

4. 通过产前检查，能及时发现妊娠并发症，如妊娠期高血压疾病、前置胎盘、胎盘早剥、母儿血型不合、羊水过多或过少等，应及时治疗，以保证母婴安全。

5. 通过产前检查，孕妇能得到医生对孕期生活、营养、卫生等方面的科学指导，这对于做好产前、产时的精神和物质准备以及优生优育等都大有好处。

因此，孕妇要在思想上重视产前保健，认真做好产前检查，以期降低孕产妇及胎婴儿的死亡率、发病率、出生缺陷率。

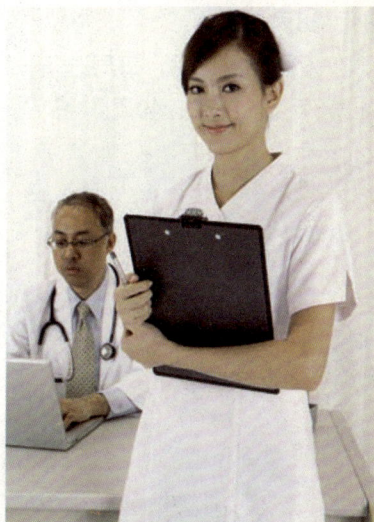

产前检查的时间和次数

在十月怀胎的40周中，无论是否有健康问题，为了母胎的健康平安，都必须按时、按妊娠进程到医院进行产前检查。

一般在整个孕期的产前检查为9~13次。在妊娠6个月内应每月一次；妊娠28周后每2周一次；妊娠36周后每周一次。如检查发现异常，应当随时就诊。

首次产前检查，应当从月经停止及发生早孕反应时开始。在妊娠3个月左右时，还要做一次较全面的检查并详细记录。

孕早期，即妊娠12周之前，至少要做一次产前检查，确诊怀孕后，在停经12周内，要在做产前检查的医院建立《孕产妇保健手册》，同时进行第一次产前检查。初诊正常以后，医生一般会预约1~2月后复诊。

孕中期，即妊娠13~27周之内产前检查4次，每月一次产前检查，分别在怀孕第16、20、24、28周。

孕晚期，即妊娠28~40周之内检查8次，在怀孕28~36周每两周一次，分别在妊娠第30、32、34、36周。

怀孕36周以后，每周进行一次检查，分别在妊娠第37、38、39、40周。

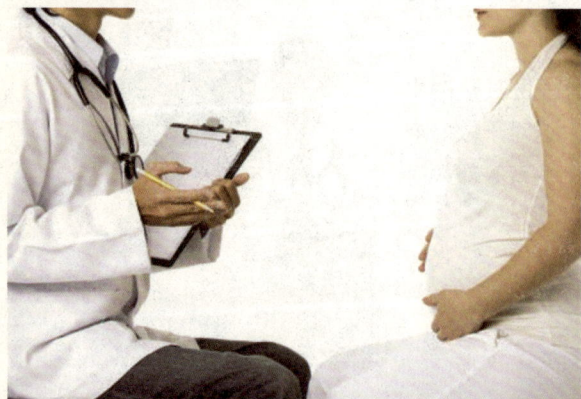

整个孕期共检查13次，一般至少应检查8次以上。在妊娠第28周后，要加强产前检查，有妊娠合并症或并发症者，如妊娠高血压疾病、妊娠期糖尿病、妊娠合并心脏病患者，由医生决定，酌情增加检查次数。

第一次产检的内容

一般而言第一次产前检查也是建立孕期保健卡的时间，所以相应的检查项目会比较全面详细，具体来说可分为体格检查项目和实验室检查项目。

● 体格检查项目

身高、体重： 通过体重的变化，了解胎儿发育的情况，异常的体重增加提示有妊娠高血压综合征的可能。

血压： 血压异常升高，应注意妊娠高血压综合征的可能。它将影响胎儿的发育成长。标准值：不应超过130/190毫米汞柱，或与基础血压(怀孕前的血压)相比增加不超过30/15毫米汞柱。

听胎心音： 怀孕第13周时，已经能听到胎心音。听到胎心音即可表明腹中的胎儿为活胎，医生听到胎心的跳动后才会开出一系列化验单。正常范围：每分钟120~160次。

宫高、腹围：可了解胎儿的成长情况，异常增大提示有羊水过多或有双胞胎可能。

骨盆外测量：了解产道情况，判断能否自然分娩。

妇科内诊：帮助查清子宫大小、位置、胎位等。

乳房检查：了解乳腺发育情况，利于在产前纠正乳头凹陷等问题。

● **实验室检查**

血常规：通过检查血液中的血红蛋白含量，可以了解身体内造血情况，使孕妇能有意识地补充相应营养物质。一般孕中期血色素在110克/升，孕晚期在100克/升以上时为正常。

血型检查：为分娩时做可能输血的准备，同时预测有无血型不合的可能。

肝功能：包括甲乙丙肝抗体、当孕妇乙型肝炎抗原阳性时，可通过胎盘感染胎儿。

艾滋病抗体、梅毒抗体、风疹病毒抗体检查：这些病毒感染对胎儿有极大的危害，通过检查了解孕妇对这些病毒感染的免疫状况。

尿检：通过尿蛋白的检查，了解孕妇肾功能情况，用来早期发现占孕产妇死亡率前几位的妊娠高血压综合征。检查尿糖，发现隐性糖尿病孕妇，以便给予相应的生活指导，使孕妇和胎儿顺利度过整个孕期。

阴道分泌物检查：白带清洁度、念珠菌和滴虫检查。白带是阴道黏膜渗出物、宫颈管及子宫内膜腺体分泌物等混合组成。正常情况下清洁度为Ⅰ～Ⅱ度，Ⅲ～Ⅳ度为异常白带，表示阴道炎症。念珠菌或滴虫阳性说明有感染，需进行相应的治疗，正常值为阴性。

心电图检查：了解孕妇的心脏情况。

B超检查：在怀孕10～14周，有些医院可能会要求做一次B超检查，检查胎儿的颈部透明带，及其他可疑染色体异常的迹象，以判断宝宝是否可能患有唐氏综合征。

第一次产检正式建档

建档就是去医院建立怀孕档案，一般是孕妈妈选择在哪家医院生产，就在哪家医院建立档案，以便在整个怀孕期间和生产之后的保健有一个可跟踪查询的记录，万一有什么事情都可以根据历史记录来进行诊断，这一过程对于保障母子平安健康来说很有必要也很重要。

建档之后孕妈妈的每次产检都会记录得很详细清楚，到孕妈妈临盆的时候医生会根据孕妈妈的身体状况来决定是顺产还是剖宫产，万一有特殊情况也可以在短时间内作出准确的判断。

在怀孕12周以内，孕妈妈需做《健康档案》。1.如果夫妻有一方是外地人，需请携带《生育服务证》、户口本到医院保健科建《健康档案》；夫妻双方都是外地的需携带两人身份证。2.整个孕期孕妈妈大约需要产前检查10次左右。每次产前检查请孕妈妈一定携带《健康档案》并出示给医生，以便医生为孕妈妈填写检查情况。

安排一个孕检计划表

为了能够生出一个最聪明的宝宝，孕妈妈需要遵照医生嘱咐，按时进行必须的产前检查。上班族孕妈妈可以将产检安排在周末或者是自己的调休日，以便不与工作相冲突。

检查项目	检查时间	检查内容
第一次产检	怀孕第6～10周	确认妊娠；了解过去病史；身体检查：体重、身高、血压等；实验室检查：血常规、筛查地中海型贫血、血型、RH血型、梅毒、尿常规、肝功、肾功等检查（上述内容称为例行检查）；超声波检查：确认怀孕周数及是否有宫外孕等情况
第二次产检	怀孕12周	例行检查；相关卫教
第三次产检	怀孕16周	例行检查；基本测量：子宫底高度测量、测量腹围；实验室检查：在17～21周进行产前筛查
第四次产检	怀孕20周	例行检查；基本测量；超声波检查：了解子宫内胎宝宝的发育情形
第五次产检	怀孕24周	例行检查；基本测量；实验室检查：一般在24～28周进行孕期糖尿病筛查
第六次产检	怀孕28周	例行检查；基本测量；观察：是否有手脚水肿现象
第七次产检	怀孕30周	例行检查；基本测量；观察水肿；实验室检查：梅毒病毒、风疹、乙肝检测超声检查：筛查胎宝宝表面畸形、心脏发育情况、各脏器发育情况
第八次产检	怀孕32周	例行检查；基本测量；观察水肿
第九次产检	怀孕34周	例行检查；基本测量；观察水肿
第十次产检	怀孕36周	例行检查；基本测量；观察水肿
第十一次产检	怀孕37周	例行检查；基本测量；实验室检查：复查血尿常规、肝肾功等项目；超声检查：估测胎宝宝大小及观察发育情况、羊水、胎盘情况；观察水肿
第十二次产检	怀孕38周	例行检查；基本测量；观察水肿
第十三次产检	怀孕39周	例行检查；基本测量；观察水肿
第十四次产检	怀孕40周	例行检查；基本测量；观察水肿；安排分娩相关事宜

不同孕期产前检查的内容

● 孕早期检查内容

早孕是指自末次月经的第一天起至妊娠12周末以前。产前检查应在确诊早孕时开始，此时可行妇科双合诊检查以了解该孕妇生殖道情况及具体受孕的时间，作为推算预产期的参考，如发现患有生殖道或其他疾病者，可给予及时的治疗与随访；测量基础血压，作为此后血压波动的参考；了解过去疾患史，如患有严重的心、肝、肾等脏器疾患的，可及时指导内科就诊或做出是否需要终止妊娠的决定；对有遗传病家族史或分娩史者，可指导其进行遗传咨询和必要的产前诊断，以降低先天性缺陷儿及遗传病儿的出生率。

早孕期检查除仔细询问病史及全身体检外，还需做B超检查用以了解是宫内孕亦或宫外孕及胚胎或胎儿的发育情况；实验室检查，包括心电图、肝功能、肾功能、空腹血糖、血常规、血型、肝炎病毒指标"三对半"、梅毒及艾滋病等的相关检查，用以了解孕妇的全身健康状况。

/ 孕早期出现状况应速就医 /

如果检查回家后数日内，出现发烧、持续腹痛、阴道出血、阴道持续水样液体渗漏时，不论任何一种不适，应速回医院诊治。

● 孕中期检查的内容

孕13～27周末为中孕期。中孕期在耻骨联合上部能摸到子宫，此后逐渐增大，胎儿生长发育迅速，在腹部能听到胎心音，16～20周孕妇自觉胎动，并逐渐增强故孕中期起应建立产前检查卡，做骨盆外测量，以了解骨盆的大小及形态；口腔检查，以了解有无口腔疾病（因妊娠期牙龈充血水肿易感染且易并发龋齿）；白带常规检查，以了解有无滴虫性或真菌性阴道炎存在；阴道分泌物培养，以了解有无细菌性阴道病、淋菌性阴道炎等阴道炎症；宫颈脱落细胞检查，以了解宫颈有无癌变存在（因近年来宫颈癌有年轻化的趋势）。进行高危评分；定期检查宫高、腹围、体重、血压、胎心、胎动情况；同时每次检查尿常规；孕14～21周进行唐氏综合征的血清筛查；必要时在18～21周进行羊水染色体检查；孕20～24周进行B超胎儿部分畸形筛查；孕24～28周进行糖尿病筛查。

● 孕晚期检查的内容

孕晚期是指妊娠28周之后至胎儿娩出前。此时进入围生期（国内围生期的定义是指孕28周至产后7天这一段时间），28周后胎儿若娩出基本可以存活，所以应对胎儿加强监测。除每次去医院检查宫高、腹围、体重、血压、胎心、胎动及尿液检查外，应加强家庭自我监护，如数胎动（每小时>3次）、听胎心（每分钟120～160/次）、测量宫高（每周增长1厘米左右）、注意体重增长（每周<0.5千克）。此外孕妇还应注意有无头痛、头晕、眼花、胸闷等自觉症状，因有些妊娠并发症易在晚孕期发生，如妊娠期高血压疾病、妊娠期肝内胆汁淤积症等。孕32周左右复查血常规以了解有无妊娠期贫血；34周及38周重复B超检查；35周后每

周行电子胎心监护，用以了解胎儿在宫内的生长发育及安危情况。

孕期做B超检查应适当

目前医生常常用B超检查了解胎儿情况，而不少孕妇对此有所顾虑。到底B超检查对胎儿有没有不良影响呢？

首先让我们来看一看B超检查有什么用处。超声检查是利用雷达技术与声学原理相结合，应用于临床医学的一种辅助诊断方法。利用B超检查，最早在停经35天就可以看出妊娠的胎囊，还能较早地检查出胚胎发育的好坏，妊娠有无异常，如多胎妊娠、葡萄胎、宫外孕等。妊娠中期可测定胎儿的大小，是否发育正常，有无畸形等；胎儿位置适当时还可以区分出性别。妊娠晚期可以了解胎位、胎盘的成熟程度、胎盘功能及羊水密度，估计羊水量是否过多或过少。此外，对有些妊娠晚期出血疾病，如胎盘早剥、前置胎盘，也能做出比较可靠的诊断。可见，B超检查是了解胎儿情况的一种重要手段。

20世纪60年代起我国已广泛应用于妇产科临床，经几十年观察尚未发现致胎儿畸形。但在怀孕早期，应当注意使用频率不要过密、时间不要过长。一般认为，B超检查单次时间在10分钟以内，对胎儿无不良影响。只要适当地使用，B超检查对孕妇和胎儿都是安全的。

但是，由于尚缺乏对于B超是否对人体存在潜在性危害的充分研究资料，以及目前存在的对B超检查的滥用，有必要强调的是在临床医疗过程中应该严格遵守超声检查的指征，避免早孕期不必要的B超

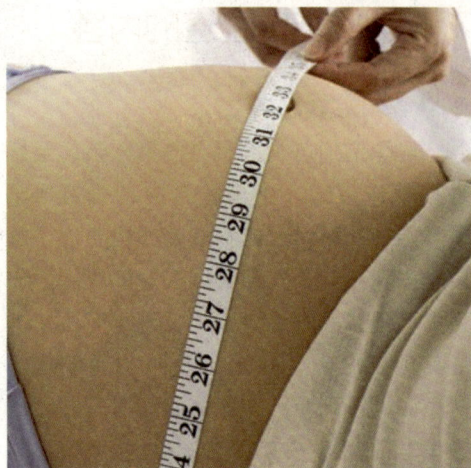

检查，注意控制孕期B超检查的次数，缩短超声照射的时间。

结合孕妈妈不同的实际情况，做B超检查的时间与次数都会有所不同，但千万要记住并不是多多益善，其实只要听从医生的意见就可以了，不必有过多的顾虑。

孕期B超检查做多少次为宜

对于正常的妊娠来说，一般孕期做1~2次B超检查就可以了。除非孕早期有阴道出血，否则此期不需做B超检查。多数情况第一次超声检查应在18~20周进行，此时，主要的目的是筛查畸形。因为在这一期间，胎儿的各个脏器已发育完全，仔细的B超检查，可看到每一个重要的脏器有无异常。若真的发现了畸形，立即终止妊娠，尽量做到对母亲身体的影响也较小。以后，如果母亲、胎儿在各个方面都正常，可以不再做，或在妊娠最后几周做一次B超检查，估计胎儿的大小，了解胎盘的位置及羊水量的多少。如果在妊娠期发现有异常的情况，如可疑胎儿的畸

形，胎儿生长发育异常（过大或过小），羊水过多或过少，胎盘有异常，妊娠过期等都需要随时做B超检查。

没按时检查时怎么办

有一些孕妇在怀孕之初疏忽大意，不知道自己已经怀孕，或者是开始出现某些早孕反应时不以为然，既不及时告诉家里亲人，更不主动去医院检查，一拖就是一两个月。这样，确定妊娠时，大多已是妊娠3个多月了，就忽略危险期（引起畸胎和容易造成流产）应做的早孕保健，对母子健康极为不利，甚至可导致严重后果。还有一些孕妇在孕期因为各种理由不按期进行产前检查，总是凭自己的感觉和长辈的经验来判断胎儿的情况，忽视产前检查，以致不能及时发现妊娠并发症及胎位、胎儿异常，导致难产甚至子宫破裂等严重后果。

因此，如果孕妈妈因为特殊情况没能按时到医院检查，应尽快到医院进行补充检查，并向医生说明在没有检查期间所发生的一切情况，如有无腹痛、阴道出血、发烧、有毒物质接触、头痛、头晕、眼花等不适、胎动异常、阴道流液等。

❀营养与饮食：饮食重量更重质

孕3月饮食原则

本月是孕妇补充营养的关键时期。由于胎儿体积尚小，所需的营养不在于量的多少，而在于质的好坏，尤其需要含蛋白质、糖类和维生素较多的食物。受孕11周以后，由于胎儿迅速成长和发育，需要的营养也日渐增多。从这个时期起，不仅食品的质要求高，而且量也逐渐增多。充足而合理的营养是保证胎儿健康成长的重要因素，也是积极开展胎教的基本条件。如果孕妇有倦怠、贫血或其他不适的情形，就要改善饮食，必要时可以适量补充营养剂。

要严格控制食盐摄入量

不少妇女在妊娠期间由于妊娠反应而致口淡无味，喜进咸食。由于孕妇在生理上的特殊变化容易引起体内水钠潴留，因此有的专家警告，过咸食物对孕妇和胎儿有害。这是因为，如果进食盐分太多，会加重体内水钠潴留而出现水肿，增加心和肾脏的负担，对孕妇的心、肾功能不利，会诱发妊娠高血压综合征，发生死胎、胎儿发育不全、肺部发育不全。因此，孕妇必须限制食盐摄入量。

值得注意的是，提倡孕妇吃淡些，并不是说越淡越好。如果孕妇体内缺盐，甚至几乎没有盐，那么孕妇就会发生肌肉痉挛、恶心、抵抗力降低，母腹中的胎儿也将深受其害。专家们指出，中等量的食盐摄取量是每日4～10克，这其中1～2克的食盐应来自含有钠的食品，另一部分则靠我们做饭做菜时添加进去。对孕妇来说，饮食应稍淡些，每日食盐不超过5克即可。

专/家/答/疑

饮食清淡仅仅是做菜少放盐吗？

很多由食品公司生产的食品往往含盐量很高，却经常被我们忽略。常见的有：腌制的食品，如酱、酱菜、咸肉等；添加了亚硝酸盐的火腿肠，加入了小苏打的面食和糕点等；咸味浓的快餐，比如汉堡包、油炸土豆等；用面包屑包裹、油炸、熏制、罐装、盐浸的鱼；咸肉、熏肉、咸牛肉、午餐肉、香肠、热狗；含盐饮料；含钠调味品：番茄酱、蛋黄酱、酱油、沙拉酱等。

腌制食品要少吃

腌制食品因其方便性和味道的特殊性，在我国很多家庭是平时常吃的一种食物。但是腌制食品对于人体却有很大危害，尤其是处于妊娠期的孕妈妈，常吃腌制食品有百害而无一利。

● 含有致癌物质

在食品的腌制过程中，食物很容易被细菌污染。当加入的食盐量不足15%时，微生物就会将蔬菜中的硝酸盐还原成亚硝酸盐。亚硝酸盐的含量会在腌制后的1小时里增加，两周后达到高峰，并会持续2～3周。人如果食用了含有亚硝酸盐的腌制品，会引起中毒，而亚硝酸盐在人体内如果遇到胺类物质，就会生成一种致癌物质——亚硝酸胺。所以，常吃腌制食品，容易致癌。

● 引发妊娠病

腌制食品在腌制过程中，通常都会放入大量的食盐，因此，含盐量很高。孕妈妈吃过咸的食物，不仅对肠胃有害，使得肾脏的负担，还会引发血压增高、水肿等妊娠高血压综合征。

● 造成营养缺乏

食物在腌制的过程当中，所含的维生素、矿物质、蛋白质等营养素会被大量破坏，等到腌制完成后，这些营养素几乎已经消失殆尽，所以，孕妈妈如果偶尔吃点腌菜调节一下胃口还可以，长期吃腌菜，就会导致体内营养素的缺乏。

进食腌菜易形成结石

腌制的蔬菜里面含有大量的草酸和钙，但由于腌菜酸度太高，进入人体后会被人体大量吸收，并结晶沉积在泌尿系统里形成结石。

蔬菜如何吃更营养

蔬菜是重要的营养来源。孕期一日三餐吃饱饭菜，身体就能获得足够的热量和蛋白质。不过在复杂的人体代谢过程中，还需要维生素的帮助催化。虽然蔬菜中含有丰富的维生素，但是蔬菜中的维生素在去皮加工、烹饪的过程中常常被破坏掉，要保留蔬菜中的营养素，需要在保存、洗、切、煮上掌握一些技巧。

1. 刚买回来的蔬菜，不要着急放进冰箱内，应先洗净后，再以保鲜袋装好，并且在保鲜袋穿一些小孔，然后放在冰箱最低层，烹调时取出切炒即可，不必再洗。

2. 洗菜时动作要快，不可搓揉或挤压，也不应将菜叶久久浸在水中，否则菜叶部分营养素便会失掉。

3. 洗涤蔬菜时，尽量少丢弃外层的叶、茎及皮。因为越靠外皮的部分，营养越丰富，如黄瓜、红萝卜和番薯等外皮的营养都较内部为高，就是萝卜、芹菜的绿叶部分所含营养也很丰富。黄豆、绿豆、红豆、花生等豆类，在食用时，应连胚带膜食用，因为这部分的维生素B特别丰富。

4. 菜色越绿，维生素C和维生素A就越多，其外层所含的钙和铁也较多。建议将老叶、外皮洗干净后切细，放在开水中将维生素A、维生素C及钙、铁质浸出，再利用这些开水煮别的菜或汤，便可获取更多的营养。

5. 菜最好是整棵煮熟后再切，若必须先切后煮，也要等到临放进锅时再用利刀来切，以免维生素B、维生素C被破坏。例如土豆应该先煮后剥皮，这样就可以保留很多维生素C。

6. 能生吃的蔬菜例如红萝卜、小黄瓜等，尽量生吃，保持原味和营养。要炒的菜，待油开后才下锅，用猛火炒，以缩短烹调的时间，能保持蔬菜原有的色泽和鲜味，最重要的还是它的营养价值。

7. 煮菜叶不要放苏打，以免破坏了维生素B和维生素C，水也不宜放得太多，同时要盖紧锅盖，菜汤不宜倒掉，也不应回锅多次。

每天宜吃多少水果

水果的好处人们都知道，可以养颜美容、补充维生素、促进肠胃蠕动、改善孕期便秘的情况；更是生津止渴、补充水分的精品，好处多得说不完。

但就是因为它的好，人们往往都会忽略一个很重要的事实，那就是水果含有热量也是相当高的。人们都能看见猴子整天蹦蹦跳跳地精力充沛之极，它们仅靠吃水果就能过精力充沛的日子。

判断优质水果的要点

果实新鲜饱满，果形端正，因品种不同而不同颜色；成熟适度（八成熟），肉质细，质地脆而鲜嫩；无霉烂、冻伤、病灾害和机械伤。各种的优质果品个大小都比较均匀适中，带有果柄。

要避免像水果这样的好东西，因为认识不清、食用过量反而形成身体的负担，其实非常简单，只要把握以下几个原则：

● 再好的水果每天也不要超过500克

不少孕妈妈都希望宝宝能够皮肤白嫩，于是拼命地吃水果。可是水果虽好，也要限量吃。因为水果中含有的葡萄糖、果糖被胃肠道消化吸收之后会使孕妈妈体重增加，还容易引起高血脂症。所以，每天吃水果最好不要超过500克，妊娠期糖代谢异常或者是患有妊娠糖尿病的孕妈妈则要减半，最好是等到血糖得到平稳控制之后再吃水果。

● 改成餐前吃水果

如果怕热量摄取过多，可以改成在餐前吃水果，如果发觉水果吃得太多了，米饭少吃一点就可以稍微调整一下。另外，如果希望大量摄取水果的人，可以选择热量浓度较低的水果或蔬菜，这方面的首选是西红柿，在食用量的方面几乎没有限制。

● 这些水果孕妈妈要少吃

荔枝、桂圆：荔枝、桂圆属于热性水果，而孕妈妈在怀孕之后，体质一般偏热，阴血往往不足。这时候再过多地食用荔枝、桂圆这一类热性水果，就很容易出现便秘、口舌生疮等上火症状。对于有先兆流产的孕妈妈来说更要注意，因为热性水果很容易引起胎动不安，严重时会导致流产。

柑橘：柑橘性温味甘，能够补阳益气，可是吃多了容易引起体内燥热而使人上火，引发口腔炎、牙周炎、咽喉炎等。所以，柑橘虽然好吃，但孕妈妈要控制食用量，每天不能超过3个，重量控制在250克以内。

菠萝、香蕉、葡萄、西瓜：这几种都是含糖量较高的水果，吃得过多，可能会引发妊娠糖尿病。所以，孕妈妈要少吃，肥胖、有糖尿病家族史的孕妈妈尤其要少吃。

避免多吃山楂

山楂是一种野生水果，有极丰富的营养价值，并有消食开胃的功效。山楂酸甜可口，很多人爱吃，尤其是妇女怀孕后，常有恶心、呕吐、食欲不振等早孕反应，爱吃山楂之类的酸甜零食。

但要注意的是，山楂果及其制品，孕妇以不吃为宜。现代医学临床证实，山楂对子宫有兴奋作用，可促进子宫收缩；中医书籍也指出，山楂有破气、散瘀的作用。所以，如果孕妇大量食用山楂食品，就会刺激子宫收缩，甚至导致流产。尤其是过去有流产史或怀孕后有先兆流产的孕妇，更要避免食用山楂食品。

此外，多吃山楂还会损坏牙齿，并容易饥饿。因此，孕妇多吃山楂是不适宜的。

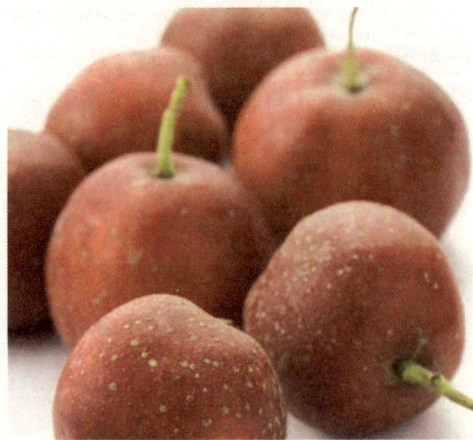

不可贪食冷饮

随着人们生活水平不断地提高，在炎热的夏季，各种各样的冷饮或饮料相继进入到日常生活中，且需求量较大，正常人适量食用冷饮能防暑解渴，对健康并无影响。但如果孕妇长期大量食用冷饮，就会不同程度的影响胎儿发育。

在怀孕期间，孕妇胃肠对冷热的刺激非常敏感，多吃冷饮会使胃肠血管突然收缩，胃液分泌减少，消化功能降低，从而引起食欲不振、消化不良、腹泻，甚至引起胃部痉挛，出现腹痛现象。孕妇的鼻、咽、气管等呼吸道黏膜常常充血，并有水肿现象，如大量贪食冷饮，充血的血管突然收缩，血流减少，可致局部抵抗力降低，使潜伏在咽喉、气管、鼻腔、口腔里的细菌与病毒乘虚而入，引起嗓子痛哑、咳嗽、头痛等症状，严重时还能诱发上呼吸道感染或扁桃体炎等。

据临床观察，子宫内的胎儿对冷热刺激比较敏感，当孕妇大量食用冷饮时，胎儿会在子宫内躁动不安，胎动会变得频繁，因此可知冷饮对胎儿有某种程度的刺激作用。

另外，有一些偏僻的农村，冷饮不符合卫生标准，引起食物中毒者不胜枚举。故孕妇不要过多食用冷饮，同时在选用饮料时应注意不要选用加色素、防腐剂和含有咖啡因的可乐型饮料，以免影响胎儿发育。

牛奶，必不可少的营养品

在整个孕期，母体约需要贮存钙50克，其中供给胎儿30克。母体如钙摄入不足，胎儿需要时会从母体的骨骼、牙齿中夺取，以满足生长的需要，这就使母体血钙降低，发生小腿抽筋或手足抽搐，故营养专家认为：孕妇补钙最好方法是每天喝200~400克牛奶，每100克中含钙约120毫克。牛奶中的钙最容易被人体吸收，并且还含有磷、钾、镁等多种矿物质，十分符合孕妈妈的营养需求。

● **100克牛奶中含的营养成分**

蛋白质	3.3克	碳水化合物	5克	钙	120毫克
磷	93毫克	铁	0.2毫克	维生素A	24毫克
维生素B_1	0.04毫克	维生素B_2	0.13毫克	尼克酸	0.2毫克
维生素C	1毫克	水分	87克	脂肪	4克

一些牛奶在加工过程中很多营养早已被破坏，易造成孕妇的钙和其他营养的补充不足，故孕妇应饮用由瞬时超高温灭菌和利乐砖无菌包装技术的鲜牛奶，这种牛奶加工包装工艺，能最完好地保存牛奶的营养。

牛奶应该怎样喝

喝牛奶是孕妈妈在孕期补充钙质的最好来源。但是好东西也要讲究一定的方法才能起到好的作用。那么，牛奶怎样喝才能发挥最大功效呢？

● 牛奶不宜空腹喝

孕妈妈不宜空腹喝牛奶，尤其是早上，因为牛奶中含的L-色氨酸有镇静作用，会使人产生疲乏的感觉或睡意绵绵，从而影响早上的工作和学习，所以，喝牛奶之前应吃些面包或糕点。

● 不要过量饮用牛奶

喝牛奶时，一次的饮量不要超过200毫升。过量的牛奶会造成胃肠蠕动紊乱，产生肠胀气和上腹部不适。

● 先热牛奶后加糖

有些人喜欢喝甜牛奶，在纯鲜牛奶加糖后加热，此时牛奶中的赖氨酸与果糖在高温下产生一种有毒物质——果糖基赖氨酸。所以，应一该在牛奶煮热后，晾片刻，再加糖为好。

● 牛奶、果汁不能同时饮用

任何果汁都含有酸性物质，使牛奶中蛋白质出现凝块，影响消化和吸收，还会造成胃肠胀饱。所以，两者饮用至少间隔一两个小时。

孕妇能饮酸牛奶吗

酸牛奶是一种发酵奶制品，是以消毒牛奶加入适量的乳酸菌，放置在恒温箱内经过发酵而制成的。它除了具有鲜牛奶的全部营养成分外，还具有以下优点：

1. 乳酸菌把鲜牛奶中的乳糖转变成乳酸，乳酸能刺激人的消化腺，使它分泌更多的消化液，增强消化能力。

2. 乳酸除能使肠道里的弱碱性物质转变成弱酸性外，还能产生抗菌物质，抑制肠道中腐败菌的繁殖和活动，减少有害物质的产生，对人体起一定的保护作用。

3. 缺少胃酸的人，喝了酸奶增加胃酸，促进消化。

4. 有人缺乏乳糖酶，喝鲜牛奶容易腹胀腹泻。在酸奶发酵过程中，乳糖已经被乳酸菌分解而形成乳酸，不再需要乳糖酶的分解。因此，缺乏乳糖酶的人喝酸奶较为合适。

5. 酸奶中的钙往往和乳酸作用生成乳酸钙，乳酸钙比鲜牛奶中的钙更容易被人体吸收。乳酸还能使蛋白质结成细微的凝乳，增加蛋白质的消化吸收率。

6. 某些乳酸菌能合成维生素C，所以酸奶中维生素C含量较高。

由此可见，喝酸奶对母亲和胎儿健康都有益处。

酸奶是牛奶的最佳替代品

不喜欢喝牛奶或有乳糖不耐症的孕妈妈，可以用酸奶来代替牛奶。酸奶不但保留了牛奶中的营养成分，还将牛奶中的乳糖分解了，是牛奶的最佳替代品。乳糖不耐的孕妈妈若是想喝牛奶，可以先在餐后少量饮用牛奶，减少一次摄入的乳糖量，延长牛奶在胃肠道里停留的时间，减轻胃肠道的不适。

适宜粗粮益健康

粗粮泛指糙米、玉米、燕麦、紫米、薏仁、全麦面包等全谷杂粮，还有红薯、芋头、南瓜等未精致加工过的食物。

● 吃粗粮有益健康

粗粮中保存了许多细粮中没有的营养，膳食纤维比较多，富含B族维生素等。对于孕妈妈来说，适当补充些粗粮，不但弥补细粮中所没有的营养，而且粗粮里的纤维素可降低人血浆胆固醇水平，降低餐后血糖生成和血胰岛素升高的反应，有促进肠胃蠕动、帮助消化的作用，可以防止孕期便秘。

● 适合孕妈妈吃的粗粮

玉米：玉米含有丰富的不饱和脂肪酸、淀粉、胡萝卜素、矿物质、镁等多种营养成分。其中胚芽含52%不饱和脂肪酸，是精米精面的4~5倍；玉米油富含维生素E、维生素A、卵磷脂及镁等，亚油酸含量高达50%。孕妈妈经常食用，可以加强肠壁蠕动，促进身体新陈代谢，加速体内废物排泄。

红薯及其他薯类：富含淀粉、钙铁等矿物质，而且其所含的氨基酸、维生素都要远远高于那些精制细粮。红薯还含有一种类似于雌性激素的物质。孕妈妈经常食用，能令皮肤白皙、娇腻。

糙米：糙米胚芽就含有蛋白质、维生素以及含锌铁镁磷等矿物质，这些营养素都是孕妈妈每天需要摄取的。

荞麦：荞麦含有其他谷物所不具有的叶绿素和芦丁，其维生素B$_1$、维生素B$_2$含量比小麦多2倍，烟酸含量比小麦多3~4倍。含有丰富赖氨酸成分，能促进胎儿发育，增强孕妈妈的免疫功能。

杂豆类：如黄豆、绿豆、黑豆、赤小豆、芸豆、豌豆等。含有较多的膳食纤维，具有良好的润肠通便、降血压、降血脂、调节血糖、解毒、抗癌、预防结石、健美减肥的作用。哺乳期女性多吃赤小豆，还有催乳的功效。

专/家/答/疑

粗粮吃的越多越好吗?

粗粮也并非吃得越多越好。粗粮不容易消化，过多吃粗粮就会影响人体对蛋白质、无机盐和某些微量元素的吸收，会导致孕妈妈营养缺乏，降低孕妈妈免疫抗病的能力。因此每天粗粮的摄入量以60克为宜，且最好粗细搭配，比例以60%粗粮、40%的细粮最为适宜。

避免食用含致畸物质的食物

大量食用某些食物会对胎宝宝有致畸作用，因此，孕妈妈怀孕时，一定要知道哪些食物是自己应该远离的。

● 久存的土豆

北方冬季副食品比较单调，土豆因其营养和耐存放成为许多家庭常吃的食品。放置时间越长的土豆，含生物碱越高，可能导致胎儿畸形；发芽土豆，其中所含有的毒性糖生物碱——龙葵素，也可能导致胎儿神经发育缺陷。孕妈妈不宜多吃土豆。

● 过多的酸性食物

我国民间历来有用酸性食物来缓解孕

期呕吐的做法，这些方法是不可取的。近年来的科学研究证明，酸性食物和酸性药物是造成畸胎的元凶之一。在妊娠的最初半个月左右，最好不食或少食酸性食物或酸性药物。

● 金枪鱼

虽然金枪鱼营养丰富，但科学研究发现，有些金枪鱼的体内含有汞金属。当它们超过安全食用量时，就会对胎宝宝的大脑发育造成损害。孕妈妈应减少食用金枪鱼以及罐头装的金枪鱼、鳕鱼，因为罐头鱼可能在汞含量超标的同时，还添加了大量对身体不利的防腐剂。

● 受污染食物

被蓄积性较强的农药污染的食物一旦进入机体，毒物就会在孕妈妈体内蓄积，经血液循环进入胎盘导致胎宝宝中毒，从而引起流产、畸胎、死胎等。

巧识受污染的鱼

现在一些地方环境污染很严重，河水是一个"重灾区"，而鱼又是孕妈妈重点补充的食品，因此学会巧识受污染的鱼很重要：看鱼形——鱼形不整齐，头大尾细比例不正常，脊椎、脊尾弯曲僵硬或头大而身瘦、尾长；观全身——鱼鳞脱落，鱼皮发黄尾部灰青，肌肉呈绿色，或鱼肚膨胀；辨鱼鳃——表面看起来新鲜，但鱼鳃不光滑，形状粗糙，呈红色或灰色，大都是被污染的鱼；看鱼眼——鱼眼浑浊失去光泽，眼球明显外突，这也是被污染的鱼。

● 含有弓形虫的食物

几乎所有哺乳动物和禽类都可以传染弓形虫。在怀孕早期急性感染弓形虫会给宝宝造成不利影响。

✳ 孕期生活：方方面面说法多

适度运动好处多

妇女怀孕之后，在生理上会发生很大的变化。首先，由于子宫增大使腹部和腰椎向前突，致使骨盆前倾，重心前移，使背部肌肉的负担加重，所以，孕妇常常感到腰背痛；其次，骨盆关节、韧带出现生理性松弛，使关节的稳定性降低；还有，孕妇的心、肺、肾等器官负担亦加重，使孕妇不能像普通人那样灵活自如地行动，且容易疲劳，于是出现喜静厌动的情况。站着想坐着，坐着想靠着，靠着想躺下，躺下不愿起来。

有的孕妇甚至成天坐着、躺着，不愿意活动，这样非但不能减轻怀孕后给孕妇带来的生理上的负担，反而对健康有害。结果，喜静厌动、娇慵懒惰会导致身体新陈代谢功能减弱，抵抗力下降，体质会一天天变差。

适当的体育锻炼，能调节神经系统功能，增强内脏功能，帮助消化，促使血液循环，有利于减轻腰酸腿痛、下肢浮肿等压迫性症状。孕妈妈宜多到户外活动，既呼吸到新鲜空气，又受到阳光紫外线照射，促进身体对钙、磷的吸收利用，有助胎儿骨骼发育，防止发生骨质软化症。体育锻炼还能增加腹肌的收缩力量，防止腹壁松弛而引起的胎位不正和难产，届时缩短产程，减少出血。此外，适当的运动，还能促进肠蠕动，防治便秘。因此，妊娠期妇女不仅可以运动，而且很有必要运动，以增强体质，为将来的分娩和哺乳打下良好的基础。

怀孕早期，胚胎在子宫内扎根不牢，锻炼时要防止流产，怀孕晚期需防止早产。所以，在怀孕的早、晚两个时期中，不能做跳跃、旋转和突然转动等激烈的大运动量锻炼，可以散步、打太极拳、做健身操等。怀孕4~7月时，可以进行散步、慢跑、跳节奏较慢的健身舞。锻炼时间，每次不宜超过半小时。

锻炼的运动量，以活动时心跳每分钟不超过130次为宜，在运动后10分钟内，能恢复到锻炼前的心率为限。

养成散步好习惯

散步，是比较适合孕早期的运动项目。散步有很多好处：可以缓解焦躁不安的情绪；调整身体状况，减轻恶心、呕吐；培养体力，以利分娩；妊娠期间努力积攒体力会增强分娩的信心；防止妊娠肥胖症发生；适度疲劳感有益睡眠；预防腰痛；加速产后恢复等。

如果孕妈妈怀孕前很少运动，刚开始散步时先慢慢走，然后逐渐增加至20~30分钟的快步走；也可以先快走几分钟，再慢走几分钟，交替进行。最好一周要练习3次以上。不经常运动会让孕妈妈更容易受伤，另外，偶尔运动一次也难以让孕妈妈受益。孕妈妈散步时最好顺便做一做骨盆底肌肉练习。

散步时应穿便于行动的衣服，不要穿高跟鞋。夏天要注意防暑，冬天要注意御寒，要避开特别冷或热的天气。另外，散步时间在夏天最好是选阳光不太强的上午或傍晚；冬天最好是在下午2:00~3:00。

散步的路线要避开有台阶和有坡度的地方，还要避开人多的地方。散步途中如感到不舒服，应及时停下休息。

每天散步时间的累积在1~2个小时比较好。孕妈妈也可根据自己的感觉来调整，以不疲劳为宜。散步时间以每天早上起床后和晚饭后为最佳，散步时行走要缓，以免身体振动幅度过大，孕早期和晚期尤需注意。如果孕妈妈在怀孕后体重增加超过了15千克，散步时速度可稍快一些。

专/家/答/疑

正确的走路方法是什么样的？

好的走路姿势，是采用全身哪儿都不用力的自然体态走路，基本要点是，伸直后背，两手和谐摆动，头和上身尽量不要上下摆动，用全身走路。此外，后脚蹬地面，向前伸出的脚，要脚跟先着地。

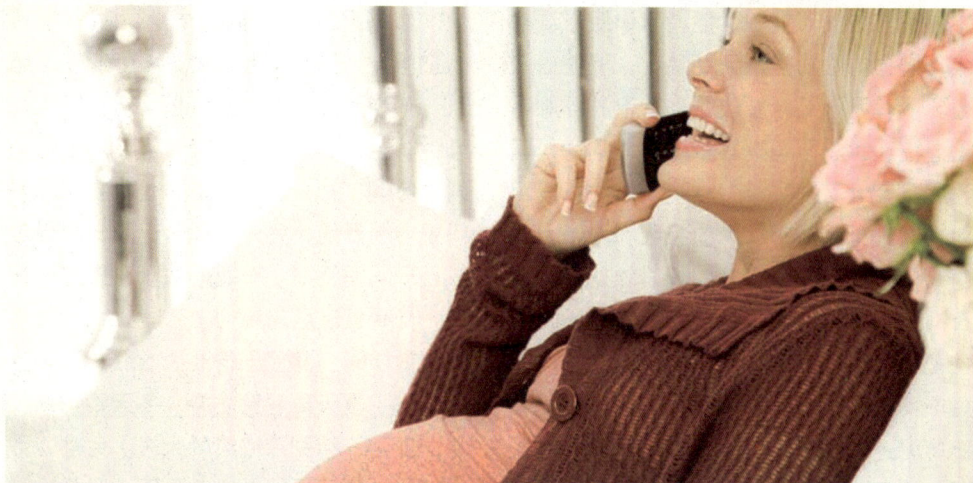

避免频繁的长途出差

不少职场孕妈妈都会面临经常出差的问题，对于那些需要经常出差且不得不去的孕妈妈，有一些状况要特别留意。

准妈妈切记不要搭乘飞行时间过长的航班，因为飞机上的气压比地面低，时间过长可能会影响腹中胎儿的氧气供应。此外，长途飞行还会使得静脉血液堆积在足部，造成水肿及疼痛，因此，在飞机上孕妈妈也需要经常站起来走动。还要尽量避免一人出行，以防出现异常情况时无人照顾。同样，在乘坐火车时，孕妈妈也有必要站起来在车厢里走动走动，以便于血液循环。

孕妇不要沉湎于麻将

玩麻将时，孕妇往往处于大喜大悲，患得患失、惊恐无常的不良心境中，加之语言粗暴、争论激烈，自主神经高度紧张，母体内的激素分泌异常。这些恶性刺激对胎儿大脑发育造成的损害，会远远超过对母体本身的损害。

打麻将的场面，多是烟雾弥漫，酒气扑鼻。即使孕妇本人不吸烟，被动的吸入量也足以造成对母体和胎儿的严重危害。而且干热的烟雾刺激呼吸道，会增加孕妇患呼吸道疾病及孕期合并症的危险。胎儿也会因供氧不足而发育不良。

孕妇腹部充盈，应避免长时间地固定于坐、卧、立、行中的一种姿势。玩麻将时，长时间处于坐位，胃肠蠕动减弱，胃酸返流增加，会刺激黏膜，引起便秘、厌食、呕吐，咽喉与上腹部烧灼感。同时腹部的压迫会使盆腔静脉血液回流受阻，肛门周围静脉丛充血，引发痔疮、下肢静脉曲张和下肢严重水肿，甚至小腿抽筋。

孕妈妈开车说法多

为了避免各种意外，孕妈妈们最好不要自己开车。必须自己驾车时一定要遵守以下安全守则：

● **避免开车节奏过猛**

　　孕妇在开车的时候应该避免紧急制动、紧急转向，因为这样的冲撞力过大，可能使孕妇受到惊吓。

● **限制车速**

　　孕妈妈要时刻牢记肚子里还有个宝宝，因此要把爱开快车的习惯改掉，时速不要超过60公里，最好不要开车上高速公路。

● **慎开新车**

　　因为新车里面可能会有一些气味，所以新车买回家后应该先开车门车窗，放掉一部分化学气味，然后可以放些竹炭、菠萝或者羊毛垫等可以吸收异味的东西。

● **避免长时间开车**

　　长时间驾驶需要全神贯注，付出更多的精力，而坐的时间过久，会使得孕妈妈腰部承受太大压力，导致腹压过大。同时，长时间处于震动和摇晃之中，对孕妈妈来说过于疲劳，可能会引起胎动异常和腹痛。因此，连续驾车不超过1小时，每开一段时间车就要下车适当活动一下，以保持良好的血液循环。

● **空调温度别太低**

　　车内空调一般以26℃为佳，孕妇坐在里面最好不要低于这个温度。在不是太热的情况下，可以关掉空调，打开车窗改吹自然风。

● **不穿高跟鞋**

　　女性开车最忌讳穿不合适的鞋子，比如拖鞋、高跟鞋、塑料底鞋等，最好是穿运动鞋或者是布鞋。孕妇更要注意这个问题，本来怀孕的时候可能会出现水肿现象，再穿上高跟鞋等不合适的鞋子，一是不舒服，二是在遇到紧急情况的时候很容易因为鞋跟高等原因不能把离合踩到底等。

● **长发要梳起**

　　女性爱美是天性，但是在开车的时候要有所收敛。比如您要是开车的话，一头乌黑亮丽的长发就应该梳起来，尤其是在开着车窗的情况下更应该梳起来，因为车窗外的风很容易把头发吹乱，导致头发挡住视线。这对于每一个女性都适用，尤其是孕妈妈更应该小心，这样才可能把任何一个可能发生的危险都规避掉。

车内不宜多放杂物

　　很多人开车都喜欢在车前方的仪表台上放很多东西，什么香水瓶、纸巾盒子、钥匙等等，其实放这些东西不仅使车内显得很凌乱，关键的是一旦紧急刹车，很容易伤害到坐在前排的人，而香水中的酒精成分也比较多，这种气味对孕妇也不好，所以尽量不要放在车里。

● **系好安全带**

　　很多孕妈妈担心安全带的束缚会使子宫受压，使腹中的胎儿不舒服。从孕妇的角度来说，她们普遍担心的是系安全带对胎儿的影响，胎儿处于羊水和子宫壁的保护之下，如果是身体健康的孕妇，系安全带并不会导致早产或流产。其实，孕妇应该和其他人一样系好安全带，即便是大腹便便时。

专/家/答/疑

正确的系安全带方法是怎样的？

将一条安全带放置在大腿和腹部之间，调整坐姿，使它紧贴身体。将另一条安全带置于乳房之间，使安全带不会卡到脖子，也别从肩部滑落。绝不能系在腹部中央，否则束缚力不但会影响胎儿正常发育，当紧急制动时，更会对胎儿造成致命伤害。座椅椅面要调成前高后低的状态，靠背也要向后略微倾斜，这样在制动时孕妇就不会滑落。

不宜长时间看电视

有些妇女因怀孕后各种活动减少，便用更多的时间看电视，以消磨时间。这种做法对胎儿是很有害的。

电视机在工作时，显像管不断发出肉眼看不见的X射线，这些射线有一部分射到外边，对胎儿影响是不容忽视的，它往往容易使孕妇流产或早产，还可能使胎儿畸形，特别是对1~3个月的胎儿，危害更大。

研究表明，每天收看电视2.8小时以上，孕妈妈常会出现疲倦、乏力、眩晕、食欲不振、焦虑烦躁及妊娠高血压综合征。孕妈妈长时间看电视还会影响胎宝宝的生长发育。所以，孕妈妈要少看电视，并在看电视时遵循以下守则：

1. 每天不超过2小时，看电视坐久了会影响下肢血液循环，更容易导致下肢静脉曲张，中间要起身活动一下。

2. 看电视时坐姿要端正，距荧光屏的距离要在2米以上为好。

3. 不要看影响孕妈妈情绪的节目，电视中的紧张情节和惊险场面，对孕妇来说，可以称为劣性刺激，有碍优生。

4. 注意不要吃零食，边看电视边吃零食，非常容易让孕妈妈长胖。

5. 还要注意室内通风，以减少电视在播放时所产生的静电荷和X射线等。

6. 看完电视后用清水洗脸洗手，消除阴极线、放射线对人体的影响。

7. 不要因看电视睡得过晚，妨碍孕妇的睡眠和休息。

孕期不要熬夜

有的孕妈妈因为工作的原因，养成了熬夜的习惯，有了宝宝也没改过来，有的根本不在意，想着白天起晚点，多睡会补过来就行了。这都是要注意改掉的坏习惯。

熬夜会引起内分泌失调，影响人体的生理时钟，会使人抵抗力下降、体力不佳、皮肤变差特别是对孕妈妈来说，有可能提高早产的几率。此外，熬夜容易造成精神不济，再加上怀孕期间的注意力及反应力本来就比较差，发生意外的几率也随之提高。另外，怀孕期间子宫愈来愈大，逐渐会压迫下腔静脉，使下半身静脉回流不佳，容易造成下肢及会阴部的静脉曲张与痔疮。经常性的熬夜、减少平躺（最好左侧卧）的睡眠时间，会使上述症状更加严重。

孕妈妈生活作息正常，不仅有助于全身各器官和系统的衡定状态，还会提供给胎宝宝良好的成长环境。俗语说："睡觉的孩子容易长大。"这个原理也可以用在胎儿身上。孕妈妈睡好了，宝宝发育才会好。

孕妈妈孕期睡眠习惯决定宝宝睡眠类型

研究显示，新生儿睡眠类型是在胎内由母亲决定的。孕妈妈要按时休息，早睡早起，这样胎宝宝在妈妈肚子里时，就适应了一定的"作息制度"。如果孕妈妈是个"夜猫子"，那胎宝宝出生后也多数是个"夜猫子"；要想带孩子的时候不那么辛苦，就要从孕期开始培养胎宝宝的作息时间，否则就要做好心理准备将来对付宝宝在夜里闹腾了。

孕期不宜戴隐形眼镜

孕妈妈容易水肿，眼睛也会受到影响，从而导致视网膜水肿，所以一般医生都不太建议孕妈妈配戴隐形眼镜，因为就连配戴一般框架眼镜的孕妈妈，都会觉得视力有些微改变。专家建议孕妈妈应让眼睛多休息，少吃重口味或太咸的食物，能减轻水肿的症状。

此外，因为怀孕时角膜会增厚，且泪液分泌减少，眼球表面会不适合配戴隐形眼镜。若平时已经习惯戴框架眼镜的孕妈妈，因为怀孕时角膜改变使得配戴困难度增加，更不应在怀孕时配戴隐形眼镜。

如果原先配戴的隐形眼镜没有觉得不舒服，那么在怀孕早期孕妈妈还是可以继续配戴，但是最好减少戴的时间，一天以6～8小时为限。到了怀孕的最后3个月，最好改为框架眼镜。

此外，由于孕妈妈的眼睛泪液减少，太长时间配戴隐形眼镜，会使眼球缺氧，发生"镜片过紧证候群"，在眼睛黑白交接处产生新生血管，衍生出"眼球血管增生症"，严重者会影响视力。

在清洁方面更要加强，或使用日抛式隐形眼镜，因为角膜的敏感度降低，隐形眼镜镜片上沉积物一旦增加或没有清洁好，很容易因眼角膜有轻微破皮感染而不易察觉，从而生眼角膜溃疡的危险。

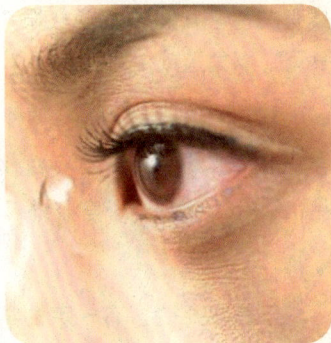

居家慎用清洁剂

洗涤剂、柔顺剂、漂白剂、除臭剂、消毒液、空气清新剂这些日用清洁剂中，大多含有对孕妈妈有影响的化学成分。所以，在日常生活中要尽可能地少用或者是最好不用，使用的时候必须戴上优质的防水手套。

使用清洁剂时能不用就不用，能少用不多用，尽量减少用量，以降低危害。另外，寻找其他不含化学用品的东西来替代也是不错的方法。例如，用蚊帐来代替蚊香；室内经常通风，就可以不用空气清新剂；衣服经常拿到阳光下去晾晒，就可以不用消毒液了。

慎用电风扇

每到炎炎夏日，电风扇成为人们纳凉的主要工具，但妊娠期的女性吹电风扇时却不可随心所欲。由于女性妊娠期间新陈代谢旺盛，皮肤散热量增加，表现出怕热、多汗。当孕妇借助风扇来纳凉时，风扇的风吹到皮肤上，使汗液蒸发，皮肤温度快速下降，表皮毛细血管收缩。为了适应皮肤的变化，全身的神经系统和组织器官需要工作，以达到全身体温均衡状态。长时间地处于紧张状态，人反而容易疲劳。孕妇若吹电风扇的时间过长，会出现头晕头痛、疲惫无力、食欲不振等症状。所以孕妇吹电风扇要适可而止，千万注意不要引起感冒。同时还要注意对于风速的选择，最好选择自然风档位。

✳ 孕期保健：警惕流产与异常妊娠

易导致流产的食物

在怀孕期间，孕妈妈需要均衡全面的营养，不要偏食、挑食，但由于食物本身所具有的特性，使得有些食物并不适合孕妈妈吃。以下的几种食物，孕妈妈要尽量避免食用，以免造成流产。

● 山楂

山楂对孕妇子宫有兴奋作用，可促进子宫收缩。倘若孕妇大量食用山楂或山楂制品，就有可能刺激子宫收缩，进而导致流产。

● 芦荟

芦荟本身就含有一定的毒素，孕妈妈若饮用芦荟汁，会导致骨盆出血，甚至造成流产。就连生产后的新妈妈，芦荟的成分混入乳汁，会刺激孩子，引起下痢。

● 甲鱼、螃蟹

甲鱼又称鳖，具有滋阴益肾功效，向来被人们作为高档补品而选用，并且又是味道鲜美的菜肴。螃蟹也因其味道鲜美

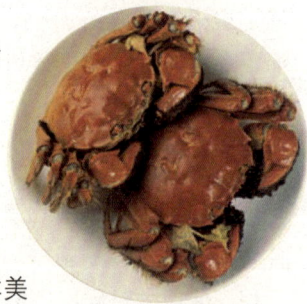

而深受很多人的青睐。但孕妇在怀孕早期食用则会造成出血、流产。因为甲鱼和螃蟹都具有较强的活血祛瘀的功效，尤其是蟹爪、甲鱼壳，具有明显的堕胎作用。

● **薏米**

薏米对子宫平滑肌有兴奋作用，可促使子宫收缩，因而有诱发流产的可能。

● **马齿苋**

它既是草药又可做菜食用，其药性寒凉而滑利，对于子宫有明显的兴奋作用，能使子宫收缩次数增多、强度增大，易造成流产。

● **杏子及杏仁**

杏子味酸，性大热，有滑胎作用。由于妊娠胎气胎热较重，故产前一般应吃清淡食物，而杏子的热性及其滑胎特性，为孕妈妈之大忌。杏仁中含有剧毒物质氢氰酸，食用过量能使胎宝宝窒息死亡。

● **黑木耳**

虽然有滋养益胃的作用，但同时其又具有活血化瘀之功，不利于胚胎的稳固和生长，故不宜多食。

正确认识自然流产

一般人们把自然流产看作"母亲伤身，孩子害命"的大事，家里人会想方设法保胎。然而据统计，在已明确妊娠的女性中自然流产发生率为15%，有些怀孕女性不知道自己自然流产，有的表现为"一次过量的月经"，有的只是"月经延迟几天又来了"等。临床对这些流产物的染色体分析结果发现：妊娠2～3个月的流产物中，染色体异常占60%；在妊娠4个月的流产物中，染色体异常仍占到50%。如果这些胚胎保全下来，出生的就是各种先天畸形或发育不健全的孩子。

从优生学的角度看，自然流产，是人类一种自然选择性生殖淘汰，完全没必要为流产的胎儿惋惜。

引起自然流产的原因，一般包括孕妈妈和胎儿两方面，以胎儿为主，包括染色体等先天性异常、受精卵异常、精子或卵子异常或着床异常、胎儿异常，还包括发育不全、畸形、位置异常、死亡等情况。孕妈妈的原因，包括患全身性疾病如急性肺炎、急性阑尾炎、急性脑炎等；生殖系统疾病如子宫发育不全、子宫肌瘤、子宫畸形等；内分泌失调如黄体激素、雌性激素、等异常；药物中毒，过多接触有害物质如砷、铅、苯、甲醛等；各种创伤如精神性或机械性的刺激，特别是腹外科手术。

专/家/答/疑

流产的主要征兆有哪些？

流产的主要表现是停经后出现阴道出血和腹痛。在孕12周前发生流产通常先出现阴道出血，而后出现下腹疼痛；孕12周后至孕28周前的流产过程，与早产相似，一般先出现下腹阵发性疼痛，后出现阴道出血，通常阴道出血不多。所以，如果孕妈妈发现腹部一阵一阵疼痛，阴道伴有不等量流血，下腹有轻微疼痛或感觉腰酸有下坠感，这可能就是流产的前兆，应及时去医院就诊，防止阴道大出血、感染等并发症的发生。

如何预防习惯性流产

习惯性流产是自然流产中的一种类型。自然流产连续发生3次及3次以上，即视为习惯性流产。习惯性流产每次流产多发生于同一妊娠月份，其表现与一般流产相同。习惯性流产的原因很多，已知的治疗方法也很多，最重要的是查明习惯性流产的原因，而后对症治疗。

发生习惯性流产，夫妻双方应做全面的体格检查，特别是遗传学检查，基因医学的发展会给患有习惯性流产的夫妻带来福音。

找出造成习惯性流产的原因，根据原因加以防止和治疗，才能有效地预防流产发生：

1. 发生流产后半年以内要避孕，待半年以后再次怀孕，可减少流产的发生；

2. 习惯性流产染色体异常夫妇应于孕前进行遗传咨询，确定是否可以妊娠；

3. 做血型鉴定包括Rh血型系统；

4. 宫颈内口松弛者应在妊娠前行宫颈内口修补术，或于孕12～18周行宫颈内口环扎术，术后定期随诊，提前住院，待分娩发动前拆除缝线；

5. 当原因不明的习惯性流产妇女出现妊娠征兆时，应及时补充维生素E、肌注黄体酮注射液10～20mg，每日1次，或肌注绒促性素（HCG）3000U，隔日1次，用药直至妊娠10周或超过以往发生流产的周数，应安定患者情绪并嘱卧床休息，禁性生活；

6. 有甲状腺功能低下，要保持甲状腺功能正常后再怀孕，孕期也要服用抗甲低的药物；

7. 注意休息，避免房事（尤其是在上次流产的妊娠期内），情绪稳定，生活规律有节；

8. 男性要做生殖系统的检查，有菌精症的要治疗彻底后再使妻子受孕；避免接触有毒物质和放射性物质的照射。

专/家/答/疑

流产有哪些类型?

妊娠28周以前，胎儿不足1000克而发生妊娠中断者称自然流产，分为先兆流产、不可避免流产、不全流产和完全流产。

危险的宫外孕

正常情况下，妇女怀孕后胚胎将种植在子宫腔内称为宫内孕，若种植在子宫腔外某处则称为宫外孕。医学上又称为异位妊娠，宫外孕部位最多见于输卵管，占异位妊娠的80%左右。少数亦可见于卵巢、宫颈等处。

宫外孕，是妇科领域常见的急腹症，也是孕妇死亡的主要原因之一。宫外孕典型症状可归纳为三大症状，即：停经、腹痛、阴道出血。孕妈妈注意千万不要将此时的阴道出血误认为月经。

引起宫外孕的常见原因是输卵管炎及粘连，如慢性输卵管炎、子宫内膜异位等。此外，盆腔手术、人工流产、吸烟等也会增加发生宫外孕的几率。

● 哪些人易患宫外孕

1. 患慢性静卵管炎的妇女

正常情况下，输卵管通过纤毛的摆动

及输卵管平滑肌的蠕动，把受精卵输送到宫腔。但患有慢性输卵管炎的妇女，由于炎症及病变，使得孕卵到子宫腔发生困难。

2. 输卵管发育不良或畸形的妇女

输卵管肌层发育不良、内膜缺乏纤毛等病变，使输卵管输送孕卵的功能减弱。输卵管畸形病变，也不易使受精卵顺利到达宫腔。

3. 患子宫内膜异位症的妇女

一方面，异位在输卵管间质部的内膜，致使管腔狭窄或堵塞，孕卵难以通过；另一方面，当孕卵与异位的内膜接触时，合体细胞从细胞滋养层细胞分化出来，并分泌一种溶解黏膜的蛋白质分解酶，从而侵蚀异位并使其形成一个缺口，让孕卵植入其中发育，导致在输卵管间质部发生宫外孕。

4. 盆腔内有肿物的妇女

由于肿物挤压和牵引，使子宫或输卵管位置移动，结构异常，这就会影响孕卵正常到达宫腔。

5. 输卵管结扎后再通的妇女

不论是自然再通还是施行手术再通，输卵管均不像以前那样畅通。由于再通处比较狭窄，孕卵容易被阻留在狭窄处安家落户。

6. 有过宫外孕病史的妇女

如果准备再怀孕，却没有查出和消除引起前次宫外孕的原因，则此次怀孕后发生宫外孕的几率要比一般妇女高。

7. 多次进行人流手术的妇女

频繁做人流手术，很容易使子宫内部受到伤害，从而导致受精卵不易在子宫内着床，而转移到别处去安家落户。

● **易发宫外孕的妇女应注意的问题**

1. 如果确定怀孕，最好在停经4周内到医院作一次全面的早孕检查。

2. 在生育期内，出现短暂停经后，下腹部一侧又出现不明原因的隐痛或酸胀，应高度警惕宫外孕的可能。

3. 停经后，从阴道排出膜样的片状或管状物、放入清水中漂浮，表面呈现颗粒绒毛状结构、说明发生了宫外孕，但胚囊已受损流产，应去医院作进一步治疗。

宫外孕如何早发现

孕妈妈发生宫外孕是十分危险的，学会辨识宫外孕很重要，出现下面症状时孕妈妈一定要引起重视：

1. 停经。月经一向规律而突然停经，当40～50天后出现不规则阴道流血时，常被孕妈妈误认为月经来潮而忽视去医院就诊，如果月经本身就不规律更易忽视。

2. 输卵管妊娠流产或者破裂前，症状与体征都不明显，通常会出现短暂停经及妊娠表现，有时会出现一侧下腹胀痛的情况。检查时输卵管通常是正常的或有肿大。

3. 下腹感觉坠痛，有排便感，有时会出现剧痛，并且会冷汗淋漓。

4. 腹腔内急性出血，会使得血容量减少，引起剧烈腹痛，轻者会晕厥，重者则出现休克。

5. 有恶心、呕吐、尿频症状，还可能伴有少量阴道出血。

宫外孕的症状通常是不典型的，早期与正常的妊娠没有什么区别。孕妈妈如发

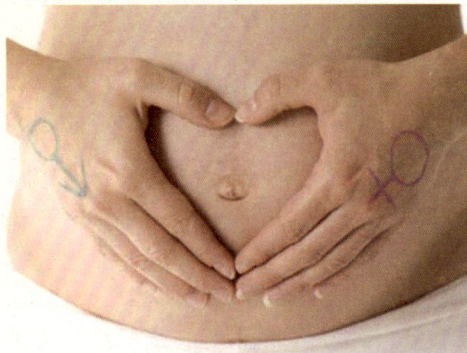

现异常要及早到医院进行检查，向医生详细、准确地诉说自己的感觉。如果及时发现宫外孕，不仅可以避免腹腔内大出血或是更严重的后果，而且还可以做只取出异位妊娠组织而保留输卵管及生育功能的手术，这对于那些还没有孩子的年轻妇女来说是非常重要的。另外，还有可能在严密的观察下用中西医结合的非手术疗法进行治疗。宫外孕临床分休克型、不稳定型、包块型，各型都有不同的治疗原则。病情较重则应积极急救，行开腹手术，才能挽救病人生命。

小心葡萄胎

怀孕之后，胚胎会长出很多绒毛并附着在母体的子宫上，胎儿通过这些绒毛与母体进行物质交换，以获取氧气和营养以及进行新陈代谢。然而，在某些因素的影响下绒毛间质会发生水肿，绒毛基质微血管消失，绒毛变成大小不一的水泡，这些水泡相连在一起，形似葡萄，因此称葡萄胎。葡萄胎是一种异常的妊娠，年龄大于40岁者葡萄胎发生率是年轻女性的10倍。

葡萄胎的真正发病原因目前还不清楚，通常认为与营养障碍，尤其是叶酸缺乏，感染、特别是病毒感染，遗传和免疫机能障碍等因素有关。发生葡萄胎的孕妈妈，一般表现为闭经后的6~8周不规则阴道流血，最初出血量少，为暗红色，后逐渐增多或继续出血。可伴有阵发性下腹痛，腹部呈胀痛或钝痛。一般能忍受，常发生于阴道流血前，也可伴有妊娠呕吐。部分患者可能会出现咯血或痰带血丝的症状。孕20周前出现高血压、水肿以及蛋白尿，并且症状严重。

一旦发现以上症状，应及时将孕妈妈送医就诊，以免出现危险。葡萄胎一旦确诊后应及早手术，以求保留子宫，避免其发生远处转移，给治疗带来一定的困难。

专/家/答/疑

葡萄胎是良性的就没有危险了吗？

尽管葡萄胎是良性疾病，但葡萄胎患者中10%~25%可恶变为侵蚀性葡萄胎而危及生命。所以，一旦得了葡萄胎后，应立即刮宫，对于年龄大的孕妈妈，还应考虑全子宫切除，以防止恶性病变。有葡萄胎孕产史的女性，2年内应采取切实可靠的避孕措施，不能再次怀孕。

早期阴道出血

妊娠早期，孕妇若有出血现象，需要到妇产科就诊。可能原因有以下数种：

● 妊娠因素

先兆性流产、过期流产、萎缩性胚囊、不完全性流产、异位妊娠、葡萄胎等或黄体素不足造成的胚胎着床出血。

● **子宫颈问题**

子宫颈糜烂、子宫颈息肉或子宫颈癌。

● **阴道因素**

阴道炎症及阴道外伤等。

● **全身因素**

可引起出血的全身性疾病，如白血病、再生障碍性贫血等。

> **／ 孕早期出血一定要就医 ／**
>
> 孕妇若有妊娠早期出血现象，不管出血量多少一定要就医，由医师诊断后给予适当的治疗。

妊娠剧吐并非简单的早孕反应

孕妇在怀孕早期出现头晕、倦怠、择食、食欲不振、轻度恶心、呕吐等症状，称为早孕反应。早孕反应多在怀孕6周左右出现，持续6周，怀孕12周前后自然消失，一般对生活和工作影响不大，不需特殊治疗。若早孕反应严重，恶心、呕吐频繁，不能进食，影响身体健康，甚至威胁孕妇生命时，称为妊娠剧吐。

多见于年轻初孕妇，停经40日左右出现早孕反应，逐渐加重直至频繁呕吐不能进食，呕吐物中有胆汁或咖啡样物质。严重呕吐引起失水及电解质紊乱，动用体内脂肪，其中间产物丙酮聚积，引起代谢性酸中毒。患者体重明显减轻，面色苍白，皮肤干燥，脉搏细数，尿量减少，严重时出现血压下降，引起肾前性急性肾衰竭。

对妊娠剧吐者应给予安慰，注意其精神状态，了解其思想情绪，解除其顾虑。出现妊娠剧吐时，通常需住院治疗。应先禁食2～3天，每天静脉滴注葡萄糖液及葡萄糖盐水共3000毫升。输液中加入氯化钾、维生素C及维生素B_6，同时肌注维生素B_1。合并有代谢性酸中毒时，应根据血二氧化碳结合力值或血气分析结果，静脉滴注碳酸氢钠溶液，每天尿量至少应达到1000毫升。经上述治疗2～3天后，病情多迅速好转。呕吐停止后，可以试着进食，若进食量不足，仍需适当补液。经上述治疗病情仍不见好转者，体温增高达38℃以上，每分钟心率超过120次或出现黄疸时，应考虑终止妊娠。

> **／ 妊娠剧吐的饮食宜忌 ／**

本病与饮食关系密切，饮食治疗及饮食宜忌对本病的治疗具有重要作用。一般饮食宜忌有：宜清淡饮食，多食水果，以顾护脾胃；宜少食多餐，以顾护脾胃；宜多品种、多花色，注意菜肴的色香味形，以促进食欲；不宜油腻及甜食，以免伤损脾胃，加重病情；呕吐甚者应暂禁食，以免刺激肠胃。

|第二讲|

孕4月（13~16周）：
感受胎动的幸福

❋ 孕情早知道

胎宝宝发育进程

妊娠4个月时，胎儿皮肤颜色进一步加红，同时也变厚了，这有利于保护胎儿的内脏。脸上长出叫做毳毛的细毛。胎儿的身长约为16厘米，体重约120克。骨骼和肌肉日渐发达，手、足能做些微小活动，胎儿心脏的搏动也更加有力了。胎膜长结实了，羊水的数量也从这个时期开始急速增加。

在妊娠15周后期，此时已完全具备人的外形，由阴部的差异可辨认男女，大脑边缘系统开始形成。

胎儿能感受舒适或不快：如孕妇的爱情、亲情获得满足，舒适的生活获得满足……心情舒适的时候，腹中的胎儿也一样，他会感到舒适、愉悦，心灵即获得发展。

孕妈妈身体状况

一般孕妈妈在怀孕4个多月时，其腹部就开始明显地显形，那是因为子宫已经长到如小孩头的大小，孕妈妈对自己下腹部慢慢地充实起来会感到很惊奇。尽管子宫被极大地扩张了，但孕妈妈处于静态时，腹内的压力是完全正常的。

妊娠第4个月时的孕妇腹部微凸，但仍然不是很明显，子宫变大、多尿、骨盆充血，并影响乙状结肠、大肠而常常发生便秘。

妊娠反应逐渐消失，胃口变得好起来，但分泌物、尿频、腰部沉重感依然存在。

乳房明显增大，乳头及乳晕着深褐色，从乳头里可挤出一种淡黄色的黏液。

子宫如菠萝般大小，已长出小骨盆，宫底在肚脐与耻骨上缘之间。时有不规则的无痛性收缩，这是妊娠期正常的肌肉收缩。

心脏由于子宫不断增大，导致膈肌向上升移，迫使心尖向左侧轻微移位及心脏容量和心率轻度增加。为了与胎儿的正常生长发育相适应，孕妈妈的心搏量逐步增加，而且对活动的反应较非孕期明显。血压随着腹压的升高，对收缩压影响不大，但舒张压呈轻度下降，致使脉压也显轻度加大。静脉压对上肢无影响，下肢静脉压因腹压增高影响静脉回流而表现增高。

✱ 本月关注：多胎妊娠

双胎和多胎——快乐的兄弟姐妹

一般情况下，一个卵子和一个精子结合，形成单个的胎儿。但是，有时候卵巢排出两个或两个以上成熟卵子并且同时受精成胎，或者有单个的受精卵分裂成两个或者两个以上受精卵，各自在母体内发育，便会形成双胞胎、三胞胎或多胞胎。

双胞胎，分为异卵双胎和单卵双胎。通常女性每月排卵一次，但却也有时候会由于某些原因，同时排出两个卵子并且同时受精，两个受精卵分别着床于母体子宫内，各自有自己的一套胎盘，相互之间没有什么联系，这种情况称异卵双胎，会孕育出两个比较相似的婴儿，而且往往是异性，俗称"龙凤胎"。异卵双胎比较常见，与遗传基因、育龄女性的年龄和生育次数有一定关系。

单卵双胎的形成，与异卵双胎不同，是由一个精子与一个卵子结合产生的一只受精卵而来。但这只受精卵为什么会一分为二，形成两个胚胎，其中的奥秘至今尚未被人类所破译。

单卵双胎因为出自于同一只受精卵，接受到完全一样的染色体和基因物质，胎儿的性别相同，完全像是一个模具里铸造出来似的，相像到自己的亲生父母也难以分辨。而单卵双胎的相似，还不仅仅限于外貌、血型、智力，甚至某些生理特征、对于疾病的易感程度等方面也都一致。而人们在新闻传媒的报道中，常听到的"连体婴儿"，实际上也是单卵双胎，只是因为受精卵在分裂时不完全，造成了两个胎儿某些部位的相连。

双胞胎的发生率，与人种和气候环境似乎有关，黑人居多，白人居中，亚洲人较少。且北方较多，南方较少。

双胎妊娠发生后，孕期身体的不适和反应往往比单胎更加明显。利用超声波检查，能很容易在妊娠初期检查出双胎妊娠。

发现双胎或多胎妊娠之后，也不必忧虑，需要做的是付出加倍的勇气，加倍认真做好孕期保健，为胎儿健康成长提供良好的环境，赢取双倍的喜悦。

双胎妊娠有家族遗传性

双胎妊娠有家族遗传趋势，一般随母系遗传。如果孕妈妈本人是双胎之一，生育双胎的几率高达1/58，隔代遗传，即孕妈妈的父母亲中有双胎，生育双胎的比例也会很高。

双胎妊娠的风险性

双胎妊娠的孕妇其早孕反应较重且持续时间会超出开始的3个月。10周以后子宫增大就比单胎妊娠明显，24周以后尤为迅速。妊娠晚期可出现压迫症状，如呼吸困难，下肢浮肿及静脉曲张等。

双胎妊娠时，孕妇血容量的增加比单胎妊娠多，同时又要孕育两个胎儿，需要铁质更多，往往出现贫血。双胎妊娠时更容易发生妊娠糖尿病和妊娠高血压等并发症。由于子宫过度膨大，双胎妊娠常不能维持到足月，容易发生早产。

双胎妊娠孕期平均比单胎妊娠期缩短22.2天。约有半数胎儿的体重在2500克以下。由于子宫过度膨大，临产后由于发生子宫收缩无力，导致产程延长；且因胎儿较小，而且常伴有胎位异常，破膜后易发生脐带脱垂；第一个胎儿娩出后，第二个胎儿的活动范围加大，容易形成横位；并且由于子宫骤然缩小，可以发生胎盘早期剥离，从而威胁第二个胎儿的生命，影响产妇的健康；由于子宫收缩乏力，往往发生产后出血；两个胎儿娩出后，由于腹内压突然下降，也可发生产后休克。

因此，确定妊娠后应定期做产检，争取早期确诊双胎妊娠。孕期中要增加产检和超声波的检查次数，以掌握胎儿发育情况，及早发现问题，做最适宜的医疗处理。孕妈妈要加强营养，补充足够的蛋白质、维生素、铁剂、叶酸、钙剂等，预防贫血和妊娠期高血压疾病，孕晚期避免过度劳累，减少早产和围产儿死亡率。

● **单胞胎和多胞胎在35周和31周前出生的比例**

孩子个数	在31周前出生的比例	在35周前出生的比例
单胞胎	5%	1%
双胞胎	35%	10%
三胞胎	80%	30%

给双胎妊娠的孕妈妈特殊照顾

当医生宣布可能怀了双胎或多胎后，孕妈妈需要得到更多的关爱和细心的呵护。

保证充足的休息和健康饮食是十分重要的，因为你需要消耗更多的体力。应增加营养的数量和质量，还要注意基本营养素搭配合理。若浮肿较重时，应适当增加蛋白质摄入量，必要时可静脉输入白蛋白制剂，并给限盐饮食。应常规补充铁剂和叶酸预防贫血；中期妊娠后注意休息，避免房事，并提前4周做好分娩前的准备工作。

如果你还在工作，最好不要全职工作，要根据个人的具体情况，比计划中早些离开工作岗位。怀有多胎的孕妇过去常规允许在出生前几周就入院，这样可减少早产发生率且能使胎儿长得更好。

双胎或多胎妊娠的孕妈妈会遇到所有正常妊娠的问题，但会出现较早并有所加重。尽量安排好工作和生活，不要使自己过度劳累。

✿ 营养与饮食：加紧补充营养

孕4月饮食原则

进入本月，孕妇的情况已经大有改善，早孕的不适反应基本消失，流产的危险也变得很小，但是对于饮食营养的关注则丝毫不能放松。

此时应该增加各种营养素摄入量，尽量满足胎儿迅速生长及母体营养素存储的需要，避免营养不良或缺乏对胎儿生长发育和母体健康的影响。

● 增加热能

由于此时基础代谢加强，对糖的利用增加，因此应在孕前基础上增加能量，每天主食摄入量应达到或高于400克，并且精细粮与粗杂粮搭配食用。热能增加的量可视孕妈妈体重的增长情况、劳动强度进行调整。

● 保证优质足量的蛋白质

为了满足母体和胎儿组织成长的需要，并为分娩消耗及产后乳汁分泌进行适当储备，应增加蛋白质摄入量，且动物蛋白质占全部蛋白质的一半以上。

● 要供给适宜的脂肪

脂肪开始在腹壁、背部、大腿等部位存积，为分娩和产后哺乳做必要的能量贮存。孕妈妈应适当增加植物油的量，也可适当选食花生仁、核桃、芝麻等必需脂肪酸含量较高的食物。

● 要摄入足够的维生素

孕中期对叶酸、维生素B_{12}、维生素B_6、维生素C以及其他B族维生素的需要量增加，应增加这些维生素的摄入。这要求孕中期选食米面并搭配杂粮，保证孕妈妈摄入足够的营养。

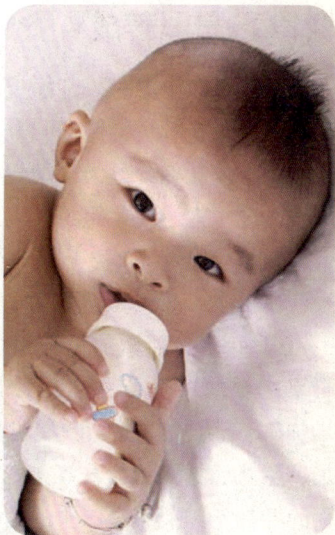

孕中期营养素每日参考供应量

妊娠中期，随着胎儿的发育，母体除维持本身日常所需的营养物质外，还必须源源不断地供给和满足胎儿对营养物质的需要。营养师为妊娠中期孕妇推荐了每日的营养供给量，以轻体力劳动为例。

热量	10.4兆焦（2500千卡）
蛋白质	85克
钙	100毫克
铁	28毫克
锌	16.5毫克
维生素E	12毫克
维生素B_1	1.8毫克
维生素B_2	1.8毫克
烟酸	18毫克
维生素C	80毫克
视黄醇当量	1000微克
维生素D	18微克

饮食习惯早养成

进入怀孕中期时，妊娠反应的症状会逐渐消失，食欲也会慢慢回升，应当充分摄取足够的营养，是为了孕妈妈本身组织成长，如子宫、乳房组织，以及胎儿发育所需。

在此期间，孕妈妈体重将会增加5~6千克，必须增加总热量的摄取，每日平均增加17千卡的热能，每周就可以增加0.5千克的体重，以提供母体组织增加、胎儿成长和胎盘发育；也因为代谢负荷的增加，并节约蛋白质的消耗以提供建造组织的功能，因此，热量增加是必要的。

从现在开始，一定要培养良好的饮食习惯：

● 定时

无论每一天的工作有多么忙碌，也应

当"把吃饭的时间还给自己"。最理想的吃饭时间为早餐7~8点，午餐12点，晚餐6~7点；吃饭时间最好用30~60分钟，进食过程要从容，心情要愉快。

● 定量

抽出一点时间，了解一些营养知识，合理搭配。每餐各占一天所需热量的1/3，最好要呈倒金字塔形，早餐丰富、午餐适中、晚餐量少。

● 定点

养成定点吃饭的习惯；如果希望未来宝宝能坐在餐桌旁专心进餐，那么现在孕妈妈吃饭时，就应当固定在一个安静、温馨的地方，尽量不被干扰、影响、打断用餐。

● 营养均衡多变化

多变化食物的种类，每天吃多种不同的食物，营养素会容易充足。

● 以未加工的食物为主

尽量多吃原生类食物，如五谷、青菜、新鲜水果，烹调方式以保留食物原味为主，少用调料，少吃垃圾食品，油炸食物和市售的成品食物少吃，让宝宝在胎儿期就习惯于健康有益的饮食模式。

增加食物热量

妊娠期孕妇自身各器官的新陈代谢、胎儿的生长发育以及孕妇为分娩和哺乳储存的养料，都需要一定的营养供给，这些都要从孕妇每天所吃的食物中摄取。从事轻体力劳动的妇女，每日需要的热量在114~143千卡；而孕妇需要的热量比常人要高，一般比非孕期所需热量高25%，即在143~172千卡。有的孕妇怕自身发胖或怕胎儿长得过大，有意控制热量的摄入，这对胎儿和孕妇本身都不利。

妊娠开始1~2个月，热量消耗每天增加48千卡左右，3~5个月每天增加400千卡左右，6~7个月每天增加430千卡左右；8~10个月，每天增加374千卡左右。明显地看出，孕中期热量增加最多。这些热量都需要通过孕妇的膳食来补充。

热量的主要来源为谷类食物，孕妇所需平均每天为0.4~0.45千克。为满足热量的供应，孕妇要注意主食品种多样化，如大米、面粉、小米、玉米、薯类都要搭配食用。但是，热量供应过多，超过机体的需要时，多余的热量就以脂肪的形式储存起来，如此下去，会使孕妇身体过胖，胎儿过大，容易引起分娩困难。因此，孕妇的膳食应以副食为主，主食按平时每日进食的副食品如鱼、肉、油类的多少加以调节。

保证蛋白质的摄取

胎儿身体的成长和孕妇的子宫、胎盘、乳房等器官的发育，以及分娩时失血的补充，都需要蛋白质。此外，孕妇体内还要储存一定量的蛋白质，以备产后哺乳的需要。保证孕妇有充分的蛋白质是十分重要的。

妊娠中期胎儿和孕妇的子宫、胎盘、母血、乳房等组织对蛋白质需要迅速增加。此时胎儿脑细胞分化发育仍处于第一

个高峰期，缺乏蛋白质可导致脑细胞的永久性减少，使胎儿生下后智力不佳，这是以后不可弥补的问题。

妊娠中期孕妇对蛋白质的需求，一般每天要比妊娠早期多15~25克，最好保证每天必须从膳食中得到80~90克蛋白质。动物性蛋白质和植物性蛋白质各占一半。富含蛋白质的食物有豆类、奶类、动物内脏、肉类、水产类、蛋类等。

食物混合可提高蛋白质利用率

孕妈妈可将几种常见的食物混合在一起，以提高蛋白质在身体里的利用率，例如，单纯食用玉米的生物价值为60%、小麦为67%、黄豆为64%，若把这三种食物，按比例混合后食用，则蛋白质的利用率可达77%。

健康饮食防腹泻

在妊娠过程中，孕妇消化功能有所下降，抵抗力减弱，如果出现腹泻，则会损失大量的营养素，而且因肠蠕动而刺激子宫，容易引起流产。因此，最好的预防方法是多食用新鲜卫生、易消化的食物。

● 易引起腹泻的食物搭配

牛奶与巧克力易发生腹泻： 牛奶含丰富的蛋白质和钙，巧克力则含草酸，若二者混在一起吃，牛奶中的钙会与巧克力中的草酸结合成一种不溶于水的草酸钙，食用后不但不吸收，还会发生腹泻、头发干枯等症状，影响胎儿生长发育。

水果与海鲜不宜同吃： 吃海鲜的同时，若再吃葡萄、山楂、石榴、柿子等水

果，就会出现呕吐、腹胀、腹痛、腹泻等。

鸡蛋不要与兔肉同吃：鸡蛋与兔肉同食会刺激肠胃道，引起腹泻。另外，生鸡蛋及半熟的鸡蛋含有大量细菌，吃了同样有可能会引起腹泻，而且也不利于吸收消化。

少吃火锅有益

吃火锅少不了涮肉，而肉类常会感染弓形虫。有关资料表明，羊群中弓形虫的感染率为61.4%，猪为0.6%，牛为13.2%，鹅为35%，而狗尤为惊人，达70%以上。人们吃火锅时，往往只把把肉片稍稍一烫，这种短暂的加热并不能杀死寄生在肉片细胞内的弓形虫幼虫。孕妇感染时无明显不适，或仅有类似感冒的症状，但幼虫可通过胎盘传染给胎儿，严重者可发生流产、死胎，或影响胎儿脑的发育，而发生小头、大头（脑积水）或无脑儿等畸形。如果要吃火锅，则一定要把肉片煮透才可食用。

健康吃夜宵

孕妈妈对营养的需求量比孕前增多，才吃过不久就会觉得有点饿，尤其是晚上。这时就需要适当吃点夜宵，以免饿得睡不着觉。但吃夜宵也要小心不要犯了睡前饮食禁忌，否则也会扰得孕妈妈睡不安稳。

●吃夜宵的注意事项

1. 适当地补充能量就可以了，高油脂高热量的食物，如油炸物、烧烤、比萨等垃圾食物要避免吃。因为油腻的食物会增

加肠胃的负荷，影响睡眠甚至是第二天的食欲。水分和糖分含量高的水果以及利尿的食物也要避免吃，否则也会影响睡眠。

2. 吃夜宵的时间与睡眠之间一定要间隔一定的时间，吃完夜宵后至少2～3小时再睡觉。

3. 由于空腹吃甜品会使得胃酸过多，引发胃部不适，所以最好不要用甜品来做夜宵。

4. 夜宵的量一定要小，不能超过全天进食份额的1/5，品种可以多样一点。孕妈妈的肠胃功能在孕期有所下降，进食过多会加重肠胃负担，导致烧心、消化不良，引起失眠。

5. 吃得不要太咸，否则的话会让你喝大量的水，使得夜尿增多，早晨起来还可能面部肿胀。高盐分食物还会导致血压上升，情绪紧绷，引起失眠。

6. 像辣椒、大蒜之类的辛辣食物，不管怎么做，都可能引起烧心和消化不良，干扰睡眠。

7. 不要食用易引起胀气的食物。食物产生气体导致腹胀感容易妨碍睡眠，这样的食物有：豆类、洋葱、绿椰菜、球甘蓝、土豆、红薯、芋头、香蕉及甜点等。

专/家/答/疑

夜宵的最好选择是什么？

粥中的淀粉能够与水分充分地结合，不但能提供一定的热量，还能提供一定的水分，并且粥营养美味又容易消化，不会给肠胃造成负担，所以是健康夜宵的首选食物。鱼片粥、猪肝粥、八宝粥都是不错的选择。

●生熟混用易得寄生虫病

吃火锅是用生肉、生鱼、生菜边涮边吃。这些食品均易被致病微生物和寄生虫卵所污染，吃时必须在滚开汤中煮熟煮透。食用时熟食应该与未煮熟的食物分别用不同的碟子装，夹生食与熟食的筷子也应该分开，这样才能防止或减少消化道炎症和肠寄生虫病的发生。

●火锅汤底反复使用会致癌

久煮的火锅汤中含有亚硝酸盐，若再放置过夜重复使用，汤中亚硝酸盐含量会增加。亚硝酸盐是一种较强的致癌物质，进入胃里后，在胃酸作用下与蛋白质分解产物二级胺反应生成亚硝胺。亚硝胺具有强烈的致癌作用，主要引起食管癌、胃癌、肝癌和大肠癌等。所以不可将火锅汤底留着反复涮菜。

✳ 孕期生活：坚持"孕"动不放松

孕中期的健康运动

一般说来，在早孕反应消失以后，就可以安排活动，每次活动时间不要太长，以20分钟左右为宜，如果感到疲劳随时可以停止，不必勉强自己。

进入妊娠中期，孕妈妈会开始感到自己的精力有所恢复，原来十分疲惫不堪的身体变得恢复活力。此时，适度的体育锻炼，不论对母体健康，还是对将来宝宝的顺利分娩都大有好处。可以快步走、慢跑、跳慢节奏舞、练太极拳或瑜伽等，这些活动量适中的有氧运动，不仅适宜孕期，也比较适合女性作为坚持长期锻炼的项目。

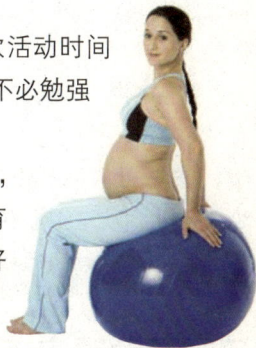

户外活动能呼吸到新鲜空气，获得充分的阳光照射，避免维生素D的缺乏。活动量要适当，让活动后的身体不感到疲劳和紧张为度。平时如果骑自行车上下班，怀孕后可以照常，骑车本身也是一种运动，只要留下充裕的时间，车速不要太快，避免在颠簸的路上行驶，上下车要小心，不可撞击腹部，坐垫放低一些更安全。

专/家/答/疑

所有孕妈妈都适宜参加体育锻炼吗?

孕期参加体育锻炼的前提是没有先兆流产的迹象，身体基本素质不错。锻炼时间每次不宜超过半小时，运动量以活动过程中心跳每分钟不超过130次，运动后10分钟内能恢复到锻炼前的心率为限度。

妊娠中后期身体负担越来越重，活动不便，散步是最为适宜的活动。各种球类、田径运动、跳水、骑马等运动量大，易发生意外，不宜参加。凡是带有比赛性质的活动，都易造成精神紧张，孕期都不适宜参加。

这里说到的有氧体操，是指专为孕妇活动和锻炼全身的运动操，可以使血脉通畅，肌肉放松。妊娠中出现的气喘、腰背疼痛等各种不适感都可以通过活动来减轻，还能锻炼临产时肌肉和持久耐力，由于活动量较适宜，还能适度抑制肥胖。

要注意的是，如果在进行活动中有腹部阵发性紧绷现象，或者出现持续一分钟以上紧绷时，一定要立即停止运动，静卧休息。

妊娠期内，随着体重的增加，孕妈妈会越来越懒于活动。活动不足，容易使健康状态失衡，不利于顺利完成孕育及分娩。因此，从孕中期开始，最好能每天都坚持做一些简单的体操。

正常活动量应该有多大

虽然作同样的运动，有些人感到很吃力，有些人则觉得轻松，运动的强弱因人而异，感受也各不相同。

正常的工作，如做家务、散步等能保证你充满活力，而在怀孕期间进行规律的锻炼会感觉更好。孕期锻炼会增加你的体质，帮助你更好地度过妊娠过程和适应分娩的需要。

关于妊娠中的运动强弱以何种程度为宜的问题，有很多种观点。一般来说，脉搏一分钟跳动不要超过140次。孕期做运动

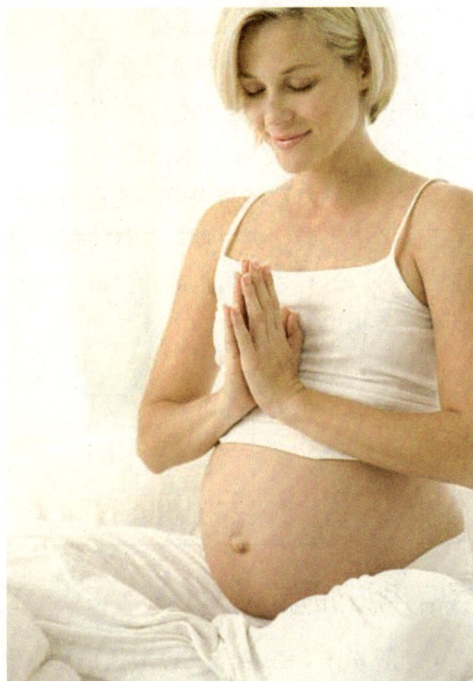

后，计算一下自己手腕的脉搏，看看一分钟跳了多少次，检查一下运动是否过度。

孕妇要一边做运动，一边感受自己的承受力，依照自己的身体状况调整锻炼，若没有感觉锻炼有任何不适，则可持续到妊娠末期。只要注意安全，严格控制运动量，所谓产前运动会"动胎气"的说法是不足为训的。

孕妇做饭应注意的问题

许多孕妈妈怀孕之后还要负担家务，孕妇在平时做饭时应注意以下几点安全事项，以免对身体造成危害：

1. 淘米、洗菜时尽量不用手接触冷水，尤其是在冬季更应注意，因着凉受寒有诱发流产的危险。

2. 厨房最好安装抽油烟机，因为油

烟对孕妇尤为不利，可危害腹中胎儿。炒菜使用的油温不要过高。

3. 烹饪过程中注意不要使煤气灶直接挤压肚子，以保护胎儿。

4. 早孕反应较重时，不要到厨房去，因为孕妈妈对气味比较敏感，油烟和其他气味可使恶心、呕吐加重。

| 孕期不宜吃热性调料 |

八角、茴香、小茴香、花椒、胡椒、桂皮、五香粉、辣椒粉等热性香料都是调味品，但孕妇食用这些热性香料则不适宜。妇女由于怀孕，体温相应增高，肠道也较干燥。食用这些热性香料，以及油炸、炒等热性食品，容易消耗肠道水分，使胃肠腺体分泌减少，造成便秘。肠道发生秘结后，孕妇必然用力屏气排便，令腹压增大，压迫子宫内胎儿，易造成胎动不安、胎儿发育畸形、羊水早破、自然流产、早产等不良后果。

游泳，孕期最适宜的运动

在妊娠期间适当运动的孕妈妈，生下的宝宝心脏比一般婴儿功能强得多。

妊娠第6个月，是胎儿和孕妈妈都比较安定的时期，比较适宜进行适当运动。在各种体育运动中，最适合孕期进行的是游泳。

游泳，属于节奏徐缓的柔和运动，缓慢的深度呼吸，有利于全身血液循环，促进消化吸收，对母体和胎儿都十分有益。

此外，适当注意多运动的孕妈妈，还能促进下肢血液循环，减轻腰腿酸痛和下肢的浮肿症状，促进体液循环，也助于促进身体对于钙质、磷等矿物质元素的吸收。

在水中，借助水的浮力，可以使体重减轻，人的肢体活动自如，很适宜孕期运动。

游泳时，要使用全身肌肉，因而能使全身血液顺畅，还能缓解腰痛、肩部酸痛、浮肿等孕期不适现象。

孕期游泳，不仅是水中活动，也包括生产时的呼吸法、换气、按摩及其他辅助动作练习。

国外的孕产专家鼓励孕妈妈游泳，认为是适宜孕期舒展身体的全身运动。要注意水不能太凉，以免下水后引起下肢肌肉痉挛。孕期游泳动作要轻柔缓慢，不要太猛烈，注意适可而止，别把自己弄得太疲劳。

不宜参加运动的孕妇

妇女怀孕以后，其运动习惯都有一定的改变，但孕妇不论产前有无运动习惯，在产前初诊时都要向医生请教有关运动的问题。如果孕妇出现以下情况，则不能参加运动。

● 妊娠初期高血压

如果孕妈妈在怀孕之初有血压较高的情况，就必须加以重视，注意休息，及时治疗，避免运动，因为运动可以使血压升高。初期的妊娠高血压如果不及时控制，很容易发展为严重的妊娠高血压综合征、先兆子痫甚至子痫，危及母子生命。

● 有子宫颈无力症

子宫颈无力症，即子宫颈在子宫日益膨胀与胎儿的压力下，不到成熟期便扩张开来，造成流产、早产。有该病史的孕妇不宜运动，以避免流产、早产。

● **多胎妊娠**

怀有双胞胎或多胞胎的孕妈妈不适合参加运动，因为多胎妊娠的孕妇负担重，而且多胎妊娠罹患高血压、贫血等妊娠并发症的风险比单胎妊娠更大。

● **心脏病患者**

已经确诊患有心脏病的孕妈妈更不宜参加运动，运动避免不了增加"带病工作"的心脏负担，容易出现心力衰竭。

● **阴道出血**

阴道出血常常是流产、早产的先兆症状，当出现这种症状时，卧床是唯一明智的选择。不适当的运动只能加重出血。

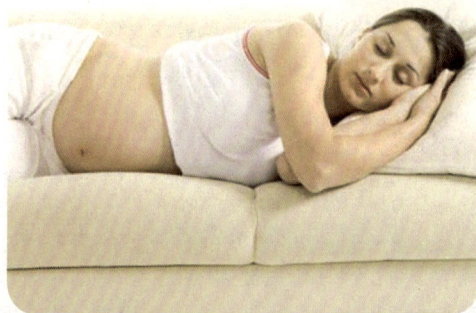

孕中期享受"性福"

男欢女爱，享受"性福"的欢娱时候，只要注意观察身体和胎儿发育的情况，不必压制激情。享受孕期的最好办法就是放松心情。如果觉得自己对"性"没有心情，则可以尽量制造一些亲密的气氛，让先生给自己梳一梳头发，揉一揉脚，按摩一下后背和肩膀，在交流和亲昵的举止中，营造两个人的亲密无间气氛。

进入妊娠期四个月以后，胎盘形成，胎儿在母体子宫内也稳定下来，流产的危险也比孕早期小。孕妈妈早孕反应消失，性器官分泌物增多，性感受能力较强，可以愉快、适度地享受性生活。但要注意，性生活不能与孕前完全相同，在次数和强度方面要有所节制。

特别要把握的，是不要压迫和撞击日渐膨大的腹部，尽可能不要给子宫以强刺激，在性爱姿势上要做适当调整，防止发生意外。

性高潮包括刺激乳头也容易引起子宫收缩，有诱发流产的可能性。因此，自身要特别注意调节，夫妻生活中不宜刺激乳头。

/ 性活动是不可能伤害到胎儿的 /

有不少的孕妈妈害怕自己贪图享受性生活，会被丈夫的性器官伤害到腹中的胎儿。这种担忧完全没有必要，大自然安排好了一切。一方面女性的宫颈在阴道的上方，不会被男性性器官够得着；另一方面，宫颈口有黏液阻挡，所以，男性的性活动是不可能伤害到胎儿的。

孕期保健：了解产前诊断

什么是产前诊断

产前诊断又称为宫内诊断或出生前诊断。顾名思义，产前诊断就是在胎儿出生前检查发现胎儿在宫内的生长发育状况，有无异常等情况。随着医学科学技术的不断发展创新，当前我们已经可以应用很多先进的检测技术手段，如影像学、生物化学、细胞遗传学、分子生物学等技术，了解胎儿在宫内的发育状况，例如观察胎儿有无畸形，分析胎儿的染色体核型，检测胎儿的基因和生化项目等，对先天性和遗传性疾病做出诊断。

产前诊断的常用方法

产前诊断常用方法可分为以下几类：

● 羊膜腔穿刺术

一般于孕14～20周进行，可应用于胎儿染色体疾病及先天性代谢疾病的产前诊断。

● 超声影像诊断

影像学诊断可发现大部分胎儿形态，结构上的异常。如先天性心脏病、脑积水等。

● 绒毛活检术

一般于孕10～13周进行，可根据需要做染色体核型分析或基因及酶代谢的诊断。

● 经皮脐血穿刺术

可于妊娠16周~分娩期间进行，最佳时间是孕24~28周，可直接进入胎儿血循环系统，抽取胎儿血液用于快速染色体核型分析，胎儿宫内感染及胎儿血液系统疾病的产前诊断。

● 孕妇血清检验

可通过检测母体血液中的一些特定蛋白质、激素等物质以初步筛查胎儿患病的风险程度。例如常见的唐氏综合征的血清学筛查。目前随着科学技术的不断进步，已可以在母血中分离提取胎儿细胞用于产前诊断结果。

● 胚胎植入前诊断

随着体外受精一胚胎移植技术，即通常所说的试管婴儿技术的广泛应用，现在已可以对胚胎进行植入前的检测，包括DNA诊断以及蛋白质与酶代谢的测定。

专/家/答/疑

产前诊断结果的准确性如何？

产前诊断因受各种实验条件的影响，一般有1%左右的误诊率。取样时如因母体细胞的污染，会严重影响诊断结果的准确性。

什么人需要做产前诊断

产前诊断不同于产前检查，产前检查是每个孕妇都必须做的，产前诊断则是在有些致畸高危因素的情况下才做。那么，究竟是什么人才需要做产前诊断？一般认为，如孕妇有下列情况之一者应进行产前诊断：

1. 35岁以上的高龄孕妇。

2. 生育过染色体异常儿的孕妇。

3. 生育过无脑儿、脑积水、脊柱裂、唇腭裂、先天性心脏病患儿的孕妇。

4. 生育过先天性代谢疾病患儿的孕妇。

5. 原因不明的流产、死产、畸胎，或有新生儿死亡史的孕妇。

6. 本次妊娠有羊水过多、羊水过少、胎儿发育受限等，疑有畸胎的孕妇。

7. 有遗传性家族疾病史或近亲婚配史的孕妇。

8. 夫妇一方有染色体异常，或先天性代谢疾病。

9. 性连锁隐性遗传疾病基因携带者。

10. 孕妇本人患某种病患，如糖尿病、癫痫、甲亢、肾炎、自身免疫性疾病、精神分裂症等。

11. 妊娠前3个月内有接触致畸因素者，包括：

❶ 妊娠前3个月内有病毒感染史的孕妇：如孕妇在妊娠早期受风疹、流感、带状疱疹、巨细胞病毒等病毒感染，可能使胎儿发生先天性心脏病、耳聋、白内障、肝脾肿大、唇裂等。因此，有这种情况的孕妇，也应做产前诊断。

❷ 妊娠前3个月用过致畸药物的产妇：妊娠早期，如果孕妇长时间、大剂量服用可的松、己烯雌酚等激素类药或其他药物，如苯海拉明、氯苯那敏等，大约有20%的胎儿可发生畸形，做产前诊断是优生的一个必要措施。

❸ 接触猫狗、有弓形虫感染者；

❹ 妊娠早期接触过放射性或化学诱变剂等有害物质的孕妇；

❺ 嗜酒吸烟；

❻ 在缺碘地区或患甲状腺疾病；

❼ 精神受重大刺激者。

凡有上述情况的妇女，生育遗传性疾病和先天性疾病患儿的风险明显增高，故需主动配合医生，进行产前诊断，以防止生出严重患病儿。当然，还有些情况要根据临床医生的检查和孕妇自身的一些其他情况来决定是否做产前诊断，达到优生的最终目标。为了家庭的幸福和孩子的健康，请认真做好产前诊断。

专/家/答/疑

丈夫年龄过大是否也属于高龄妊娠呢？

孕妇35岁及以上，不管她是第一次妊娠或者是多次妊娠，不管她曾经生育过成熟的、正常的孩子，都称她为高龄孕妇。当孕妇年龄35岁以下，而她的丈夫已超过40岁，也属于高龄妊娠，她们的胎儿染色体病的发生率随年龄增高而增高，应做产前诊断。

|第二讲| **孕5月（17～20周）：**
看得出是孕妇模样

❋ 孕情早知道

胎宝宝发育进程

孕五月末，头约为身长的1/3，鼻和口的外形逐渐明显，而且开始生长头发与指甲。全身被胎毛覆盖，皮下脂肪也开始形成，皮肤呈不透明的红色。心脏的跳动也有所增强，力量加大。骨骼、肌肉进一步发育，手足运动更加活泼，母体已开始感觉胎动。

怀孕5个月时，胎儿发育迅速。胎儿身长约为25厘米，体重在250～300克。全身长出细毛（毳毛），头发、眉毛、指甲等已齐备，脑袋大小像个鸡蛋。头重脚轻的身体分成3部分，并且匀称许多。

皮肤渐渐呈现出美丽的红色，皮下脂肪开始沉积，逐渐变成不透明的了。由于皮下脂肪少，所以不至于长得很胖。

胳膊、腿的活动活跃起来，手指可以单独地活动，会吸吮手指，动起来仿佛在跳舞似的。慢慢地会用脚踢子宫壁，向孕妈妈传达"我很健康"的信息。

消化系统开始完善，胃中已产生可制造黏液的细胞，并会喝下少许羊水。

从这个月起母体可明显感到胎儿的活动，胎动正常，表示胎盘功能良好，输送给胎儿的氧气充足，胎儿在子宫内生长发育好，很愉快地活动着。

孕妈妈身体状况

伴随着妊娠时间增长，孕妈妈在外貌与体形上出现了较大的变化。

孕妇的腹部已经相当突出，宫高14～18厘米，子宫底已在耻骨联合与肚脐之间。这时整个子宫大约像幼儿的头颅那么大。增大的子宫势必要将心脏往上边压挤，有时感到饭后胃里的东西不易消化，有心慌、气短或便秘等感觉和现象。

乳房、臀部增大丰满，皮下脂肪增厚，体重增加。面部、乳晕、外阴部的色素继续沉积。乳房开始分泌初乳，初乳是一种淡黄色、稀薄液体。随着乳房的增大，应及时选戴合适的胸罩，维持乳房的张力以避免日后乳房下垂，注意不要用手挤压乳头。妊娠带来一些生理变化及不适：清晨刷牙时，牙龈易出血；因阴道局部充血，宫颈分泌功能旺盛，阴道分泌物继续增多；由于关节、韧带的松弛，还会感到腰背酸痛。

这一时期，孕妈妈可以明显地感觉到腹中胎儿有力的活动，胎动是胎儿生命体征之一，是妊娠诊断的依据，是反应胎儿子宫内生存情况的重要指标。孕妈妈应将首次感觉胎动时间记录好，在做产前检查时，供医生参考。

✿ 本月关注：高龄孕妈妈

高龄孕妈妈需要特殊关照

高龄妊娠会因为身体各方面的机能都有所衰退而使妊娠过程变得不那么顺利，因此高龄孕妈妈在孕期一定要更加注意调养。

● 要特别重视产检

高龄孕妈妈要缩短产前检查的间隔时间，增加检查项目。在怀孕期间，即使身体没什么异常现象，也要尽可能在怀孕初期接受妇产科医生的诊断，后期则每个月检查一次。就算是出现孕妈妈常见的如感冒、拉肚子等小毛病，也要小心妊娠出现问题。

● 要特别注重孕期保健

高龄孕妈妈要特别注重孕期的保健。在饮食方面，建议高龄女性以高蛋白、低脂肪、性温和的食物为主，注意矿物质的摄取，多吃绿色蔬菜、坚果、谷物、牛奶、鱼油、豆类等。尽量少吃刺激性的食物，不宜喝可乐、咖啡等含咖啡因的饮料。有条件的话，最好根据自身体质的寒热虚实来咨询营养师，做到合理饮食。运动方面，要进行适当的体育锻炼、慢跑、散步，在医生的指导下做孕妇操都是很好的运动方式。工作方面，要放慢工作的脚步，减少工作量，还要特别注意休息，保证充足的睡眠。

● 保持乐观豁达的心态

高龄孕妈妈在孕期更容易出现烦躁、担忧和不安的心态，担心这担心那，这些都不利于孕育健康的胎儿。高龄孕妈妈应该多想想自己的优势，例如事业稳定，能提供给孩子更好的物质条件，让孩子得到更好的教育；并且自己具有丰富的阅历和见识，这些对孩子的成长都有很大的好处，可以帮助孩子树立良好的心态和正确的世界观。

高龄孕妈妈应做哪些检查？

超声波检查：一般需要做两次，分别在12周和20周的时候进行。这项检查可用来进一步确定怀孕日期及任何发育异常的情况，如腭裂、脏器异常。绒毛及羊水检查：在11周左右，用一根活检针通过宫颈或腹壁进入宫内到达胎盘位置，取出少许绒毛组织，进行检查。也可在16周左右，在麻醉的状态下，以针头穿刺的方法。取羊水、收集胚胎脱落细胞，进行检查。这些都是很准确地检测胎儿是否异常的方法。

胎蛋白检测：在16～20周进行，是一种无危险的血样检查，测定血液中用甲胎蛋白水平。可发现神经缺损、Down综合征、肾脚肝脏疾病等。

高龄孕妈妈不一定难产

高龄孕妈妈并不一定难产。35岁以上才开始生产的孕妈妈为高龄产妇。高龄产妇宫颈组织弹性差，容易造成痉挛性收缩而使宫颈口不易扩张，可能导致高龄产妇的滞产或难产。和正常怀孕的孕妈妈比较起来，大龄孕妈妈需要使用切开术、吸引分娩、钳子分娩的几率会比正常初产孕妈妈要高一些。

但这些并不表示大龄孕妈妈一定会难产。分娩的状态因临产孕妈妈的体格、骨盆大小、临产孕妈妈肌肉伸张的情况、胎儿大小和位置有所不同，只要采取有效的措施，减少产妇的忧虑、恐惧和紧张情绪，使不协调性子宫收缩减少到最低限度，以及处理好宫颈口扩张的异常情况，就能减少高龄产妇难产的机会，并能促进分娩的自然进程，保证母亲和胎儿的健康。

✳ 营养与饮食：让体重保持合理增长

孕5月饮食原则

从怀孕第5个孕月起，孕妇的基础代谢率增加，每天所需的营养也比平时多。孕妇的食欲增加，所以体重会明显上升，皮下脂肪的堆积会使孕妇看起来胖了很多。如果平时饮食荤素搭配合理，营养一般不会有什么问题。但是如果担心发胖或胎儿过大而限制饮食，则有可能造成营养不足，严重的甚至患贫血或影响胎儿的生长发育。一般来讲，如果每周体重的增加在350克左右，则属正常范围。

由于食欲增加，孕妇的进食会逐渐增多，有时会出现胃中胀满。可将每顿饭的数量减少一些，将一日三餐分为四餐、五餐，要争取吃些含铁多的食物，防止贫血症的发生。

从本月起，孕妇应注意补钙，还要加服鱼肝油，但有些人因补钙心切而大量服鱼肝油，这样做是不妥当的，因为过多服用鱼肝油，会使胎儿骨骼发育异常，造成许多不良后果。

此时，还要多吃动物内脏，包括肾、肝、心、肚等，它们不仅含有丰富的优质蛋白质，而且还含有丰富的维生素和矿物质。本月，孕妇对维生素、矿物质、微量元素等需要明显增加，因此，孕中期妇女至少每周一次选食一定量的动物内脏。

当然，单纯补钙还是不够的，维生素D可以促进钙的有效吸收，孕妈妈要多吃鱼类、鸡蛋，另外晒太阳也能制造维生素D，孕妈妈可以适当晒晒太阳，但是首先要做好防晒工作。

食物名称	含量	食物名称	含量	食物名称	含量
牛奶	104	豌豆（干）	67	蚌肉	190
干酪	799	花生仁	284	大豆	191
蛋黄	112	荠菜	294	豆腐	164
大米	13	苜蓿	713	黑豆	224
标准粉	31	油菜	108	青豆	200
猪肉（瘦）	6	海带（干）	348	雪里蕻	230
牛肉（瘦）	9	紫菜	264	苋菜	178
羊肉（瘦）	9	木耳	247	大白菜	45
鸡肉	9	虾皮	991	枣	80

孕妇奶粉为孕妈妈增加营养

孕妇奶粉是各种专门为孕妈妈准备的一种奶粉，它在牛奶的基础上，特别添加了叶酸、钙、铁、DHA等各种孕期所需要的营养成分，营养搭配合理，有条件的孕妈妈可以适当饮用。

● 孕妇奶粉符合孕期营养需要

很多孕妈妈认为奶粉的营养价值不如鲜奶，其实这种想法是不正确的。即使孕妈妈膳食结构比较合理、平衡，也可能出现某些营养摄取不足的情况，比如叶酸、铁、钙、锌、维生素D等，因为它们的需求量很大，孕产妇的配方奶粉强化了多种维生素，如叶酸、维生素A、维生素D等，多种矿物质包括钙、铁、锌等，另外，还添加了促进胎宝宝大脑和视网膜发育的DHA，因此对于孕妈妈来说，其营养价值是比较高的，而且也很容易消化，几乎不对肠胃造成负担。

● 孕妇奶粉何时开始吃最好

孕早期可以不用喝孕妇奶粉，因为孕早期胚胎较小，生长比较缓慢，孕妈妈所需热能和营养素基本上与孕前相同，所以在孕早期不需要马上食用孕妇奶粉，再加上早孕反应，孕妈妈可能也喝不下孕妇奶粉。

到了妊娠中期，胎宝宝所需的营养也越来越多了，即使均衡饮食，也有相当一部分孕妈妈由于食量、习惯等，难以获得满足胎宝宝生长及自身健康的诸多营养素，尤其是钙、铁等。所以建议有条件的孕妈妈可以在孕中、晚期，把孕期所需的牛奶换成孕妇奶粉，来弥补营养不足。

● 孕期应该怎样正确地喝孕妇奶粉

正确的喝法应是按照孕妇奶粉的说明进行，每天早晚各一次最好。

孕妇奶粉虽好，但孕妈妈也不要过量喝，也不要在饮用孕妇奶粉的同时兼用其他牛奶，因为孕妇奶粉喝得太多或者和其他牛奶一同服用会增加肾脏的负担，反倒不利于吸收。

喝孕妇奶粉是要注意看一下奶粉的成分，以免对某一种营养成分补充过量，最好能在医生的指导下进行适当的增减。

所有孕妈妈都适合喝孕妇奶粉吗？

孕妇奶粉中的脂肪含量及热量都相对较高，如果孕妈妈患有糖尿病，或是体重超标、体重增长过快，都应在选择孕妇奶粉之前征求一下医生的意见，慎重考虑。

● 怎样选择合适的孕妇奶粉

第一次买最好不要选大桶装，因为每个人都有口味喜好，如果第一次买的口感不符合自己的喜好，大桶装就容易造成浪费，不妨多试喝免费试用装，买小包装，尝试了觉得合适再买大的也不迟。

另外，还要有针对地来挑选，每种奶粉的特点不同，可以根据自己最需要的方面去购买，比如对维生素需求高时，可以挑选配方里面维生素种类和含量相对多一些的。

缺铁的危害

铁是身体内制造血红蛋白的主要原料，人体内2/3的铁存在于血红蛋白中，另1/3贮存于肝、脾、骨髓及小肠上皮细胞内。妇女在妊娠期血容量平均增加1500毫升，红细胞中度增生，而血浆相对增加更多，因而出现血液稀释。

怀孕后半期，随着胎儿的生长，以及从母体中摄取并储存出生后所需要的铁，孕妈妈对铁的需要量大大增加。如果孕妈妈的饮食中所含的铁元素不多，又没有在医生指导下服用铁剂进行补充，就容易出现缺铁性贫血。孕妈妈将会出现贫血症状，如头疼、头晕、耳鸣、目眩、疲倦、乏力、记忆力减退，严重的可引起贫血性心脏病，甚至心力衰竭；易发生早产，对失血的耐受性变差，容易出现宫缩无力、产程延长、产后出血等危急状况；产后抵抗力低，易感染；贫血使胎儿氧供应减少，影响胎儿的生长发育，胎儿体重比正常儿低，宫内缺氧严重可导致胎死宫内，新生儿易发生窒息。

贫血的孕妈妈要充分补充铁质，以改善贫血状况，不贫血的孕妈妈也要补铁，预防贫血。除了从饮食中摄取铁外，孕妈妈有必要服用专门的补铁剂来保证铁的吸收量。

多食含铁的物质

在孕中期和最后2个月胎儿体内储存的铁要从80克增加到400克，以保证胎儿出生后6个月的消耗。孕妇铁摄入量不足时，会影响胎儿铁的储备，使婴儿期较早出现缺铁及缺铁性贫血。

所以，妊娠中期应多食含铁丰富的食物，必要时要给予铁剂治疗。否则，孕妇会发生贫血。轻度贫血对妊娠、分娩影响不大，重度贫血，可引起早产和死胎，使孕妇发生贫血性心脏病。贫血容易并发妊娠高血压综合征，减低机体的抵抗力，引起产后感染。

孕妈妈在孕期应多食一些含铁丰富的食物，含铁量较高的谷类有芝麻、大麦米、糙米、小米、玉米、燕麦；豆类有绿豆、紫芸豆、赤小豆、蚕豆、绿豆；蔬菜中有菠菜、芹菜叶、土豆等；动物的肝脏，尤其猪肝、鸭肝含铁较多；菌藻类有紫菜、海带、发菜、口蘑、黑木耳；海产品有海蜇皮、海蜇头、虾米、虾皮等。如果孕妇注意饮食多样化，不挑食，每天均能摄入足够量的铁。另外，用铁锅炒菜也可补充一些铁。

● **常见食物铁的含量（毫克，以100克可食部计）**

食物名称	含量	食物名称	含量	食物名称	含量
鸭血（白鸭）	30.5	鸡血	25.0	猪血	8.7
鸭肝	23.1	猪肝	22.6	鸡肝	12.0
蛏	33.6	河蚌	26.6	蛤蜊（均值）	10.9
牛肉干	15.6	羊肉（瘦）	3.9	猪肉（瘦）	3.0
木耳（干）	97.4	紫菜（干）	54.9	蘑菇（干）	51.3
葡萄干	9.1	黄豆	9.4	枣（干）	2.3
黄花菜	8.1	油菜（黑）	5.9	豌豆尖	5.1
芥菜	5.4	菠菜	2.9	白菜苔	2.8

缺锌影响胎儿发育

微量元素锌与体内50多种酶有着紧密的联系，它是体内100多种酶的组成成分，参与体内能量的代谢，与蛋白质的合成密切相关。胎儿缺乏锌会影响大脑发育，影响智力，产生低体重，甚至畸形。因此，锌越来越多地被人们所重视。

如果孕妇严重缺锌，所生下的婴儿发生畸形的概率就大大增加。缺锌还可造成核酸及蛋白质合成障碍，影响胚胎的生长发育，这可能是引起畸形的重要因素。缺锌孕妇所分娩的婴儿可发生先天性畸形，如无脑儿、脊柱裂、软骨发育不全、软骨发育不良性侏儒、尿道下裂、隐睾等。据报道，因缺锌造成的流产及死胎较为多见。

孕妇如何补锌

妊娠期间，人们往往注意加强对铁、钙的补充，而忽略对锌的补充。尤其是孕妇吸收铁越多，其体内所含锌下降亦越多，孕妇体内的锌含量亦少，极易产生锌的缺乏，引起腹中胎儿发育不良。孕期由于特殊的生理要求，更加应该增加锌的摄入量，以保障母亲和胎儿的健康。

膳食锌的摄入量受食物来源、种类的影响，以牡蛎含锌量最高，其他海味和肉次之。植物食品中的植酸盐可与锌结合而影响锌的吸收，动物食品中的锌吸收率较高，是人体摄入锌的可靠来源。具体说含锌比较高的植物食品有黑芝麻、油面筋、白糯米、黄豆、毛豆、紫菜等；动物食品有猪心、猪排、猪蹄膀、猪腿肉、猪肝、猪舌、羊肉、酱鸭、咸鸡蛋、鲫鱼、河蟹、海蟹、河蚌、田螺等，孕妇应多选吃这些食品，以补充足够的锌。

● 孕期锌需求及参考摄入量

	成年女性	孕早期	孕中期	孕晚期	乳母
锌（毫克）	11.5	11.5	16.5	16.5	21.5

科学合理补充钙质

　　每个孕妈妈都需要补钙，补钙最迟不要超过怀孕20周，因为这个阶段是胎宝宝骨骼形成、发育最旺盛的时期。胎宝宝骨骼形成所需要的钙完全来源于母体，孕妈妈消耗的钙要远远大于普通人，光靠饮食中的钙是不够的，因此就要求孕妈妈在孕期要多补充钙剂。

　　中国营养学会建议孕妇和乳母每日应摄入钙质1000～1200毫克。

● 高钙食物

　　牛奶：500毫升牛奶里面就含钙300毫克，并且牛奶中的钙质很容易被人体吸收，所以，牛奶可以作为日常补钙的主要食品。另外，其他奶制品如酸奶、奶酪、奶片，也是很好的补钙食品。喝牛奶补钙要少量多次，如果将一杯500毫升的牛奶分成2～3次喝，补钙效果要好于1次全部喝掉。

　　蔬菜：有很多蔬菜也是钙含量很高的食物，如100克雪里蕻含钙230毫克；100克小白菜、油菜、茴香、芫荽或者芹菜含钙大约150毫克。蔬菜在炒的时候要多加水、时间要短，菜不能切得太碎。

　　豆制品：豆类食品的含钙量也非常高，500克豆浆里含钙120毫克，150克豆腐的含钙量达到了500毫克。不过，豆类食品在吃的时候要注意，例如豆浆需要反复煮开7次后才可以食用；而豆腐不能和菠菜同吃，因为菠菜中含有草酸，它能与钙相结合生成草酸钙结合物，降低人体对钙的吸收率。不过豆制品如果和肉类一起烹煮，不仅美味，而且营养丰富。

　　海带和虾皮：海带和虾皮都是含钙量很高的海产品，每25克海带含钙达到了300毫克，每25克虾皮含钙更是达到了500毫克，而且它们还可以降血脂，预防动脉硬化。夏天将海带煮熟后凉拌，冬天用海带炖排骨，都是不错的补钙美食。用虾皮做汤或者做饺子馅、包子馅都是日常补钙很好的选择。

　　动物骨头：动物骨头里含大量的钙质，可是不溶于水，很难被人体吸收，所以在烹煮前要先敲碎它，加醋后用文火慢煮。

补钙的食物搭配禁忌

　　生活中很多食物都含有钙质的克星，如果在吃高钙食物时又吃了这些食物，补钙就会白忙一场。含有草酸、植酸、碳酸的食物，如菠菜、苋菜、竹笋、大米、白面、黄豆、碳酸饮料、可乐、咖啡、汉堡包等，以及高钠食品，都会影响人体对钙质的吸收。要认清这些钙质克星，补钙的时候避开吃这些食物，补钙的目的才能达到。

● 服用钙片

　　1. 如果选择服用钙片来补钙，最好选择剂量小的钙片，每天分两次或者三次口服，比一次服用的效果好。

2. 补钙的最好时机应该是在睡觉前和两餐之间。后半夜和早晨人体的血钙浓度最低，最适宜补钙。

● 晒太阳

不管如何补钙，到室外晒太阳绝对不容忽视。维生素D可以促进人体对钙的吸收，有利于骨骼的生长和钙化。但我们从食物中摄取的维生素D非常有限，而日光中的紫外线是一种具有高能量的电磁辐射，能促成身体内维生素D的合成。此外，应该到室外晒太阳，因为即使普通玻璃也能阻隔大部分紫外线，在室内晒太阳基本上只能达到取暖的作用。即使是在寒冷的冬日，只要天气晴朗，孕妈妈都要坚持到室外晒太阳，每周至少晒1~2个小时。身上的衣服尽量穿多一点，不戴帽子或手套，以便更好地接受日光的爱抚。

/ 孕妈妈补钙要遵医嘱 /

每次服用钙的剂量不要过大，一次服用大量的钙剂会使受体封闭，导致钙无法被吸收。补钙的同时如果没有足够的维生素D，钙是无法被人体吸收的。但服用了过多的维生素D也会造成人体中毒；钙补多了，容易造成高钙血症，甚至导致肾结石。因此，孕妈妈在补钙时，一定要遵照医生嘱咐进行补充。

科学补碘促大脑发育

碘是人体所需要的微量元素之一。它是人体甲状腺激素的主要构成成分，约占61%。人体内的甲状腺所分泌的甲状腺激素可以促进人体生长、发育，还可影响大脑皮质和交感神经的兴奋。

近年的研究发现，女性怀孕后，其肾脏对碘的清除率增高，即孕妇的肾脏能够排出较多的碘而发生内源性碘丢失，容易发生孕期碘营养不良。如果孕妇机体内含碘量不足，就会造成胎儿甲状腺激素缺乏，胎儿的中枢神经系统，尤其是大脑的发育会受到严重损伤，出生后表现出四肢短小、鼻梁扁平、口唇肥厚、面容呆滞、肌张力低下、皮肤干燥、畏寒、食欲低下、反应迟钝、鸭行步和程度不同的听力和语言障碍，这就是呆小症或克汀病。出生后治疗效果不佳，难以补救。由此可见，碘对孕妇及婴幼儿是非常重要的，孕妇孕前就要到医院测定尿中的碘含量，如果不足，应及时补充。缺碘地区和克汀病易发区更要给孕妇适当补碘，以利优生。

孕妇和哺乳妇女要保证食用合格碘盐，并应适当食用一些富含碘的天然食品，多吃海带、紫菜、海鱼、虾、蚶、蛤、蛏、干贝、淡菜、海参、海蜇等含碘丰富的海产品。

/ 沿海居民也会缺碘 /

调查结果表明，我国沿海地区居民碘营养总体水平适宜，从碘盐等膳食中获得的碘量是安全的，并未过量，甚至约有20%孕妇仍然存在碘营养不足；食盐中的碘约占沿海地区居民碘摄入量的80%，是其碘摄入主要来源。辽宁、浙江和福建等沿海地区多为缺碘地区，水和蔬菜中含碘量低，海鱼的含碘量相对也不高，海产品中含碘量高的是海带和紫菜，如果不常吃海带和紫菜，沿海地区居民也会缺碘。

✳ 孕期生活：让穿着体现"孕"味

孕期着装的原则

妊娠后，由于内分泌及代谢的影响，孕妇的生理功能和体形都会发生明显的变化。这些变化可能使孕妇的形态"变丑"，许多年轻的正在怀孕或准备怀孕的女性常为此担心。其实，孕妈妈们无需担心，只需要根据孕妇体形的变化穿着打扮，使服装既能适应怀孕后的生理形态变化，又能巧妙地掩饰自己变化的体形，你还是别人眼中的美丽孕妈妈。

妊娠期间，女性的体表变化主要表现在以下几方面：

1. 随着胎儿的发育，子宫逐渐增大，孕妇腹部日渐膨隆，为保持身体重心前移时的平衡，出现一种挺胸凸肚的特有姿态。

2. 约有半数的孕妇，自妊娠4～5个月开始会逐渐变胖，皮下脂肪增多且明显，失去苗条的曲线，而显得体态臃肿。

3. 孕妇体内血容量增加，容易出现水钠潴留，部分孕妇会出现不同程度的水肿。

4. 为哺育未出世的小宝宝做准备，孕妇乳房日渐丰满。

5. 孕妇代谢活动十分旺盛，皮肤散热量增加，汗腺和皮肤腺分泌活动增强。

6. 孕妇呼吸通气量增加，使胸围增大。

根据孕妇体形变化的这些特点，其穿着应该以舒适、方便为原则，体现宽大、柔软、式样简单、清洁卫生而寒暖适宜的要求。

孕妇衣服宜宽松，不能紧裹身体，更不能束胸、紧股，质料应具有良好的透气性。在夏天可穿不束腰的连衣裙或上面有褶和下面摆宽的短衣服，裤腰宜略肥大，也可穿背带裤。孕妇必须戴胸罩托起乳房，要选择宽背带、大小松紧合适的胸罩，但不宜用化纤材料做的胸罩，因其可能影响日后的泌乳量。不要长时间穿长筒厚实紧裹的尼龙袜或弹力袜，否则会加重下肢水肿。

◢ 专/家/答/疑

选择孕妇装应注意哪些细节？

为自己选择孕妇装，应当注意几个细节：1.不会勒紧腹部；2.好脱好穿；3.保暖，吸汗率高；4.可以水洗；5.可以利用的宽松男装；6.产后仍然能穿着；7.宽松的裤裙。

孕期内衣的选择

● 内衣内裤

内裤要直接接触到外阴，如果用料不当或大小不适，都会给外阴和子宫带来麻烦，孕期不能穿三角形内裤。内裤不仅要随着月龄增大换得合体一些，还要多备几条，以便勤换用。

● 睡衣和家常便服

前开式睡袍最适合住院时穿、胸前有皱褶的式样，更能适应产后更加膨胀变大的胸部。家常便服应当选择吸汗力强、式样简单者为佳，伸缩性良好的运动服也不失为一种方便衣着。

孕期选用胸罩方法

妊娠后，由于内分泌激素的刺激，乳房中乳腺管增生，乳腺泡增多，乳房增大，重量增加。为了防止乳房下垂，孕妇白天应该戴胸罩，晚间松解，避免胸罩紧束压迫胸部。

戴胸罩有很多优点，不仅支持和扶托乳房，有利于乳房血液循环及乳房增大，防止因局部血液循环壅滞而患乳腺疾病，还能保护乳头，防止磨伤和碰疼，维持乳房美观，避免下垂，减轻在劳动和行走时乳房的震荡。就像秋冬季出门戴口罩一样，可以防止冷风钻进肌肤，既可避免受凉感冒，又有保暖的作用。

孕妇一般自孕期第4个月起，就应该戴专门的孕妇胸罩，可以到孕妇用品专卖店去选购。戴胸罩应当注意几点：

1. 选购孕妇型胸罩时首先要考虑舒适，即穿在身上胸罩能与乳房贴合在一起。大多数孕妇在孕6个月时，罩杯达最大，胸廓也明显增大，所以最好选择可调整的罩杯，而且试穿时应以最紧的钩扣扣上感觉合适为宜，这样可为未来胸部的增大预留些余地。

2. 选购胸罩还应考虑胸罩的材质，应优先考虑透气的棉质胸罩，避免选择那些式样花哨、可能会引起皮肤过敏的化纤材质，以免发生湿疹。

3. 选用较宽并有衬垫的吊环，这样在乳房逐渐增大时，吊环便不至于陷入肩膀里而产生不适。还可以使用夜间型胸罩；或者在怀孕的晚期，选择方便哺乳的前开式哺乳型胸罩。一般准备两套即可。

4. 清洗时，不要把胸罩放在洗衣机中与其他衣物混洗；每次更换胸罩前，应该把内侧绒尘拂尽，以防内衣纤维堵塞乳管，导致产后缺乳。

专/家/答/疑

产前乳房如何按摩？

由于刺激乳头可能会引起宫缩，因此一般在怀孕9个月以后对乳房进行按摩相对孕早期会更安全。按摩过程中可以先以温水热敷乳房，以使乳管腺畅通，利于日后的乳汁分泌。另外，刺激乳头和乳晕，还可使乳头的皮肤变得强韧，将来宝宝也比较容易吸吮。孕妈妈的乳房按摩手法是：用手掌侧面轻按乳房，露出乳头，并围绕乳房均匀按摩，每日1次。

如何使用托腹带

使用托腹带，可以减缓孕妈妈身体，尤其是腰、腿部的重力负担。

托腹带可以帮助孕妈妈调整身体越来越重的下垂力量，改变腰、腹部负担过重的受力，减轻妊娠中后期身体的负担。还能对付令人望而生厌的妊娠纹，托住腹部，免得下坠使腹部皮肤裂开。

怀孕进入中后期，逐渐变大的子宫，会使得孕妈妈的腹部越来越突出，腰部和下肢承担了很大的重量，这时候就可以考虑使用托腹带了。

托腹带是一条有弹性的宽带子，使用时，围在孕妈妈的腰腹部，可以从下腹部微微倾斜地托起增大的腹部，阻止子宫下垂，保护胎位，并能减轻腰部的压力。

使用托腹带的时间有早有晚。有些情况可以提前使用，比如多胞胎或胎儿过大，有非常明显的骨盆或腰部酸痛，托腹带都能起到帮助作用。

如果一切正常，怀孕六七个月以后，可以考虑开始使用。

● 哪些情况下可选择使用腹带？

并不是所有的孕妈妈进入孕中晚期后都适合使用托腹带。托腹带的使用是需要一定条件的，如果孕妈妈有以下情况，则建议使用托腹带：

1. 有悬垂腹的孕妈妈：有过生育史、腹壁非常松弛，容易形成悬垂腹。孕妈妈增大的腹部垂在腹部下方，几乎压住了耻骨联合，像个大西瓜似的悬在身前，这种情况下建议使用托腹带，以纠正悬垂腹的程度。

2. 孕有多胞胎或者胎儿过大，造成取站姿时腹壁下垂比较剧烈的孕妈妈可以使用托腹带。

3. 连接骨盆的各条韧带发生松弛型疼痛的孕妈妈，或者有严重的腰背疼痛的孕妈妈可以使用托腹带。

4. 腹壁被增大的子宫撑得很薄，腹部皮肤发痒、发木、色发紫，用手触摸甚至无感觉的孕妈妈可以使用托腹带保护腹壁。

5. 做过胎位纠正术的孕妈妈，为防止胎儿又回到原位可以使用托腹加以固定。

● 使用托腹带注意事项

尽管托腹带好处多，但为了不影响胎儿发育，托腹带在选购和使用中，有几个注意事项。

第一，使用时不可包得过紧，晚上睡觉时应该解开。

第二，尽量选择穿戴方便的，最好能随腹部增大调整长度和松紧度的。

第三，要挑选透气性好的，特别是夏季不会造成过度闷热，否则容易引起疾病或过敏。

市场上有一些前腹加护的内裤，也在腹部增加了弹性，这种内衣非常适合孕妈妈。不过因为厚度和弹性有限，并不能真正替代托腹带。

当然，使用前，最好找医生指导使用方法，特别要注意不要强行为了遮蔽腰腹部的凸显，勒得太紧，让宝宝在腹内舒展不开身子。

孕妈妈的穿鞋之道

鞋分为平跟鞋和有跟鞋两种。有跟鞋又有高跟、中跟、低跟和坡跟之分。孕妇穿哪类鞋最合适呢？当然是合乎生理要求的鞋最合适。

当女性怀孕后，由于足部肌力不足，身体重量主要靠足部韧带来承担，然而韧带柔软，也不能经久负重。到妊娠后期，由于大腹便便，身体重心越来越往前移，惟有背部越来越向后仰才能保持平衡，结果无非是胸椎往后，腰椎向前，脊柱骨的弯度日益增加。

穿着高跟鞋后，身体重心前倾，为保持平衡肩背必须向后，以致脊柱弯度增加，膝关节伸不直，日久必定腰背酸痛。穿着高跟鞋走路时，重力集中于脚掌前很小一部分，容易引起足部肌肉和韧带的劳损，日久可导致足痛与腿痛。另外，由于鞋跟高，跟骨前端下倾，天长日久足纵弓逐渐变平，足内侧骨骼会凸出，足跟要向外歪整，足的前端挤在鞋的前端，日久可引起脚外翻、滑囊炎。

基于孕妈妈的特殊生理，如果穿着高跟鞋，必然累上加累，下肢与腰背痛上加痛。所以，只要鞋后跟超过4厘米，就不适于孕妇穿。

孕妈妈穿鞋最需注意的是要考虑安全性，所以选择鞋子时应遵循松软、合脚、鞋跟高低适宜的原则。孕妈妈孕期购买鞋子时，要选合脚、底软的，鞋后跟的高度要在2～3厘米，鞋底上带有防滑纹，并能正确保持脚底的弓形曲线。

低跟鞋与平底鞋应轮换穿

平底鞋后跟太低也不好，反而令人难于行走，震动会直接传到脚上。随着妊娠月份的增加，脚心受力加重，会形成扁平足状态，这是造成脚部疲劳、肌肉疼痛、抽筋等的原因。因此，应该想办法保持脚底的弓形，可用2～3厘米的棉花团垫在脚心部位做支撑，这样就不易疲劳。低跟鞋与平底鞋轮换着穿，可以使脚得到适当放松。

✽ 孕期保健：预防孕期常见病

避免妊高征的发生

妊娠期高血压疾病是妊娠期特有的疾病。本病以妊娠20周后高血压、蛋白尿、水肿为特征，可伴有全身多脏器的功能损害，严重的可出现抽搐、昏迷、脑出血、心力衰竭、胎盘早剥和弥散性血管内凝血，甚至死亡。多数病例在妊娠期出现一过性高血压、蛋白尿症状，分娩后即随之消失。该病严重影响母婴健康，是孕产妇和围生儿病率及死亡率的主要原因。多数发生在妊娠20周与产后两周，约占所有孕妇的5%。

● **容易患妊娠期高血压疾病的人群**

1. 初产妇、孕妇年龄过小或大于35岁。

2. 多胎妊娠、有妊娠期高血压病史及家族史的孕妇。

3. 慢性高血压、慢性肾炎、抗磷脂抗体综合征、糖尿病、肥胖的孕妇。

4. 营养不良、低社会经济状况的孕妇。

● **妊高征的预防**

做好预防工作，对降低妊娠期高血压疾病的发生、发展有重要作用。

1. 建立健全三级妇幼保健网，开展围妊娠期及围生期保健工作。

2. 加强健康教育，使孕妇掌握孕期卫生的基础知识，自觉进行产前检查。预防妊高征的发生，关键在于做好孕期保健工作，了解血压水平（妊前和早孕时血压水平）。每次产前检查除测量血压外，还应测量体重，检查尿内是否有蛋白。对有妊高征家族史、既往有慢性持续性高血压、肾病、糖尿病及多胎妊娠、羊水过多的孕妇更应注意。

3. 指导孕妇合理饮食与休息。孕妇应进食富含蛋白质、维生素、铁、钙、镁、硒、锌等微量元素的食物及新鲜蔬果，减少动物脂肪及过量盐的摄入，但不限制盐和液体摄入。保持足够的休息和愉快心情，坚持左侧卧位增加胎盘绒毛的血供。

4. 补钙预防妊娠期高血压疾病。对有妊娠期高血压疾病高危因素者，补钙可预防妊娠期高血压病的发生、发展。国内外研究表明，每日补钙1~2克能有效降低妊娠期高血压疾病的发生。

> **专/家/答/疑**
>
> **什么情况应做眼底检查？**
>
> 眼底检查是判断妊高征病情发展和严重程度的一个可靠的客观指标，并具有指导治疗的重要意义。正常孕妇无须做眼底检查，孕期中有内科合并症或产科合并症就有必要做眼底检查，尤其是妊高征孕妇，经常须请眼科医生会诊眼底。

便秘为何"偏爱"孕妈妈

便秘，几乎是每一位孕妈妈都会遭遇的，发生便秘，不仅会腹胀难受，用力排便时又怕牵动腹部，影响到胎儿，还容易引发痔疮、痘疮、皮肤晦暗等系列反应。便秘的定义是没有便意、排便次数太少，三天以上才排大便一次或每周少于三次，就可以算是便秘。反之，即使一天排便三次或是一周排便三次，只要是没有腹部胀痛或其他相关症状，例如食欲不振、虚弱等，都算做排便正常。

远离便秘，并没有特别的绝招，然而在日常生活中把握以下几项大原则，自然能够远离便秘。

● **一有便意就上厕所**

千万不要忍耐！长期习惯忍耐便意的人，如果经常忍着便意不上，将会使身体对排便的信息混淆不清。

● **定时到厕所报到**

让自己在固定时间培养便意，很多人喜欢边看杂志边大便，无形中拉长排便时间，"最想上厕所"的便意一淡化，更容易便秘了。

让自己在固定时间培养便意，利用心理影响生理的方式，因为现代人的情绪长期处于紧张的状态，所以利用心理影响生理的方式，是先让自己情绪放松，形成定时排便习惯，也是能受益终生的。

● 常喝蜂蜜水

蜂蜜水能防止便秘，滋养皮肤。蜂蜜的气味芳香可口，不仅是滋补、益寿延年佳品，又是治病良药。营养分析表明，蜂蜜中含有大约35%葡萄糖，40%果糖，这两种糖都可以不经过消化作用而直接被人体所吸收利用。蜂蜜还含有与人体血清浓度相近的多种无机盐，还含有一定数量的维生素B$_1$、维生素B$_2$、维生素B$_6$及铁、钙、铜、锰、磷、钾等。蜂蜜中含有淀粉酶、脂肪酶、转化酶等，是食物中含酶最多的一种。酶是帮助人体消化、吸收和一系列物质代谢及化学变化的促进物。

● 吃糙米饭

纤维丰富，如果不习惯糙米口感的话，可以先试着依比例混进白米饭中：纤维素具有吸水及膨润粪便的效果，可以刺激胃肠蠕动，有利通便。因此，每天至少需要摄取五份（每份以一小碗为度）以上的新鲜蔬菜水果。此外，五谷杂粮、黑枣及葡萄干也富含许多纤维素，有助排便。

● 爬楼梯

不仅能帮助肠蠕动，还有提臀的功效，也适合怀孕后期严重便秘的孕妈妈。爬楼梯的时候，腹部自然会用力，加上全身运动，自然也能刺激肠胃蠕动。孕妈妈不妨试试看多爬楼梯，增加平时运动量，下楼时再改乘电梯，减少膝关节的负担。

● 少吃辛辣刺激的食物

就算因为怀孕口味变重，也要少吃！孕妈妈更需要降低咖啡因的摄取量，诸如咖啡、浓茶等。此外，太过辛辣燥热的食物也应适度避免。

● 每天不少于4杯水

豆浆、蜂蜜水、新鲜果汁都可以，每天饮用2000至2500毫升的水，可让粪便维持适当的软硬度，尤其是起床后喝一杯温开水或无糖热豆浆，都能助于排便。

● 顺时针轻轻按摩腹部

针对怀孕中、后期的孕妈妈不适症状，每天都顺时针环形按摩腹部，可以让胃肠得到适度的刺激，使排便功能恢复正常，洗澡后顺便按摩的效果会加倍。

● 每天固定运动30分钟

多次运动，累积起来也可以够量，孕妈妈更需要保持运动习惯，以增强体能及腹肌的收缩能力。

是否喝蜂蜜水要视情况而定

如果排泄大便艰难，喝蜂蜜水则有助于排便。但也需要视个人身体情况而定，有个别特殊体质的人，一喝蜂蜜水就泄泻不止，就要谨慎对待。

预防妊娠糖尿病

有误解认为妊娠期患了糖尿病就终身是糖尿病患者，其实不然。大多数妊娠期糖尿病的孕妇产后糖代谢异常均能够恢复正常，但将来患糖尿病的机会会增加。故妊娠期糖尿病者在妊娠结束后也不能掉以轻心，应经常参加体检，了解血糖情况，以及时发现糖尿病。

妊娠期间的糖尿病有两种情况：一种为妊娠前已有糖尿病的患者妊娠，又称糖尿病合并妊娠；另一种为妊娠前糖代谢正常或有潜在糖耐量减退，妊娠期才出现或发现糖尿病，又称为妊娠期糖尿病。妊娠糖尿病是临床常见的一种合并症之一。确定妊娠后，若发现有各种程度的糖耐量减低或明显的糖尿病，不论是否需要用胰岛素或仅使用饮食治疗，也不论分娩后这一情况是否持续，均可认为是妊娠糖尿病。

● 妊娠糖尿病的原因

激素异常：妊娠时胎盘会产生多种供胎儿发育生长的激素，这些激素对胎儿的健康成长非常重要，但却可以阻断母亲体内的胰岛素作用；孕期肾血浆流量及肾小球滤过率均增加，但肾小管对糖的再吸收率不能相应增加，导致部分孕妇排糖量增加；雌激素和孕激素增加母体对葡萄糖的利用，因此引发糖尿病。妊娠第24周到28周期是这些激素的高峰时期，也是妊娠糖尿病的常发时间。

遗传因素：妊娠糖尿病的患者将来出现2型糖尿病的危险很大（但与1型糖尿病无关）。有人据此推断引起妊娠糖尿病的基因与引起2型糖尿病的基因可能彼此相关。

肥胖症：肥胖症不仅容易引起2型糖尿病，同样也可引起妊娠糖尿病。

● 妊娠糖尿病的影响

对孕妇的影响：孕妈妈患有妊娠糖尿病，可使生育率降低，流产率升高，妊娠高血压综合征发生率升高；患者抵抗力下降，易合并感染，以泌尿系感染最多见；羊水过多的发生率较非糖尿病孕妇多10倍；巨大儿的发生率明显增高，难产、产道损伤、手术产率高，产程长易发生产后出血；易发生酮症酸中毒。

对胎儿的影响：胎儿畸形的发生率为6%～8%，高于非糖尿病孕妇；巨大胎儿的发生率高；胎儿宫内生长受限发生率为21%，多见于严重糖尿病伴有血管病变时；早产发生率增加；新生儿高胆红素血症、低血糖等疾病的发病率都会增高，糖尿病孕妇分娩的新生儿即使是足月的，也要按早产儿处理，要加强肺功能及血糖的检测。

● 预防妊娠糖尿病的饮食原则

注意餐次分配：一次进食大量食物会造成血糖快速上升，若孕妈妈空腹太久时，容易产生酮体，所以建议少量多餐，将每天应摄取的食物分成5～6餐。特别要避免晚餐与隔天早餐的时间相距过长，所以睡前要补充点心。

摄取正确糖类：不吃淀粉类并不能控制血糖或体重，正确的做法是尽量避免加有蔗糖、砂糖、果糖、葡萄糖、冰糖、蜂蜜、麦芽糖之类含糖饮料及甜食，尽量选择纤维含量较高的未精制主食，更有利于血糖控制。

注重蛋白质摄取：妊娠中期、后期每天需增加蛋白质的量各为6克、12克，从蛋、牛奶、深红色肉类、鱼类及豆浆、豆腐等黄豆制品中补充蛋白质。

多摄取纤维素：多摄取高纤维食物，如以糙米或五谷米饭取代白米饭，增加新鲜蔬菜水果的摄取量等，这些做法可以帮助控制血糖。

别让贫血找上你

贫血是妊娠期较常见的合并症，属高危妊娠范畴。贫血在妊娠各期对母、儿均可造成一定危害，在某些贫血较严重的国家和地区，是孕产妇死亡的重要原因之一。其中，缺铁性贫血最常见。世界卫生组织规定：孕妇外周血血红蛋白<110克／升及血细胞比容<0.33为妊娠贫血。

由于妊娠期血容量增加35%左右，而血浆的增加多于红细胞的增加，致使血液稀释。其次，胎儿生长发育对铁的需要量增加，而孕妇的摄入不足或吸收不良均易导致贫血的发生。

● 贫血对妊娠的影响

1. 对孕妇的影响：贫血会使孕妇的抵抗力低下，对分娩、手术和麻醉的耐受能力也差，增加孕妇在妊娠和分娩期间的风险。重度贫血可因心肌缺氧导致贫血性心脏病；胎盘缺氧易发生妊娠期高血压疾病或妊娠期高血压疾病性心脏病；严重贫血对失血耐受性降低，易发生失血性休

克；贫血降低产妇抵抗力，容易并发褥感染。世界卫生组织资料表明，贫血使全世界每年数十万孕产妇死亡。

2. 对胎儿的影响：当孕妇患重度贫血时，经胎盘供氧和营养物质不足以满足胎儿生长所需，容易造成胎儿生长受限、胎儿窘迫、早产或死胎。

● 贫血的常见种类

缺铁性贫血是妊娠期最常见的贫血，占妊娠期贫血95%。由于胎儿生长发育及妊娠期血容量增加，对铁的需要量增加，尤其在妊娠后半期，孕妇对铁摄取不足或吸收不良，均可引起贫血。严重缺铁性贫血易造成围产儿及孕产妇死亡，应高度警惕。

巨幼细胞贫血是由叶酸或维生素B_{12}缺乏引起DNA合成障碍所致的贫血。巨幼红细胞性贫血较少见，其发病率为0.7%。妊娠期本病95%是由叶酸缺乏所致，少数是因缺乏维生素B_{12}所致。孕期应注意及时补充叶酸和维生素。

再生障碍性贫血是因骨髓造血干细胞数量减少和质的缺陷导致造血障碍，引起外周全血细胞（红细胞、白细胞、血小板）减少为主要表现的一组综合征。再障的病因较复杂，半数为原因不明的原发性再障，但妊娠可能使原有病情加重。颅内出血、心力衰竭及严重的呼吸道、泌尿道感染或败血症，常是再障孕产妇的重要死因。

● 预防与治疗

妊娠前积极治疗失血性疾病如月经过多等，以增加铁的贮备。孕期加强营养，

鼓励进食含铁丰富的食物，如猪肝、鸡血、豆类等。在产前检查时，孕妇必须定期检测血常规，尤其在妊娠后期应重复检查。妊娠4个月起应常规补充铁剂，每日口服硫酸亚铁0.3克。

确诊为巨幼细胞性贫血的孕妇，应加强孕期营养指导，改变不良饮食习惯，多食新鲜蔬菜、水果、瓜豆类、肉类、动物肝及肾等食物。每日口服叶酸15毫克，或每日肌注叶酸10～30毫克，直至症状消失、贫血纠正。并注意及时补充维生素B$_{12}$。

患有再生障碍性贫血的孕妇应由产科医师及血液科医生共同管理，主要以支持疗法为主，注意休息，增加营养，间断吸氧，少量、间断、多次输新鲜血，提高全血细胞，分娩期尽量经阴道分娩。

专/家/答/疑

怀孕时贫血，宝宝出生后会不会也贫血?

缺铁性贫血并不是遗传病，并且胎儿会优先摄取营养成分，因此生下来的孩子不一定也贫血。不过如果怀孕期间孕妈妈贫血严重的话就可能会导致胎儿的生长发育受限、贫血等，出生后若不及时纠正，孩子就有可能会出现贫血。

防治孕妇静脉曲张

女性到怀孕中期，下肢会出现弯弯曲曲、凸出肤面的青紫色血管，妊娠后期会更严重，这种现象医学上称之为下肢静脉曲张。静脉曲张最易发生的位置是腿部，最常见的症状就是站起来时腿部出现明显的蓝色肿大静脉，在小腿后面或踝部到腹股沟之间靠腿部内侧的任何地方都可能出现这种蓝色，甚至可能发生在肛门附近或阴道内。

● 造成孕妇静脉曲张的原因

女性怀孕后，子宫为了担负起孕育新生命的重任，需要大量的血液供应，于是盆腔静脉和髂内静脉血液回流增加，导致静脉内的压力增大，从而使下肢薄壁静脉异常扩张。另外，怀孕后机体内雌激素水平升高也会使血管扩张。而随着胎儿的生长发育，子宫逐渐增大，容易压迫腹腔内的静脉，使下肢静脉血液和淋巴液回流受阻，造成下肢静脉血管增粗、充血而造成静脉曲张。

痔疮也会在此时形成或增大，其实痔疮是肛门附近曲张了的静脉，要等到产后几个星期才会缩小或消失的。

在妊娠后期，有的妇女还会出现外阴部肿胀、发热和蚁走窜样痒的感觉，同时局部还有皮肤发红或色素沉着的现象，尤其在长时间行走或性生活时，会出现外阴剧烈疼痛，这种情况是由于外阴部静脉曲张引起的。

起初，脚踝内侧或腿部会出现紫色的小血管，状似蜘蛛，严重的话，腿部会有浮肿现象。不过，腿部没出现浮肿或紫色血管并不代表就没有静脉曲张，因为有些较肥胖的人血管藏在脂肪下，不容易看出来。有效确认的方式，通常是通过血管超声波找出静脉曲张的部位，再加以治疗。

另外，因为静脉曲张是腿部的血液循环不佳，无法顺利地向上回流到心脏，因此腿部容易有酸麻、胀痛的感觉，即使只

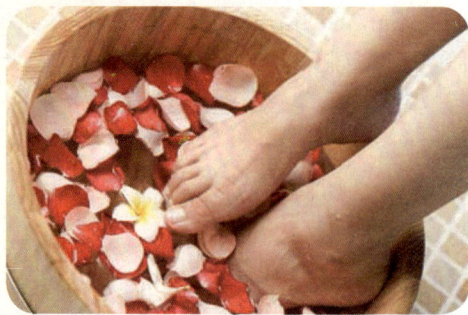

是走了一小段路，也会有这样的感觉，通常不舒服的感觉在晚上最明显，因为经过了一整天的活动，会积累很多血液及代谢废料在腿部。睡觉时，腿部不会受到地心引力的影响，因此症状稍微会减轻，但到了第二天又会开始发生同样的情况。

发生静脉曲张，会影响到腿部皮肤外观，是因为腿部血液循环不良，代谢废料积累过多会使组织缺氧，一旦缺氧就导致皮肤产生色素沉淀现象，甚至于溃疡。在夏天，血管肿胀情形尤其会加重，一般人误认为腿部血液循环不良可以泡热水改善，但对有静脉曲张的人来说，泡热水只会使病症更严重，而且泡热水后皮肤较干燥，还可能因为发痒抓皮肤而挠破血管。

● 下肢静脉曲张的防治

1. 孕妇要注意避免长时间的站立，或久坐，更不要负重。

2. 避免穿过紧的裤子、鞋袜。

3. 坐时两腿宜抬高，走路时应用尼龙弹力绑带缚紧下肢。下肢静脉曲张较重或已达会阴部时，则需卧床休息（侧卧位为佳，以免子宫压迫下腔静脉），抬高下肢。

4. 要注意保持大便通畅，如果有咳嗽、气喘等毛病要积极治疗，因为这些都会增加腹压，加重静脉压力。

5. 曲张的静脉，管壁很薄，不要碰撞静脉曲张部位，以免受伤出血。

6. 温水泡脚能够促进血液循环，有效防止静脉曲张。

7. 游泳可以减少胎儿对直肠的挤压，促使骨盆内的血液回流，可有效预防静脉曲张的发生。

妊娠期鼻出血

鼻中隔的最前下部分的黏膜内，血管汇集成丛且表浅，该处的鼻黏膜和下面的骨组织紧密相贴，对血管的保护作用差，加之血管自行收缩能力也很低，所以是鼻出血的好发部位。当用力挖鼻、擤鼻涕、剧烈打喷嚏时，均容易出血。

● 孕妈妈容易鼻出血的原因

妊娠后，由于胎盘产生大量雌激素，使鼻黏膜血管扩张充血。并且由于孕妈妈的血容量升高，使得鼻腔更容易出血。在鼻出血的好发部位即使不受外伤也会出血。当然，凡可以引起动脉压、静脉压增高，凝血功能障碍的全身疾病，如高血压、心脏病、血液病、传染性肝炎、维生素C缺乏等，都有鼻出血的症状。但如果经常出血，则需要做进一步检查。

● 鼻出血时的处理方法

孕妇鼻出血一般都在一侧，且出血量不多。当鼻子出血时，孕妈妈不要太紧张，要稳定情绪，因为大部分情况下鼻出血都可以自行处理，及时止血。

一旦发生鼻出血，可将出血侧鼻翼向鼻中隔紧压，或向鼻孔内塞入一小团干净棉花，按压大约5~10分钟之后即可止血。

也可以用冷水袋或湿毛巾敷前额或后颈部，促使血管收缩，减少出血。但不要用硬纸塞鼻孔，以免损伤鼻黏膜。要注意的是，鼻血止住以后，鼻孔里会有不少凝血块，不要急着把它们弄出去，过一会儿再弄；流进嘴里的血应尽量吐出，不要下咽，以免刺激胃引起呕吐。

若是经常流鼻血，或者流鼻血超过20分钟都止不住的话，就要去医院进行诊治。

● 如何预防鼻出血

1. 不要养成挖鼻孔的习惯，不要用力擤鼻涕，以免导致鼻黏膜血管受损而出血。

2. 保持室内的湿度，如果天气很干燥，可以用加湿器来增加湿度。睡觉前可以在鼻腔内涂一些维生素E软膏，以避免黏膜干硬。

3. 多吃含维生素C、维生素E的食物，少吃辛辣刺激的食物。

胎儿宫内生长受限

孕妈妈在孕期过半后，宫内的胎儿增大迅速。到足月生产时，胎儿体重可达2.5~3千克。但是，有一部分产妇到足月生产时，胎儿体重达不到2.5千克，为足月小胎儿。这是由于胎儿在宫内生长迟缓的缘故。

这样的新生儿，死亡率为正常胎儿的4~6倍，占我国围生儿死亡总数的42.3%，其新生儿的近期和远期并发症均明显升高。这样的婴儿成长发育较滞后，大约在一年之内，躯干的发育和智力均赶不上正常儿，甚至有轻度功能失调，个别严重者可能会大脑瘫痪。

● 预防及治疗

为了防止这种小胎儿的出生，在围产期保健，常用测量宫底高度、腹因长度以及用B超测定胎儿双顶径等方法，来发现胎儿发育迟缓，一旦发现，就及时请医生诊治。

● 一般治疗

去除不良因素，改善胎儿供氧及营养状况。纠正不良生活习惯，如吸烟、酗酒、滥用药物及接触有害物质等，加强营养，并注意营养均衡。卧床休息，取左侧卧位，可纠正子宫右旋，增加子宫胎盘血流量。积极治疗各种合并症及并发症，采用25%葡萄糖溶液注射进行治疗，也有人建议用氨基酸溶液静脉注射或服用叶酸等。加强监护，增加供氧。

● 产科处理

B型超声检查了解有无胎儿结构异常，准确计算孕龄，了解宫颈成熟度。根据胎动、胎心监护、B型超声及胎儿成熟度监测，综合评估胎儿宫内状况，决定终止妊娠时机及方法。

预防巨大儿

一般刚刚出生的胎儿，体重在3千克左右；然而有的孕妇生产的胎儿，体重超过4千克，称为巨大儿。巨大儿给产妇和医生增加了很多烦恼，有的甚至发生危及生命的严重后果——难产。

近年因营养过度而致巨大胎儿的发生有逐渐增加趋势，国内发生率约7%左右，国外发生率为15.1%，男胎多于女胎。巨大胎儿手术产率及死亡率均较正常胎儿明显增高。

● 胎儿过大的危害

当产力、产道、胎位均正常时，常因胎儿过大导致头盆不对称而发生分娩困难。因为产程太长，胎儿的心跳慢了，有窒息现象，需要赶快抢救。结果医生只好动手术，用产钳将小生命从阴道里拉出来。为此有些胎儿的头还被挤出一个长长的产瘤，因胎儿太大，影响了产妇子宫收缩，出血也较多，产妇身体康复就比较慢。胎儿因为窒息，生下来后，虽经抢救，还需重点观察，而且孩子不能多动，以防颅内出血。有时这类婴儿往往容易吐奶，而引起出生后体重减轻。产妇不能及时给胎儿喂乳，而造成乳胀，乳腺管不通畅，发生硬块，甚至红肿、疼痛，容易引起乳腺炎。

● 胎儿过大的原因

遗传因素：巨大胎儿的发生与遗传关系密切。身材高大的父母其子女为巨大儿的发生率高；不同民族、不同种族巨大胎儿的发生率各不相同。

糖尿病：孕妇患有糖尿病，尤其是患有隐悸糖尿病。因孕妇血中糖分过多，并通过胎盘，使得胎儿的血糖持续增高，刺激胎儿胰腺分泌过多的胰岛素，这就使脂肪、蛋白质和糖原在胎儿体内蓄积过多，使得胎儿长得大而肥胖，形成巨大儿。

营养及孕妇体重：孕妇孕前体重与巨大胎儿有关，当体重指数BIM（体重／身高^2）大于30，巨大胎儿的发生率明显增加；孕期营养过剩、肥胖、体重过重等均

可发生巨大胎儿。

环境因素：巨大胎儿的发生可能与环境有关。高原地区由于气压低、氧分少，巨大胎儿的发生率较平原地区低。

过期妊娠：少数过期妊娠胎盘功能正常，子宫胎盘血供良好，使胎儿不断生长发育，体重随孕期延长而增加。过期妊娠巨大胎儿的发生率较足月妊娠发生率增加3～7倍，其难产发生率增加2倍。

专／家／答／疑

如何判断巨大儿？

根据症状：孕妇常有腹部沉重、腹痛、呼吸困难等，伴体重增长迅速。根据体征：根据宫高、腹围及先露高低计算出胎儿体重≥4000克者，可能为巨大儿。

● 预防与处理

妊娠期及时诊断详细询问病史，定期做孕期检查及营养指导，对既往有巨大胎儿分娩史或孕期发现胎儿大者，需检查有无糖尿病及糖耐量异常。若有应积极治疗控制血糖，并于孕36周后根据胎盘功能、胎儿成熟度及血糖控制情况，择期终止妊娠；若L／S比值<2，应肌注地塞米松5毫克，1日3次，连用2日。

分娩期应根据宫高、腹围、B型超声检查，尽可能准确推算出胎儿体重，并结合骨盆测量决定分娩方式。

新生儿处理预防低血糖，于出生后1～2小时开始喂糖水，及早开奶；积极治疗高胆红素血症，多选用蓝光治疗；新生儿易发生低钙血症，应补充钙剂，多用10％葡萄糖酸钙1毫升／千克加入葡萄糖液中静脉滴注。

|第二讲| 孕6月（21～24周）： 胎宝宝会发点小脾气

❋ 孕情早知道

胎宝宝发育进程

妊娠6个月时，胎儿身长已至34厘米左右，体重也已达660克上下，身体看上去已有匀称感了，但皮下脂肪还很少，故还较瘦弱，皮肤呈黄色。骨骼更结实，头发更长，眉毛和睫毛长出。从这时起，在皮肤的表面开始附着胎脂。

妊娠中期，胎儿对声音十分敏感，如对母体血管搏动、心脏节律和肠蠕动及外界的各种响动都可作出反应。

皮脂腺开始分泌，皮肤表面长出白色胎脂。胃肠会吸收羊水，肾脏排泄尿液。此时用听诊器可听出胎儿的心音。

从6个月起，胎儿就带着积极的情绪生活，不满意时会发点小脾气。因此，胎儿并不是没有思维的小生命。胎儿在子宫里不仅有感觉，而且还能对母亲相当细微的情绪做出敏感的反应。

孕妈妈身体状况

妊娠6个月，子宫又长大了许多，宫底已长到了脐部上1横指，用尺测量耻骨联合上子宫长度为22.0～25.1厘米。母体的下腹部明显隆起，体重增长快，容易感到疲劳，行动开始不如以前灵活，甚至站立和坐下时也会感到吃力。由于子宫的压迫，会有排尿增多（尿频）的现象。

乳房的周围有时会出现一些褐色的小斑点，形成第二乳晕。稍稍用力，便能从乳头里挤出一种黄色的稀薄液体。

可经腹壁触到子宫内的胎体，触诊时可区分为胎头、胎背、胎臀及胎儿肢体。胎头圆而硬，胎背宽而平坦，胎臀略不规则，胎儿肢体小且有不规则的活动。

胎儿心音可在脐下正中或稍左右听到，于24周以后胎儿心音多在胎背所在侧听得最清楚。由于子宫压迫下腔静脉，使盆腔及下肢血管内的血液淤积，血流不畅，压力增加，这种情况再加上孕期激素的变化，很可能会造成孕妈妈下肢浮肿，也可能造成静脉曲张。

✳ 本月关注：孕期腹痛为哪般

孕期正常腹痛

孕期腹痛，几乎是每一位孕妈妈都要经历的现象，怀孕后为什么会腹痛，发生腹痛会不会影响到胎儿的健康，怎样应对呢？

正常的孕期腹痛，一般有以下几种因素：

● 子宫收缩

即将临产时，子宫强烈收缩，会产生阵痛，子宫收缩的次数愈频繁，阵痛会愈强烈。

腹部隐隐作痛，或者发生剧烈阵痛，都是腹痛的表现，需要区别什么情况下的腹痛是正常现象，什么样的腹痛属于非正常情况，以便于及时就医，预防意外。

● 激素改变

怀孕以后黄体素会增高，肠道蠕动变慢，有可能使孕妈妈觉得肠胃不适、腹胀、便秘等，造成腹部胀痛、不舒服。

● 子宫结构改变

子宫增大会使腹压增加，子宫扩张会牵拉周围支撑子宫的韧带，造成腹痛。子宫增大后还会向上顶到胃部，加上食道与胃部的括约肌松弛，形成胃液回流，会有胸口灼热疼痛现象，躺下时尤其明显。

● 软骨组织松弛

为迎接临产，骨盆腔会变得比较疏松，软骨组织变松时，包括耻骨和背部都会痛。

● 正常腹痛的症状

一般在怀孕早期就会有肠胃不适现象，往后在软骨组织变松时，下腹也会略感疼痛，当腹痛来自子宫时，随着子宫体积的增大，痛楚会更明显。

怀孕早期，腹痛状况比较偏于一阵一阵地痛，痛感不明显，一直到临产时，子宫强烈收缩，才会有明显的痛楚。

孕期非正常腹痛

怀孕期间，正常的腹痛不会太激烈，会感到隐隐作痛，但这种痛比较温和，如果发生十分刺痛、令人难以忍受的腹痛，可能属不正常的现象，必须尽早就医。

● 宫外孕

大多数的宫外孕是受精卵着床在输卵管，输卵管被发育的受精卵撑大时，会有破裂且大量出血情形，造成生命的危险。因此，下腹部是输卵管的位置会有强烈的疼痛，阴道常有出血。

通常在尿检确认怀孕后，医生会预约在6~7周时进行超声波检查，确认胚胎是否在子宫内着床，未确认之前，都要怀疑是否有宫外孕的可能。

宫外孕容易发生在输卵管曾经有感染、曾发生过宫外孕者，输卵管不通畅，容易卡住受精卵，发生宫外孕。

● 胎盘剥离

胎盘剥离是指胎盘与着床的子宫分开，造成胎儿无法从胎盘中得到足够的血液，导致胎儿贫血、失血过多而死亡。同时，子宫也会因胎盘剥离而开始收缩，所以孕妈妈会有强烈的腹痛现象，有时候也会有阴道出血状况。一般来说，有高血压、抽烟、多胞胎和子宫肌瘤的孕妇容易发生胎盘剥离现象。

● 流产

如果孕妈妈在20周以前排出胚胎，胎儿体重小于500克，没有存活的可能，就称为流产。通常在确认胚胎在子宫内着床后，大约有20%的孕妈妈会发生流产，流产时的腹痛类似于痛经，伴有子宫收缩、腹胀的感觉，合并有出血。

这类无法成功发育而流产的胚胎，大约有六成不健康，其余四成则可能因为孕妈妈本身的染色体问题或分泌的黄体素不够等因素，因此，这类流产是一种自然淘汰。如果要强留住不正常的胚胎反而无益，因此，即使不幸发生流产，也不必为此伤心。

● 早产

孕妈妈产出的胎儿孕周大于20周，体重超过500克，生存的机会较大时，称为早产。早产的产痛提前发生，会有子宫收缩与阵痛情形。在孕期中，偶发子宫收缩属正常，例如一天3到5次，但如果在足月之前（38周以前）出现了比较规则、且越来越密集的持续阵痛，例如，每20分钟就痛一次，演变为每10分钟痛一次，阵痛发生次数越来越频繁，强度越来越大，就可能是早产迹象，有可能合并有破水现象。

● 急性阑尾炎

凡是正常人会发生的腹痛，怀孕时也会发生。例如阑尾炎、胰腺炎等等，怀孕并不会使疾病发生的概率增高。但是假使孕妈妈有阑尾炎，就必须尽快处理，因为阑尾破裂有变成腹膜炎的可能。值得注意的是，变大的子宫会把阑尾顶到腹部上方，所以孕妈妈发生阑尾炎的疼痛位置与一般人不同。

/ 孕期腹痛应及时就诊 /

如果怀孕期间出现了腹痛或腹部绞痛，并伴有见红、出血、发烧、寒战、阴道分泌物、眩晕、排尿时有不适感、恶心呕吐，或休息几分钟之后，腹痛仍然不能缓解，建议你及时去医院就诊。引起腹痛的原因很多，孕妈妈不要尝试自己做诊断。

改善腹痛的小方法

少吃多餐、多摄取纤维质，能帮助肠胃蠕动，改善肠胃不适。

可适度运动，运动除了能改善肠胃不适的状况，也能整体上舒缓身体的不适。不过，运动量应依照平时的运动情况，不宜过量，配合怀孕不同时期作调整。

怀孕早期、晚期所做的运动应以温和为佳，过度激烈的运动，例如跑步，可能间接导致流产或早产，散步是较安全的选择。

怀孕中期可以稍微增加运动量，最好选择不增加下腹重量负担的运动，如游泳、瑜伽、骑车，或为孕妈妈设计的体操，爬楼梯对有背痛的孕妈妈不适宜。

无论做哪一种运动，建议运动时间不要过长，每天大约半小时到一小时。

✳ 营养与饮食：宝宝聪明吃出来

孕6月饮食原则

进入本月后，孕妇的体型会显得更加臃肿，到本月末将会是大腹便便的标准孕妇模样。此时，孕妇和胎儿的营养需要猛增，许多孕妇从这个月起开始发现自己贫血。

由于胎儿的快速发育使孕妇的消耗增加，你应该注意增加适当的营养，以保证身体的需要。在增加营养的同时，要重点增加维生素的摄入量，孕6月，孕妇体内能量及蛋白质代谢加快，对维生素B的需要量增加，由于此类维生素无法在体内存储，必须有充足的供给才能满足机体的需要。因此，孕妇在孕中期应该摄入富含此类物质的瘦肉、肝脏、鱼、奶、蛋及绿叶蔬菜、新鲜水果。

孕妇还应对食物有所选择，并限制一些不利于健康的食物。应忌吃的食物有辣椒、胡椒等辛辣食物；应限制吃的东西有咖啡、浓茶、酒等，因其有刺激神经兴奋作用，不利于孕妇休息，酒对胎儿还有毒性作用；孕中期应注意，不要吃的过咸，以免加重肾脏的负担或促发妊娠高血压综合征。

本月尤其要注意铁元素的摄入，应多吃含铁丰富的菜、蛋和动物肝脏等，以防止发生缺铁性贫血。此外，要保证营养均衡全面，使体重正常增长。

不可滥服鱼肝油

鱼肝油的主要成分是维生素A和维生素D，孕期适量补充鱼肝油，有利于母体健康和胎儿发育，同时也有益于孕妇对钙的吸收。但如果片面地认为服用鱼肝油越多越好，则会对孕妇和胎儿造成危害。对于一个正常人来说，人体需要维生素A的量极微，日常的饮食已足够生理需要。孕妈妈是否需要服用鱼肝油应在医生指导下进行。

长期大量食用鱼肝油和钙质食品，会引起食欲减退，皮肤发痒、毛发脱落，眼球突出，血中凝血酶原不足及维生素C代谢障碍等。同时，血中钙浓度过高，会出现肌肉软弱无力，呕吐和心律失常等，这些对胎儿生长都是没有好处的。胎儿的牙滤泡会在宫内过早钙化而萌出。维生素A服用量过大，将会引起胎儿骨骼畸形、腭裂以及眼、脑畸形等症发生。

● **正确服用鱼肝油**

孕妈妈服用鱼肝油，如果因治病需要，应按医嘱服用。如确实需要服用鱼肝油，可以减少分量和次数来服用。比如，如果鱼肝油的正常用量是一天3次，每次2粒，那么每天摄入的维生素A达6万单位，相当于10倍的推荐量，会对胎宝宝产生副作用，可以改为两天1次，一次2粒。

其实，最好的补充营养的方法就是通过饮食调节，孕妈妈应该牢记这个原则，多吃自然食品，而不要依赖各种补药。

妈妈多吃鱼，宝宝更聪明

孕妇多吃鱼，特别是海产鱼，可使孩子更加聪明。所以，在孕妇的日常膳食中应适当增加鱼类食物。

沙丁鱼、鳗鱼、青鱼等海鱼，通过食物链，可从浮游生物中获得微量元素，储存于脂肪中。二十二碳六烯酸（DHA）是构成大脑神经髓鞘的重要成分，能促进大脑神经细胞的发育。多食富含DHA的鱼类，宝宝会更聪明。鱼中所含的不饱和脂肪酸——二十碳五烯酸能不仅能降低血液的黏稠度，防止血栓形成，还能扩张血管，方便孕妈妈给胎儿运输充足的营养物质，促进胎儿的发育。另外，鱼肉中含有较多磷质、氨基酸，这些物质对胎儿中枢

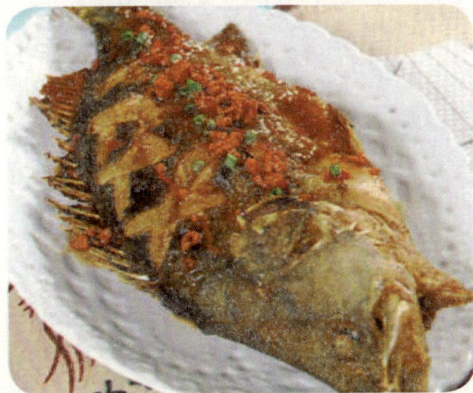

神经系统的发育会起到良好的作用。因此，在孕妇的膳食中增加些鱼类食物，对胎儿和孕妇本身来说，都是十分有益的。

● 受污染的鱼不能吃

腐败、受污染的鱼，孕妈妈吃了会对胎儿造成不利影响，还有可能使胎儿中毒。而有些孕妈妈偏好吃咸鱼，怀孕时最好也不要吃。因为咸鱼中含有大量的二甲基亚硝酸盐，进入人体内转化成二甲基亚硝胺，二甲基亚硝胺具有很强的致癌性，有可能会使胎儿出生后患癌。

● 吃鱼的其他注意事项

1. 要多吃深海鱼类，如鲑鱼、鲭鱼、鲨鱼等。

2. 烹调的方式最好是蒸或者炖，以最大限度地保留鱼的营养。

3. 孕妈妈吃鱼的时候最好不要吃鱼油，因为鱼油会对凝血机能造成影响，孕妈妈摄入过多可能会增加出血几率。

4. 少吃罐头鱼，因为大多数罐头鱼的水银含量严重超标，一旦被胎儿吸收，就会严重影响到胎儿脑部神经的发育。

专/家/答/疑

怎样制作水产品更营养？

鱼类和其他水产动物常采用的烹调方法有煮、蒸、烧、炒、熘等。煮对蛋白质起部分水解作用，对脂肪影响不大，但会使水溶性维生素和矿物质溶于水中，因此汤汁不宜丢弃。蒸时食物与水接触比煮要少，所以可溶性营养素的损失也比较少。烧有红烧、白烧、干烧等之分，对营养素的影响与水煮相似。

宝宝的最爱——"脑黄金"

DHA、EPA和脑磷脂、卵磷脂等物质合在一起，被称为"脑黄金"。"脑黄金"对于怀孕6个月的孕妈妈来说，具有双重的重要意义。首先，"脑黄金"能预防早产，防止胎儿发育迟缓，增加婴儿出生时的体重。其次，此时的胎宝宝，神经系统逐渐完善，全身组织尤其是大脑细胞发育速度比孕早期明显加快。而足够"脑黄金"的摄入，能保证婴儿大脑和视网膜的正常发育。

为补充足量的"脑黄金"，孕妈妈可以交替地吃些富含DHA类的物质，如富含天然亚油酸、亚麻酸的核桃、松子、葵花子、榛子、花生等坚果类食品，此外还包括海鱼、鱼油等。这些食物富含胎宝宝大脑细胞发育所需要的必需脂肪酸，有健脑益智的作用。

专/家/答/疑

什么是DHA?

DHA即不饱和脂肪酸二十二碳六烯酸。最早揭示DHA这一奥秘的是英国脑营养研究所克罗夫特教授和日本著名营养学家奥田占美教授。DHA作为一种必需脂肪酸，其增强记忆与思维能力、提高智力等作用更为显著。如果妇女妊娠期膳食中严重缺乏DHA，可能会导致胎儿失明和弱智。

健康从全麦早餐开始

我们在超市里经常可以看到食品包装袋上"全麦"的字样，也经常听到很多人买食品"一定要买全麦的"。全麦早餐到底有什么独到之处？全麦食品指的是用没有去掉麸皮的麦类所做的食物，比我们一般吃的精制面粉的颜色黑一些，口感也较粗糙，但由于保留了麸皮中的大量维生素、矿物质、纤维素等，因此营养价值更高。常吃全麦食品有助于孕妈妈控制体重，缓解孕期便秘，预防妊娠糖尿

病甚至动脉粥样硬化和癌症等疾病的发生，更有研究指出还可以预防心脏病的发生。

其实无论是大人还是小孩，从健康角度来讲，都有充分的理由坚持每天早餐吃全麦食品。全麦食品富含各种维生素、矿物质和抗氧化剂，并含有大量的水溶性膳食纤维，可降低胆固醇，调节血压，减少心脏病的发病几率。而且，即便身体很健康的孕妈妈，饮食起居等都很有规律，也不要拒绝如此健康的全麦食品。全麦食品真的应该成为孕妈妈餐桌上的"常客"。

特别是北方的孕妇，把早餐的烧饼、油条换成麦片粥很有必要，虽然你多少会有些不习惯。麦片可以使你保持较充沛的精力，还能降低体内胆固醇的水平。当然不要买那些口味香甜、精加工的麦片，天然的、没有任何糖类或其他添加成分在里面的麦片最好。届时可以按照自己的喜好加一些花生米、葡萄干或是蜂蜜。全麦饼干类的小零食，细细咀嚼能够非常有效地缓解孕吐反应；全麦面包可以提供丰富的铁和锌。

目前，市面上可以买到的全麦食品包括燕麦、大麦、糙米、全麦面包、全麦饼干等。

孕妇适饮绿茶

以往的观点认为孕妇不宜饮茶，因为茶水中的咖啡因具有兴奋作用，会刺激胎动，影响胎儿的生长发育。茶叶还含有多量鞣酸，它可与孕妇食物中的铁元素结合成为一种不能被机体吸收的复合物，影响铁的吸收。

但近年来的研究表明，孕妇适量饮用绿茶，不仅可补水解渴，而且能够提供母胎双方都极需要的维生素与微量元素。

测量表明，每天饮用20克绿茶，便可获得一天维生素C生理需要量的87%，饮用5杯绿茶，可取到一天叶酸生理需要量的25%。此外，享有"生命的火花"之称号的锌元素，也以绿茶尤以茉莉花茶为高。常饮绿茶的孕妇及胎儿脐血的含锌量，比不饮者多16毫克。

饮用绿茶应安排在就餐后1小时以后，因为食物中的铁元素在进餐后30~60分钟，即已吸收完毕，这个时候饮茶就可消除绿茶中的鞣酸干扰铁吸收之弊了。

专/家/答/疑

常见的绿茶有哪些?

市场上常见有的西湖龙井、黄山毛峰、洞庭碧螺春、峨眉春语、信阳毛尖、崂山绿茶、日照绿茶、汉中仙毫、天柱剑毫、岳西翠兰、峨眉雪芽、庐山云雾茶、英山云雾茶、竹叶青茶、顾渚紫笋、太平猴魁、恩施玉露、蒙顶甘、剑春茶、休宁松梦等，都属于绿茶类。

根据季节调整饮食

中医的养生，讲究的就是依照四时更替，合理安排人的饮食和生活，孕妈妈当然更不例外。

● 春季——多吃甜食，少吃酸

中医认为，春季阳气初生，宜食辛甘发散类的食物，而不宜食酸收类食物。酸味入肝，且具收敛作用，不利于阳气的生发和肝气的疏泄，且会影响脾胃的运化功能。因此，春季要少吃一些酸性的食物。

由于甘味入脾，因此甜味的食物就可以补脾脏，可多吃一些大枣、山药等补脾食物，补充气血、解除肌肉的紧张。要注意饮食均衡，要多吃些新鲜蔬菜和低蛋白、低脂肪、高维生素、高矿物质的食品，少吃些酸、辣及油炸、烤、煎的食品，并要多喝水，少饮酒。

● 夏季——慎食生冷，多吃苦

夏季气候炎热，易出汗，易耗伤气阴，人们往往会感觉到口干舌燥，所以，要适当多吃一些苦味的食物来降火。苦味食物能清泄暑热，以燥祛湿，便可以健脾，增进食欲。

此外，夏季还可以吃点酸味的食物，如番茄、柠檬、草莓、乌梅、葡萄、菠萝、芒果、猕猴桃之类，它们的酸味能敛汗止泻祛湿，能预防流汗过多而耗气伤阴，又能生津解渴，健胃消食。如能在菜肴中加点醋，醋酸还可杀菌消毒防止胃肠道疾病发生。不宜过食寒凉食物，以防伤脾损胃；饮食宜清淡，不宜吃肥腻食物。

● 秋季——少吃辛，多吃酸

秋季干燥，养生重在润肺，适合平补。由于酸味食物收敛补肺，辛味食物发散泻肺，而秋天宜收不宜散，所以要尽可能少食葱、姜等辛味食物，适当多吃些酸味的蔬菜和水果；为防秋燥伤津液，应多吃能滋阴润肺的食物；多喝开水、淡茶和汤，可以解燥，多吃富含维生素的食物。

● 冬季——多吃热食，补温助阳

冬季人体阳气偏虚，阴寒偏盛，阴精内藏，脾胃运化功能较强，宜食用滋阴潜阳、热量较高的食物，如羊肉、狗肉等；多食富含维生素的食物，可多摄取新鲜的蔬菜和水果，宜多食苦味食物，以补肾养心，不宜食用生冷、黏硬的食物，以防伤害脾胃的阳气，减少盐的摄入量，以减轻肾脏的负担。

抗斑的有效食物

爱美的孕妈妈怀孕后，就开始担心自己白皙的脸庞会长满黄褐斑。专家指出，黄褐斑的形成与孕期饮食有着密切的关系，如果孕妈妈的饮食中缺少维生素C的摄入，长黄褐斑可能性就会增加。下面为孕妈妈推荐几种对防治黄褐斑有很好疗效的食物，爱美的孕妈妈不妨试试。

● 猕猴桃

猕猴桃被喻为"水果金矿"。它含有丰富的食物纤维、维生素C、维生素B、维生素D、钙、磷、钾等营养素。猕猴桃中的维生素C能有效抑制皮肤内多巴醌的氧化作用，使皮肤中深色氧化型色素转化为还原型浅色素，干扰黑色素的形成，预防色素沉淀，保持皮肤白皙。

● 西红柿

西红柿具有保养皮肤、消除雀斑的功效。它丰富的西红柿红素、维生素C是抑制黑色素形成的最好武器。西红柿内含有一种谷胱甘肽，这种物质除有抗癌作用外，还可抑制酪氨酸酶的活性，可使沉着的色素减退消失、雀斑减少，起到美容作用。西红柿中的胡萝卜素，可保护皮肤弹性。实验证明，常吃西红柿可以有效减少黑色素形成。

● 柠檬

柠檬也是抗斑美容水果。柠檬中所含的枸橼酸能有效防止皮肤色素沉着，使用柠檬制成的沐浴剂洗澡能使皮肤白皙光滑。

● 黄豆

大豆中所富含的维生素E能够破坏自由基的化学活性，不仅能抑制皮肤衰老，更能防止色素沉着于皮肤。

● 牛奶

牛奶有改善皮肤细胞活性，延缓皮肤衰老，增强皮肤张力，刺激皮肤新陈代谢、保持皮肤润泽细嫩的作用。

/ 桃仁牛奶芝麻糊的做法 /

核桃仁30克、牛奶300毫升、豆浆200毫升、黑芝麻20克。先将核桃仁、黑芝麻放小磨中磨碎，与牛奶、豆浆调匀，放入锅中煮沸，再加白糖适量，每日早晚各吃1小碗。

● **带谷皮类食物**

随着体内过氧化物逐渐增多，极易诱发黑色素沉淀。谷皮类食物中的维生素E，能有效抑制过氧化脂质产生，从而起到干扰黑色素沉淀的作用。

教你选对美味零食

为了孕育一个健康的优质宝宝，孕妈妈们不得不放弃平时心爱的零食。其实，在怀孕期间，也有很多零食不仅不需要忌口，而且还可以帮助胎宝宝成长得更健康。只要懂得谨慎选择，馋嘴妈妈还是可以继续享受零食的美味的。

首先要懂得吃零食的原则：

1. 低脂、低糖、低盐；

2. 天然，不含太多的防腐剂；

3. 包含孕妈妈所需的营养成分，如钙质、热量、叶酸、铁质、脂肪酸和纤维素等。

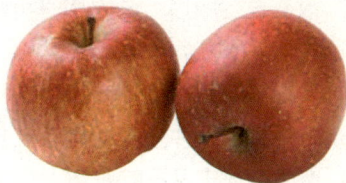

● **下面推荐几种适合馋嘴孕妈妈的零食：**

香脆果粒酸奶＋麦片——富含丰富的钙质、蛋白质以及纤维素。

麦片制成的小饼干——碳水化合物独有甜甜的味道，可补充能量。

麦片制成的麻花卷——增加纤维素。

半个香蕉卷进全麦面包——钾＋蛋白质＝超级营养的零食。

蓝莓或者蓝莓干——拥有美味维生素C。

提子巧克力——含铁质和纤维较多，较其他巧克力为优。

芒果块——丰富的维生素A，有助于胎宝宝的细胞成长。

甜瓜片配上酸橙——丰富的维生素A和C给你清醒的感觉。

包心菜卷——维生素A和维生素C超级多的食品，是素食孕妈妈的最爱。

"蔬菜黄豆"或"甜豆"——煮熟冷却后撒盐食用，含蛋白质、维生素A、铁及钙。

克力架饼干——不属高热量，脂肪含量也较低，易饱肚，如麦饼，是不错的零食。

低脂肪南瓜糕点——含有维生素及矿物质。

粗粮制成的可口蛋卷——加上一条条黑色的糖浆可补充铁。

烤土豆洒上纯酸奶——土豆皮含有丰富的铁。

烤甜土豆片——一种比普通土豆片更健康、更营养的选择。

苹果片＋奶酪片——取得纤维素和钙的很好途径。

吃好不发胖的秘诀

随着孕中期的来临，孕妈妈的胃口大开，可以尽情地解一解馋了，然而，从怀孕前就特别注意保持身材、控制进食，现在一旦解禁又胃口大开，怎么样才能健康地吃而不发胖呢？只要吃得科学合理，就能找到不发胖的秘诀。吃得科学、合理，包括改变自己的进食行为和烹调方式两方面内容。

● 改变进食习惯

1. 改变进餐顺序：先喝水→再喝汤→再吃青菜→最后才吃饭和肉类；

2. 养成每天三顿正餐一定要吃的习惯；

3. 生菜、水果沙拉应刮掉沙拉酱后再吃；

4. 肉类应去皮且不吃肥肉，只吃瘦肉；

5. 油炸食品先去油炸表皮后再吃；

6. 浓汤类食物只吃固体物质，不喝汤；

7. 带汤汁的菜肴，把汤汁沥干后再吃；

8. 用水果取代餐后甜点；

9. 用茶、开水或不加糖的饮料及果汁，来取代含糖饮料和果汁；

10. 吃完东西立刻刷牙，刷过牙以后，就坚持不再进食；

11. 临睡前三个小时不再进食。

● 改变烹调方式

1. 炒菜少吃，尽量用水煮、蒸、炖、凉拌、红烧、烤、烫、烩、卤的烹调方式；

2. 以上的烹调方式尽量不要再加油，可以加酱油。

3. 善于用葱、蒜、姜、五香粉、花椒粒、八角及一些中药材来增加香味；

4. 烹调时少加糖；少加勾芡用的淀粉；

5. 烹调时少用酒和料酒；

6. 做饭、买菜前，事先计算好吃饭人数及分量，避免余下过多剩菜，让自己吃过量；

7. 青菜可以多吃，但最好以烫汆为主，或者把汤汁沥干，以减少油脂的摄食。或者用清汤、开水冲洗后再吃。

红枣好处多，吃法有讲究

红枣含有丰富的营养物质和多种微量元素，有"天然维生素"的美誉，对于孕妈妈补充营养及胎儿生长发育都有很大的帮助。

● 红枣的诸多好处

促进胎儿大脑发育：红枣中含有十分丰富的叶酸，微量元素锌的含量也很丰富，有利于大脑发育，促进智力发展。

增强免疫力：红枣含有丰富的维生素类物质，特别是维生素C的含量为百果之冠，可增强抵抗力。

安神补血：红枣可促进对铁质的吸收，具有养血安神、舒肝解郁的作用，如果孕妈妈感到精神紧张和烦乱，不妨在汤或粥中加点红枣同食。

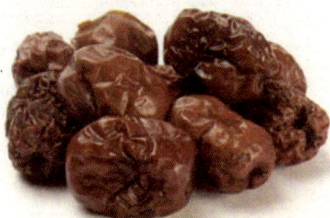

降血压：红枣中含有芦丁，是使血管软化、降低血压的物质。

健脾益胃：红枣能补益脾胃，多吃红枣能显著改善肠胃功能，达到增强食欲的功效。

● 吃红枣应注意的细节

1. 红枣可煮、可蒸、可生食、可制甜羹，也可调制家常小菜，还可配合其他食品烹调，如果是用红枣进补，则水煮最好，这样不会改变药效，也可避免生吃引起腹泻。

2. 生食红枣时，一定要洗净，否则红枣上可能会残留农药。

3. 红枣是一种容易变质、发酵的食品，尤其是生红枣，一定要注意选择和贮藏，变质的红枣不能吃。

4. 红枣可以经常食用，但不可过量，否则会有损消化功能，并引起便秘等症。

5. 红枣糖分多，尤其是制成零食的红枣，患糖尿病的孕妈妈不应多吃。

6. 孕期水肿的孕妈妈不宜多吃红枣，因为红枣味甜，多吃容易生痰生湿，加重水肿。

巧用食物矫正遗传不足

父母都希望孩子遗传自己的优点，而不是缺点，然而结果并不总是如人所愿。因为遗传虽说有一定的规律，可是这种规律往往又"随性"得很，全然不顾人们的意愿。

但是美国的营养学家指出，孕妈妈在怀孕期间通过食物来矫正某些遗传方面的不足是可能的。

● 父母皮肤粗糙

父母遗传的肤色无法改变，但吃对食物却可以让宝宝的皮肤光滑细腻。孕妈妈应常吃富含维生素A的食物，如牛奶、蛋黄、胡萝卜、番茄及绿叶蔬菜、水果、植物油等。维生素A能保护皮肤上皮细胞，能使日后宝宝的皮肤细腻光润。

● 父母头发早白或脱落

少白头的问题也大可不必过于担心，因为少白头属于概率较低的隐性遗传，如果后天营养充足，即使是父母有少白头的问题，孩子患少白头的几率也会很小。孕妈妈应经常摄食含B族维生素的食物，如瘦肉、鱼、面包、牛奶、蛋黄、豆类、紫菜、核桃、芝麻、玉米、水果及绿叶蔬菜，可使日后宝宝的发质有所改变。

● 父母个子矮

决定孩子身高的因素约有70%来自父母，而后天因素的影响占30%。孕妈妈应摄食含钙及维生素D较丰富的食物，如虾皮、大枣、蔬菜叶、蛤蜊、海带、芝麻、海藻及牛奶、蛋黄、胡萝卜等，促使日后生下的宝宝骨骼发育良好，个子相应长高些。

● 父母智力较差

孕妈妈应食含碘丰富的食物，如海带及海产品，以补充宝宝对碘的需要，促进宝宝甲状腺合成，以利脑的正常发育。

● 父母有眼疾

孕妈妈要常吃富含维生素A的食物，如鸡肝、蛋黄、牛奶、鱼肝油、胡萝卜、红黄色水果等，以促进宝宝眼睛发育，使日后宝宝的眼睛明亮。

✿ 孕期生活：做个"孕"美人

做好皮肤基础保养

孕期出现的种种皮肤状况，全都来自于身体内部的变化，孕妈妈如能做好基本的保养与防护，可以避免或减轻这些症状。

● 勤洗脸

妊娠期容易出汗，要勤洗脸，至少早晚各1次，使用适合自己皮肤、成分单纯、安全的洁面乳仔细地洗。爱出汗者更要增加洗脸次数。

● 防晒

阳光中的紫外线，不仅会破坏皮肤中的胶原蛋白和弹性纤维，同时也会产生自由基，使皮肤容易老化。再者，有些人脸上的斑点在日晒之后，颜色会加深，所以，孕期防晒是一定要做好的基本功，外出时要做到位，包括擦防晒品、撑伞、戴帽子、穿上长袖外套等。

● 基础保养

除了防晒之外，皮肤尚需做好清洁与保养的功夫。而在产后，皮肤容易变得粗糙、多油又干燥，可以使用含有乳糖酸、乳酸、玻尿酸、胶原蛋白、尿素等高效保湿成分的产品。另外，怀孕时皮肤的胶原蛋白的流失，可能因为激素作用而增加，可以使用含有抗老化成分的产品，例如，维生素C与维生素A酸，除了A酸之外，其他产品可以在怀孕时就开始使用。

● 化淡妆

化淡妆会使人精神焕发，眼睛明亮有神，有明快活泼的感觉。妊娠期间，孕妈妈充盈的母性，会拥有一种特有的丰满、柔和的美感，不必化浓妆。外出使用方便的、性质温和、成分单纯的干湿粉饼，薄薄敷用一层便可。

● 保持心情愉快

怀孕时千万不要因为皮肤有某些改变，例如痘痘变多，或是有色素沉淀等，而感到心情不好，这样下去反而可能使症状更加恶化。有些时候，保持愉快的心情就能使皮肤的问题减轻，以异位性皮肤炎为例，通常皮肤会痒，让人想抓，而患者的心情也会烦躁，但假如怀孕时的情绪稳定，心情愉快，或许能控制住想抓皮肤的冲动，则会使症状减轻。相反地，如果孕妈妈并不想怀孕，或感到困扰、情绪十分不稳定，皮肤可能会更加瘙痒，而又忍不住去抓，症状就会加重。

孕期如何化妆

适度化妆，能使女性更加漂亮、更富于魅力。但在孕期化妆却要特别注意，防止化妆品使用不当伤害到胎儿。

在整个妊娠期，还是应当以胎儿宝宝和自己的健康为重。孕期，皮肤变得敏感，可以小心护肤，但原则上不应当化妆。因为化妆品大都是化工产品，特别是增白护肤品，其中含有铅等有害健康的物质，对孕妇及胎儿皆不利。口红、染色剂、指甲油中全都含有有毒有害物质，其中可以通过胎盘进入胎儿体内的物质，会影响到宝宝发育甚至致畸。

但并不是孕期就不要梳妆打扮，把自己的形象收拾得美好一些，能增加自信心，调整情绪，精神焕发。当一个讲究、爱美的孕妈妈，首要的是注意清洁。孕期易出汗，要勤洗勤换内衣。勤洗脸，使用质量好一些的婴儿面霜护肤。脸上长了蝴蝶斑不要急于使用祛斑品。可以注意防止阳光直晒面部，待到产后斑多会消退或减轻。此外，还可以做一做按摩，加快血液循环，滋养皮肤。

面部按摩的步骤是：先洗脸，擦干净水，然后用中指和无名指从脸部中线，向外螺旋式揉按，逐一按摩过后，用热毛巾敷片刻。

妊娠初期可以采用比自身肤色稍微深一点的粉底，脸颊上淡淡敷上腮红，使面色显得红润，稍微描一点眉毛及眼线，会更显得精神。

妊娠中期，脸部常常会发雀斑或蝴蝶斑，可以适当选用盖斑化妆品。但特别要注意，不能涂得太厚。如果使用粉底，可以在粉底上扑上透明粉以定妆，然后再画描眼线和眉毛，涂上口红，薄薄地施上一层腮红。

妊娠期化妆，注意妆容要以淡为宜，只须稍做修饰，自会呈现出妊娠期特有的韵味。

除了化淡妆之外，还要注意皮肤的保护，使用具有滋养作用的化妆品为宜，最好每周能做一两次滋养面膜，以保护面部。

化妆品中的有毒物质会影响胎儿

据美国的一项调查表明，每天浓妆艳抹者胎儿畸形的发生率是不涂浓妆者的1.25倍。对胎儿畸形发育所产生不良影响的主要是化妆品中含有砷、铅、汞等有毒物质，这些物质被孕妇的皮肤和黏膜吸收后，可透过血——胎屏障，进入胎血循环，影响胎儿的正常发育。

如何选用化妆品

保持皮肤表面的润泽、弹性、色调和健康，是肌肤美丽的关键。在孕期，要特别注意选择天然成分的护肤品。

护肤保养品的主要功能，是保持皮肤水分，使皮肤润泽而维持良好弹性。因此，拥有这些功能的保养品，当推首选。

选择护肤品时，应按照每个人不同的肤质考虑。干性皮肤者，应当选择较油性的化妆品，油性皮肤者，则要考虑多含水分的产品。妊娠期选择保养皮肤的护肤品，则还要充分考虑到，护肤品中香料、颜料、维生素及其他营养添加剂的成分和比例，否则，妊娠期更加敏感和娇嫩的皮肤，容易引起对化妆品过敏，对皮肤造成危害。

使用不适当的化妆品，会引起皮肤过敏甚至产生黑斑，对孕前使用的化妆品，也要重新审视一番，防止因为长期刺激皮肤引起色素沉淀，甚至引起过敏性皮肤炎症。

妊娠期间，皮肤普遍油脂分泌旺盛，有些人会在这期间出现暗疮。除了要做好皮肤保洁之外，还应注意不宜使用含油成分过高的化妆品。

一般说来，水质天然植物类制剂，尤其是添加剂少的化妆品，当为妊娠期首选。

尤其需要注意的是，并不是所有化妆品都适合孕妈妈，孕妈妈在选购化妆品时应多多注意。

化妆品的使用技巧

孕期免疫系统异于平时，皮肤对食物、气候、环境和化妆品都更易过敏，即便平时用惯的保养品也可能会产生副作用，一旦发现影响到皮肤则尽力避免再用。用保养品和化妆品前，先在肘内侧试验，不引起红肿发痒再使用。

● 慎用如下美容品

名称	危险因素
口红	由各种油脂、颜料化合而成，一般情况下与人体无明显危害性，但在孕期最好不用。因为口红中的羊毛脂能吸附大气中对人体有害的重金属等微量元素，又易沾染微生物，且有一定的渗透作用，孕期常涂口红易成为污染源，不涂为佳
祛斑霜	很多祛斑霜都含有铅、汞等化合物以及某些激素，长期使用会影响胎儿的发育，有发生畸胎的可能
染发剂	据调查，染发剂不仅会引起皮肤癌，而且还会引起乳腺癌，导致胎儿畸形
脱毛剂	脱毛剂是化学制品，会影响胎儿健康
冷烫精	冷烫精会影响胎儿的正常生长发育，少数孕妈妈还会对其产生过敏反应
指甲油	指甲油里含有一种叫"酞酸酯"的物质，这种物质若被人吸收，不仅对人的健康有害，而且容易引起流产及胎儿畸形
香薰精油	部分精油对胎儿的发育不利，可能引起流产。孕妈妈要尽量少用香薰美容护肤，孕早期最好不用。孕妈妈在使用精油前，一定要咨询相关的专业人士和自己的妇产科大夫

乳房养护，为宝宝准备"粮仓"

● 养护乳房要注意

1. 上衣要宽松，选择合适的乳罩。随着妊娠月份的加大，乳房大小变化，及时更换尺寸合适的乳罩。

2. 注意乳房卫生，经常洗澡，常常清洗乳房。

3. 注意观察乳头的形状，多数女性的乳头是凸起的，如果有个别人乳头内陷，经常用手指把乳头向外牵拉，坚持一段时间，就可以把乳头拉出来。否则，等到胎儿娩出再做准备就晚了。

4. 妊娠期最好每天清洗、按摩乳头，尤其是到妊娠后期更是要天天洗，既可以为哺乳做准备，也可增加子宫的敏感性。

5. 注意锻炼胸部肌肉，增加胸肌力量，使乳房得到更好的支持，变得坚挺。

6. 产后终止母乳喂养后，乳房不易恢复孕前状态，可能会出现下垂或不如早先那样丰满挺拔。主要是由于乳房支持组织的变化。为了使乳房在产后尽可能恢复原样，哺乳期间可以用较宽松的乳罩托起乳房以防下垂，哺乳时应当每次交换两侧乳房以防两侧大小不一。

应对孕期皮肤问题

孕妈妈一方面怀着迎接新生命的喜悦，另一方面却为怀孕期间许多身体的变化而苦恼。如在皮肤方面，在怀孕之后可能会陆续出现许多恼人的生理变化，如何应对呢？

有了一些基础认识，就不会在皮肤一出现轻微变化时就很紧张，急着要治疗。但是，的确有些皮肤疾病是在怀孕期间才产生，并需积极治疗，否则可能会影响到胎儿，如出现有严重的皮肤红疹，甚至起水泡、脓疱时，应找到皮肤科医生诊治。

● 妊娠纹

妊娠纹，其实是一种皮肤扩张纹，又称萎缩纹，是因为有强大的拉力把皮肤撑开，也就是因为腹围增长过快，皮肤来不及扩张，使得皮肤表皮与真皮层变薄，以致产生纹路。这种现象不仅发生在孕妈妈身上，也会出现在体重增加较快的人身上，如青春期的少年，尤其是生长特别快速的位置，例如膝盖、小腿、后腰部等，而孕妈妈的腹部是被撑得最大的地方，最

容易发生扩张纹，因此，被称作妊娠纹。除了腹部之外，臀部、大腿、手臂内侧，甚至乳房都可能会有妊娠纹产生。

另一种可能性是，孕妈妈的激素影响皮肤纤维细胞的发育，阻碍了皮肤细胞的新陈代谢，使得皮肤变薄了，因此产生妊娠纹。

妊娠纹的生长，大约分为两期，初期呈现红色或紫红色的纹路，摸起来甚至有点凸凸的感觉，可能会感觉到有一点痒痒地不太舒服，类似于发炎的反应，通常都发生在怀孕后期肚皮被撑大时；过一段时间后，纹路会萎缩，变成白色，就像疤痕一样，摸起来会有一点凹下去的感觉，有凹下去的部位，代表皮肤变薄了。

大多数孕妈妈都会有妊娠纹，只是轻重的程度不一，不过也有孕妈妈属于不容易长妊娠纹的体质，是因为皮肤弹性纤维特别强韧，或是身体对怀孕分泌的激素反应不强烈。另一方面，妊娠纹从初期发展到后期所需的时间，每一位孕妈妈也不一样。

妊娠纹的生成，表示皮肤已被撑开，使弹力纤维变形，就不容易再恢复原状，而一旦妊娠纹变成白色萎缩的疤痕，就更难消除掉。在孕期，涂擦拭妊娠霜可以降低妊娠纹产生的比例，皮肤本需要适度的滋润与保养，只要擦拭的保湿产品不含A酸，对孕妈妈都无害。

应对：怀孕时，不要让自己的体重增加太多，可以减少皮肤被撑大的几率。适度地使用妊娠霜按摩胸部与腹部（怀孕前三个月要避免刺激乳头，以免造成子宫收缩而有流产之虞），可以帮助血液循环较顺畅，皮肤的延展性也会比较好，多少能

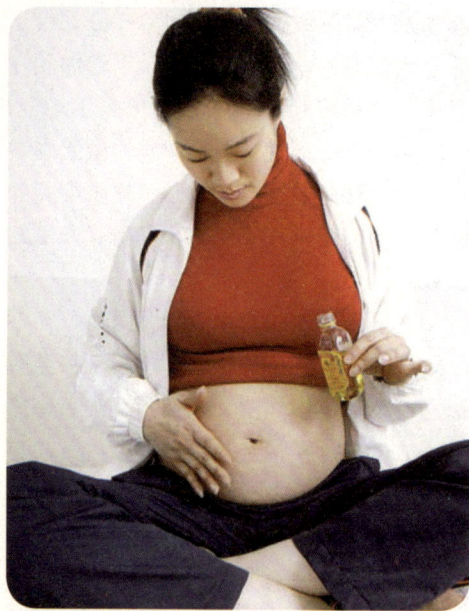

降低皮肤被快速撑开的程度。

按摩方式是从离心远的部位朝着心脏的方向按摩，腹部则由中央（肚脐）朝两侧推，后背的部位则是由后背部中央朝两侧推。

下列几种成分通常会被应用在妊娠霜中，以图减少妊娠纹的产生：

1.维生素C、维生素E、维生素A醛及A醇：作用是增加胶原蛋白的生成，不过须注意，孕期不能使用含有A酸类的产品，必须等到产后才能使用。

2.维生素B$_5$、硅胶：减少疤痕形成。

3.椰子油、不饱和脂肪酸：滋润皮肤，使之更健康。

● 皮肤瘙痒

很多孕妈妈从妊娠中期开始，出现皮肤的瘙痒，严重时会出现皮肤、巩膜发黄，影响到休息，分娩后瘙痒的症状会逐渐消失。这是一种妊娠期出现的黄疸，其

中40%因病毒性肝炎引起，20%由妊娠期肝内胆汁郁积引起。在妊娠期，大量雌激素会损害肝脏的排泄能力，导致肝内胆汁郁积。表现为：有或无病毒性肝炎的前驱症状，如低热、恶心、呕吐、食欲不振及肝区疼痛。

由于怀孕期间，激素上升，胆盐代谢降低，淤积在血液中，再加上前列腺素上升，控制痒感的阀值下降，所以，在怀孕期间常会有异常痒感，这是所谓"妊娠瘙痒症"，常常会因不当搔抓而形成皮肤炎症。

应对：妊娠后期出现皮肤瘙痒，瘙痒1～2周出现全身黄疸，分娩后瘙痒及黄疸逐渐消除，下次妊娠后又会出现，称作妊娠期复发性肝内胆汁郁积症，需要到医院对症治疗。应用苯丙醇治疗瘙痒症，补给脂溶性维生素、消炎利胆片和沙丁胺醇等。

怀孕期间洗澡时尽量不要用过热的水，减少使用清洁剂的次数，并在沐浴后擦一点清爽的乳液来滋养肌肤。如果仍感到持续不适的痒感时应就医，必要时可接受口服抗组织胺、局部类固醇，甚至口服类固醇的治疗。

● 区域性色素沉着

约有90%的怀孕妈妈，会出现区域性色素沉着的变化，好发部位包括乳晕、腹部中线、阴部、腋下及大腿内侧；另外原本的雀斑、痣及疤痕也可能出现颜色变深的情况。

应对：产后6个月后会完全消失。值得注意的是，如果痣不仅仅颜色变深，甚至异常地增大许多，或出现不正常的出

血、溃疡，则建议立即切除做化验，排除恶性变化。

● **黑斑**

约有70%的怀孕女性，会出现黑斑。黑斑即俗称的肝斑，因其色似猪肝色故得名，其实与肝功能好坏并无相关。黑斑好发部位以两颊为主，严重者包括前额、鼻子及下巴都会受影响。黑斑产生的原因虽与日光无关，但紫外线却会使黑斑变更黑，黑斑大部分不会随着生产而消失。

应对：在怀孕期间，应当加强防晒保护，要出门时，除了擦防晒乳、撑防晒伞外，可加上涂抹维生素C、绿茶多酚乳剂，以预防黑色素沉淀及自由基的伤害。如果黑斑已生成，在分娩以后可以找医生开退斑膏使用，或接受激光祛斑疗程。

● **多汗、皮肤出油**

怀孕期间，由于小汗腺的分泌增加，所以有手汗、脚汗症的人可能会更不舒服，甚至有皮炎的情况。大汗腺（顶浆腺）分泌下降，所以原本有狐臭或化脓性浆炎（腋下或屁股），会有暂时缓解的情况。此外，皮脂腺分泌增加，所以会觉得脸部、头皮及背上出油变多，但痤疮（痘痘）不一定会变严重，因为痘痘的生成还取决于其他因素（毛囊过度角化、痤疮杆菌滋生与局部发炎）。

应对：要穿着透气、吸汗衣服，做好脸部及身体清洁工作。这些腺体的变化都是过渡性的，在产后会逐渐恢复正常。

● **血管扩张**

在怀孕期间，由于激素影响，在局部区域会造成血管的扩张、不稳定或增生，

所以可能见到掌部潮红、牙龈充血、下肢水肿，或者在脸部、前胸可见"蜘蛛斑"的微血管扩张。

应对：属过渡性现象，在产后3~6个月会逐渐消退。

预防妊娠斑可选择使用自制面膜

怀孕后，由于体内激素变化，孕妈妈容易出现恼人的妊娠斑。本月，孕妈妈不妨尝试自制面膜来改善脸部斑块。

▶ **蜂蜜燕麦面膜**

原料：燕麦粉1大匙，蜂蜜2小匙，纯净水适量。

制作步骤与使用方法：
1. 将燕麦粉与蜂蜜混合。
2. 加入适量的纯净水搅拌均匀即可。
3. 清洁面部，将调制好的面膜均匀涂抹于脸上，15分钟后，再用温水将脸洗净。

功效：补水滋润，具有温和的深层清洁功效。比较适合干性、缺水性的肌肤使用。

▶ **草莓西红柿面膜**

原料：鲜西红柿1个，鲜草莓2个。

制作步骤与使用方法：
1. 将西红柿洗净，撕去外皮；草莓去蒂洗净。
2. 西红柿切小块后把草莓西红柿一起放入搅拌机，榨成汁后浸入面膜纸。
3. 洁面后将浸泡好的面膜纸贴在脸上，保持20分钟，之后用清水清洗干净。

功效：补水保湿、清热解毒，具有美白肌肤的功效。

秀发秀出你的美

孕期女性秀发普遍比孕前更秀美，借此机会护理保养头发得当，能延续到产后。

影响妊娠期头发的主要因素有两个：一是激素水平变化，一是与妊娠有关的精神紧张。

无论男性还是女性，体内都产生雄性激素。雄激素常常与油性头发、多发垢和某些类型的秃发有关。而雌性激素对头发的健康也有一些好的作用。当体内激素处在不平衡状态时，就会发生头发异常的情况。如果女性体内雄性激素太多时，就会脱发，甚至长出胡须来。

妊娠期间雌性激素的增多，会使头发更丰厚、更健美，许多平素头油极多的女性，在孕期4～5个月时，不再多油了。女性一般从怀孕4个月开始，头发处于最佳状态，这时的头发光洁、浓密、服帖，并且很少有头垢、头皮屑。但在此时如果忽视头发的护理，便会造成产后脱发的后果。所以，孕期要认真护理好头发，注意以下几方面：

● 饮食

孕期饮食应当多样化，不应偏食。特别要注意食用较多含维生素、包括各种B族维生素的食物。还要遵照医嘱合理服用铁剂，纠正贫血。

● 洗头

孕期要经常洗头，头发在刚洗过时最美，洗头以后不要用强风吹干，最好不用卷发器卷发，未完全干时不要梳理。洗后的发型最好任其自然，尽量不要过多的梳理和用过热的风来吹。

● 护发

妊娠期头发常比一般情况下干燥一些。所以，要按照干型头发来护养。为了防止头发断裂，可选用干性头发用的洗发剂和护发剂，能够减少头发的损伤。孕期不宜烫发和染发，以防烫发剂和染发剂对母体和胎儿造成伤害。

除了激素水平之外，影响到头发健美的另一个重要原因，是妊娠期间的心理紧张。如果缺乏经验和妊娠知识，怕这怕那，整天忧心忡忡，头发的健康也会受到影响。

与其整天担心，不如多找一些与孕育有关的科学知识类书籍看一看，了解相关科学知识，放松心态，调整好情绪，以平和愉快的精神状态度过孕期，于己于胎儿都有益。

小心"香水有毒"

涂抹浓烈的香水于己于人都有害。据了解，目前大多数香水都含50～150种化学成分，统称为香精，具有一定毒性。

孕妈妈体内激素水平变化较大，使用香水更容易发生过敏，平时没有问题、正常使用的香水，孕期使用也可能会出现问题。对孕妈妈而言，香水中的有毒成分会对胎宝宝产生不良影响；香水成分可以积蓄在体内，对哺乳期的新妈妈来说，香水的有害化学成分会通过乳汁损害宝宝健康。

即使孕妈妈自己不用香水，而是接触"二手香"，也会对胎宝宝或宝宝健康产生不良后果。很多人对"二手香"的间接过敏症反应和"二手烟"很相似，尤其是在封闭环境中，味道过于强烈容易使孕妈妈因吸入"二手香"而出现头晕、流泪、喉咙痛等症状。对孕妈妈和胎宝宝来说，"二手香"可能要比"二手烟"更加令人担忧。研究表明，孕妈妈如果不断呼吸"二手香"，较其他孕妈妈患上抑郁症的概率高近1倍。

公共场所经常放置的芳香剂也含有大量挥发性芳香烃，也对人体有害。孕妈妈应树立起香水"有毒"的自我保护意识，不用香水，不闻香水。

美容院是孕妈妈的禁地吗

现代社会因为工作和生活的压力加大，美容院成为职业女性放松的经常性场所。那么在怀孕后，孕妈妈还可以去美容院进行按摩吗？

其实，孕妈妈还是可以去美容院，美容院里物理治疗师、专业按摩师或者受过训练的芳香按摩师会提供给你好的按摩。但要注意，在接受按摩前，一定要告诉按摩师你怀孕了，这样才能使专业按摩师根据你的身体状况调整按摩方案。因为对于孕妈妈来说，有些按摩禁忌要遵循，以免给自己和胎儿带来伤害。比如香薰精油芳香美疗法，虽然是近年流行的常用按摩方法，但怀孕3个月以内的孕妇绝不适合，即使在怀孕3～8个月使用香薰精油也应谨慎；柠檬、柑橘、檀香木可在怀孕3个月后使用，玫瑰、茉莉、薰衣草则适合怀孕4个月后使用。

✳ 孕期保健：应对孕中期不适

孕期脚部保健

"脚下无小事。"是一句极有道理的俗语。脚，被称为人体"第二心脏"，在怀孕后的负担更是不轻。首先，脚部要支持增加的10～14.5千克体重，脊椎前弯、重心改变，怀孕期间由于松弛素的分泌，颈、肩、腰背常常酸痛，脚部会更不堪重负，脚底痛的情况会时有发生。

脚部保健，很重要的挑选一双合适的鞋子，那么，什么样的鞋子才配得上孕妈妈呢？

有气垫的款式最佳： 可以平均分散双脚的压力、减缓胎儿体重增加对脚跟造成的压力。将身体力量平均分散到气垫上，才不会让孕妈妈走路感到重心不稳。

气垫鞋更舒适： 怀孕的过程中，体重增加总量最好不要超过12千克，因为体重过重会造成腰、髋、膝、踝关节至脚跟无法负荷。所以过重的孕妈妈最好能够控制体重，若不行的话，建议孕妈妈尽量选择气垫鞋的款式。

尖头、高跟及细跟皆不宜：因为会左右摇晃，容易重心不稳而跌倒。

有防滑功能：鞋底要有防滑设计，且具耐磨性。

透气性强：因为孕妈妈的体味会增加，所以选购透气性佳、能帮助排汗的鞋款更显重要。

楦头宽松、低跟较平稳：因为孕妈妈本身是一个不稳定的个体，选择粗低跟的鞋款能帮助孕妈妈稳固重心，让孕妈妈不容易摔跤；楦头宽松则能帮助孕妈妈的脚趾能平稳放开，保持重心平稳。

容易穿脱：因为孕妈妈挺着肚子，弯腰和抬脚的动作都相当不便。因此选择站着就能轻松套入的鞋款为佳，例如鞋面是粘扣、松紧带的设计都是不错的选择。

● **选鞋不可忽略的技巧**

买鞋时可以轻微弯曲鞋底，拉拉鞋面材质（尽量选择柔软上皮），看看弹性如何，看看脚部是否有活动空间，避免楦头太窄而造成脚跟摩擦、脚趾变形等问题。

鞋子的大小，不仅长度适合，鞋子的长、宽以及鞋面外围都要符合脚型，否则可能会因为宽度及外围不符合，而使脚受到压迫变形。

改善孕妈妈脚底角质增厚的情形，除了穿着宽松的鞋子及避免尖头、过紧的鞋子外，每天临睡前让双脚浸泡在温水中5～10分钟，再抹上乳液，也能获得不错的效果。

足操的做法

孕妈妈可每天做适当身体运动，不要忘记做几节足操：①用足缘行走；②用足趾行走；③足趾捡物；④手扶椅背，双足并拢，提足跟外旋。

手脚抽筋为哪般

孕中期以后，晚上睡觉和伸直双腿的瞬间，孕妈妈常常会出现小腿突然抽筋的现象，出现这种情况，多数是因为腹中胎儿和母体共同的营养需求量大，钙质摄入不足造成。可以在饮食中做适当调整，多吃一些含钙质较高的食物，如海产品等，牛奶和奶制品也是较好的选择。

除了食物调整之外，保养脚部也很重要。要避免过度劳累，避免长时间站立，多用热水烫一烫脚，经常做一做足部保健按摩，日常生活中，还须注意脚部的保暖。白天多做体育锻炼，可以增进血液循环，另外应该大量喝水，脱水也会加剧腿部抽筋现象。

发生腿抽筋不用害怕，如果在半夜睡觉时，可采取仰卧姿势，用手拉住脚趾，尽力把小腿抬高，一次不行，可再做一次，一般可很快缓解。如果在站立时小腿抽筋，可以把小腿伸直，活动脚掌，也很有效。

要注意不穿高跟鞋，选择穿宽松舒适的平底布鞋。睡觉时，腿不要伸得太直，"卧如弓"最好。侧卧时可在两膝间夹一个软枕，仰卧时在膝盖下垫一个软枕，坐时可以把脚抬高，以利于体液回流。

如果抽筋现象频繁发生，则应当到医院去检查具体原因，再确定对策。

如果抽筋问题仅仅与保温有关，可以专门购置孕期专用袜，市面上有为孕妇设计的专用弹性袜，专为怀孕期身体变化情形设计，有裤袜、中统袜、及膝的短统袜。还加强许多的特殊功能，如抗菌防臭、更加吸汗、抗紫外线照射纤维、腿部臀部弯曲处重点编织加强、裤底部增加透气通风、色泽多样、可供搭配衣服选择等等。弹性袜能减轻腿部肿胀及疲劳感，促进血液循环，长期穿着也有美化腿型的效果。

这一类专用袜的穿法与一般丝袜相同，穿好后要把有皱折部分抚平，以免对皮肤造成压力；袜子顶端也不要有卷曲的情形，否则会让血液滞留，产生水肿。此外，要注意防止指甲、手表、戒指等刮伤弹性袜。双腿有伤口、发红、发紫等异常现象时，请就医检查，不要再穿。

减轻水肿方法多多

在整个怀孕过程中，孕妈妈的体液会增加6～8公升，其中有4～6公升为细胞外液，贮留在组织中，会形成水肿，这种现象在孕程中相当普遍，脚掌、脚踝、小腿是水肿最常出现的部位，有时候甚至脸部也会轻微的肿胀，越是接近临产日，这种情况会越严重。

如果碰上热天，肿胀就益发明显。轻度的肿胀是正常的，而当出现下列情况时，更是要特别注意：

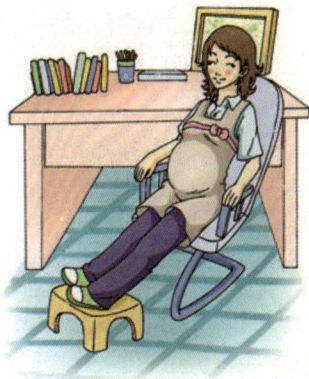

1. 当肿胀部位在脸部及眼周围时；

2. 当脚面、脚踝、手指或手背肿胀程度很严重时；

3. 当肿胀的发生很突然，且短时间内形成时；

4. 当一只脚肿胀比另一只脚明显严重，尤其是伴有小腿或大腿的触痛感时。

有这些情况时都要立即咨询医生。

减轻水肿的小方法：

1. 坐着工作时，在脚下垫一个矮凳；

2. 躺着时，尽量平躺或左侧卧；

3. 平常坐着时，不要跷二郎腿，要常常伸展腿部，动动脚跟、脚趾、旋转脚踝关节，以伸展小腿肌肉；

4. 不要长时间坐或站，常

常走一走、动一动，以增加下肢血流；

5. 穿着让脚面舒适的鞋子，不要穿会压迫到脚踝及小腿的附有松紧带的袜子；

6. 如果想穿可预防或治疗水肿的弹性袜时，应选择高腰式，并在早晨醒来离开床之前先穿好；

7. 妊娠晚期游泳，能消除水肿。站在深及腋窝的水中45分钟，比传统教人双腿抬高的方法更能有效降低水肿现象。原理是利用水平静力压，促使细胞外液进入静脉血流系统，血流量增加，肾小球过滤率就会提升，使排尿量增加，水肿就会减轻。

水中运动可消水肿

因为站的时间较长，孕妈妈可能会觉得冷，所以有人做实验，如果在水中做有氧运动30分钟，也可以达到消水肿的效果。具体方法为：在深及腋窝的水中走路5分钟先暖身，随后上肢用泳圈，下肢在水中跑10分钟，接着双脚夹着圆筒漂浮10分钟，最后5分钟缓缓停下来。

头晕、目眩的应对

孕中期因胎儿相对增大，子宫血循环量增加，母体血液需分流到子宫，所以原来就有低血压的孕妇到孕中期可能会出现头晕、目眩、眼前发黑等症状，尤其在拥挤、空气不流通，人群集聚的场所。

促成孕妈妈眩晕的原因有：

1. 孕妇长时间站立或突然改变体位，出现低血压状态而导致眩晕或疲劳。

2. 由于过度兴奋或焦虑影响呼吸功

能导致换气过度而眩晕。

3. 妊娠期血液被稀释引起"生理性贫血"或低血糖状态。

4. 较长时间的仰卧位，巨大子宫压迫下腔静脉，使回流血量及心搏出量减少、出现低血压可致眩晕。

● 护理措施

1. 多卧床休息；

2. 避免长时间地站立，起立或变换体位时动作应尽量缓慢；

3. 避免过度兴奋和精神过度紧张、过度疲劳等；

4. 采取侧卧位方式尤其左侧卧位，不仅可以改善胎儿血氧供应，还可以预防仰卧位低血压综合征引起的眩晕。

如果出现的眩晕症状经上述措施处理后无效或频繁出现时，均应与医师联系，以免延误病情。

警惕耳鸣是某些疾病的先兆

在怀孕期间，体内向身体各部分调节血液的功能减弱，由于孕妈妈黄体酮分泌

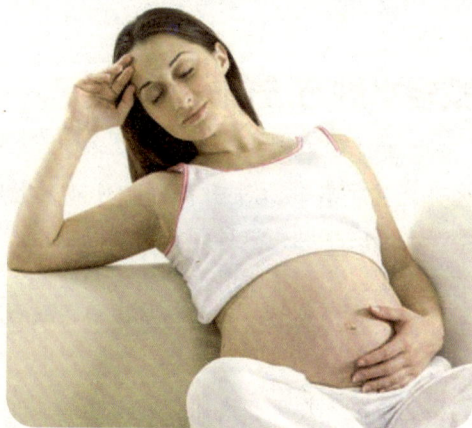

量增加，容易造成黏膜肿胀而导致耳鸣、鼻子过敏、鼻塞等症状出现。

● 孕妈妈耳鸣分娩后会改善

耳鸣的现象在分娩后通常会得到改善。因此，只要耳鸣现象不影响日常生活就不必太担心。如果耳鸣较轻，有时自己按摩耳屏前方的穴位，可使耳鸣消失。

耳鸣的按摩方法

用双手的小鱼际在耳屏前快速地做先后的擦法，摩擦时手法宜轻柔，以透热为度。按摩耳屏可以调理气血、开九窍、益五脏，可用于治疗各种耳鸣以及听觉障碍。

● 耳鸣严重怎么办

1. 孕妈妈耳鸣有可能是某些严重并发症的先兆，或者是贫血、甲状腺功能亢进、糖尿病等病变引起的，这些疾病不仅会使身体处于消耗状态而出现耳鸣和头疼，还会影响孕妈妈的全身重要器官的功能和胎儿的发育，所以要及早诊断并积极治疗。

2. 孕妈妈需要接受专科检查，如耳鼻喉科检查，排除耳道异常。如果没有异常，应进行神经科检查，排除脑部病变。

3. 治疗耳鸣应尽量避免选用西药，否则可能会对胎儿造成伤害。

妊娠中、晚期出现头痛、眼花、耳鸣的情况，且水肿明显、血压升高的孕妇有可能是患先兆子痫。这种疾病可使心、肝、肾等重要器官缺血、缺氧，其功能严重受损，若不及时积极进行治疗，孕妇可能发生抽搐、脑出血、心功能衰竭、肝脏损害、肾衰竭、胎盘早剥以及胎儿窒息、胎死宫内或新生儿窒息死亡等。

因此，孕妇在孕中、晚期出现头痛、眼花、耳鸣等情况时，千万不可掉以轻心，应尽快去医院治疗。

远离牙病防胜于治

怀孕期间发生牙病也不必过于惊慌，只有在牙病很严重的情形下才可能有早产的威胁。另外，在怀孕时如发现患有牙周病，在进行适当的治疗后，可以减少早产儿和低体重儿的发生率。

怀孕中期是比较安全的治疗期，也就是怀孕第4到6个月的时候。牙医会对孕妈妈采取保守性治疗，除了尽量在怀孕中期进行治疗之外，通常会优先解决孕妈妈急性的红、肿、热、痛现象，尽量采用简单的治疗方法。一般来说，常见的比较紧急问题有拔蛀牙、牙齿疼痛难忍时拔智齿等等。其他疾病或美容的需求，建议产后再做治疗，例如植牙、牙齿美白等。

应该说，孕期应当比平时更加注意护理好牙齿。

保持口腔清洁。每天早晚各刷一次牙齿，吃完东西后要用清水漱口，避免食物残渣、残屑停留在牙齿和牙龈间，千万不要图省事而忽视了口腔卫生。

多吃一些富含维生素C的蔬菜和水果，以减少毛细血管的渗透性。少吃一些费牙齿的坚硬食物和刺激性食物，如辣椒、酒等。

分别在妊娠早期和晚期，进行两次口腔常规检查，及早防治牙病和牙周病。

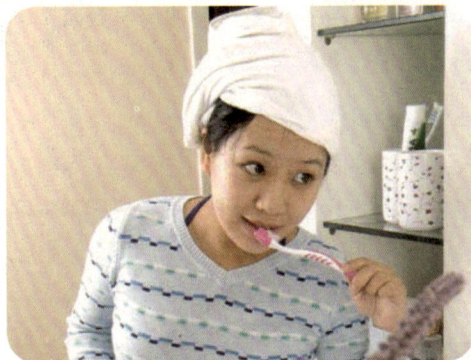

| 孕期应多做牙齿保健 |

孕期，孕妈妈平时可多做牙齿保健，经常叩动上下牙齿，可以增加口腔唾液的分泌。唾液中的一些物质具有杀菌和洁齿的作用。

应对孕中期各种疼痛

● 手腕痛

怀孕期间，孕妈妈体内激素的分泌发生变化，引起筋膜、肌腱、韧带及结缔组织变软、松弛或水肿，同时累及压迫神经，造成手腕痛。孕妈妈手部有浮肿或过度伸屈腕时可激发症状，感到单侧或双侧手部阵发性疼痛、麻木、有针刺或烧灼的感觉。

当感觉手指上有针扎般的疼痛时，轻轻按摩手指5分钟。腕管综合征多在夜间发病，因此睡觉时最好在手和手腕下垫一个枕头。

● 腰背痛

妊娠期间，由于胎儿的生长和子宫的增大、妊娠激素的作用与影响，母体关节韧带松弛，增大的子宫向前突出，孕妇躯体被动前移，为了保持身体的平衡，孕妇常常需要将两腿分开站立，主动地使躯体重心后移即上身代偿性后仰、腰椎向前突使背伸肌持续紧张，其结果产生轻微腰背疼痛。

孕妇应注意适当休息，注意避免提重物，宜穿软底低跟轻便鞋，必要时应用腹带，托起增大的子宫，减少腰肌张力。若孕妇腰痛同时伴骨盆变形，小腿肌肉抽筋，应想到低钙症，及时补钙治疗。

● 骨盆痛

骨盆是由固定的骨围合而成，在前庭会合成耻骨联合。怀孕后期，如果该处关节周围的韧带发生松动，耻骨会因摩擦而产生疼痛，尤其在行走时会更为严重。

出现这种情况应躺下休息，或者洗个热水澡，尝试一些柔和的锻炼。

● 头痛

怀孕后，母体内性激素分泌相对增加，加上植物神经功能紊乱，使脑血管收缩和舒张失衡，进而出现头痛。若妊娠三个月后尤其是七八个月时，出现头痛，并呈进行性加重，同时伴眼花、耳鸣、心悸、严重水肿或高血压等症状，应警惕妊娠高血压综合征的发生。

● 尿道痛

怀孕后由于体内性激素水平过高，输尿管平滑肌蠕动减缓，加上增大的子宫压迫输尿管、膀胱，由此引起尿潴留，导致尿路感染，出现尿痛、尿频、尿急等症状需看医生。孕妇除了加强会阴部卫生，多饮水外，睡眠时应尽量采取左侧卧位，减少子宫对输尿管的压迫。

|第二讲| 孕7月（25～28周）： 努力长成全能宝宝

✿ 孕情早知道

胎宝宝发育进程

胎儿经过7个月的发育，宝宝身长为36～40厘米，体重1000～1200克。脸部轮廓也已能分清了，上下眼睑已形成，鼻孔开通，头发已长出5毫米左右，全身被毳毛覆盖着。

脑部逐渐发达。外生殖器也逐渐清晰，男胎的睾丸还未降至阴囊内，女胎的大阴唇也尚未发育成熟。

肺泡开始发育，能吸进氧气，呼出二氧化碳，但肺脏等呼吸器官尚未发育完全。胎儿在7个月左右已经具有感觉味道的能力。胎儿大脑的皱褶越来越多，不愉快的时候会吸吮指头。

胎儿还没有完全具备在体外生活的适应能力，若在此时出生，往往因为发育不良而死亡。

孕妈妈身体状况

孕妈妈的肚子越来越大，给人一种非常突出的感觉，孕妈妈的身体更加臃肿，乳房、腹股沟等处开始出现妊娠纹。

由于身体重心移到了腹部下方，手脚更加不灵便，必须保持胸部向后、颈部向前、肩部下垂、脊柱前凸，才能使身体的重心保持平衡，这会引起背部一些肌肉的过度劳累，而感到明显的腰背酸痛，也使孕妈妈走路时更加不平稳。子宫肌肉对外界的刺激开始敏感，如用手稍用力刺激腹部，可能会出现较微弱的收缩。

心脏负担日益加重，血压正常或轻度升高，下肢静脉压升高，会出现相对性贫血。由于妊娠血容量增加，孕妇及胎儿的代谢产物增加，肾负担加重。肾血流量和肾小球滤过率均增加，可出现生理性糖尿。膀胱因受压，易出现尿频，也容易发生尿道感染。由于受激素的作用，使孕妇体内出现明显的水钠潴留。

孕妈妈这个月饭量往往会增加许多，但因受增大的子宫挤压，使胃肠蠕动减弱，胃酸分泌减少，经常出现饱胀感、"烧心"和便秘。

❀ 本月关注：孕妈妈身体状变化

孕期孕妈妈合理增加体重

怀孕后体重会不断增加，使原来的苗条身段变得大腹便便，这是必然的。有人说：大腹便便的孕妈妈永远是最圣洁的形象。但应注意体重的过度增加，要经常在家测量体重，每次测体重必须作好记录，以便对比。

● **孕妇的体重增加对胎儿发育有重要意义**

中等身材的妇女妊娠期体重增加12.5千克左右，而妊娠前不同的身高和体重使这个数字变化很大。有80%的母亲妊娠期体重增加在10～20千克这个范围，体重增加过少则胎儿发育受限制。从怀孕起体重就增加慢者，容易出生低体重儿，妊娠5个月后体重才增加缓慢者则容易早产。而体重增加过多，会增加阴道分娩的困难，增大剖腹产的可能性。所以妊娠期要详细记录体重变化供医生参考。

● **正常的体重增长速度**

怀孕女性整个孕期合理的体重增加量是每周约递增500克。怀孕不同时期，孕妇体重增加的速度有快慢之分，其中以27～37周为快速增长期，胎儿生长发育较快。

正常孕妇妊娠头3个月体重每月增加500克左右，但由于妊娠反应、恶心、呕吐和食欲减退，孕妇常出现体重下降。妊娠3个月以后这些反应消失，食欲增加，体重也会逐渐增加。妊娠5个月起体重增加较快，每周约增加450克，但不宜超过500克，否则要注意妊娠引起的高血压。妊娠7～8个月时，体重增加放慢。足月妊娠时体重不再增加。

阶段	胎儿生长发育期	孕妈妈体重增长
孕早期（1～12周）	缓慢期	共增长1000～1500克
孕中期（13～27周）	16～27周为加速期	每周250～350克
孕晚期（28～40周）	28～36周为最大加速期，37周后减缓期	每周500克

当然，很少有孕妈妈的体重是完全按上表中所述的速度增加的，每个孕妈妈的身体情况和孕期生活都会不同，因此有一些波动是非常正常的，但是，要避免太大的起伏，稳定的营养补给对胎儿是很重要的。

怀孕后，孕妈妈每周最好都能自测体重，每次测体重时最好选择在同一时间、穿相同厚薄的衣服。一般来说，晨起、大小便后、早餐前自测体重比较好，这样测出来的结果才够准确。

通过宫高测量了解胎儿

通过测量孕妈妈的宫底高度可以了解胎儿在子宫内生长的情况。宫底高度可以每周测量一次。若连续2～3周宫底高度无变化，或宫高明显低于怀孕月份，应及时到医院查找病因。如果过分高于怀孕月份也应到医院检查，以排除羊水过多、滋养细胞疾病等，还可了解是否有多胎妊娠。

怀孕期间，孕妈妈的子宫高度变化会在一定的范围内，如果超出了这个范围就要引起注意了。

● 不同孕周子宫底高度和子宫长度

妊娠周末数	手测子宫底高度	子宫长度（厘米）
12	耻骨联合上	2～3横指
16	脐耻之间	9（8～10）
20	脐下1横指	18（15.3～21.4）
24	脐上1横指	24（22.4～25.1）
28	脐上3横指	26（22.4～29.0）
32	脐与剑突之间	29（25.3～32.0）
36	剑突下2横指	32（29.8～34.5）
40	脐与剑突之间或略高	33（30.0～35.3）

腹围是反映宝宝情况的"晴雨表"

腹围随妊娠进展而增加，与胎儿成熟度和大小有一定的关系。经常测量孕妈妈的腹围，可作为胎儿监护的有效依据。按照怀孕周数的比率，腹围过大时，可能是双胞胎或羊水过多症等。

● 孕中期尺测腹围的正常范围（单位：厘米）

孕月	腹围下限	腹围上限	标准
5	76	89	82
6	80	91	85
7	82	94	87
8	84	95	89
9	86	98	92
10	89	100	94

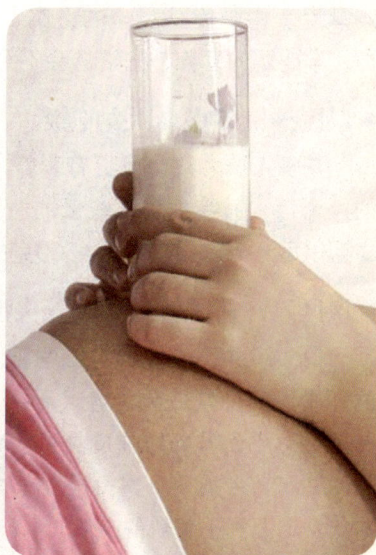

✿ 营养与饮食：饮食禁忌多注意

孕7月饮食原则

本月是孕中期的最后时期，你的各方面情况与前一个月相差不大。但是本月已经面临了妊娠高血压综合征，所以在饮食方面需要额外小心。要尽量做到膳食多样化，保证营养素和热量的供给。

不宜多吃动物性脂肪，减少盐的摄入量，日常饮食以清淡为佳，忌吃咸菜、咸蛋等盐分高的食品。水肿明显者要控制每日盐的摄取量，限制在2～4克。同时，要保证充足、均衡的营养，必须充分摄取蛋白质，适宜吃鱼、瘦肉、牛奶、鸡蛋、豆类等。忌用辛辣调料，多吃新鲜蔬菜和水果，适当补充钙元素。

另外，要注意增加植物油的摄入。此时，胎儿机体和大脑发育速度加快，对脂质及必需脂肪酸的需要增加，必须及时补充。因此，增加烹调所用植物油即豆油、花生油、菜油等的量，既可保证孕中期所需的脂质供给，又提供了丰富的必需脂肪酸。孕妇还可吃些花生仁、核桃仁、葵花子仁、芝麻等油脂含量较高的食物，并控制每周体重的增加在350克左右，以不超过500克为宜。

补充营养注意误区

妊娠期由于需供给胎儿足够的营养以保障其正常的发育，所以孕妈妈及家人都急切地补充营养，恨不得将所有好东西都让孕妈妈享用。由于传统观念的影响，以及对营养知识了解不够全面，孕妈妈的营养补充常常会不经意地走向一些误区。

● 误区一：多吃菜，少吃饭

许多人认为菜比饭更有营养，这种观点是极其错误的，米饭、面等主食是能量的主要来源，孕妈妈在孕中期以后一天应摄入400～500克的米面及其制品。

● 误区二：补钙就要多喝骨头汤

骨头汤并不能提供足够的钙。用骨头熬汤，骨头中的钙质仅有少量被释放溶入汤中。喝骨头汤来补充钙，是远远达不到孕妇所需的量的。此外，骨头熬的汤往往较为油腻，会加重肠胃负担，孕妇喝了后可能会影响正常饮食，不利于营养的吸收。

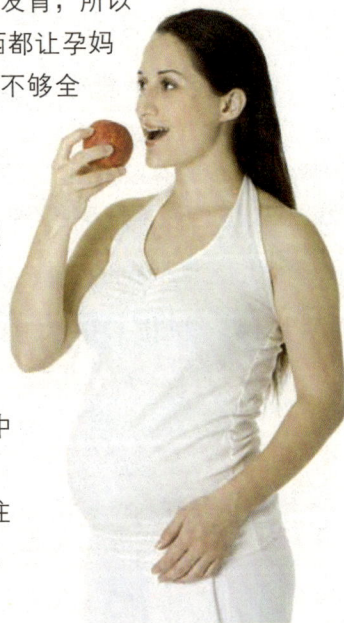

● 误区三：**水果有营养多吃有益**

把水果当饭吃，其实是不科学的。尽管水果营养丰富，但营养并不全面，尤其是蛋白质及脂肪相对较少，而这两种物质也是胎儿生长发育所不能缺少的。

● 误区四：**一人吃两人补**

许多人认为孕妈妈要努力加大饭量，加强营养，孕妈妈补充得多了胎儿就一定健康，其实，孕妈妈即使食量加倍，胎儿真正所需要的营养量也不会随之加倍，反而容易导致孕妈妈肥胖。太多的营养摄入会加重身体的负担，会造成体重增加及血糖、血脂升高，易导致"妊娠糖尿病"、"妊娠高血压"，易造成死胎。

● 误区五：**以营养保健品代替正餐**

不可盲目购买营养品，而要看身体是否需要，更不可以保健品代替日常三餐，营养品多是强化某种营养素或改善某一种功能的产品，如蛋白粉、综合维生素、钙片等，很难保证不会造成营养失衡。

妈妈添营养，好吃坚果帮

吃坚果对改善脑部营养很有益处，对肚子里的胎儿也能起到补脑作用，特别适合孕妈妈食用。

核桃：多吃核桃可以补脑、健脑，以及增强机体抵抗力。核桃仁还有镇咳平喘的作用。1千克核桃仁相当于5千克鸡蛋或9千克鲜牛奶的营养。核桃营养成分的结构对于胎宝宝的脑发育非常有利。所以经历冬季的孕妈妈，可以把核桃作为首选的零食。核桃可以生吃，可以做成琥珀核桃仁，或者煮粥时放入一些。

剥核桃皮的方法

先把核桃放在蒸屉内蒸上三五分钟，取出即放入冷水中浸泡三分钟，捞出来用锤子在核桃四周轻轻敲打，破壳后就能取出完整核桃仁。

腰果：腰果的营养丰富，含蛋白质达21%，含油率达40%，各种维生素含量也都很高。因此，孕妈妈应每天摄入5~8粒（10~16克）的腰果。腰果对孕妈妈具有补充体力和消除疲劳的良好功效，还能使干燥的皮肤得到改善。同时还可以为孕妈妈补充铁、锌等。

葵花籽：富含亚油酸，促进脑发育，同时也含有大量维生素E，促进胎宝宝血管生长和发育，还有增强孕酮的作用，有助于安胎。葵花籽还含有丰富的镁，对稳定血压和神经系统有重要作用，孕妈妈每晚吃一把葵花子可起到安眠的作用。

花生：花生富含蛋白质，而且易被人体吸收。花生仁的红皮还有补血的功效。花生可以与红枣莲子等一起做成粥或甜汤，也可以作成菜肴，比如宫保鸡丁。为了补血，不要把花生仁的红色种皮剥掉。

松子：含有丰富的维生素A和E，以及人体必需的脂肪酸、油酸、亚油酸和亚麻酸，还含有其他植物所没有的皮诺敛酸。它不但具有益寿养颜、祛病强身之功效，还具有防癌、抗癌之作用。孕妈妈可以直接生吃，或者做成美味的松仁玉米来吃。

开心果：开心果富含不饱和脂肪酸以及蛋白质、微量元素和B族维生素，属于低碳水化合物膳食。我们一般买来的开心果是炒制好的，直接食用即可。

● 如何选购坚果

如果购买包装的坚果，购买前检查包装袋上的标签内容是否齐全，标签内容应包括厂名、厂址、生产日期、保质期、净含量、产品标准号。

如果购买散装的坚果，孕妈妈可以用"嗅"、"看"、"尝"来判断坚果炒货产品的质量。

嗅： 如果坚果有酸味、哈喇味、苦味，说明产品已变质，就不要购买。

看： 外形正常，无霉变、虫蛀现象。一般还是选择色泽接近自然状态的产品会更安全，比如开心果，就不宜选择颜色太白的。购买核桃仁时应观察核桃肉的颜色，通常新鲜的核桃肉颜色呈淡黄色或浅琥珀色，如果颜色越深，说明桃核越陈。好的坚果炒货应该颗粒大小比较均匀，不带有瘪子、空壳、虫蛀、霉变的颗粒。

尝： 好吃不好吃，尝一下就知道了。这可是最直接的方法。如果味道过咸或过甜等，或者吃起来感觉有刺鼻的味道就不要购买。

◢ 专/家/答/疑

坚果好处多，就可以多吃吗？

坚果对孕妈妈和胎儿虽然有诸多好处，但凡事要有度，过犹不及。由于坚果类食物油性大，孕妈妈消化功能在孕期会减弱，如果食用过多的坚果，就会"败胃"，引起消化不良，甚至出现"脂肪泻"，反而适得其反。因此，孕妈妈每天吃坚果达到30~50克就可以了，不要吃太多。

不宜多吃油条

在美国长岛地区，长期流行着一种震颤麻痹性神经系统的疾病，后经过科学家检测，发现当地土壤中铝的含量高得惊人。又有人用含铝高的饲料喂养动物或直接把铝注入猫的脑内，结果这些动物都变成了痴呆。也有科学家解剖了一些因痴呆而死亡的病人，同样发现其大脑中含有高浓度的铝元素，最高者可达正常人的30倍以上。由此判断铝含量超标对人的大脑是极为不利的。

油条是早餐桌上的常见食品，但孕妇应少食用。油条、油饼，其面粉是由明矾和水合成的，明矾是一种含铝的无机物。炸油条时，每500克面粉就要用15克明矾，也就是说，如果孕妇每天吃两根油条，就等于吃了3克明矾。这样天天积蓄起来，其摄入的铝相当惊人了。这些明矾中的铝通过胎盘，侵入胎儿的大脑，会使其形成大脑障碍，增加痴呆儿发生的概率。

另外，做油条的食用油往往经过反复加热、煮沸，炸制食品，会使油变质，并含有大量致癌的物质。常食用油炸过的食品会将有毒物质带入体内，有害身体健康，更会伤害到腹中的胎儿。

其次，孕中期由于子宫增大，肠道受压，肠蠕动差，食用油炸食物很容易发生便秘，严重者可引起便后出血。从油炸食物本身来讲，高温下的油炸会使食物中维生素和其他营养素受到较大的破坏，营养价值降低，所以，孕妇一定要注意减少食用油炸食品。

抑郁妈妈的饮食调节

● 食物与情绪及心理健康有着微妙关系

妈妈如果患上了产前抑郁症，除了加强心理调节或心理治疗外，适当的饮食调理也有很好处的。调整好每日饮食、适当补充某些营养物质，可以使妈妈精力充沛、心情愉悦，尤其重要的是，饮食治疗没有副作用，可以列为调节情绪的首选。

● 热量摄入要充足

保证足够热量物质摄入，能够使脑细胞的正常生理活动获得足够能量。由于心情抑郁时大都有不同程度上的食欲减退，甚至出现厌食症状。因此要在食物的色、香、味上做文章，以刺激胃口，增强食欲，促进摄入热量物质，保证大脑活动所需。

● 别忽略维生素和矿物质

人的大脑需要维生素和矿物质将葡萄糖转化为能量，每天至少食用5份80克的水果和蔬菜，尤其是绿色、多叶、含镁丰富的蔬菜。同时，镁、硒、锌和维生素B都是抗抑郁必备的微量元素。色氨酸、酪氨酸、维生素B_6、维生素E、叶酸都是激发好心情的物质。

● 注意食物性质

植物性食品中除五谷杂粮、豆类外多半为碱性食品，妈妈养成良好的饮食习惯，多吃蔬菜水果等碱性食物，在避免消极情绪的同时有利保健养生。

● 增加蛋白质的摄入

鱼虾、瘦肉中含有优质蛋白质，可为脑活动提高足够兴奋性介质，提高脑的兴奋性，对拮抗抑郁症状是有所帮助的。

少吃熏烤食品

熏烤食物味美，又能帮助消化，但却有害。熏烤食物通常是用木材、煤炭做燃料熏烤而成的。在熏烤过程中燃料会发散出一种叫苯并芘的有毒物质，污染被熏烤食物。苯并芘是目前已知的强致癌物质，进入人体后，会使细胞核的脱氧核糖核酸分子结构发生变异，从而导致癌变。据测定，每千克烤羊肉含苯并芘1～20微克，每千克熏鱼和烤肉含苯并芘10微克，每千克烤肉饼含苯并芘79微克，烧焦的鱼皮每千克含苯并芘50～70微克。此外，研究者还发现，在烟熏火烤的食物中，还含有亚硝胺化合物，具有强烈的致癌作用，如以熏鱼为主食的波罗的海沿岸及冰岛的渔民，其消化道癌的发病率特别高。为了孕妇的健康及胎儿安全，孕妇要少吃或不吃熏烤食物。

远离烧烤小贩烧制的食品

由于经营方式自由，一些烧烤小贩烧制的食品卫生状况令人担忧：有些原料由于保存不善而变质；有些串制用的竹棍未经消毒，反复使用，容易感染病毒和细菌；有些小贩常用生锈的废铁条，或用旧自行车条串制羊肉串。自行车条含铅，经过烤制后，串条中的铅可渗透在食物中，危害孕妇及胎儿健康。

速冻食品宜少吃

速食时代，越来越多的美味被"速冻"，越来越多这样的食品被习惯快节奏生活的人接受，殊不知，这些速冻食品虽然方便快捷，却存在不少卫生和安全方面的隐患，孕妈妈最好少吃。

● 速冻食品营养易流失

通过急速低温（-18℃以下）加工出来的速冻食品，食物组织中的水分、汁液不会流失，但食物口感、风味方面的变化却难以避免。

速冻后，食物中的脂肪会缓慢氧化，维生素也在缓慢分解。所以，速冻食品的营养价值无法和新鲜的鱼、肉等相比。食用这样的速冻食品并没有进行营养的补充，如果过多地食用此类食品，会造成孕妈妈和胎儿营养的缺乏。

● 速冻食品容易受污染

如果购买散装的速冻食品，在销售人员拆除大包装散卖和顾客挑选过程中，都不可避免人与食品的接触，造成细菌污染。

散装食品与空气接触面积大，还会造成水分蒸发、产品干裂与油脂的氧化、酸败等现象，空气中存在的微生物、病毒等很可能污染食物，导致食用不安全。

● 超市冰柜温度难保证，导致维生素损失

速冻食品一般要求在-18℃保持，但是超市的冰柜是敞开的，人们翻来翻去，温度不可能一直保持-18℃。买回家的路上，环境温度要比冰柜高，产品虽然没有完全融化，但温度也会随之升高，这就会导致维生素大量损失和微生物快速繁殖。

买回家中冷冻时，冰箱的温度也难以保证适度，而食物在-1℃~-8℃存放时，很多维生素的损失比在0℃~4℃还要快。

● 速冻食品高脂肪、高盐分

不少人喜欢吃贡丸、鱼丸等速冻食品，是因为觉得口感不错，但这好口感可是用高脂肪换来的。冷冻水饺、馄饨等的脂肪比例也很高，肉馅多的品种其含油量可达68%。另外，这些速冻食品中都加入了不少味精和高鲜调味料。煮过速冻食品的人都知道，不用放盐，丸子和汤也会有咸味，这就是因为速冻食品在制作过程中已经放了较多的盐分等调味料。这种高脂肪、高盐分的食物对孕妈妈来说是有危害的。

合理安排零食时间

孕妈妈吃零食选对时间很关键。午餐和晚餐之间是吃零食的最佳时刻，因为这样既补充了营养，又没有耽误正常的午餐、晚餐。

孕晚期一天的零食该如何搭配呢？孕妈妈可以参考以下安排：

时间	食物	说明
8:30~9:30	麦片、奶茶	这类饮品中往往含有对心血管有害的反式脂肪酸，所以每天食用一包即可。在选择麦片时，要选择低糖的，并且在冲泡时适量加入一些牛奶，保证营养的同时还改善了味道
9:30~10:30	苏打饼干	苏打饼干含有的油脂相对少一些，所以食用起来更健康
12:30~13:00	酸梅汤	此类解暑饮品在餐后半小时才能喝，否则会引起胃酸
14:00~14:30	新鲜水果	新鲜水果是不可缺少的健康零食，因其含有丰富的维生素C、矿物质和膳食纤维，既能补充营养还可提高身体的免疫力。同时，还可增进食欲，有助消化，解决便秘等疾病
15:00~16:00	蔬果干或坚果等	果干不但低热量，而且对身体健康非常有益。不过现在的果干也分油炸型和脱水型，所以购买时一定要仔细辨认，只选脱水型的蔬果干。而坚果，因为其含有微量元素及矿物质，是健康零食，同时研究也表明，坚果中含有的不饱和脂肪酸和低胆固醇，可大大降低患心脏病的几率

一日三餐不如少食多餐，吃零食每次只吃少量，一天中分多次吃，既能及时补充孕妈妈的体能，又不会导致体重过快增长。

大豆及豆类制品不可过量食用

有的孕妇不习惯吃豆类和豆制品，这对供给胎儿足够的健脑营养素很不利。

大豆中所含相当多的氨基酸和钙，正好弥补米、面中这些营养的不足。比如，脑中极为重要的营养物质谷氨酸、天冬氨酸、赖氨酸、精氨酸在大豆中的含量分别是米中的6、6、12、10倍，可见含量之高，对健脑作用之大。

● 大豆要适量食用

大豆营养丰富，是质优价廉的营养品。一般人们认为食用大豆是安全的，这其实是一个误区。食用大豆也必须适量（一般干豆类每天食用不要超过50克），过量食用会产生副作用。因为大豆中含有植物雌激素，吃多了可能会造成男性胎儿生殖器官畸形或性功能出现障碍。

● 食用豆制品的注意事项

豆腐：豆腐营养丰富，素有"植物肉"之美称。豆腐中含有极丰富的蛋白质，一次食用太多不仅阻碍铁的吸收，而且容易引起蛋白质消化不良及加重肾脏的排泄负担，出现膨胀、腹泻等不适症状。因此吃豆腐不要天天吃，隔几天吃一两块豆腐即可。

豆浆：豆浆中的蛋白质和铁、铜的含量均高于牛奶中的含量，同时还富含多种维生素，孕妈妈常喝豆浆可防止贫血或低血压。但豆浆也含有某些抗营养因素，不仅不利于人体对养分的消化吸收，反而有害健康。另外，豆浆性质偏寒，体质虚寒、消化不良、嗝气和肾功能不好的孕妈妈最好少喝。

✳ 孕期生活：养成卫生好习惯

孕期洗澡有讲究

妊娠中后期，由于汗腺和皮脂腺分泌旺盛，头部的油性分泌物会增多，阴道分泌物也会增多，因此，妊娠期间应当经常洗头洗澡和更换衣服，要特别注意和重视这些事关个人卫生的细节。头部的油性物质清洗以后，能保持头发的清洁、光亮和柔软。全身清洁能促进血液循环和皮肤的排泄作用。在整个妊娠期，外阴部分泌物都比孕前多，会阴部应当每天清洗，以保持清洁，防止发生感染。

在整个妊娠期的沐浴都要注意，严格掌握水温、时间和体位三项要素。

● 水温

过高的温度，会损害胎儿的中枢神经系统。孕妈妈体温比正常值上升2℃时，会使胎儿的脑细胞发育停滞；如果上升3℃，则有杀死脑细胞的可能。因此而形成的脑细胞损害，多属不可逆转的永久性损害，胎儿出生后会出现智力障碍，甚至畸形，还可能导致癫痫。

一般来说，沐浴时水的温度越高、持续时间越长，损害越重。所以，妊娠期沐浴水温应当掌握在38℃以下，最好不要坐浴，避免让热水浸没腹部。

● 时间

在浴室内沐浴，孕妈妈容易出现头昏、眼花、乏力、胸闷等症状。因为浴室内空气逐渐减少，温度较高，氧气供应相对不足，加上热水的刺激，引起全身体表毛细血管扩张，使孕妈妈脑部供血不足。母体如果供血不足，胎儿会出现缺氧、胎心率加快，严重的还会使胎儿神经系统发育受到不良影响。所以，热水浴的时间应当控制在20分钟以内。

● 体位

妊娠期，母体内分泌功能发生多种改变，阴道中具有灭菌作用的酸性分泌物减少，母体自然防御机能降低。如果坐浴，水中的细菌、病毒容易进入阴道、子宫，导致阴道炎、输卵管炎或尿路感染，出现畏寒、高热、腹痛症状，势必增加孕期用药机会，留下畸胎和早产隐患。淋浴比盆浴更适合孕妈妈，因为淋浴可防止污水进入阴道，避免产前感染。而且洗淋浴不用弯腰，尤其适合腹部膨大起来的孕妈妈。怀孕中后期，肚子变大你可以坐在靠背椅上淋浴避免因重心不稳或地面太滑而摔倒。如果淋浴条件不方便，可以改为擦澡，或者用脸盆、水桶盛水冲浴。

除此之外，还有一些小细节是要注意的：

次数适当：夏季酷热，每天洗澡不可多于两次；春秋气候宜人，每周1~2次即可；冬天每两周1次就足够了。

时间适当：饥饿时、饱食后1小时以内不宜洗澡。

选对用品：选用温和的沐浴乳不可用碱性肥皂或高锰酸钾来清洗，保持皮肤的滋润和光滑。

● 洗澡前后的注意事项

孕妇洗澡前后要作好如下各项准备，防止意外发生：

1. 防止滑倒

在浴室里设置防滑垫，喷头四周要安上稳固的扶手，穿上防滑拖鞋入浴。如果肚子已经很大了，为了安全起见，可请家人陪同入浴。

2. 当心着凉

洗完澡后，要赶紧擦干身体，将衣服穿好。若洗头的话，要将头发马上吹干。夏天洗浴后，一定要穿好衣服再走进有冷气的房间，否则一不小心就会着凉。

3. 洗澡时别锁门

洗澡时，最好别锁浴室的门，这样万一摔倒或晕倒时容易被家人发现，得以及时处理。若孕妇进入浴室太久没有动静，家人应该随时警惕地问候一下，防止孕妇在浴室晕倒。

此外，浴室应该保持良好的通风，孕妇应将所有的洗浴用品放在方便拿取的地方，以免够不着东西时滑倒。

| 浴室最好放置防滑垫 |

尤其需要注意的是，孕妈妈身体笨重，洗澡时要注意扶着墙边站稳，防止滑跌。进出澡盆、浴缸不便，更容易滑倒，使腹部受到撞击。因此，最好在浴室放置一个防滑垫。

给私密地带贴心的呵护

孕妈妈还要经常进行外阴局部皮肤清洁。这是因为，孕妈妈外阴部发生了明显变化，皮肤更柔弱，皮脂腺及汗腺的分泌较体表其他部位更为旺盛。同时由于阴道上皮细胞通透性增高，以及子宫颈腺体分泌增加，使白带大大增多。

阴部清洁时务必注意：

1. 不可用热水烫洗。

2. 不可用碱性肥皂水洗。

3. 不可用高锰酸钾液洗。

4. 要特别小心湿疹或霉菌感染，到了孕中期和孕晚期无法洗到会阴部位时可两腿张开，用喷头冲洗。

5. 洗后一定要擦干外阴避免因潮湿而导致霉菌和湿疹的发生。

正确清洁和护理乳房

孕妈妈在孕期要注意保养乳房，除洗澡外，要经常用温水冲洗胸部并由下往上冲洗乳房你会感到乳房有饱胀感，这样能使乳房保持挺拔。

孕妈妈在孕期进行乳头保养，可极大地减少乳头皲裂、乳腺炎、乳头凹陷、乳头过大或过小的发生，为顺利进行母乳喂养打下良好基础。

每次洗澡后，在乳头上涂上橄榄油或维生素软膏，用拇指和食指轻轻按摩乳头及周围，按摩5分钟左右，坚持每天都这样做，可使乳头皮肤变得不那么娇嫩，宝宝出生后吸吮乳头时，妈妈不至于疼痛。

如果孕妈妈有乳头扁平或乳头凹陷的情况，可以从孕中期开始进行纠正。用拇指、食指、中指三个手指对捏起乳头，向外牵拉，停留片刻，每次牵拉15次，每天进行3次，也可使用吸乳器进行矫正。

腹部不适时避免牵拉乳头

需要注意的是，如果孕妈妈出现腹部不适，如子宫收缩时，要立即停止牵拉乳头，并请医生检查。有习惯性流产史的孕妇，一定不要自行做乳房护理和乳头保养。

大肚妈妈如何洗头发

洗头对一般人来说，是再简单不过的事情，不过对于挺着大肚子的孕妈妈来说，可就不那么简单了。由于无法顺利弯腰而带来的问题多多，为了不压到肚子，所以孕妈妈不得不小心。更值得注意的是，稍有不慎可能会造成跌倒、晕倒、腹部压痛等意外事件，不但可能会对孕妈妈本身产生影响，更可能会波及腹中胎宝宝。

一般而言，洗头对胎儿是没有直接影响的，孕妈妈应从以下几点做好这件苦差事：

● 洗发水

孕妈妈的皮肤十分敏感，突然换用其他品牌的洗发水特别是以前从未使用过的品牌，可能会造成孕妈妈的皮肤不适应，发生过敏。因此，怀孕前用什么品牌的洗发水，如果发质没有因为荷尔蒙的改变而发生太大的改变，最好继续延用。

● 洗头地点

如果孕妈妈是在家里洗头，就应该注意浴室环境安全，如加装扶手和止滑垫、灯光明亮、通风良好、无杂物等。或者花点小钱上美容院洗头，也是一个不错的方法。家里有浴缸的孕妈妈可以拿一个小板凳放在浴缸里坐着洗头，身体既不会浸没在水里，又比较轻松。

● 洗头姿势

尽量采取靠背坐姿，两脚自然张开，冲水时，头及上身前倾约45度，两手肘可支撑在洗脸台、澡盆边或大腿上；习惯站姿洗头的孕妈妈务必使用止滑垫、扶手，以防重心不稳而跌倒。

● 洗头时间

洗头、沐浴应分开进行。先洗完头发，休息10～15分钟，将头发吹干、盘好，确定没有因洗头弯腰造成不适后，再继续沐浴。在空腹、饱食、刚刚吐完或其他不适症状刚减轻时，孕妈妈不宜立即洗头、沐浴。

● 水温

洗头水温应在37℃～40℃，不要过热或洗冷水，也不宜冷、热水交替洗。

● 干发

戴上吸水性强、透气性佳的干发帽，很快就可以弄干头发。不过要注意选用抑菌又卫生、质地柔软的干发帽、干发巾。

/ 准爸爸要帮孕妈妈洗头 /

长头发难干，容易着凉，引起感冒，又不能使用吹风机，孕妈妈舍得暂时剪短自己的长发会省却很多麻烦。如果准爸爸能够帮忙，孕妈妈可以躺在躺椅上，由准爸爸来帮着洗头，这不仅解决了孕妈妈洗头难的问题，也能让洗头过程充满爱意，是交流感情的好机会，胎宝宝在肚子里也同样会感受到幸福。

孕妈妈夏季如何驱蚊防蚊

夏天到了，讨人厌的蚊子又要围着孕妇们转悠了。可是快要做妈妈的人了，连防蚊子也要顾及肚子里的宝宝，有什么方法是适合孕妇防蚊子呢？

孕妇在妊娠后期呼气量比非妊娠妇女大21%，呼出的潮湿气体与二氧化碳对蚊子具有相当的吸引力。孕妇腹部温度比非妊娠妇女高，腹部温度越高，皮肤表面所散发的挥发性物质就越多，这种由皮肤细菌产生的化学信号极易被蚊子嗅到而成为叮咬目标。

孕妇尽量不要用蚊香等化学品驱蚊，

最好不用风油精或清凉油，因为风油精或清凉油里的冰片对孕妇的刺激可能会导致早产。孕妇被蚊子叮咬后，可抹一点苯海拉明药膏或炉甘石药膏，一般次日可消肿。

少去公共场所

公共场所中，存在着诸多对于腹中胎儿不利的因素，妊娠期尤其是孕早期应当尽量避免出入于人多、拥挤、嘈杂的公共场所。

● 噪音危害

公共场所的高频扬声器、人群的喧器、各种车辆的机器噪声、重型机械的轰鸣声、飞机场的起落声等各式各样的噪音，对于胎儿的中枢神经系统发育和听力都不利。

● 空气污染

诸多的公共场所空气浑浊，如车站、码头、影院、超市中，人多拥挤，空气污浊，人群呼吸释放出的二氧化碳多，还有吸烟者出没的场所烟雾弥漫，释放出大量有害气体，空气中有害物质增多。孕妈妈在这种环境中，吸入浑浊的空气，形成被动吸烟和缺氧，对胎儿均有害。

● 易感传染病

公共场所中，各种致病微生物的密度远远地大于其他场所，特别是传染病流行期间，孕妈妈由于抵抗力较差，很容易被传染而导致病毒和细菌感染。一般情况下，这些感染对于成年人来说问题不大，但是对于正处在生长发育中的胎儿的影响却会很大。例如，孕早期如果感染风疹病毒后，胎儿致畸率会很高。

因此，妊娠期应当避免去人多、嘈杂、拥挤的公共场所。

孕妈妈如何度夏

怀孕以后，无论从哪方面来看，孕妈妈都属于特殊的生理时期，与正常情况有所不同，需要关注和受到保护的事项也很多。度过炎热的夏天和严寒冬季，孕妈妈都需要比正常情况下付出更大的精力和体力，应当格外注意。

孕妈妈身体新陈代谢加快，汗腺分泌量增大，很容易出汗。特别是到夏天很怕热，易长痱子。度夏以注意清洁卫生和防暑为主。

夏日高温使人食欲减退，宜多吃清凉爽口的食物，多吃蔬菜和水果，但要注意卫生，还要避免过冷伤胃。可以多饮用开水，不宜贪吃冷饮。

千万注意饮食卫生，不吃变质食物和剩饭剩菜，以防痢疾和肠胃病。

夏季要勤洗澡、勤换衣，保持身体干净舒爽，洗澡水温不宜过凉或过热。要穿着肥大宽松、通气性强的棉质衣物。

避免午间天气最热时外出，防止中暑。

注意室内通风，不可直对电风扇或空调吹风。

孕妈妈如何过冬

冬季严寒，对于母亲和胎儿都是一个考验和锻炼，要注意四保：保暖防感冒，保营养调节饮食，保安全防止跌伤，保光

照多晒太阳。

冬季要注意衣着和起居，气温低和温度变化较大，人的呼吸道抵抗力降低，易受感染。特别要注意衣着暖和，外出时要防止着凉受寒，室温要设置稳定，不要与外界温差太大，室内要保持空气新鲜，常常通风。天冷时要减少外出防受寒，最好不要去商店、剧场等人多的公众场所以防感染，家人同事中若有患病者尽量避免接触。外出要注意防滑防跌。加强饮食营养，增强身体抵抗力，防止有害因素侵害。冬季人体所需热量增加，要比其他季节吃的多一些，好一些。冬季新鲜蔬菜水果相对少，要设法多吃一些新鲜蔬菜和水果。

散步，是孕期最好的活动方式，但贵在坚持，不要因为天太冷就不外出活动，应当在阳光充足、气温比较好一点的中午、下午坚持外出散步，活动肌肉和筋骨，促进血液流通畅快，同时呼吸到新鲜空气，享受到阳光的照射，对母体和胎儿健康都有益。但外出一定要注意安全，防止在冰封雪滑的地方摔跤受伤，最好在有人陪伴下散步。

孕期指甲保养

怀孕时期，孕妇体内性激素分泌旺盛，易导致指甲生长速度加快、变硬、易折断等细微变化，这些情况分娩后可能会自行消失。孕期指甲保养应做到如下几点：

● 勤剪指甲

由于孕期指甲长起来较快，孕妇应勤

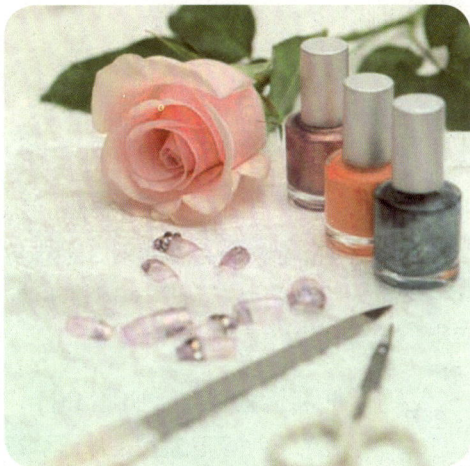

剪指甲，这样可避免长甲折断带来的麻烦，也易于保持卫生。修剪时应顺着指甲的弧度，将指甲剪成弧形，长度约与指端平行。短而有弧度的指甲可抵御外力损伤。要注意，使用的指甲钳应经常清洗消毒，防止感染。

● 补充维生素

适当补充维生素A可以促进细胞再生长，增加指甲的韧性，防止指甲脆弱断裂。洗手后涂上含维生素E的润手霜或橄榄油可保护、修复指甲，长期使用能使指甲保持柔韧有光泽。

● 做好防护

做家务时，宜带上防护型塑胶手套，平时应及时清理指甲周围的肉刺。

● 避免使用指甲油

目前市场上销售的指甲油大多含丙酮、乙酯、丁酯、苯二甲酸等化学溶剂、染料。孕妇吃东西时，指甲油中的有毒化学物质很容易随食物进入体内，并通过胎盘和血液进入胎儿体内，可能对胎儿造成

伤害。此外，有的孕妇指甲脆而易断，涂指甲油也是原因之一。同时，指甲的颜色还可作为医生诊断依据，如可以从中看出孕妇是否患有贫血、心脏病等。所以，孕妇应当远离指甲油，把健康留给自己和胎儿。

孕期应远离首饰

从孕妈妈的健康角度考虑，最好不要戴任何首饰，尤其是戒指。

怀孕后，孕妈妈的体内环境会随着孕期发生变化，雌激素、孕激素水平都会相应增高，并且分泌更多的生长激素。同时，孕妈妈的新陈代谢也会有所改变，体内容易形成组织肿胀。因而，很多孕妇的手指、胳膊、下肢等都会相应变粗，鼻头也会变大。

市面上的大部分戒指的圈型大小一般都是固定的，平时戴在纤细的手指上熠熠生辉，为爱美的女性增色不少。但在孕期，戒指就会因为孕妈妈手指变粗而显得太紧，从而影响肢体血液循环，尤其在孕后期水肿严重时，还可能会造成戒指太紧无法取下的后果。玉镯也会发生同样的问题，由于肢体变粗，原先可以活动自如的玉镯勒住腕部无法拿掉，也会给孕妈妈在手术室待产带来许多不必要的麻烦，如妨碍输液、静脉穿刺等。因此，孕妈妈在孕期要尽量去除身上的首饰，如坚持要戴，也应根据自己的手指或手腕的尺寸调整型号，以不勒为宜。但在去医院待产前，要取下全部首饰，留在家中，以免在产房分娩时影响麻醉消毒或是造成保管纠纷等意外。

✳ 孕期保健：家庭自我监护

为何要进行家庭自我监护

一旦知道自己怀孕，孕妈妈们最关心的就是肚子里的宝宝长的好不好，无奈隔着肚子是看不见的，所以每次到医院检查，第一句话就会问医生："宝宝还好吗？"其实，最了解宝宝情况的还是你自己，因为他就在你体内，与你一脉相通。在整个怀孕期内，母腹中的宝宝随时都可能发生各种变化，而医院检查只有定期的几天，医生不可能天天对你进行观察。但你也不必为此担心和紧张，只要掌握了孕期家庭自我监护的方法，就可以通过你和丈夫一起数胎动、听胎心等来观察体内宝宝的动向了。这也成了孕期家庭一道新的风景线了。

胎心是宝宝生命的标志

用听诊器可经孕妇腹部听到胎儿心音。使用多普勒听诊，孕妇可以听到被放大的胎儿心跳声，有力而又规律，就像钟摆声。如果医生允许，最好让准爸爸亲耳听一听胎儿的心跳，准爸爸也会从内心迸发出父爱。B超下可以清晰地看到胎心有节律搏动。

胎心搏动比较规律，但胎心的强弱和节律与胎儿的状态有关。如果胎儿清醒或活动时，胎心会快而强，如果胎儿安静或睡觉时，胎心可能会慢而稍弱。

● 如何自己用听诊器听胎心

自己使用普通听诊器听胎心，要找准胎儿的位置，如果是头位（胎儿头朝下），在下腹部的两侧寻找胎心音；如果是臀位（胎儿头朝上），在中腹部的两侧寻找胎心。一般在妊娠4个月以后可以听到。但如果没有经验，不容易听到胎心。到了孕6个月后就比较容易听到了。

● 准爸爸要学会听胎心音

孕期家庭监护是保证孕妇和胎儿安全的重要措施之一。但有些监护内容如听胎心音，孕妇本身是无法完成的，这就需要丈夫的帮助了。

听胎心音最简便的方法，是用耳朵贴在孕妈妈腹壁上直接听取。在妊娠24周之前，胎心音多在母体脐部与耻骨联合之间。妊娠期第24周之后，胎心会随胎位而不同，可能在孕妈妈脐左下或右下方。妻子排尿后仰卧床上，两腿伸直。丈夫可直接用耳朵或用木听筒贴在妻子腹壁上按医生指定的胎心部位，仔细地听即可听到一种节律规则，近似钟摆振动声，这就是胎心音。一般每分钟可听到胎心跳动120～160次，每日听1次或数次，每次数胎心1～2分钟。如发现胎心过快、过慢或不规则，则为胎儿缺氧的警报，应立即就医。

听胎心音时，在妻子的腹壁尚可听到其他几种声音，丈夫必须学会区别。

1. 脐带杂音。倘若胎儿脐带血液循环因某种原因受阻时，能引起一种酷似吹风样的声音，即为脐带杂音。它是一种单音，速率与胎心音相同。

2. 子宫杂音。当血流经过胀大的子宫血管时，可出现一种似吹风样、音调低沉有力的响声，这种子宫血管杂音的速率与孕妇的脉搏相同。

3. 腹主动脉音。孕妇的腹主动脉搏动，也能产生一种与子宫血管杂音相似的声音，但这种动脉血管音似敲鼓一样作响，速率也与孕妇脉搏相同。

4. 胎动音。胎儿肢体撞击子宫壁时，可引起一种无规律的杂音，而且部位多变化，时有时无。

胎心计数应当记录下来，妊娠28周以后，应当每天记录，以掌握规律，监护胎儿。

突然听不见胎心音怎么办

胎心音检查，是判断胎儿是否存活以及是否健康存活的关键指标。临床检查听不到胎心音则只有一种可能，那就是胎儿已经死亡。当然，在实际探查胎心音时，可能会遇到暂时听不到的情况，如使用听筒或多普勒胎心探测仪听取胎心音，有时需要改换几次听取部位才能听到清晰响亮的胎心音。

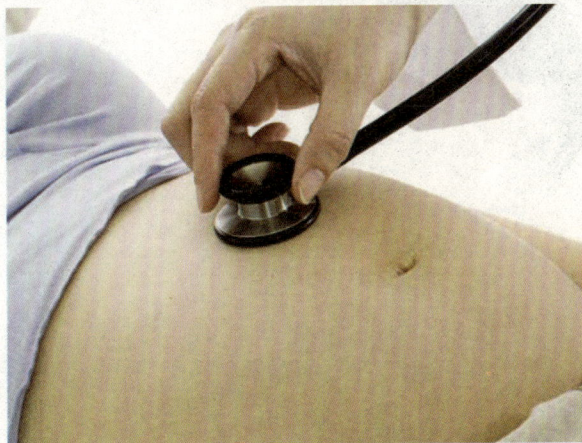

胎儿死亡的原因涉及多个方面，有胎盘方面的原因（如胎盘早剥、胎盘功能减退），有脐带方面的原因（如脐带打结脐带脱垂），也有胎儿方面的原因（如胎儿严重畸形、先天缺陷）。

通常在胎儿死亡前，胎动常先消失，或胎动次数明显减少。在用听筒听不到胎心音时，应改用多普勒胎心仪探听，如果确认胎心音消失，一般要做B超观察，而后作出胎儿死亡的诊断。B超观察可明确看到胎心、胎动、胎儿肌张力、胎儿呼吸运动等各项生命指征。

当然，胎儿的胎动计数，只能做为反映胎儿安危的一个标志。至于胎儿的发育情况，有无畸形和其他异常情况。则需要结合其他医疗仪器等检查方法，加以综合分析，才能作出准确无误的判断。

胎动出现的时间

孕妇感觉到的最早的胎儿活动——胎动初感——是孕妇对孕育在自己体内新生命客观上的觉察。初次生育的女性大多在孕18周以后才能感觉到胎动，敏感的孕妇和有过生育经历的妈妈会比较早感到胎动。大多数孕妇会在孕5月初次感觉胎动。胎儿每天出现的胎动也是有一定规律的，通常情况下，晚上胎动比较频繁，到了下半夜胎动明显减少，早晨又有所增加，上午胎动比较少，而且常常出现波动，可能会忽少忽多。另外，随着胎儿睡眠周期的改变，胎动也发生相应的变化，胎儿觉醒时，胎动多而有力；胎儿睡眠时，胎动则少而弱，有时可持续20分钟，甚至近1个小时孕妇都会感觉不到胎动。

记录胎动的时间

● 记录胎动无须太早

胎动出现的时间可早些，也可晚些，并不是绝对的。一般情况下，初次怀孕的妈妈多在孕4个月后就能感觉到胎动，这时的胎动还不规律，妈妈也不能很明确感觉，所以，这时通过记数胎动了解胎儿的发育情况不是很可靠。

关于胎动次数，有的书上是这样写的：胎儿每小时胎动的次数3～5次，每天10次以上（早、中、晚分别记数胎动1次，每次记数1小时，把3次记数的胎动数相加即为每天胎动数）。实际上，这时记数胎动的意义并没有这么大。胎动少些，胎动多些，都是正常的。这与孕妇的感觉有关。实际上，孕妇感觉不到的胎动可能一天会有几十次，甚至几百次。

● 正规记录胎动

从第28周开始要正规地记录每天的胎动了。这给今后监护胎儿的正常发育带来很多便利。经过一段时间，你会逐渐熟悉你腹中胎儿大体上的胎动规律和特征，这是很重要的，因为每个胎儿胎动的频率、强弱、发生的时间、持续时间、间隔时间、一次胎动的时间等都不尽相同，有时还存在比较大的个体差异。所以，你不但要认真记录，还要仔细体会，找出规律和特征。

每天早、中、晚饭前或饭后。最好选择固定的时间，在大致相同的情形下记数胎动。每次记录1小时，在这1小时里，不一定要躺着或稳稳地坐着，只要能感觉到胎动，可以在室内走动、聊天。但也要

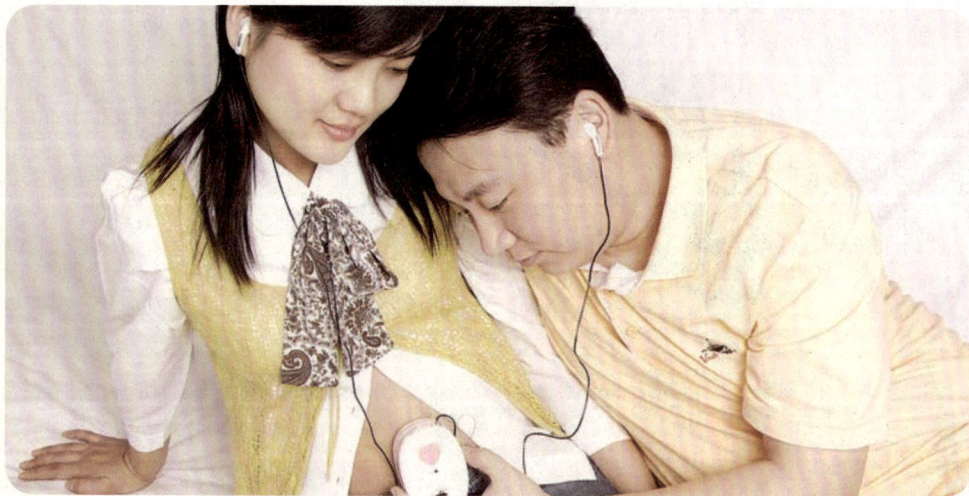

避免因注意力不集中漏数胎动。把3次记数的数值相加，再乘4，就代表12小时的胎动数。

孕妈妈自测胎动

孕妇在妊娠4个月后即感到胎儿的轻微活动，这就是胎动。胎动在孕7～8个月时最频繁，临近预产期时胎动又有所减少。胎动，是胎儿在宫内安危的一个重要指标，通过胎动计数，可以了解胎儿在宫内的情况。胎动减少就是胎儿宫内缺氧的重要信号，常见于胎盘功能减退、胎儿宫内缺氧，是胎儿宫内窘迫的信号。但胎动过频，往往是胎动消失的前驱症状，也应当引起重视。约90%以上的胎动孕妇均能感觉到，且自测胎动计数与电子计数相一致。因此，提倡孕妇从妊娠7个月开始自测胎动，自我监护胎儿安危情况。

● 自测胎动的方法

1. 孕妇取侧卧位或半卧位，每天早、中、晚各数1小时胎动，然后把3次计数总和乘以4，即为12小时胎动总数。如12小时胎动在30次以上为胎儿情况良好；少于20次则意味着胎儿有宫内缺氧；10次以下者，预后不良。

2. 胎动一般在晚上最多、最强，孕妇可在临睡前数1小时，取左侧卧位。正常每小时胎动应多于3次，如发现胎动少于3次，应再观察1小时后再测1次。

胎动异常时应立即到医院检查，因为从胎动减少到胎心停止跳动仅有1～2天的时间，若此时得不到及时救治，胎儿有可能死于宫内。此外，有些药物如镇静剂、安眠药等，对胎儿有抑制作用。所以在计数胎动时，要注意排除这些因素。

正常胎儿每小时胎动不少于3次，12小时在30次以上，不少于20次。否则，应立即请医生检查。

● 胎儿的运动训练

感觉到胎动以后，就可以每天定时与胎儿宝宝一起来做胎儿体操。方法是平卧床上，尽量放松，双腿屈膝。孕妈妈双手捧住子宫，用手指轻拍或轻压胎儿，胎儿感觉到刺激，便会有所反应。经过一段时间后，胎儿习惯了这种活动后，妈妈一触及便会开始运动，当宝宝累了，或烦了时，便会抖动小手或脚，向妈妈表示回应。开始时只做一两下胎儿体操即可，到妊娠8个月以后，可以持续做到10分钟。

胎儿的运动训练，建立在胎儿一定的自主运动能力基础上。训练时，孕妈妈应仰卧，全身尽量放松，先用手在腹部来回抚摸，然后用手指轻触动腹部不同部位，观察胎儿的反应。开始时动作宜轻，时间宜在1～2分钟。

辨别异常胎动

孕妇出现某些病理情况和功能障碍，如在脐带绕颈、胎盘功能障碍，以及用药不当或遇到外界不良刺激等情况时，可导致胎儿在子宫内缺氧。当胎儿的生命受到威胁时，胎动甚至比胎心更容易发生变化，胎儿将发生异常活动，这种异常胎动不仅表现在次数上，还体现在性质上，如强烈地持续不停地推扭般的踢动是胎儿窘迫的象征。

|第二讲| **孕8月（29～32周）：**
孕晚期的不适来了

✿ 孕情早知道

胎宝宝发育进程

孕八月，胎宝宝的体长为40～44厘米，体重已达1500～1800克。胎儿身体发育已算完成，肌肉发达，皮肤红润，皮下脂肪增厚，体形浑圆，脸部仍然布满皱纹。虽然眼睛还看不见，但对光有了反应，可以感觉到光的明暗。听觉发育成熟，除能分辨节奏、声音的高低和强弱，对日常生活中的各种声音都会有反应。

胎儿动作更活泼，力量更大，有时会踢母亲腹部。此时羊水量不再像以前那样增加了。迅速成长的胎儿身体，紧靠着子宫。一直自由转动的胎儿，到了这个时期，位置也固定了，由于头重，一般头部自然朝下，为出生做准备。胎儿已基本具备生活在子宫外的能力，但孕妇仍需特别小心。

孕妈妈身体状况

进入第8个月时，孕妇的腹部会更加突出，这给孕妇的生活带来许多不便。孕妇挺起肚子，重心后移，渐渐成为习惯，使孕妇无论是站立还是走路都不得不挺胸昂头，呈现出一副"骄傲"的姿态；而身体稍微前倾都会感到异常困难。

子宫迅速增大，宫高达到25～28厘米，腹部隆起极为明显。由于子宫膨大，将内脏器官上推，且压迫到心脏、肺部、肠、胃及膀胱，从而导致呼吸困难，食欲不佳，尿频，同时容易患肾盂肾炎等疾病。

随着腹部隆起，肚脐突出，动作会越来越迟钝，孕妈妈特别容易感到疲劳。孕中期的一些不适，如腰背痛、便秘、浮肿、静脉曲张等，在本月可能还会加重。有些孕妈妈可能经常会发生腿部痉挛。

增大的子宫向上挤压肺部，造成明显的呼吸困难、胸闷气短；子宫也会压迫胃和心脏，会觉得胃痛和心口堵。这些都严重影响了孕妈妈的睡眠。孕妈妈经常会难以入睡，即使睡着，睡眠质量也不高。

本月关注：考虑宝宝的胎位

该确定胎位是否正常了

从这个月开始，要考虑胎位是否正常了。30周前，子宫的空间相对于胎儿来说比较宽敞，胎儿在子宫内可以自由变化体位，胎位还没有固定，即使胎儿是臀位或其他位置，大多能够自动转成头位。但30周以后，胎儿自动变换成头位的概率非常小。所以，到了孕满7月，如果胎位还不正常，就要在医生指导下进行干预。胎位不正是造成难产的原因之一，对妈妈和胎儿都有很大的威胁。早期给予纠正，能增加顺产的机会。

绝大部分的胎位不正到后来都会自动地转为正常胎位，但如果接近生产时还是胎位不正(约5%)，可寻求医师协助。

胎位不正的纠正

一般只要按规定做产前检查，胎位不正可以及时发现。发现胎位不正后不必惊慌，一般采取以下措施解决：

● 胸膝卧位

在妊娠28周前，可以做胸膝卧位操纠正，每天早晚各一次，每次做10分钟，连续做1周，胎位就可以转正。

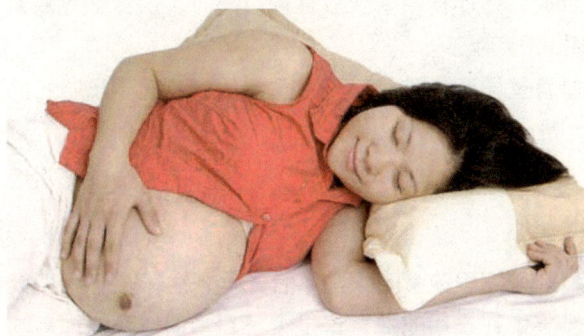

把胸部贴在床上，双膝及小腿也贴在床面上，两腿分开，小腿与大腿呈90度直角，以胸部和膝部力量支持全身。初练习从5分钟开始，逐步加长至10~15分钟，每天早晚各做1次，做完之后，静静地侧躺着在床上休息。

● 侧卧位转位法

孕妇夜间睡觉时，身体卧于胎儿身体肢侧，利用重力的关系使胎头进入骨盆。

● 艾灸至阴穴

用艾卷灸两小脚趾外侧的至阴穴，每日1次，每次10~20分钟，连续做1周。注意艾卷离皮肤不要太近，以免烧伤皮肤。

● 外倒转术

如果以上两种办法都不见效，医生会考虑从外部进行倒转，让胎儿来个180度的翻转，然后用腹带布把腹部包裹起来，维持头位。具体做法是用手在腹壁上摸到胎儿的头后，把胎儿的头慢慢转到骨盆腔里，再把臀部推上去。当然做这种治疗必须由医生来做，如果自己乱来，弄不好，会导致脐带缠在胎儿脖子上或发生胎盘早剥。

假如胎儿的臀、足已经伸入小骨盆，倒转困难，或者在倒转时胎心有变化，就不能勉强，就只好让"固执"的小家伙立着出生。

在日常生活中，孕妈妈还应注意如下事项。

孕妈妈不宜久坐久卧，要增加诸如散步、揉腹，转腰等轻柔的活动。胎位不正是常有事，而且完全能校正，孕妈妈不必焦虑、愁闷，因为情绪不好不利于转变胎位。忌寒凉性及胀气性食品，如西瓜、螺蛳、山芋、豆类等。

专/家/答/疑

异常胎位无法转正怎么办?

需要提醒的是，上述的疗法如果能够帮助异常胎位转正固然很好，如果转不了也不必紧张，因为现代医学早已经有较先进的方法保障胎儿及孕妈妈安全。不过，需要在预产期前1~2周住院待产，由医生根据孕妈妈的具体情况决定分娩方式。

✳ 营养与饮食：加强饮食营养不放松

孕8月饮食原则

进入本月，孕妇会因身体笨重而行动不便。子宫此时已经占据了大半个腹部，孕妇的胃部被挤压，饭量受到影响，因而常有吃不饱的感觉。在这个时期，母体基础代谢率增至最高峰，而且胎儿生长速度也达到最高峰。你应该尽量补足因胃容量减少而减少的营养，实行一日多餐，均衡摄取各种营养素，防止胎儿发育迟缓。第8个孕月，胎儿开始在肝脏和皮下储存糖原及脂肪。此时如碳水化合物摄入不足，将导致母体内的蛋白质和脂肪分解和动员，易造成蛋白质缺乏或酮症酸中毒，所以孕8月应保证热量的供给。除需大量葡萄糖供胎儿迅速生长和体内糖原、脂肪储存外，还需要有一定量的脂肪酸，尤其是亚油酸。此时也是大脑增殖高峰，大脑皮层增殖迅速，丰富的亚油酸可满足大脑发育所需。

为了减轻水肿和妊娠高血压综合征，在饮食中要少放食盐。同时，饮食不可毫无节制，应该把体重的增加限值在每周350克以下。

为了避免血液中的胆固醇进入血管壁导致心脏病，干扰孕妇的血液循环及胎儿的发育，应特别控制饮食中的胆固醇含量。

不可忽视产前进补

中国有些地方有这样一个习俗，即孕期里饮食习惯与平日无异，生了孩子后即大吃特吃，把产前节省下来的营养食品集中在产后吃掉，这是很不科学的做法。产后吃得好吃得补是为了增加乳汁，补充分娩期的消耗，很有必要，但忽视产前营养却十分有害。因为胎儿生长发育和孕妇自身的营养需要，都必须从食物中得到，同时还要为分娩及产后哺乳作必要的储备，如果孕妇摄入量不足，会造成母亲营养缺乏症，营养缺乏还会导致胎儿发育障碍，影响智力。因此，为了母亲的健康，为了生一个健康、聪明的孩子，孕期应选择合适的食物补充营养，绝不应比产后逊色。

孕晚期营养要求

妊娠晚期（怀孕29～40周），由于母体的基础代谢率和胎儿的生长发育速度都达到了最高峰，同时胎儿体内营养素储存速度也进一步加快，因此，孕晚期的膳食营养也应在孕中期的基础上有所增加和调整。

●营养学会推荐的孕晚期每日营养素的供给量

热量（千卡）	230～2500	锌（毫克）	20	维生素B$_1$（毫克）	1.8
蛋白质（毫克）	90～95	烟酸（毫克）	18	维生素B$_2$（毫克）	1.8
脂质热比（%）	20～25	维生素A（国际单位）	2170	维生素C（毫克）	80
钙（毫克）	1500	胡萝卜素（毫克）	2.1	维生素E（毫克）	12
铁（毫克）	28	视黄醇当量（微克）	1000	维生素D（微克）	10

1. 增加豆类蛋白质摄入：孕晚期除了摄入动物性食品外可多增加一些豆类蛋白质如豆腐、豆浆，以保证妊娠晚期对蛋白质的需求量。

2. 注意植物油的摄入：植物油不仅含有丰富的脂肪酸以满足胎儿大脑发育的需要，也含有大量维生素E，它可避免胎儿发育异常和肌肉萎缩。

3. 注意维生素D和钙的补充：为了满足妊娠后期大量钙的需要，应多吃含钙丰富的食物，如海带、紫菜、虾米、虾皮等。

4. 注意铁的供给：在妊娠的最后两个月，胎儿对铁质的需求量相对较多，此时若孕妇进食量少，则会出现贫血，因此，孕妇必须多食富含铁的食物，如动物的肝、肾及红枣、桃干、杏仁、菠菜等。

妊娠后期，孕妇往往会出现便秘。孕妇除了多吃油菜、芹菜等含纤维素的蔬菜外，还要吃些生津清热的水果、蔬菜，如苹果、香蕉、葡萄、西红柿、茄子等。纤维素多的食物可增加肠蠕动；生津清热的食物可去肠热，并以津液润肠道，利于大便的排出。此期，孕妇餐次可增加到5餐以上，少食多餐。一日膳食的组成，可在妊娠中期膳食组成的基础上，再增加50克禽肉、鱼、蛋，或250毫升牛奶、豆浆。控制盐的摄入，若出现水肿，每日食盐应在5克以下。避免辛辣、酒等刺激性食物。

● **富含铁质的食物来源**

铁质的动物性来源	家畜类	牛肉、猪肉、羊肉、猪肝、内脏
	家禽类	鸡、鸭、火鸡、肝脏、蛋黄
	海鲜类	蚌壳类（如蛤蜊）、沙丁鱼、鲭鱼等
	豆类	荚豆、青豆仁、干豆类（黑豆、花生、黄豆）
	绿叶菜	颜色越深，铁含量越多，如绿花菜
	干果核果类	核桃、葡萄干、腰果、枣干、花生等

预防早产的饮食妙招

　　为了更好地预防发生早产现象，孕妈妈应科学合理地安排饮食。饮食上要注意多摄取优质蛋白质，优质蛋白质的最佳来源是肉、蛋、奶、鱼和大豆类食品。

● **平时要注意忌口**

　　1. 少吃杏、杏仁，杏味酸、性大热且有滑胎作用，是孕妈妈的大忌。

　　2. 少吃黑木耳，它具有活血化瘀之功，不利于胚胎稳固和生长。

　　3. 少吃龙眼，它极易助火，动胎动血，引起腹痛、"见红"等先兆流产症状，甚至引起流产或早产。

　　4. 少食山楂，它可加速子宫收缩导致早产。

　　5. 忌食滑腻之品，如薏米、马齿苋等，薏米对子宫肌有兴奋作用，促使子宫收缩因而易诱发早产；马齿苋性寒凉而滑腻，对子宫有明显兴奋作用易造成早产。

　　6. 注意控制饮食中的盐分摄入，以免体内水分过多而引发妊高症，从而引发早产。

　　7. 妈妈不可摄取太多的维生素A，这会导致早产和胎儿发育不健全，猪肝含有丰富的维生素A，忌过量进食。

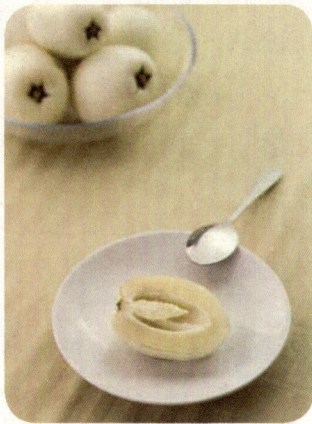

● **要多吃鱼和保胎蔬菜**

　　鱼：这是最佳的防早产食品。调查发现，孕妈妈每周吃一次鱼，早产的可能性仅为1.9%，而从不吃鱼的孕妈妈早产的可能性为7.1%。这可能是因为富含不饱和脂肪酸的鱼可以延长妊娠期、防止早产，从而增加宝宝出生时的体重。

　　菠菜：这是最佳的保胎蔬菜。但菠菜含草酸多，可干扰人体对钙、铁、锌等元素的吸收。可将菠菜放入开水中焯一下，则大部分草酸可被破坏掉，孕妈妈就可以放心食用了。

芹菜：芹菜粗纤维较多，能增加肠蠕动，防止孕妇便秘发生，有利保胎。

莲子：它对预防早产、流产孕妈妈的腰酸症状最有效。

孕期就应摄取足够的铁质

孕期孕妈妈一定要远离贫血，那么又该如何预防贫血，如何补血呢？最重要的一点就是怀孕前应均衡饮食，摄取足够的富含铁质的食物，以便将多余的铁储存于骨髓中，以备怀孕后供给胎儿。如果服用孕期专用的综合维生素，必须注意标识上元素铁的剂量，以每天30～50毫克、不超过60毫克为宜。

✳ 孕期生活：一举一动须小心

坚持运动才养胎

进入妊娠晚期以后，孕妈妈通常都成为家庭中重点保护的对象：家务劳动不让做，活动和锻炼也减少和受到限制。加上身体笨重，腹部膨起，行动迟缓，人也会变得慵懒许多，通常就能坐不站，能靠不坐，能躺不靠，成天卧床静养时间加长，活动量减少，成为一个成天躺着"养"的对象。

越是这个时候，越不能成天躺着养胎。真正有益于"养胎"的办法，是要始终保持适当的活动、适量运动，增强对于各种不适症状的抵抗能力，还能减少难产的发生几率。一直到临产为止，要特别注意每天都保持一定的户外活动时间，去空气清新的公园、郊外、田野里、江河畔，呼吸新鲜空气，接受充足的阳光照射，有助于机体合成维生素D，促进胎儿宝宝的骨骼生长发育，从这个角度来解读，所谓的"养胎"，莫若持续运动，坚持运动胎教，对于母子健康都有利。

越是进入行动不便的妊娠后期，孕妈妈坚持适度运动更有益于身体。适度合理的运动，能促进消化吸收功能，为腹中的宝宝提供充足营养，孕妈妈自己也会有充足的体力进行顺利分娩，还能在分娩后迅速恢复身材。

适当活动，可以促进血液循环，提高血液携氧能力，消除身体的疲劳和不适感，保持精神焕发和心情愉悦。

孕晚期的适度运动，能刺激腹中胎儿的大脑、感觉器官、平衡器官和呼吸系统良好发育。

活动能促进母体和胎儿的新陈代谢，增强孕妈妈体质，加强胎儿的免疫力。

孕晚期保持适度运动，能够令孕妈妈的肌肉和骨盆关节等保持活力，受到锻炼，能为临产的顺利分娩创造条件。

除了保持慢走、散步的活动习惯之外，自己也可以在家里做一做运动量不很大的孕妇体操，按照孕妇学习班、培训班里学习的要点，每天坚持做一做产前体操和助产运动、助产呼吸方法，温习好要领，做到熟练掌握，有利于临产分娩时使用。

孕晚期保健操

预防小腿抽筋的体操：用手指头沿着脚趾头向上，一直到膝盖，逐一按摩小腿。然后，沿着手指头按摩顺序，逐一不停地按压小腿。再双手握紧拳头，由下朝上轻轻锤打小腿，使腿部肌肉放松后，用一手按住膝盖，另一手轻轻拉扯脚趾头，舒展小腿筋肉。

纠正胎位操：如果发现胎儿宝宝在母体中的睡姿不正，可以遵医嘱练习做纠正胎位操来纠正宝宝的睡姿，每天做一次，每次持续15分钟。具体做法：双膝跪在床上，双手撑住床面，臀部抬高，胸部尽量贴靠床面。拿几个靠垫叠加在一起，垫在身下，面朝天躺下，使身体呈弓形。

松弛运动：能使关节和肌肉更柔软，减轻临产前阵痛，为分娩做准备。可以在家自己做或去孕妇产前运动班练习。

在开始练习时，如果已过了妊娠反应期而进入各方面都正常的阶段，也不必担心。不要认为现在再做开始得太迟。只要逐步建立起做松弛练习的习惯，做到每天至少能练习20分钟。

学习松弛训练很重要，可以使情绪平静下来，有效地应对以后的临产阵痛阶段，对缓解紧张有效，还可以增加输进胎盘的血流。即使平时并不喜欢运动，也可以试做一下。

孕晚期运动方法多

运动和锻炼，会增加母体各个系统的负担，因此，在妊娠晚期的锻炼必须注意适度和适量。

妊娠30周以后，如果胎儿还是臀位，不必过于担心，此时孕妈妈不能强行伸展腹部。可以在征求医生意见和指导下，使身体呈胸膝卧位，通过改变胎儿的重心，增加胎儿转为头位的机会。

第一：腰胯运动

直立，双手叉腰，向前、后、左、右推动胯部活动，或者扭动胯部，做圆周运动。可以锻炼腹肌和背肌，以承受胎儿对于母体腹部的压力。

第二：伸腿运动

仰卧姿势，左膝屈起，右脚伸直，收缩腰侧肌肉，使右脚沿着床向上收缩，然后放松，再把右脚沿床向下滑，做5次。然后右膝屈起，左脚伸直重复同样动作，也作五次后放松休息。

第三：会阴肌肉运动

采取仰卧位置，双膝屈起，尽量使会阴部收缩，保持一会儿，然后放松。这项动作可以重复20次，每5次一组。注意中间要适度休息后再接着做，不宜一次做得过于劳累。

第四：爬行运动

爬行并不是婴幼儿的专利，孕妈妈也可以用来作为妊娠晚期的锻炼方式。

长期的直立，会使人体极易诱发脑血管病变和脊椎、腰肌劳损。孕晚期进行适度的爬行，能增强腹肌力量，预防难产。产后爬行则会有利于子宫复位。

练习爬行前要注意，爬行时穿一些宽松、舒适的衣物；可以给膝盖戴上护膝；爬速宜慢，爬幅宜小，重复2～3次，间歇20～30秒。

日常活动正确姿势盘点

孕期的一举一动、一言一行，都关系到母胎的健康。学会用正确的姿势活动，显得尤其重要。

从孕中期开始，孕妈妈的腹部渐渐增大膨隆，重心前移，身体各部位受力方向也发生变化，坐、立、行走等日常生活均与怀孕前不同，活动受到诸多限制。为了保证怀孕妈妈能健康、顺利地完成妊娠，避免出现意外，妊娠期重要的健康活动姿势，是避免背部弯曲。

● 避免背部弯曲

由于妊娠期激素使全身的肌肉拉长、软化，孕妈妈做家务时，不宜过分弯曲腰背，擦地一类家务活儿能干多少就干多少，在整理花园、擦地、铺床时，都要尽量挺直腰板，以蹲低或跪着做的姿势代替弯腰。不要举提重物，因为会无法保持背部的挺直。穿低跟鞋，因为高跟鞋会加重身体重量向前倾。

● 起床

从躺卧着的体位起来时，一定先要转向侧卧位，然后再转向跪姿，先用上肢和大腿的力量把身体撑起，以保持背部挺直。

● 站立

站立时将两腿平行，两脚稍微分开，这样站立，重心落在两脚之中，不易疲劳。但若站立时间较长，则将两脚一前一后并每隔几分钟变换前后位置，使重心落在伸出的前腿上，可以减少疲劳。要尽量让背部舒展、挺直，使腹部的重量集中到大腿、臀部、腹部的肌肉上，并受到这些部位的支撑，这样能防止背痛，增加腹部肌肉的力量。可以在能照到全身的镜子前面，检查自己站立的姿势是否正确。

● 坐下

在由站立位改为坐位时，要先用手在大腿或扶手上支撑一下，然后再慢慢地坐下。坐椅时先稍靠前边，然后移臀部于椅后部坐椅中，直到坐稳为止。坐有靠背的椅子时，后背笔直靠椅背，股和膝关节成直角，大腿与地平线成水平状，这样不易发生腰背痛。

● 坐位站起

由坐姿站起时，要用手先扶在大腿上，再慢慢站起来。

● 拾取

拾取东西时，注意不要压迫肚子。要先弯曲膝盖，然后弯腰，蹲下以后再拾取。

● 行走

行走时不弯腰、驼背，不过分挺胸，不用脚尖走路。要背直，抬头，紧收臀部，保持全身平衡，稳步行走，可能时利用扶手或栏杆行路。

厨房油烟控制

我们平时炒菜散发出的油烟是食用油和食物在高温条件下，产生的大量热氧化分解产物。烹调时，油脂受热，当温度达到食用油的发烟点170℃时，出现初期分解的蓝烟雾，随着温度继续升高，分解速度加快，当温度达250℃时，出现大量油烟，并伴有刺鼻的气味，属于室内空气污染物。

厨房烹饪油烟对胎儿健康发育有一定消极影响，孕妈妈应该了解一些减少油烟的小方法。

● 减少油烟的方法

第1招：改变"急火炒菜"的烹饪习惯

不要使油温过热，油温不要超过200℃（以油锅冒烟为极限），这样不仅能减轻"油烟综合征"，下锅菜中的维生素也能得到有效保存。

第2招：最好不用反复烹炸的油

有的家庭主妇为了节省点油，炸鱼、炸排骨用过的油反复使用也不弃掉，殊不知这里面也含有很多致癌物质。反复加热的食油，如多次用来炸食品的食油，不仅本身含有致癌物质，它所产生的油烟含致癌物也更多，危害更大。

第3招：一定要做好厨房的通风换气

厨房要经常保持自然通风，同时还要安装性能、效果较好的抽油烟机。在烹饪过程中，要始终打开抽油烟机，炒完菜10分钟后再关抽油烟机。

第4招：尽量用蒸、煮、炒等烹饪手段

这样既可减少食用油的用量，还可减少对食物营养成分的破坏。

孕妇应避免哪些家务劳动

按照锻炼要求，妊娠后干些家务活也是一种有益的运动，只要不觉得累，可以像平时一样。但因妊娠后身体随时都在变化，行动也越来越不方便，因此，干家务活要适可而止，有的活动要避免才对。

1. 不登高，不搬重物品，不弯腰擦拭东西。

2. 洗衣服宜使用温水，避免受凉感冒，一次不要洗得过多，以免过累引起流产或早产。

3. 避免长时间站立引起下肢浮肿。

4. 外出路途较短者，以步行为宜，尽量不乘公共汽车。不到人群拥挤的地方去，以免腹部被人撞击，且人群多的地方易传播流行性感冒或其他疾病。远路外出尽量不去。

安全舒适做家务

到了这个月龄，身体笨重、行动迟缓，日常生活和起居受到很大干扰。然而，如果能每天在家里做一些家务事，也是有益于健康的活动。

做家务要注重体力和安全：

● 客厅

擦地、拖地时，选择清洁工具相当重要，最好使用不需要弯腰的器具，打扫时要避免蹲下或跪在地上。可以用吸尘器来代替扫把，站立式吸尘器能根据使用者高度来调整长短，很省力。如果喜欢使用拖布，最好用长度在腰部，介于胸部与颈部之间的长柄式。

● 浴室

不主张孕妈妈清洁浴室，除非浴室中有防滑设备，否则很容易滑倒。由于清洗浴室需要许多弯腰的动作，顶多清洗一下洗脸柜就行，清洁厕所、浴室、洗脸盆的活儿，交给准爸爸去做。

洗衣服： 贴身小衣物只需要站在浴室的洗脸池旁搓洗，大件衣物还是交给洗衣机好。

● 阳台

做家务时千万不要过度屈膝或过度伸展，晾衣物时，以腹部为中心点、双手向上或往下的姿势太多，会牵扯到腹部，要尽量避免类似动作。

晒衣服： 个子矮小或晾衣架太高，要踮起脚尖来够衣架会很危险，最好使用可以升降的晾衣架，使用方便、安全。

● 厨房

因为妊娠反应，通常会对油烟味反感，不宜到厨房做饭和洗碗。

倒垃圾： 不适宜提过重的东西，提东西时，两肩不要有费力提拉的感觉，使用腹肌力量会让肚子感到紧绷，不要让物品的重量超过自己能负荷的程度。

除油烟： 如果必须使用化学清洁剂，才能清除厨房墙壁、器皿上的油烟，不如用类似锡箔纸类贴到墙上，只需撕掉纸，轻松方便地达到清洁墙壁效果。抽油烟机的清洁可以购买滤网整面铺上，油垢太多时撕掉，换一张新的就成。

● 卧室

一般家庭中床的高度对于孕妈妈太低，腹部隆起时不方便，可以采用下蹲姿势铺床单，两脚叉开与肩同宽、膝盖弯曲，蹲马步似的重心往后，不致因为腹部太大而前倾。最好与家人共同完成铺床单的动作，在妊娠28周以后，更不适合做这种家务事。

叠衣服： 衣物的清洗、折叠是一项虽简单却极烦琐的家务事，折叠衣物时，谨记"能坐就不站，能靠就不坐"的原则，尽量不要弯着身子，让腹部承受压力。

● 餐厅

如果餐桌没有靠墙放置，桌子的面积又大，收拾碗碟和擦桌子时，先把桌面分成四等份，让胳膊配合腹肌的伸展幅度缩小。宁可移动身体、转圈擦桌子，也不要用腹部紧靠桌面，拼命去够擦桌子对面。如果是圆桌，就围着圆心擦，不要因为偷懒动作而牵拉到腹部肌肉，擦拭桌面的时候，双脚要勤移勤换。

孕妈妈要远离汽油味

现代交通工具多数是以汽油提供动力，这种动力汽油对人体的危害较大。因这种油为了防震防爆，都加入了一定量的四乙基铅，故又称为乙基汽油。乙基汽油燃烧时，四乙基铅即分解放出铅，随废气排放到大气中。人通过呼吸而使排放的铅进入体内并在体内积聚，严重者可引起铅中毒。自然，前述情况也会对孕妇及其腹中的胎儿产生危害作用，有可能导致胎儿的先天性发育畸形，因此孕妇要忌闻汽油。

此外，乙基汽油中的四乙

基铅毒性剧烈，短时间内吸高浓度四乙基铅的蒸气或皮肤大量接触吸收后，均可能发生急性中毒。倘若由于用嘴吸或不慎误服，则会通过消化道吸收而引起严重中毒。因此，孕妇不宜从事生产、配制或保管四乙基铅、乙基溶液和乙基汽油等类的工作。

汽车尾气危害大

汽车尾气中的铅化合物可随呼吸进入血液，并迅速地蓄积到人体的骨骼和牙齿中，它们干扰血红素的合成、侵袭红细胞，引起贫血；损害神经系统，严重时损害脑细胞，引起脑损伤。

打扫卫生要注意

很多孕妈妈即使有孕在身也闲不下来，特别是家里的卫生常常让孕妈妈们很难坐视不理，非要亲自动手把它搞得干干净净才觉得舒服。在打扫室内卫生时，孕妈妈最需要小心的是清洁用品和灰尘。爱搞卫生的孕妈妈应牢记以下几点容易被忽略的劳动事项：

1. 无论是什么原因，最重要的第一条法则还是要尽量避免接触含有化学物质的家用清洁用品，在家使用清洁用品时要带上橡胶保护手套。

2. 远离浓烟和灰尘。必要时，应该戴口罩。

3. 打扫房间时一定要保持空气流通。

4. 清洁剂最好选择用水稀释的，避免使用气雾剂。

5. 远离有毒的清洁产品，例如烤箱清洁剂和化学干洗剂。

6. 不要将氨水混入任何含有氯的清洁剂中，否则会产生有害的浓烟。

意外跌跤不必过分紧张

偶尔出现闪失，发生意外跌倒的情况，会令人紧张不安，害怕对胎儿有危险。

尽管小心翼翼，还是因为种种意外，发生了孕妈妈跌倒的事，于是会惹得人忧心忡忡，担心影响到腹中胎儿的正常生长发育。

其实，完全没必要谈"跌"色变！

胎儿在母体内，有妈妈的子宫及羊水保护着，如果孕妈妈跌倒，一般情况下胎儿是不会受到影响的，也不会引起早产或早期破水。

在影视文艺作品里常有的情节是：孕妈妈不小心滑一跤，就流产了，其实类似情况很罕见。一般情况下，除非孕妈妈的腹部受到重大撞击或是孕妈妈有严重外伤，有可能会造成胎盘早期剥离、大量内出血，危及妈妈与胎儿的生命。

孕妈妈跌倒，从理论上是不会影响到胎儿的健康，不过，为了安全起见，不论有无外伤、孕妈妈自己有无异常感觉，最好还是上医院一趟，让产科医生检查一下会比较安心。

另外提醒，公路上、街道上危险多，孕妈妈们不论是骑、乘车或自己开车，都要多注意交通安全，遵守交通规则，避免车祸发生，保护自己及胎儿的生命安全。

孕妇能坐飞机吗

孕妈妈出差或旅游时，飞机可以作为选用的交通工具。乘坐飞机旅行的优点是快，适宜长途旅行，几个小时的旅程不会使孕妇感到不便，对胎儿也没有影响。有人怀疑飞机飞得很高，人会缺氧，对这点不必顾虑，因为民用飞机是气密座舱，氧气供应正常，但有人乘飞机容易晕吐，所以怀孕早期最好避免乘坐。怀孕32周以内的孕妈妈是可以乘飞机的，乘机时最好选择紧靠通道的座位，这样便于经常起立活动下肢，防止浮肿，也便于去洗手间。一般航空公司规定，孕妇怀孕7个月后不要乘坐飞机，以免孕妇早产或在机舱里分娩。

患有高血压、心脏病的孕妇最好不要乘坐飞机。

孕妇乘机时要注意限制条件

由于高空飞行的特殊性，航空公司对于孕妇乘机有一定的限制条件。对于怀孕不到32周的孕妇乘机，除医生诊断不适宜乘机者外，可按一般旅客运输。孕32周以上的孕妇乘机，应提供医生的诊断证明，包括旅客姓名、年龄，怀孕时间，旅行的航程和日期，是否适宜乘机，是否需要提供其他特殊照料等。诊断证明书应在旅客乘机前72小时内填写，并经县级（含）以上医院盖章和该院医生签字方能生效。

不宜多进行日光浴

维生素D可以促进人体对钙的吸收，有利于骨骼的生长和钙化。但我们从食物中摄取的维生素D非常有限，而日光中的紫外线是一种具有高能量的电磁辐射，多晒太阳，能促使皮肤在日光紫外线的照射下制造维生素D，进而促进钙质吸收和骨骼生长。因此，无论如何补钙，到室外晒太阳都是不能忽视的。

但需要注意的是，一定强度的日光也可使皮肤受到紫外线的伤害，故孕妇晒太阳必须适当，不要过多进行日光浴。日光浴可使孕妇脸上的色素斑点加深或增多，从而出现妊娠蝴蝶斑或使之加重。日光对孕妇皮肤的损害，还可能促使发生日光性皮炎（又称日晒伤或晒斑），尤其是初夏季节，人们的皮肤尚无足量黑色素起保护作用时更易发生。此外，由于日光对血管的作用，还会加重孕妇的静脉曲张。

✳ 孕期保健：密切注意孕期意外

羊水多少与胎儿健康

羊水，俗称"胞浆水"，是胎儿胞衣最内层薄膜——羊膜上皮组织分泌的、充满于羊膜囊内的液体，使胎儿如同鱼儿一样悬浮在羊水之中，有保护胎儿的作用。因为羊膜最早发现于羊胎中，故得名羊水。

羊水是无色透明的碱性液体，其中90％以上为水分，另外含有无机盐、尿素、尿酸、肌酐、胎脂和胎儿上皮细胞等。羊水中AFP量可作为监测胎儿有无畸形的指标，通过羊水中胎儿细胞的染色体检测，可以对胎儿进行遗传性疾病的筛查。

● 羊水过多

妊娠中期以后，如果腹部比正常周期计算应有的大小更显得大一些，从外部接触很难弄清胎儿位置，也不容易听到胎心音，就应当想到是羊水过多。如果出现呼吸困难、心悸心慌、食欲缺乏、胸闷、呕吐、便秘、排尿障碍等症状，也应当怀疑属羊水过多。

发生羊水过多后，排除胎儿畸形因素后，需要严密监视病情发展，进食少盐食物，注意休息，采取中西医联合治疗。较轻者医生会采用利尿剂，较重者会采取措施去除部分羊水。日常生活中要注意，不能进行激烈的运动，不要搬拿重物，也要严格控制性生活，以防引起早期破水和早产。

● 羊水过少

足月妊娠时羊水量少于300毫升者，称为羊水过少。常见于羊膜发育不全或功能减退；胎儿泌尿系统畸形如先天性肾缺损、尿道闭锁、胎儿尿液产生或排泄异常，羊水来源不足；过期妊娠，胎盘功能不全，胎儿宫内发育迟缓等。

羊水过少时，由于子宫紧紧包住胎儿，胎儿的生存空间小，影响到生长发育，有可能导致胎体与羊膜粘连，从而因胎儿肢体粘连造成畸形。胎动时，母亲受到的冲击力大，引起腹痛等不适。羊水过少者，分娩中易发生子宫收缩不协调，宫颈口扩张缓慢，难产率增加。子宫收缩时胎盘和脐带直接受压易引发胎儿窘迫。

羊水过少会危及胎儿生存，医生一般会采取处理保胎安全措施，如羊膜腔输液法。孕晚期胎儿已经成熟，排除胎儿畸形后，宜适时选择剖宫产终止妊娠，降低新生儿死亡率。

胎动减少不可掉以轻心

胎动的强弱与频率，因个体的不同而有很大的差异。当孕妈妈感觉到胎动减少时，应该安静下来不要慌张，先停止正在走动或忙碌的状态，休息一下后，再观察胎宝宝的活动。若12小时内，胎动少于20次，或1小时内胎动小于3次，就表示胎儿可能有缺氧的情形，孕妇最好到医院做详细检查。胎动频率减少或停止，可能表示胎儿在子宫内处于慢性胎儿窘迫的状态，如缺氧，孕妇应该及时去医院。如果胎动减少发生在以前胎动正常的胎儿身上，可能是胎盘功能有障碍，或胎儿健康状况有不良变化，应尽快去医院。尤其是12小时无胎动，或一天内胎动小于10次，或者与前一天相比较，胎动减少了一半者，就更应小心处理。

脐带绕颈绕得妈妈心焦

脐带绕颈指脐带缠绕在胎儿颈部，少

者缠绕一周，多者可达到7周。多数是因为脐带过长或胎儿在宫内活动过多、不断翻转造成的。发生脐带绕颈后，如果脐带足够长，对胎儿不会造成危害，但如果剩余的脐带过短，勒紧胎儿形成缺氧则会很危险。在妊娠期，由于血流不足可能出现胎儿体重偏小，缠绕如果过紧，可能造成胎死宫内。分娩期胎儿下降，脐带又较短，会勒住胎儿造成缺氧死亡。妊娠期经B超检查怀疑有脐带绕颈的孕妈妈，应当在妊娠期仔细计数胎动，发现胎动减少或消失要及时就诊。分娩期则密切注意胎心变化，勤听胎心或用胎心电子仪监护，一旦发现异常立即剖宫产。如果胎心正常，则完全可以正常经阴道分娩。

胎儿脐带绕颈，是经常见到的一种现象，很少会造成胎死腹中或神经系统损伤的情况，只要宝宝的活动正常，不需要特别的紧张。

专/家/答/疑

脐带绕颈一定要剖宫产吗？

生产方式仍以自然生产为主，除非遇到胎儿心音监测出现窘迫的现象、并且无法矫正时，才采取剖宫生产的方法。没有人会单纯因为脐带绕颈而直接剖宫产，只要医生能随时处理，宝宝的健康不会受到影响。

胎盘早剥，需严密观察征兆

胎盘早剥是指妊娠20周后或分娩期，附着在正常位置的胎盘在胎儿娩出之前，部分或全部从子宫壁剥离，称胎盘早剥。胎盘早剥是妊娠晚期严重并发症，具有起病急、发展快特点，若处理不及时可危及母儿生命。我国该病的发生率为0.46%～2.1%，围产儿死亡率为200‰～350‰，是非胎盘早剥的15倍。

● 造成胎盘早剥的原因

本病发病机制尚未完全阐明，但发病与有些因素有关：重度妊高征、慢性高血压、慢性肾脏疾病，尤其患有全身血管病变者，易发生胎盘早剥；有的孕妇由于受到意外创伤，尤其腹部直接受到撞击，或者胎位不正在行外倒转纠正胎位时引起早剥；或胎儿脐带过短，分娩过程中胎儿下降时，因脐带过分牵拉引起早剥；多胎妊娠临产，由于第一个胎儿娩出过快或羊水流出过多过快，使宫腔压力骤然下降，子宫突然收缩也可使胎盘自子宫壁剥离。

● 预防与临床表现

预防胎盘早剥，应加强产前检查和管理，积极防治妊娠高血压综合征、高血压、慢性肾炎，妊娠期避免长时间仰卧，避免遭受外伤。行外倒转术纠正胎位时操作必须轻柔，不能强行倒转。对羊水过多或多胎妊娠分娩者，避免宫内压骤减。行羊膜腔穿刺前做胎盘定位，穿刺时避开胎盘。人工破膜时，应选宫缩间歇期高位穿刺，缓慢地放出羊水。

当出现以下几种表现后，孕妈妈要及时去医院检查、处理。

出血：阴道出血量可多可少，部分患者可发生隐性出血，即阴道出血量与实际失血量不成比例。

腹痛：病情可较轻，可无腹痛，严重时剧烈腹痛，疼痛程度与胎盘后积血多少呈正相关。

子宫：轻者子宫大小与妊娠周数相符，胎位清楚，腹部压痛不明显或仅有局部轻微压痛（胎盘剥离处）。重者子宫硬如板状，有压痛，以胎盘附着处最显著，子宫底升高。

胎儿：轻者胎心率正常，重者胎心音听不清，胎儿窘迫或死亡。

前置胎盘争取早诊断

妊娠时胎盘正常应附着于子宫体部的后壁、前壁或侧壁。妊娠28周后，胎盘附着于子宫下段，甚至胎盘下缘达到或覆盖宫颈内口，其位置低于胎先露部，称为前置胎盘。前置胎盘是妊娠晚期严重并发症，也是妊娠晚期阴道流血最常见的原因。

● 前置胎盘的可能原因

高龄（>35岁）初产妇、经产妇及多产妇、吸烟或吸毒妇女为高危人群。

1. 子宫内膜病变或损伤多次刮宫、分娩、子宫手术史等是前置胎盘的高危因素。

2. 双胎或多胎妊娠时，胎盘前置的发生率明显增高。

3. 受精卵滋养层发育迟缓，使受精卵着床于子宫下段。

● 前置胎盘对孕妇与胎儿的影响

对孕妇的影响

失血：子宫下段肌组织菲薄，收缩力较差，既不能使附着于此处的胎盘完全剥离，又不能有效收缩压迫血窦而止血，故常发生产后出血，量多且难于控制。

植入性胎盘：前置胎盘并发植入性胎盘的发生率可达15%。植入性胎盘常因胎盘不同程度地侵入子宫肌层，使胎盘无法完全剥离而发生大出血，有时需切除子宫而挽救产妇生命。

感染：由于胎盘附着部位接近子宫颈口，细菌易经阴道上行侵入胎盘剥离面，加之多数产妇因反复失血而致贫血、体质虚弱，于产褥期容易发生感染。

对胎儿的影响

早产：前置胎盘出血多发生于妊娠晚期，反复出血，容易引起早产。有时为保证孕妇安全必须紧急终止妊娠。

胎儿死亡：前置胎盘出血多可致胎儿窘迫，甚至缺氧死亡。

为预防出现前置胎盘，孕妈妈要适时进行必要的产前检查，接受正确的孕期指导，争取做到对前置胎盘的早期诊断。发现有前置胎盘的情况后，要尽快医治，由医生根据阴道流血量、有无休克、妊娠周数、产次、胎位、胎儿是否存活、是否临产及前置胎盘类型等综合做出决定。

专/家/答/疑

胎盘前置能不能自然分娩？

一般孕妈妈如果出现胎盘前置情况，医生会采取措施控制出血、纠正贫血、预防感染等措施，而是不是可以自然分娩是由妇产医生决定的，医生会根据孕妈妈和胎儿的具体情况来决定何种方式分娩，甚至会决定结束妊娠。

|第二讲| 孕9月（33～36周）：看到胜利的曙光

✿ 孕情早知道

胎宝宝发育进程

第9个月的胎儿已较为成熟，胎儿身长为47～48厘米，体重2400～2700克。

全身开始长皮下脂肪，身体变成圆形，皱纹也少了，皮肤有光泽。长满全身的细毛开始逐渐脱落，脸上和肚子上的细毛已经消失。指甲长得很快，直达指尖，但是不会超过指尖。生殖器发育几乎已完备，男婴的睾丸下降至阴囊中，女婴的大阴唇开始发育。

内脏及掌控各器官的神经也相当发达。吸奶的力量及排泄、调节体温的能力都具备了。视觉、听觉、味觉、触觉和痛觉等感觉神经与脑干紧紧相连，与大脑皮质之间的关系也已经建立。对外来的刺激能够反应，大脑的机能也相当发达，已经具备离开母体独立生存能力。

孕妈妈身体状况

妊娠第9个月时，孕妇的子宫呈倒梨状，在它的顶部也就是子宫最上面的部分称为子宫底。子宫底已增长到胸骨的剑突和肚脐之间，约在剑突下2横指，尺测耻骨联合上子宫长度为29.8～34.5厘米，这个月末，甚至会升高到心脏的位置。

由于子宫的增大、上升，对胃、肺及心脏的压迫更为严重，胃痛、消化不良、呼吸困难等症状可能会加剧，还可能会有心慌、气喘的感觉，活动后可能加重。由于子宫压迫膀胱，排尿的次数会明显增加。子宫也会挤压胃部，影响胃内消化液的分泌，这就是此时孕妇食欲减退的原因。

在这一时期，孕妇极易发生下肢及外阴静脉曲张。同时由于胎头压迫下肢静脉血管，孕妈妈出现浮肿、痉挛、腰酸、眩晕等症状，并有所加重。阴道分泌物变得更加浓稠，其中含有更多的黏液；牙龈经常出血。

子宫敏感性的增加，会使孕妈妈经常感到肚子发硬、紧绷。

✳ 本月关注：学习分娩技巧

有助顺产的拉梅兹呼吸法

拉梅兹分娩呼吸法也被称为心理预防式的分娩准备法，是由法国医生拉梅兹博士首创的。拉梅兹呼吸法主要通过对神经肌肉控制、产前体操及呼吸技巧训练的学习过程，有效地让产妇在分娩时将注意力集中在对自己的呼吸控制上，从而转移疼痛，适度放松肌肉，能够充满信心地在分娩过程发生产痛时保持镇定，以达到加快产程并让宝宝顺利出生的目的。

采用拉梅兹呼吸法时，最重要的是需要孕妈妈充分了解分娩过程中自身的身体变化，及胎宝宝的状态，这样才能使拉梅兹分娩呼吸法发挥最大作用。此外，通过一系列的学习与持续的练习，能够使孕妈妈在心理上、生理上、情绪上及理智上都有所准备。

● 拉梅兹呼吸法5个阶段

孕妈妈可以在客厅地板上铺一条毯子或在床上练习，室内可以播放一些优美的胎教音乐，孕妈妈可以选择盘腿而坐，在音乐声中，孕妈妈要首先让自己的身体完全放松，眼睛注视着同一点。

阶段一：胸部呼吸法

应用阶段： 应用于分娩开始的阶段。此时宫颈开3厘米左右，孕妈妈可以感觉到子宫每5～20分钟收缩一次，每次收缩长达30～60秒。孕妈妈可以通过这种呼吸方式准确地给家人或医生反应有关宫缩的情况。

呼吸指导： 孕妈妈可以学习由鼻子深深吸一口气，随着子宫收缩就开始吸气、吐气，反复进行，直到阵痛停止才恢复正常呼吸。

阶段二：嘻嘻轻浅呼吸法

应用阶段： 应用于胎宝宝一面转动，一面慢慢由产道下来的时候（子宫颈开7厘米以前）。此阶段，宫颈开至3～7厘米，子宫的收缩变得更加频繁，每2～4分钟就会收缩一次，每次持续45～60秒。

呼吸指导： 首先让自己的身体完全放松，眼睛注视着同一点。然后用嘴吸入一小口空气，保持轻浅呼吸，让吸入及吐出的气量相等，呼吸完全用嘴呼吸，保持呼吸高位在喉咙，就像发出"嘻嘻"的声音。当子宫收缩强烈时，需要加快呼吸，反之就减慢。需注意呼出的量需与吸入的量相同。

练习时由连续20秒慢慢加长，直至一次呼吸练习能达到60秒。

阶段三：喘息呼吸法

应用阶段： 子宫开至7～10厘米时，孕妈妈会感觉到子宫每60～90秒钟就会收缩一次，这已经到了产程最激烈、最难控制的阶段了。胎宝宝马上就要临盆，子宫的每次收缩维持30～90秒。

呼吸指导： 先将空气排出后，深吸一口气，接着快速做4～6次的短呼气，感觉就像在吹气球，比嘻嘻轻浅式呼吸还要更浅，也可以根据子宫收缩的程度调解速度。

练习时由一次呼吸练习持续45秒慢慢加长至一次呼吸练习能达90秒。

阶段四：哈气呼吸法

应用阶段： 第二产程的最后阶段。此时孕妈妈想用力将宝宝从产道送出，但是医生却要求你不要用力，以免发生阴道撕裂，等待宝宝自己挤出来。这一阶段孕妈妈可以用哈气法呼吸。

呼吸指导： 阵痛开始，先深吸一口气，接着短而有力地哈气，如浅吐1、2、3、4，接着大大地吐出所有的"气"，就像在吹一样很费劲的东西。

练习时每次呼吸需达90秒。

阶段五：用力推

应用阶段： 此时宫颈全开了，助产士要求产妇在即将看到宝宝头部时，用力将宝宝娩出。孕妈妈此时要长长吸一口气，然后憋气，马上用力。

呼吸指导： 下巴前缩，略抬头，用力使肺部的空气压向下腹部，完全放松骨盆肌肉。

需要换气时，保持原有姿势，马上把气呼出，同时马上吸满一口气，继续憋气和用力，直到宝宝娩出。当胎头已娩出产道时，你可使用短促的呼吸来减缓疼痛。

每次练习时，至少要持续60秒用力。

专/家/答/疑

什么时候可以开始拉梅兹呼吸法训练？

一般情况下，建议孕妈妈从怀孕7个月开始进行拉梅兹呼吸法的训练。准爸爸如果能陪同孕妈妈一起练习的话，效果将会更好。要想在分娩时更好地运用拉梅兹呼吸法，孕妈妈平时应当认真努力练习，这样才能在分娩时熟练应用。

拉梅兹待产按摩

分娩是一个极其难熬的过程，产妇疼痛不安，此时就需要准爸爸们来扮演按摩师的角色。准爸爸们可以运用拉梅兹待产按摩放松法帮助妻子放松。透过按摩能让太太感到舒服与放松，也是夫妻之间感觉交流的好机会。在按摩中准爸爸要掌握适当的技巧和力道，每次从按摩中观察、询问，寻找出孕妈妈喜欢的方式。

● 脊椎按摩

适合于以腰背部疼痛明显者。准爸爸先将两指张开，顺着脊椎两侧由胸脊向下按压滑动，然后以拇指指腹，沿着脊椎两侧，一节一节轻轻按压，两种手法可交替应用。

● **腰骶部按摩**

适合于以腰骶部疼痛明显者。以手掌贴住腰骶部位，在原位平稳地做圆形运动。

● **腹部按摩**

适合于以腹痛明显者。以手掌由外向内顺着腹部做弧形按摩，这一按摩可由产妇自己完成。

● **大腿内侧按摩**

主要用于避免腿部痉挛，并能放松会阴。用手在大腿内侧作圆形运动，双侧轮流按摩。

这些按摩平常要多多练习，等待产时，准爸爸就可以将这套功夫施展出来，可有效缓解疼痛。按摩时应注意手直接接触产妇皮肤，不要隔着衣服，用力要适度，按摩时可用些爽身粉以减少摩擦力。

产前运动的几种方法

常用的产前运动有：

● **腰部运动**

临产时加强腹压及会阴部的弹性，使胎儿顺利娩出。

方法：手扶椅背慢慢吸气，同时手臂用力，脚尖立起，使身体同时向上，腰部挺直，使下腹部紧靠椅背，然后再慢慢呼气，手臂放松，脚还原，早晚各做5～6次。

● **腿部运动**

加强骨盆周围肌肉的会阴部弹性。

方法：用手扶椅背，右腿固定，左腿做360度转动划圈，做完后还原，换一条腿继续做，早晚各做5～6次。

● **盘腿运动**

增加骨盆底的可动性，和肌肉的韧性，以利生产。

方法：坐在地上，背部靠在墙壁或是沙发，两脚盘腿，每天可进行5～10次。

● **压膝运动**

增加骨盆底的可动性，和肌肉的韧性，以利生产。

方法：两脚底合在一起，两脚与膝盖尽量靠近身体，双手放在膝盖上，温和向下压，再轻放。每天可进行5～10次。

● **待产按摩**

临产时，腰背会有非常酸痛的现象，利用按摩可减轻这类不适。

方法：弯曲大拇指的第一个关节，并露出关节，按住关节酸痛的地方即可。

此外，放松练习和用力练习，是配合分娩应当提前学会的动作。

● **放松练习**

放松的体位可以采取侧卧，上侧手臂在前，下侧手臂伸向后方，上侧腿屈膝朝前，下侧腿轻度弯曲。不管哪一侧腿放在下侧，只要自己感觉到舒适即可，也可以经常改变方向练习。做松弛练习，可以两侧都学，到时候怎么舒服就怎么做。

先做深呼吸的同时，握紧拳头；然后把拳头松开，整只手臂放松下垂，反复进行；做掰手腕的动作，用力要均匀，往回掰，再放松。腿脚、腹部、颈部等身体主要部位都做一紧一松的练习，反复进行。松弛练习和分娩时用力的方法完全相反。

● 用力练习

分娩时，如果用力得当，能使胎儿受到强大压力，能被持续的推动力从产道顺利娩出。临产前学会用力方法，对于顺利完成分娩有利。

身体放直仰卧，双膝弯曲，双腿分开。双手握住床沿或栏杆，背部贴床。大口吸气使胸部充满，然后轻轻地呼出、憋气，像排解大便时一样，慢慢地向肛门运气和用力。此时，下颌部要抵在胸口，后背紧贴在床上。用力期间不要漏气，不要弓起后背。等到充分用力后再慢慢呼气。要领在于不要使腰和背部抬起，头部和上身保持正直不要弯曲。

做用力练习时，最好在有经验的助产人员或医生指导下进行，不要用力过度，重在掌握方法，要防止练习过度，以免引起不适甚至早产。

分娩姿势练习

随着妊娠的进程，你最好为分娩做些准备。抽时间做分娩姿势练习，有利于选择适当的分娩姿势，并使你懂得如何放松。万一早产，从本月开始做准备会特别有用。

● 下蹲式

分娩时，下蹲式是最好的方式，因为这种姿势利用了重力的牵拉作用，使胎儿顺产道而下。下蹲运动会使骨盆开至最宽，有助于会阴部(肛门和阴道之间的区域)伸展，防止在分娩过程中撕裂会阴。令人遗憾的是，大多数妇女在日常活动中很少下蹲，因此最初练习下蹲较为困难。

你可以先坐在矮凳子上来练习下蹲动作，把双脚的间距放宽，身体前倾，背部挺直，用力将膝关节和肘关节一起向外展开推出。一旦骨盆联合处变得柔软有弹性，你也适应了这种姿势，便可以不借助矮凳子用自己的双腿下蹲，以承受自身的体重了。你也可以利用椅子下蹲，用它来帮助你平衡，如果你的脚后跟不能落地，用卷起的毯子或毛巾垫在脚后跟下。

● 盘膝坐式

这个姿势能加强大腿的韧性，也有益于保持下蹲姿势持久，还能改善骨盆的柔韧性。如果一开始时用这种姿势有困难，可以用一个垫子支撑在大腿下面，或将身体靠墙挺直。当你处于这一姿势时，请把注意力集中在呼吸和放松技巧上。

挺直背坐着，双脚脚底靠在一起，把脚跟朝会阴方向牵拉，并用双臂将大腿往下压。

分娩时正确用力的方法

将注意力集中在产道或阴道。

● 收下腭

看着自己的肚脐，如果身体向后仰，会使不上劲。收紧下腭，眼睛冷静地看自己肚脐的方向。

● 尽量分开双膝

如果腿往里收，胎儿就不容易娩出，所以要有意识地尽量分开双膝。脚掌稳稳地踩在脚踏板上，脚后跟用力。

● 抓紧把手

紧紧地抓住产床的把手，像摇船桨一

样，朝自己这边提起。

● 背部紧紧地贴在床上

用力的感觉强烈时，不能拧着身体。背部不要离开产床，只有紧紧地贴住，才能使得上劲。

不要因为有排便感而感到不安，或者因为用力时姿势不好看觉得不好意思，只要尽可能地配合医生的要求做，大胆用力才能达到最佳效果。

✿ 营养与饮食：适当加餐保证总量

孕9月饮食原则

进入本月，你的胃部仍会有挤压感，所以每餐可能进食不多。不能充分摄取维生素和足够的铁、钙。这时可以适当加餐，以保证营养的总量。

第9个孕月里，必需补充维生素和足够的铁、钙。本月如果硫胺素缺乏，易引起呕吐、倦怠、体乏，还可影响分娩时子宫收缩，使产程延长，分娩困难。另外，胎儿肝脏以每天5毫克的速度储存铁，直到存储量可达300～400毫克。此时铁摄入量不足，可影响胎儿体内铁的存储，产后易患缺铁性贫血。妊娠全过程都需要补充钙，但胎儿体内的钙一半以上是在怀孕期最后2个月储存的。如9个孕月里钙的摄入量不足，胎儿就要动用母体骨骼中的钙，致使孕妇发生软骨病。

此外在第9个孕月里，要继续控制食盐的摄取量，以减轻孕晚期水肿引起的不适。

饮食缓解孕晚期水肿

遇到孕晚期水肿的孕妇除了通过睡姿、坐姿调整及适当运动、按摩等方式来缓解之外，更要注意自己的饮食，多吃一些瓜果蔬菜，少吃含盐量高的食物，这样有助于消肿。无论什么原因引起的妊娠水肿，药物治疗都不能彻底解决问题，必须改善营养，增加饮食中蛋白质的摄入，以提高血浆中白蛋白含量，改变胶体渗透压，才能将组织里的水分带回到血液中。

● 保证高蛋白饮食

出现水肿的孕妈妈，特别是由营养不良引起水肿的孕妇，每天一定要保证摄入优质蛋白质，多吃肉、鱼、虾、蛋、奶及奶制品等动物类食物和豆类食物，这类食物含有丰富的优质蛋白质。

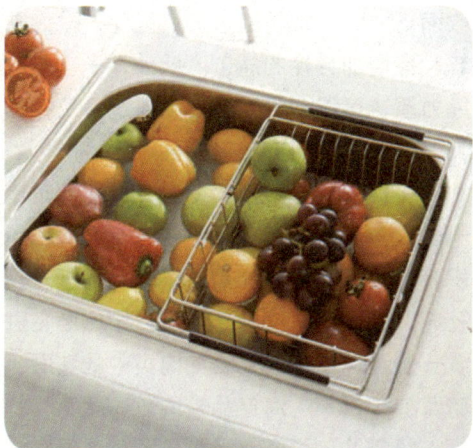

● **保证足量的蔬菜水果**

要每天进食蔬菜和水果，蔬菜和水果中含有人体必需的多种维生素和微量元素，它们可以提高肌体的抵抗力，加强新陈代谢，还具有解毒利尿等作用。

● **少吃或不吃难消化和易胀气的食物**

油炸的糯米糕、白薯、洋葱、土豆等食物容易引起孕妈妈腹胀，使血液回流不畅，加重水肿，孕晚期要尽量避免食用。

● **控制水分的摄入**

要根据不同季节、气候、地理位置以及孕妈妈的饮食等情况酌情增减，但不要超过2升。孕妈妈若水分摄入过多，就无法及时排出，多余的水分就会潴留在体内，引起或加重水肿。特别是妊娠晚期，更应该控制饮水量，每天1升以内为宜，以免对孕妈妈及宝宝造成不良影响。

孕晚期食物宜清淡

怀孕期间，母体下半身的血管由于受到子宫的压迫而影响了血液畅通循环，尤其是双手、脚踝、小腿等部位的液体停滞增加，血液回流受阻，导致出现水肿的症状。到了孕晚期，许多孕妈妈的下肢水肿情况会加剧。此时孕妈妈饮食应以清淡营养为主，不要过多地摄入盐分和水分，烟熏、腌制的食物最好都不要吃，尤其是咸菜，以免加重四肢水肿，引发妊娠高血压。调味要做到清淡，注意植物油的摄入，因为植物油含有丰富的必需脂肪酸和维生素E，可多吃些芝麻、核桃、花生、芝麻油、豆油等。多吃些蔬菜、水果、乳制品。少吃主食，多吃副食，因副食营养价值较高，也可防止便秘。孕妇餐次每日可增至5餐以上，以少食多餐为原则。

控制热量摄入避免巨大儿

我国新生儿标准体重在3～3.3千克，达到或超过4千克的胎宝宝都称为巨大儿。巨大儿的形成对孕妈妈和胎宝宝来说都有伤害，首先会使得孕妈妈难产及增加产后出血的发生率，对于新生的宝宝而言，容易发生低血糖、红细胞增多等并发症，进入儿童期后容易发胖，到了成年期后糖尿病、高血压、高血脂等疾病的患病率也会增加。

巨大儿的发生与遗传因素有一定的联系，排除遗传因素后，与孕期营养过剩密切相关，太胖的孕妈妈更容易孕育巨大儿。孕妈妈在怀孕期间确实需要多摄取营养，但应避免营养过剩，并保持营养的均衡。

避免生出巨大儿，就要从孕期合理控制饮食开始。很多人都认为，孕妇是"一个人吃，二个人补"实际上这种观念是不对的。在孕期，孕妇所需要的热量只是比正常人增加了20%左右，孕妇需要补充的是大量的微量元素，由此可见，高质量的饮食不代表高能量饮食。孕妈妈应适度参加活动，不要整天坐着或躺着，同时适当补充营养，减少高热量、高脂肪、高糖分食品的摄入，保持自身体重和胎宝宝体重的匀速增长。

孕晚期，处于胎宝宝骨骼发育、皮下脂肪积贮、体重增加的阶段，孕妈妈除了摄取适当的碳水化合物、蛋白质类食物外，还可适当增加脂肪性食物。孕妈妈的膳食品种要多样化，尽可能食用天然的食品，少食高盐、高糖及刺激性食物，注意不要过多吃高糖的水果。此外，还需多食动物肝、骨头汤、海带、紫菜、虾皮及鱼等海产品，从中摄入一些钙、铁、磷等微量元素。每天最好喝600毫升的牛奶，补充优质蛋白质和钙，鸡蛋一天最好别超过2个。

含锌食物有助自然分娩

在自然分娩过程中，由于子宫阵阵收缩，会有腹痛而且相当剧烈，由此带来肉体上的痛苦和精神上的紧张，会让很多孕妈妈望而却步。很多孕妇都知道补钙能治疗骨质疏松，但不知道补锌能减少自然分娩的痛苦。国外有研究表明，孕妈妈自然分娩的速度与其妊娠后期饮食中的营养是否均衡，特别是锌含量是否充足有关。

孕妇分娩时，主要靠子宫肌有关酶的活性，促进子宫收缩使胎儿顺利娩出。缺锌时，子宫收缩乏力，造成产妇无法自行娩出胎儿，只得借助产钳等助产术。严重

收缩乏力时，则需剖宫产。因此，孕妇缺锌，会增加分娩的痛苦。此外，子宫肌收缩力弱，可能会导致产后出血过多及并发其他妇科疾病而影响产妇健康。

在正常情况下，孕妇对锌的需要量比一般人多，除孕妇自身需要外，还得供给发育中的胎儿对锌的需要，孕妇如不注意补充，就极容易锌缺乏。所以孕妇要多进食一些含锌丰富的食物如肉类中的猪肝、猪肾、瘦肉等；海产品中的鱼、紫菜、牡蛎、蛤蜊等；豆类食品中的黄豆、绿豆、蚕豆等；硬壳果类的是花生、核桃、栗子等，均可选择入食。特别是牡蛎，含锌最高，每百克含锌为100毫克，居诸品之冠，堪称锌元素宝库。

专/家/答/疑

缺锌一定要服用补锌产品吗？

缺锌不严重时，药补不如食补。最好的方法是多吃动物肝脏、瘦肉、蛋黄和鱼类等富含锌的食物。如果要服用补锌产品，则要注意两方面：一是不能与牛奶同服；二是不能空腹服用，应该在饭后吃。

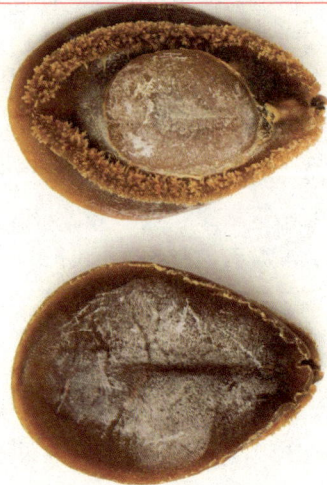

✿ 孕期生活：为分娩做准备

孕妇体操利分娩

孕妇体操不但有利于控制孕期体重，还有利于顺利分娩。进入妊娠晚期以后，身体越来越显得笨重，行动也越来越不方便，量力而行地学一学、做一做孕妇体操，对自己和腹中宝宝的健康都有裨益。

体操锻炼可以增加腹肌、腰背肌和骨盆底肌肉的张力和弹性，使关节、韧带松弛柔软，有助于分娩时肌肉放松，减少产道的阻力，使胎儿能较快地通过产道。坚持实施孕妈妈体操者，正常阴道产率显著高于没有做体操的产妇，产程也较后者短。

孕期体操能缓解孕妈妈的疲劳和压力，增强自然分娩的信心。

下面是适合孕晚期做的几款孕妇体操：

● 盘腿

作用：放松耻骨联合与股关节，伸展骨盆底肌肉群，让胎儿顺利通过产道。

方法：笔直坐好，双脚合十，用手拉向身体，双膝上下活动，宛如蝴蝶振翅，做10次；

用同一姿势，吸气伸直脊背，呼气身体稍向前倾，做10次。

● 吹蜡式

作用：锻炼腹肌。产后可恢复松弛的腹肌。

方法：仰卧，曲起双膝，将手指立于离嘴30厘米处。把手指视为蜡烛，为吹熄烛焰而用力呼气。

● 猫姿

作用：振动骨盆的运动，可以缓腰痛。还可以锻炼腹部肌肉，更好地支持子宫。

方法：趴下，手与双膝分开；边吸气边拱起背部，头部弯向两臂中间，直至看到肚脐；边呼气边恢复到趴姿，边吸气边前抬上身；边呼气边后撤身体，直至趴下，重复10次。

● 电梯式

作用：练习收缩阴道肌肉。

方法：与活动骨盆底肌肉群要领相同，收缩臀部和阴道肌肉，如开动电梯一般上抬腰部。

从"1楼"到"5楼"分5层上抬，在"5楼"处保持2～3秒后，一边呼气，一边分5层放下腰部。如果要抽出专门的时间来练习体操，许多人会嫌麻烦而坚持不下来，因此，可以一边看电视一边顺便做操。还可以每天请准爸爸陪着自己、为自己喊着口令来做。

需要特别注意的是，猫姿和电梯式在妊娠晚期、胎头入盆或胎位固定以后就不能再做。

分娩促进运动

孕晚期运动的目的是舒展和活动筋骨，加强骨盆关节和腰部肌肉的柔软性，这类运动既能松弛骨盆和腰部关节，又可以使产道出口肌肉柔软，同时还能锻炼下腹部肌肉。

● 增强肩臂肌肉力量

步骤一：以自我感觉舒适的姿势坐在地毯上，或盘腿也行，面向前方；两条手臂向上屈肘，两只手的五指并拢，然后两手放在肩上。

步骤二：两手的手指略弓，手腕用力，稍加用力按压肩部，两手肘稍稍向前向上抬起。心里默数到10，先深吸气再做呼气动作，两手恢复原状。

步骤三：以自我感觉舒适的姿势坐在地毯上，或盘腿也行，面向前方。左手臂屈肘并小臂着地，右手臂向上举起，上身向左侧弯曲，同时右手臂向右伸展。心里默数到10，先深吸气再做呼气动作，身体恢复原状。

步骤四：以自我感觉舒适的姿势坐在地毯上，或盘腿也行，面向前方。右手臂屈肘并小臂着地，左手臂向上举起，上身向右侧弯曲，同时左手臂向左伸展。心里默数到10，先深吸气再做呼气动作，身体恢复原状。

这一组运动中的每一个动作，可以重复做10次，要注意掌握节奏和疲劳程度。

● 增强臀腿肌肉力量

步骤一：随意端坐地毯上，手臂自然地放在身体两侧，双掌着地，面部朝两腿向前平伸；然后稍稍屈膝弓腿，脚跟着地，脚趾向上用力翘起，保持放松，小腿、脚踝、脚趾用力。心里默数到10，先深吸气再做呼气动作。

步骤二：保持刚才的姿势，两腿向前平伸，脚跟着地，脚面向前，脚趾伸进。心里默数到10，先深吸气再做呼气动作，可以使整个腿部、脚部受力，然后身体恢复原状。

这一组运动中的每一个动作，可以重复做10次，注意动作要轻柔缓慢，转动身体要适度。

● 增强腰背肌肉力量

步骤一：以舒适的姿势侧卧在地毯上，右手臂自然地放在身上，左手臂屈肘向头部弯曲，并且把小臂枕于头下，左腿向下伸直，右腿向上屈膝并放在一个枕头上。一边闭目养神，一边在心里默数到10，先深吸气再做呼气动作。按照这个姿势，上身再向相反方向侧卧，做同样动作。

步骤二：双腿放松跪在地毯上，向前弓腰，双臂下伸，两只手扶地，两条手臂与大腿平行，两条小腿着地。心里默数到10，先深吸气再做呼气动作，使身体重心移向两手和两膝。

步骤三：保持刚才的姿势，孕妈妈将头慢慢地低下，靠颈部用力地挺直。心里默数到10，先深吸气再做呼气动作，然后身体恢复原状，使背部受力。

这一组运动中的每一个动作，可以重复做5～6次，一定要注意动作轻柔缓慢，充分放松腹部。

增强骨盆肌肉力量

步骤一： 以舒适姿势向左侧卧在地毯上，上身抬起，左小臂着地并屈肘做支撑动作，左腿向内屈膝，左手臂自然地放在胸前，右腿抬起并向前伸直。心里默数到10，先深吸气再做呼气动作，身体恢复原状，增加大腿牵引力，使骨盆放松变得灵活。保持刚才的姿势，身体再转向相反方向侧卧，做同样的动作。

步骤二： 以舒适姿势向右侧卧在地毯上，右手臂平放在地毯上并伸直，头枕在右臂上，右腿向前屈膝弓起，左手臂自然地放在胸前屈肘用手掌撑地，左腿抬起伸直，保持腿部肌肉的张力和弹性，并使骨盆得到活动。

步骤三： 以舒适的姿势端坐地毯上，左腿屈膝盘起，右腿向前伸直，右手臂自然地放在身体旁边，左手臂自然地放在右腿旁边，弯腰，上身前倾，头低下。心里默数到10，先深吸气再做呼气动作，伸展脊柱，活动骨盆底肌肉和髋关节。

步骤四： 与刚才的姿势相反，两条腿交换位置，右腿屈膝盘起，左腿向前伸直，做同样的动作后，身体恢复原状。

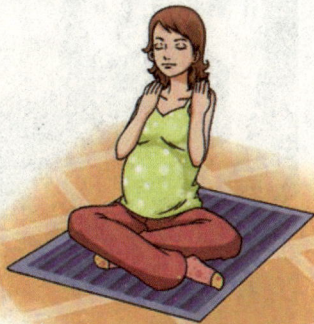

这些运动适用于孕中期至孕35周之前，对于身体有异常情况的孕妈妈不宜进行训练，以防意外，其他孕妈妈也最好在医生指导下练习。训练开始前注意排空膀胱，不宜在餐后进行，禁止过度训练。运动完毕时要放松身体，稍微散散步，然后在椅子上安静地休息片刻。

凯格尔运动

凯格尔运动也叫骨盆底收缩运动，是一套可以用来增强骨盆底肌肉力量的练习。这套运动可以增强骨盆底的肌肉力量，从而减轻压力性尿失禁，还能促进孕妈妈直肠和阴道区域的血液循环，预防痔疮，加快会阴侧切或会阴撕裂愈合。如果孕妈妈在产后经常坚持进行骨盆底肌肉练习，不仅有助于对膀胱的控制，而且会增强阴道的弹性，让产后的性生活更加幸福。

建议孕妈妈从现在开始做盆底肌肉运动，并且要一直坚持下去，这会是伴随你一生的好习惯。步骤如下：

1. 首先在开始锻炼之前，要排空膀胱。运动的全程，照常呼吸，保持身体其他部分的放松（在整个运动中，只有骨盆底肌肉是在用力的）。可以用手触摸腹部，如果腹部有紧缩的现象，则运动的肌肉为错误。

2. 平躺，双膝弯曲。练习时，把手放在肚子上，这样可以帮助确认自己的腹部保持放松状态。

3. 收缩臀部的肌肉向上提肛。

4. 紧闭尿道、阴道及肛门(它们同时受到骨盆底肌肉撑)，此感觉如尿急，但是无法到厕所去须闭尿的动作。孕妈妈可以将一只干净的手指放入阴道，如果在练习的过程中，手指能感觉到受挤压的话，就表明锻炼的方法正确。

保持骨盆底肌肉收缩5秒钟，然后慢慢地放松，5~10秒后，重复收缩。

5. 刚开始时，孕妈妈可以在一天中分多次练习骨盆底肌肉。随着骨盆底肌肉的不断增强，孕妈妈可以逐渐增加每天练习的次数，并延长每次收紧骨盆底肌肉的时间。孕妈妈可以每天做3次，每次练习3~4组，每组10次。

下蹲运动有助分娩

两脚少许分开，面对一把椅子站好，保持背部挺直，两腿向外分开并且蹲下，刚开始做时会感到完全蹲下有些困难，可以先扶着椅子练习。只要觉得舒服，这种姿势尽量保持得长久一些。

如果感到两脚底完全放平有困难，可以在脚跟下面垫一些比较柔软的物品，起来时，动作要缓慢一些，扶着椅子，不要过于快捷，否则可能会感到头昏眼花。练习这种动作会使骨盆关节灵活，增加背部和大腿肌肉的力量和会阴的皮肤弹性，有利于顺利分娩。

● 何时停止工作

接近预产期了，职场孕妈妈要开始准备交接工作了，那么什么时候停止工作最好呢？太早停止工作，对自己的前途可能产生影响；要是停止得太晚，又可能会影响胎儿和自己的健康。

医生认为：孕妇所从事的工作类型决定她们在40周的孕期中工作时间长短。下面是美国医学会提供的估计数字：

工作类型	工作时间
秘书、工作较轻松的职员	39孕周
教授、管理人员	39孕周
间断地举重物（22.5千克以下）	38孕周
偶尔举重物（22.5千克以下）	30孕周
经常弯腰（达10次/小时）	28孕周
长时间站立（每天长于4小时）	24孕周
重复举重物（11.5千克~22.5千克）	24孕周
重复举重物（11.5千克以上）	20孕周
爬梯或杆（每天多于4次）	20孕周

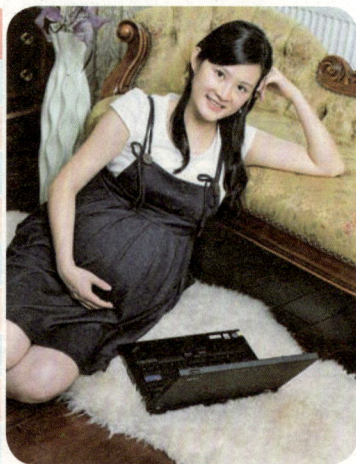

由于个体差异的存在，其变化范围也比较大。一般来说，从9个月底开始，上班族的职业孕妈妈，应当考虑请产假了。有些孕妈妈在即将临盆前才请产假，而大部分医生认为，大龄孕妈妈自妊娠32周以后就不宜再工作。这个时候，孕妈妈的心脏、肺脏及其他重要器官都将更辛苦地工作，且对脊柱、关节和肌肉形成沉重的负担。此时，应尽可能让身体放松休息。

可以同老板或人事主管讨论请产假和工资等问题。在进行产前检查期间，如果不得不请假，需要事先了解公司是否有不扣工资的假可以请，例如事假或病假。

产假前的准备工作

在离开工作岗位，准备休产假前，要在主管领导的认可下与工作代理人交接工作，这是一个很重要的环节。

孕妈妈可将属于自己负责的工作先详细制定一份计划表，告知主管工作进程。如果孕妈妈从事的工作不可替代性很强，那么交接准备工作就会特别复杂，最好是在请产假前的一两个月就开始着手准备，应让接手的人有充分的时间了解工作的脉络和流程，并提前进入工作状态，以备出现早产等症状时能轻松地离开。

在休产假前，让代理人同与工作有密切联系的同事熟悉，并告知同事，代理人将在产假期间接替你的工作。这样既方便了工作的开展，也让代理人觉得很温馨。一切安排妥当之后，孕妈妈就可以放心回家待产了。

✳ 孕期保健：应对孕晚期不适

孕晚期的腰酸背痛

随着妊娠月份的增加，孕妇的腹部逐渐突出，使身体的重心向前移，孕晚期部分孕妈妈常会感到腰背疼。为了保持身体的平衡，在站立和行走时常采用双腿分开、上身后仰的姿势。这种姿势会使孕妈妈的背部及腰部的肌肉常处在紧张的状态。

此外，孕期脊柱、骨关节的韧带松弛，增大的子宫对腰部神经的压迫，也是造成腰背疼痛的原因。

那么如何减轻孕期这种症状呢？

孕妈妈要注意保暖，睡硬床垫，穿轻便的低跟软鞋行走，还可对局部进行按摩。应注意避免拿重的东西，长时间保持某一姿势，或腰背部受凉，这些均能加重疼痛。孕妈妈可以准备三个大小不同的坐垫，最大坐垫的尺寸与座椅同大，当作第一个坐垫，其上放着第二大的坐垫，最后，将最小的坐垫放在顶端，三个坐垫呈"金字塔"

状。坐下之前最好将三块坐垫用带子固定在椅子上，以避免滑动影响坐姿。三个坐垫加起来的高度大约在10～12厘米最佳。让臀部坐在最高点的地方，然后背脊挺直，下腹紧缩。

突然出现的头痛

由于激素的变化，头痛在孕期是很常见的。如果仅仅是在孕早期出现严重头疼，或者经常性出现偏头痛，孕妈妈不必过于紧张，出现这种情况一般不会有大碍。但是如果出现以下情况，可能预示着一些更严重的问题，应该及时就医诊治。

1. 在孕中期或孕晚期出现严重头痛或首次头痛。

2. 如果曾经有高血压或血压上升的症状，偶尔感到轻微的头痛。

3. 感到突然地"爆炸性"的头痛，或者剧烈的头痛，持续不断的头痛。

4. 头痛同时伴有发烧和颈部僵硬。

5. 出现视觉模糊或视觉异常、说话含混不清、困倦、麻木等现象。

6. 摔倒并撞到头部后引起头痛。

7. 头痛伴有鼻塞，并且，眼睛下方有疼痛和压迫感，或者面部的其他部位疼痛，甚至牙疼。

8. 出现剧烈的头痛，同时伴有呕吐，有时甚至是呈喷射状的剧烈呕吐。

9. 偶尔会头晕目眩，整个人晕乎乎的快要瘫倒在地。

头晕不适严重影响到日常作息，应该尽速就医治疗，因为有可能是脑部的问题。

腹部发痒

孕晚期的孕妈妈常常会感到肚子的某一块发痒，这是很正常的事情。由于胎儿在不断长大，肚子也就在不断膨胀，拉紧了的皮肤可能导致瘙痒。有时湿疹的发生也会让孕妈妈感觉瘙痒难受，一般多见于爱出汗、代谢旺盛的孕妇，或是肥胖的孕妇。

一些疾病也可能导致孕期肚皮发痒，如果孕妈妈感觉皮肤痒得很厉害，而且不仅仅只是肚子上的皮肤发痒，并伴有失眠、疲劳、恶心、呕吐、食欲减退等症状，必须及时反映给医生，以查明原因。

以下几点措施可帮助孕妈妈缓解痒感：

1. 尽量少用消毒药水或肥皂等刺激皮肤或使皮肤干燥的化学物质。

2. 在洗澡时可以用弱碱型香皂或沐浴露，确定你身体干了后再将润肤乳或润肤油涂在身上。

3. 有些人喜欢用热水烫发痒部位，这种做法不仅于事无补，还可能加重病情，应该禁止。

4. 不要用指甲大力搔痒，以免刮伤皮肤，造成感染。

5. 避免流汗，流汗后尽快擦干。

6. 衣着宽松舒适，尽量穿棉质吸汗的衣服。

孕妈妈得了痔疮怎么办

孕妈妈在怀孕期间，尤其是妊娠后期，容易发生痔疮。这是因为妊娠期间，盆腔内的血液供应量增加，胎宝宝发育后，长大的子宫会压迫静脉，而造成血液的回流受阻，再加上妊娠期间盆腔组织松弛，都可以促使痔疮的发生和加重。分娩以后，这些因素自然会逐渐消失，痔疮的症状也会得到改善，甚至消失。

妊娠期间得了痔疮的孕妈妈应以饮食疗法为主，多吃含粗纤维的蔬菜和水果，如菠菜、韭菜、香蕉、梨等。对于习惯性便秘者，可经常食用一些润肠通便的食品，如蜂蜜、炒黄豆、瓜子等，这样才能保持大便通畅。另外，在上厕所时，应采取坐坑式，而且排便时间不宜过长。

如果排便时痔疮脱出，应及时进行处理：排便后，先洗净肛门，然后躺在床上，垫高臀部，在柔软的卫生纸或纱布上放些食用油，手拿油纸，将痔疮轻轻地推入深处，然后塞进一颗刺激性小的肛门栓。这时，不要马上起床活动，最好同时做提肛运动5～10分钟。如果在走路、咳嗽时痔疮脱出，那么按上述方法处理后，在肛门处还要用多层纱布抵压、固定。

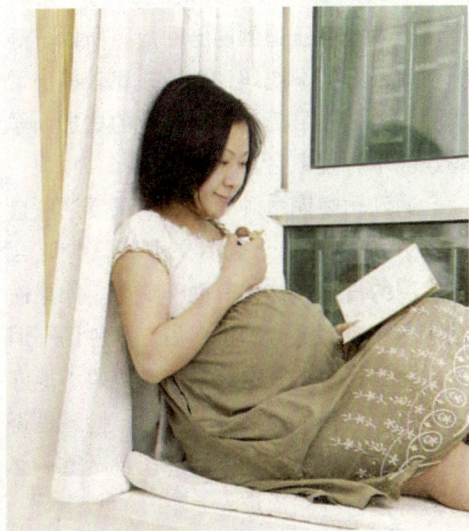

另外，现在胎宝宝已经成形了，用些外用药一般没关系，可用1%～2%苏打水坐浴，每晚一次，保持外阴部位清洁。

专/家/答/疑

孕期得了痔疮，能用痔疮膏吗？

孕妇最好不要用痔疮膏。因为市面上常见的痔疮膏一般都含有麝香成分。而麝香对子宫具有明显的兴奋作用，孕妇使用后容易发生流产或早产。

缓解晚期烦躁情绪

孕期体内激素状况改变以及由于体型变化和运动不便，孕妇心理上产生了一些变化，有许多孕妇会产生一种兴奋与紧张的矛盾心理，出现烦躁、焦虑等情绪。随着血容量增多，孕妇会感到心跳加快，呼吸频率增加。另外，随着一天一天度过，即将来临的分娩，会让大多数孕妈妈心中忐忑不安，尤其是对于分娩所遭受的疼痛有所顾忌，对自己是否能够顺利平安生产，会显得焦虑万分。

如果孕晚期孕妇经常急躁烦恼、恐惧紧张，就会使胎儿脑血管收缩，减少脑的供血量，从而影响脑的发育。孕妇过度的紧张恐惧甚至可以造成胎儿大脑发育畸形。所以，孕妇在晚期保持平和、自然的心情和愉快、积极的态度是很重要的。

丈夫应经常抽空陪妻子散步、听音乐、闲聊或欣赏精美的图片，或一起想象未来的孩子，设计美好的未来等，尽量减少家庭琐事对孕妇的刺激，陪伴妻子学习相关的分娩知识。

孕妇自己也要注意身心调节，适当增

加一些小制作如编织、绘画等，多分散注意力，如欣赏花卉、盆景、美术作品，常与大自然保持接触，常听优美的音乐等。经常和人交流，分享孕期心情，听听别人的育儿经验。饮食应得当，不偏食，听从医生指导，合理搭配饮食，忌食生冷、辛辣、刺激的食物。

孕晚期妊娠反应

妊娠第八个月进入了孕晚期，孕妈妈身体到心理上都会发生更加明显的变化，有不少人会出现怀孕早期类似的生理反应，称为"第二次妊娠反应"。

由于腹中子宫已经上升到整个腹部，迫使胸腔内心脏向左侧偏移，心脏和肺部受到压迫。加上孕晚期母体内血液排出量增加，心率加快，会出现心慌、气喘的现象。

升高变大的子宫向上压迫心肺之外，还向下压迫肠道和膀胱，使孕妈妈出现排尿次数增多、食欲下降现象，还会出现便秘。

母体子宫底升高到肚脐与剑突之间，直接挤压到胃部，则会使孕妈妈的食欲受到极大影响，使胃容量受限，饭量明显变小。偶然间子宫挤压到腹部的大血管，会使人猝然发生神志昏迷。同样，因为变大的子宫在腹腔中占有空间的原因，孕妈妈会出现一系列类似妊娠初期的各种不适症状，包括失眠、恶心、呕吐等。这是一种正常生理现象，一般不需特殊治疗。症状较重时可采用饮食疗法，如少食多餐，选择一些易消化并适合自己口味的食品；也可适当服用一些助消化的药，如消化酶制

剂等。若有便秘，在服用后也会使症状得到改善。

在妊娠后期出现类似早孕反应，需警惕急性肝炎或重度妊娠高血压综合征等器质性疾病的发生。因此，孕妇及其家属应密切细致地观察病情，并进行一些有关实验室检查来确定诊断，以免延误治疗。

孕晚期腿部水肿

孕期的种种变化让很多孕妈妈烦恼，尤其是到了孕晚期以后，约有40%以上的孕妈妈都会出现轻度的下肢水肿，用手指按压足踝内侧或小腿胫骨前方会出现局部凹陷，一般在午后会比较明显。经常站立工作的孕妈妈肿胀的情况更为突出。

孕晚期身体水肿轻者限于小腿，先是足踝部，后来慢慢向上蔓延，严重的可引起大腿、腹壁或全身浮肿，但经过躺下休息或者整晚的睡眠后，第二天早上，症状就会有所减轻或全部消失，这是正常的生理性水肿。

孕妈妈的子宫，此时已大到一定程度，有可能会压迫到静脉回流，所以，静脉回流不好的孕妈妈，此阶段比较易出现水肿现象，并且随着怀孕周数的增加，孕妈妈的水肿现象会日益明显。

遇到孕晚期水肿的孕妈妈更要注意自己的饮食，多吃一些瓜果蔬菜，少吃含盐量高的食物，这样有助于消肿。如果通过休息和控制盐分的摄入后，水肿仍不消退，而且还有加重的迹象，孕妈妈不能麻痹大意，应该尽快到医院就诊，检查是否贫血或营养不良。如果水肿现象严重，必要时得进行利尿治疗。

在发生水肿时，准爸爸也可以帮助按摩，这样既可以通过按摩预防和消除水肿也可以增加双方的感情。但是准爸爸要记住按摩时要从小腿方向逐渐向上，这样才有助于血液返回心脏。

恼人的腿抽筋

进入孕晚期，孕妈妈的腹部向前挺得非常明显，于是呈现出一副昂首挺胸的姿态。这个时期，抽筋如同梦魇一般，时常突然"造访"孕晚期的孕妈妈。

一般孕妈妈发生抽筋的时间绝大多数都是在睡觉时，小腿肚和脚部肌肉发生痛性收缩，通常由于伸腿伴脚尖向下的动作而激起发作。那种突然唤醒人的抽痛，真是让人吓一跳。

● 孕妈妈出现腿抽筋的原因

1. 孕晚期随着胎儿的成长，胎儿需要供给的钙质会大大增加，如果这时孕妇不注意补钙，就会出现缺钙从而导致抽筋。

2. 孕妈妈的子宫逐渐增大，会压迫小腿和下肢部位，造成血液循环不良，也容易引发抽筋。

3. 孕妈妈的神经肌肉应激机制改变，孕妈妈如果忽然改变体位，便很容易发生抽筋。

4. 孕妈妈腿部肌肉负担增加，体内钙与磷比例不平衡。怀孕期间走太多路、站得太久，都会令小腿肌肉的活动增多，以致孕妈妈体内的钙不敷使用，因而引起腿部痉挛。

● 如何处理及预防抽筋

如果孕妈妈在晚上睡觉时发生抽筋的症状，可先将脚掌贴于墙面，待较为舒缓之后，将脚尖上翘。脚尖上翘可以带动小腿肚的肌肉，并将小腿筋拉直。肌肉一旦伸直，抽筋症状即可获得停止或改善。

丈夫可用手从孕妈妈脚底部向小腿方向平推按摩及热敷，以减轻抽筋后的疼痛。

在饮食中要加强钙的含量，以减轻体内的钙磷不平衡状况，可以吃一些奶制品、绿色蔬菜、甲壳类食物，还有各种植物的种子如花生、松子、芝麻等，此外橙子、西瓜、胡萝卜里也含有一定的钙量。

孕期在秋冬时节的孕妈妈，睡觉前要特别注意身体的保暖，最好穿长裤及袜子睡觉。

睡觉变得好困难——失眠

对于孕妈妈而言，良好的睡眠质量非常重要。医生常建议孕妈妈每天晚上10点前就寝，睡足8～9个小时，养成有规律的睡眠习惯，晚上在同一时间睡眠，早晨在同一时间起床。但是这样的睡眠对于大多数的孕妈妈来说，只能是一个美好的愿望。

孕晚期由于子宫压迫的原因，睡觉时姿势受限，容易出现腰酸背痛、小腿抽筋、尿频等症状，影响孕妈妈的睡眠，或者不易入睡，或者睡后即醒。另外，临近分娩，有些孕妈妈担心肚里的胎儿不健康，或者是害怕不能顺利生产而紧张，还有可能是担心自己生出来的万一不是男孩，没法和丈夫及公婆交代，这些都容易使孕妈妈产生恐惧感而致失眠。

如果孕妈妈身体状况正常，建议白天不要整天待在家里什么也不做，可以做一些力所能及的家务，或外出适当的散步；每天入睡之前，用温热水泡脚，以促进身体的新陈代谢和血液循环，这对预防失眠很有效果，而且，入睡前不看刺激性的电视节目，不谈论让情绪兴奋的话题；出现失眠时不要心里烦躁，越烦躁越难以入睡，放松心情看看书或做点其他事，反而容易产生睡意。如果失眠一直未得到纠正，不可自行服用安眠药，要去请教医生再做决定。

心慌气短巧缓解

到了孕后期，孕妈妈常会出现心慌气短的现象，即使活动量不大，也不像孕前时那么容易承受，这是为什么呢？

这是因为孕期母体血容量比非孕时平均增加1500毫升；血浆增加的比例远超过红细胞的增加，出现所谓妊娠期生理性贫血，致使血液携氧能力下降，再加上增大的子宫使心脏向上、向左移位，心脏处于不利的条件下工作，从而觉得呼吸急促而不畅顺。另外，由于新陈代谢加快，需要多量的氧气，这就需要孕妈妈通过深呼吸来增加肺的通气量，以获得足够的氧气及排出二氧化碳废气。

● 心慌气短的应对措施

1. 孕妈妈要避免剧烈的活动与劳累，注意安排适当休息和从事有氧代谢运动。

2. 多采取侧卧的睡姿，以减少心脏及横膈的压力，令气喘的情况得到缓解。

3. 饮食要合理搭配，多吃一些高蛋白和高维生素的食物。

4. 孕妈妈心慌气短还和情绪有一定的关系，因此对于孕妈妈家人来说，一定要多予关心并及时与她沟通。对孕妇来说，要调整好自己的心态，积极应对气短的出现。

5. 注意保持室内空气流通新鲜，有条件的可以吸点氧，对母体和胎儿都有好处。

孕妈妈心慌气短的现象是很常见的，但是若有胸痛或贫血症状，或者只是轻度活动甚至静止状态也出现明显的心慌气短，应考虑到是否合并心脏病，要及时请医生诊治。

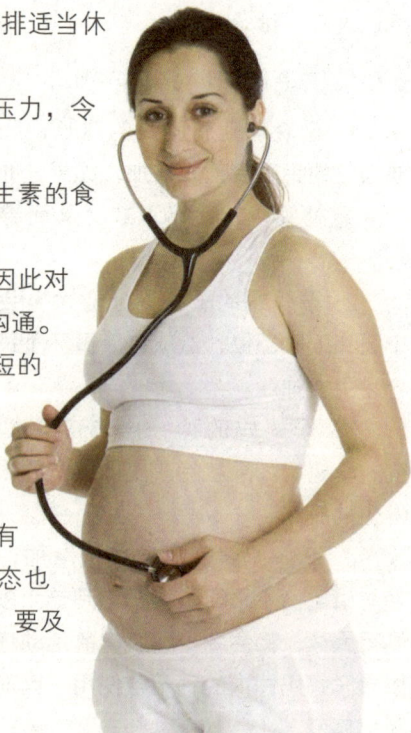

|第二讲| 孕10月（37～40周）：随时可能和宝宝见面

✿ 孕情早知道

胎宝宝发育进程

胎儿身长50～51厘米，体重2900～3400克。皮下脂肪继续增厚，体形圆润。皮肤没有皱纹，呈淡红色。骨骼结实，头盖骨变硬，指甲越过指尖继续生长，头发长2～3厘米。

以心脏、肝脏为首的循环、消化、泌尿等器官已全部形成，作为一个人已经能够在母体外独立生活了。

胎儿身长约为头的4倍，正常情况下头部嵌于母体骨盆之内，所以剧烈运动的情况已经较少了。

此时期的胎儿以睡眠为主，非必要的时候是很少活动的。形成了睡眠和苏醒周期。

从这一阶段一直过渡到胎儿足月，胎儿的神经系统仍处于混沌未开的状态，整个宫内只靠着低级动物自身的反射性来维持生命。

孕妈妈身体状况

由于胎儿的头开始下降至孕妈妈的骨盆入口处，孕妈妈对胎儿活动的次数及强度感觉不如以前明显。因胎儿位置的降低，胸部下方和上腹部变得轻松起来，对胃的压迫变小了，胃口也好了起来。

到了预产期，子宫容积可达4～5升，高度约32厘米，宽约24厘米，重量约1200克左右。孕妇的腰部出现钝痛，出现临产的各种征兆。

在分娩前的7～14日，孕妇会感觉胎儿似乎在急速下降，尿频、腰部酸软慵懒、肚子发胀，有时有不规则的子宫收缩，排出的黏液中夹杂有少许的血丝，胎动变少。此期也是产道软化和子宫颈管短缩的时期，若是初产，则会在此时感到好像要开始真正生产了，子宫收缩频繁；若是经产，则子宫颈管短缩，同时发生子宫口开大的倾向增强，此时千万疏忽不得。这时期，孕妇必须每隔2～3日接受1次诊察；最好每天沐浴；坚持每天大便。

❋ 本月关注：准备分娩及宝宝用品

准备临产时的衣物、用品

分娩前后，孕妈妈一般要在医院待产3天左右。3天虽然不算长，加上临产时的必需品，需要准备和带够的东西真不会少，可以按照下面的提示，根据自己的情况做好准备和调整：

CD机或MP3加书刊： 放松精神，分散自己的注意力。

证件文档： 身份证、保健卡、医疗保险卡，记录有关本人平时身体健康情况的病历、孕期保健手册、献血证。

个人用品： 洗漱用品和餐具。

巧克力： 分娩时的阵痛稍缓解时，及时为自己补充能量。

笔和小记事本： 住院期间记事用。

照相机或家用摄像机： 随时记录分娩过程和状态，长久保存重要的历史时刻。

电话卡或硬币： 有很多医院禁止使用手机，可以事先观察医院里的公共电话是投币式还是插卡式，方便自己随时与家人保持联系。

准备产后妈妈的用品

棉拖鞋或旅游鞋： 分娩前后方便穿用，比较保暖。

纸内裤： 医院待产时，洗衣服不方便，纸内裤用后即丢，方便省事。

纯棉质哺乳内衣： 宝宝出生后哺乳用。

较厚的袜子： 产前产后足部保暖。

习惯用的浴巾： 常用的物品感觉熟悉，有助于精神放松。

靠垫2~3个： 孩子出生后，喂奶时靠或垫着用会更舒服一些。

吸奶器： 疏通乳腺，吸奶汁用。

乳垫： 防止奶水溢出。

较大的卫生巾： 产后恶露排出，要比平时的月经量稍多，要准备特殊的卫生巾，选加长加大的。

睡衣： 可以让自己感觉更舒服一些。

外套： 多带一件外套保暖用得上。

其他： 卫生纸（大卷）、婴儿的衣物、小毯子、水杯、小包装奶粉、奶瓶和纸尿裤。

准备新生宝宝的用品

为了确保婴儿用品的实用性，以及避免发生疏漏，最好列出一个清单。

● 新生儿的衣服

新生儿皮肤柔软、娇嫩、抵抗力差，加上汗腺分泌旺盛，最好选用棉布作衣料。因为棉织品衣料易吸水，保暖性强，质地柔软，通透性好，容易洗涤。相反，

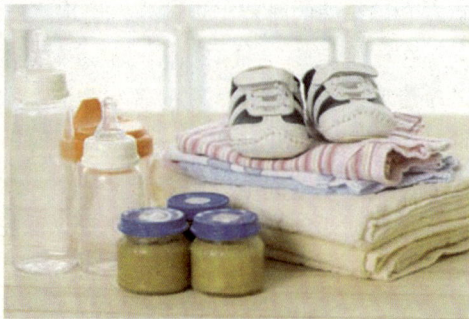

合成纤维及尼龙无上述优点，而且易产生静电反应，尼龙衣服贴在皮肤上会使孩子感到不舒服。

新生儿的衣服以系带斜襟式为最好。这种衣服前襟要做得长些，后背可稍短些，以避免或减少大便的污染。为了不束缚新生儿的发育，衣服宜做得宽大些。这样，一来便于宝宝活动，二来便于穿脱。为避免划伤娇嫩的皮肤，衣服上不要钉纽扣，更不能使用别针。

新生儿衣服的颜色以浅淡为宜。深色颜料染成的布对皮肤有一定刺激，容易引起皮炎。

新生儿的衣服宜选择不脱色、浅色、柔软的棉布缝制。上衣无领为好，钉带子在胸前打结，不用纽扣，缝边要少，或毛边，以免损伤皮肤。

● 尿布的选择

新生儿的尿布要求吸水性强、柔软、便于洗晒。尿布可以自己缝制，也可购买。自己缝制时应选用质地柔软、吸水性好的浅色棉布或旧床单、旧衣服、棉毛衣裤等全棉布来制作。尿布做成正方形或长方形均可，如做成正方形的尿布，可根据新生儿的胖瘦，将尿布裁成60厘米见方大小，用时将尿布对角折叠2次成三角形，也可折叠成长方形，注意折叠后不宜过宽，以免新生儿不舒服。

／ 最好使用全棉尿布 ／

可以购买一次性的纸尿布，外出时使用较方便。在家中最好是使用自制的全棉尿布，只要清洗彻底，对新生儿的皮肤有益无害。

● 喂奶用品

人工喂养或混合喂养时，需要用奶瓶、奶嘴等器皿，有时喂奶用品选择不好会影响孩子的喂养。

奶瓶： 奶瓶主要有玻璃奶瓶与塑料奶瓶。在选择塑料奶瓶时须注意奶瓶的耐热度。

奶嘴： 可多买些奶嘴，以方便更换。材质一般分为天然乳胶、硅胶、乳胶硅胶合成三种，应选购符合国家安全检验合格的产品。以触感柔软、弹性佳为宜。若有破损、变形现象就应淘汰。

奶瓶刷： 家庭应准备小奶瓶刷一副，用于彻底清洁奶瓶及奶嘴内部，应保持专用与清洁。清洁剂要选择天然植物性成分所制成的洗洁精，可避免残留，安全性高。

消毒器具： 较常使用的有一般的消毒锅及消毒奶瓶专用的蒸汽锅。

奶瓶夹： 奶瓶夹是一种专用的夹子，用于奶瓶、奶嘴、瓶盖消毒后取拿。

● 寝具的准备

床： 新生儿是睡眠时间长于醒着时间的，醒着时，也多半是在小床上度过。因此，寝具的好坏是很重要的。

被褥： 新生儿的被褥应适合于小床的使用，被子应选用浅色全棉布或薄绒布来制作。棉被不宜过厚过大，重量一般在500克左右即可，大小应与小床的大小相适应，需准备两条，以便于换洗。

床垫： 新生儿的垫被也非常重要。小床上的垫子不能太软。因为新生儿骨骼较柔软，正处于发育生长阶段，如果床垫太软，如用过软的弹簧床垫或海绵垫，可使宝宝的脊柱经常处于弯曲状态，而容易引起脊柱变形，甚至造成驼背，并且不利于新生儿活动，影响骨骼、肌肉的发育。

床单：新生儿的床单，最好采用全棉制品，要比小床大一些，四周可以压在床垫下面，不至于活动时将床单踢成一团。一般来讲，新生儿可以不用枕头，这是因为新生儿的脊柱是直的，尚未形成生理弯曲，在平睡与侧睡时，背、肩、头部几乎在一个平面上。

✽营养与饮食：营养仍需加强

孕10月饮食原则

最后阶段孕妇往往因为心理紧张而忽略饮食，这时家人要帮助孕妈妈调节心绪，做一些孕妈妈爱吃的食物，以减轻心理压力，正常地摄取营养，以免因营养不足而造成胎儿较小或是孕妈妈本身营养不良。

在这个月应该限制脂肪和碳水化合物等热量的摄入，以免胎儿过大，影响顺利分娩。为了储备分娩时消耗的能量，可多吃富含蛋白质、糖类等能量较高的食品。

在这个月里，胎儿的生长发育已经基本成熟，所以孕妈妈应停止服用钙剂和鱼肝油，以免甲状腺肿代谢负担。

临产前的饮食原则

1. 找准时机：在宫缩间歇期进食。

2. 饮食应富含糖分、蛋白质、维生素，妈妈可根据自己的爱好，选择蛋糕、面汤、稀饭、肉粥、藕粉、点心、牛奶、果汁、苹果、西瓜、橘子、香蕉、巧克力等多样饮食。

3. 注意补充水分，多喝红糖水或含铁丰富的稀汤如牛奶、猪肝汤、菠菜汤、鱼汤等，为分娩时将失去过多水分和血液做准备。

4. 以少量多餐的形式，增强营养的补充。以免暴饮暴食，加重了胃肠道的负担，还可能在生产中引起"停食"、消化不良、腹胀、呕吐，甚至更为严重的后果。

5. 饮食要以清淡易消化为宜，忌油腻，最好不吃不容易消化的油炸或肥肉类油性大的食物。

孕晚期除保证肉、鱼、蛋、奶等动物性食品摄入外，可多增加一些豆类蛋白质，如豆腐和豆浆。它包含了大豆的全部营养成分，蛋白质含量丰富，并除去了难以消化的纤维素和大豆中的抗营养因子，提高了蛋白质消化吸收率。

✳ 孕期生活：学习怎样做妈妈

开始准备母乳喂养

如果下决心要用自己的乳汁喂养宝宝，那么，从妊娠中期以后，就应该开始为母乳喂养做好各方面的准备。

● 注意营养

母亲营养不良会造成胎儿宫内发育不良，还会影响乳汁的分泌。在整个孕后期和哺乳期都需要足够的营养，多吃含蛋白质、维生素和矿物质类丰富的食物，为产后泌乳作好营养准备。

● 注意乳头、乳房的保养

乳房和乳头的正常与否，会直接影响产后母乳喂养。在孕晚期要经常清洁乳房，然后用羊脂油按摩乳头，增加乳头柔韧性；由外向内轻轻按摩乳房，以便疏通乳腺管；使用宽带子、棉制乳罩，能防止乳房下垂。扁平乳头、凹陷乳头的孕妈妈，应当在医生指导下，使用乳头纠正工具进行矫治。

● 定期进行产前检查

发现问题及时纠正，保证妊娠期身体健康及顺利分娩，是孕妈妈产后能够分泌充足乳汁的重要前提。

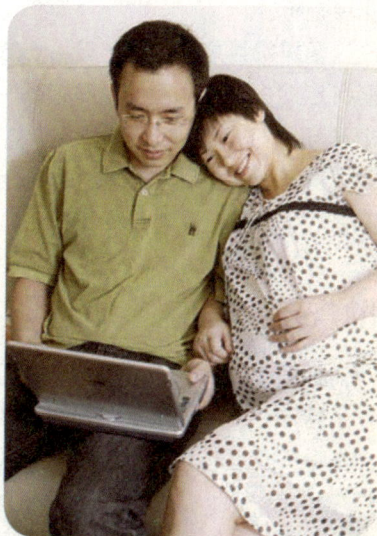

选择适合自己的产科医院

孕妈妈在选择产科医院的时候，应结合自身的情况，从多个方面进行考虑：

首先，孕妈妈应了解自身情况，有病史的孕妇需要选择综合医院。如果孕妈妈有妊娠期高血压疾病、妊娠期糖尿病、胎膜早破等产科并发症和合并症，适宜在妇产专科医院分娩。孕妈妈如果合并有如胰腺炎、心脏病等内外科疾病，适宜在综合医院的产科分娩，因为专科医院缺乏这样的医疗设备和技术力量，治疗这类疾病的药品也少。不过，如果孕妈妈患有妊娠急性脂肪肝、急性重症肝炎等疾病，以及发现有各类肝炎、梅毒、艾滋病、澳抗阳性等合并传染病，应当前往消毒和隔离条件较好的传染病专科医院产科待产。

其次，孕妈妈应多方面了解产科医院，衡量医院水平。通过多种渠道，了解当地多个产科医院的情况。如咨询有过生产经验的朋友、熟人或亲戚，也可以通过网络查询等方式，分别了解一下产科医院，以及医院的相关情况，如硬件设施、医生的技术水平等——有关住院条件、床位是否紧张、配餐、病房是否可以自由选择、紧急抢救设备或血源是否充足、能否选择分娩方法、分娩时能否家人陪伴、产后有无专人护理和剖宫产率是否很高、新生儿的检查制度是否完善、产后有无喂养专家指导等，这些都是评判一个医院医疗和服务水平高低的重要指标。

孕妈妈最好从产前检查、分娩直到产后随诊都坚持定期去一家医院。这样，医生会有孕妈妈在整个孕期、临产前及分娩时各个方面的详细检查记录，对孕妈妈的情况很熟悉。一旦在分娩时发生什么情况，能够很从容地做出处理。

勘察去医院的路线

相信在临近预产期的时候，孕妈妈都已经整理好了待产包，一些相关的证件也都摆放在了手边。但是以下事项也该考虑一下：

1. 临产时，应该什么时候给医生打电话？

2. 医生和护士下班后如何能找到他们？

3. 是先给医生打电话还是直接去医院？

4. 家离医院大致有多远？

5. 该乘什么交通工具去医院？

6. 在上下班时间交通拥挤时，从家大约需多长时间到达医院？

7. 是否预先演练过去医院的路程和时间？

8. 最好寻找到一条备用的路，以便当第一条路堵塞时能有另外一条路供选择，尽快到达医院。

专/家/答/疑

如何确定分娩医院？

要确定分娩的医院，一般都是到产前检查的那一家医院，但在紧急情况下，如果原先的医院离家较远，则要选择就近的医院。有备才能无患，一切做到心中有数，万一出现紧急情况，即可按原先准备的方案执行。

充分了解分娩知识

现在的孕妇绝大多数是初产妇，对分娩缺乏亲身体验和经历，既期待着分娩的来临，又担心分娩时发生意外，尤其是担心自然分娩对胎儿的影响。再加上传统的观念使她们对分娩的疼痛产生了恐惧和紧张的心理。这种心理在临产时会对产程起负面的作用，影响产程的进展。因此，产前充分了解分娩知识，有助于孕妈妈消除紧张和恐惧感，保持良好的心态，以保证自然分娩的顺利完成。

● **主要需了解的内容**

1. 知识充电：①分娩四要素，产力、产道、胎儿和精神心理因素对自然分娩的影响。②临产先兆的表现。③分娩三产程，各产程的过程、表现及产妇的感受，以及相应的处理。

    2. 分娩前的准备：包括生理、心理和物质三方面的准备。

    3. 临产的表现：腹痛，阴道见红等。

    4. 分娩疼痛的原因和分娩镇痛的方法。

    5. 陪伴分娩的意义和重要性，使家属能早做准备，在产时可实行陪伴分娩。

    6. 产程中常见的处理，如肛查、阴道检查、静脉滴注缩宫素、破膜、会阴切开术等的作用。

    7. 产时各产程保健要点。

临分娩期禁止性生活

    怀孕8月以后，孕妇的肚子突然膨胀起来，腰痛，身体懒得动弹，性欲减退。此阶段胎儿生长迅速，子宫增大很明显，对任何外来刺激都非常敏感。夫妻间应尽可能停止性生活，以免发生意外。

    尤其是临产前1个月或者3星期时必须禁止性生活。有些无知的人，以为在将近分娩之时进行性生活，可以替婴儿开个道儿。这种想法是极为错误危险的，因为这个时期胎儿已经成熟，为了迎接胎儿的出世，孕妇的子宫已经下降，子宫口逐渐张开。随着子宫逐渐增大，胎膜里的羊水量也日渐增多，张力随之加大。如果这时过性生活，男方的动作较猛或者用力稍大，就可以导致"胎膜早破"。一旦发生胎膜破裂，羊水就会大量地流出，使胎儿的生活环境发生变化而活动受到限制，子宫壁紧裹于胎体，会导致胎儿宫内缺氧。

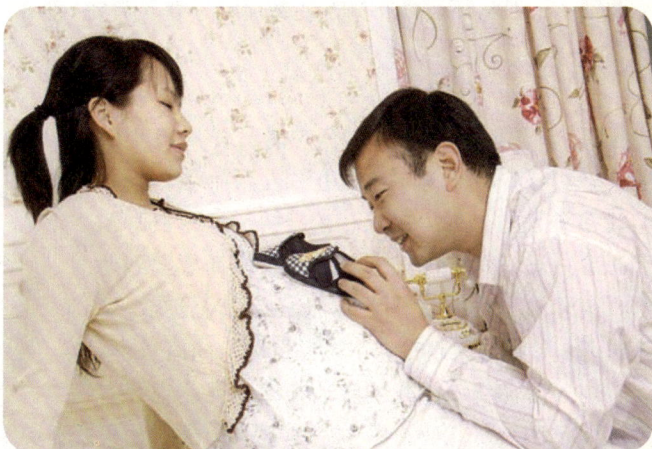

    如果在胎膜破裂之后要求保胎，常常会引起宫腔内感染，使胎儿在未出生之前就饱受了各种细菌的袭击。即使胎儿出生后存活，但也会有严重的感染存在，轻者可以给婴儿后天的发育及智力带来不良影响，重者危及生命。

    孕10月以及产后约一个半月，这两个半月期间是绝对的禁欲期。这期间应采用分床而睡的方法，以避免刺激性欲，这是禁欲期中值得采用的方法。

✳ 孕期保健：警惕分娩前的异常

每周一次产检

进入孕10月，孕妈妈应每周做一次产检，方便医生及时了解胎儿情况，对分娩做出判断。

确认胎位是临产前很重要的一项检查，医生可以根据这一项确定孕妈妈是自然分娩还是手术助产。

除了产检外，孕妈妈自己也要仔细注意胎动的情况，越是接近临产日，越是要留心观察。一般从怀孕第28周开始数胎动，直至分娩。正常状态下，12小时胎动应在20次以上。

假如少于这个数目，或晚上1小时的胎动数少于3次，表明胎儿可能会有"情况"；12小时胎动数少于10次，或晚上1小时内无胎动，表明胎儿在子宫内有可能缺氧；在最初感觉缺氧时，胎儿会在孕妈妈子宫里拼命挣扎，胎动数剧烈上升，随着缺氧的继续，胎儿活动强度明显变得越来越弱，数量越来越少。这些都是危险的信号。

进入孕10月，胎儿的胎动频率和强度都会有所减弱，因为胎儿要为出生做准备。但是，如果胎动频率和强度减少过于明显，孕妈妈应该引起注意，立即去医院检查。

临产前，孕妈妈还要做一次全面的检查，了解有关生产的知识，为顺利分娩做好充足准备。

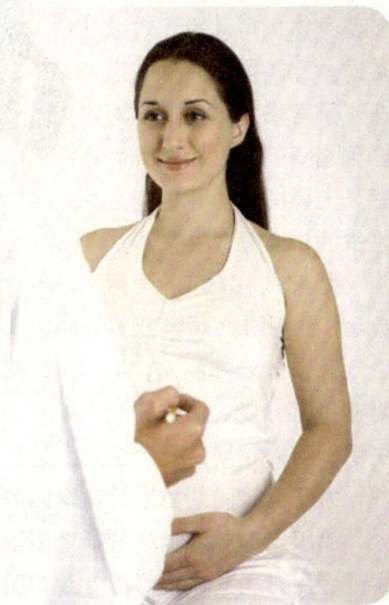

专/家/答/疑

提前入院待产可以吗？

孕妇在生产的时候会有许多意想不到的事情发生，预防意外可以提前住院待产。但入院过早，陌生的病房环境、病房内的噪声既影响了孕妇的睡眠，又增加了孕妇的恐惧与焦虑，这种情况若持续几天，待孕妇临产时，则会因为未能得到很好休息而影响产力，增加难产的发生率。

警惕胎膜早破

胎儿在子宫的时候，周围包着薄薄的一层膜，叫做胎膜。胎膜里包着的液体叫做羊水。临产后子宫收缩，压迫胎膜中的羊水作用到子宫口，宫口逐渐开大。在宫口开大的过程中，胎膜逐渐增大，一直到被胀破，羊水流出称为"破水"。在正常情况下，破水是在子宫开全前后，破水时由阴道流出一股羊水，以后还会不断地向外流出。在临产前胎膜破裂，称为胎膜早破。孕妇尚未到临产期，突感有较多液体从阴道流出，有时可混有胎脂及胎粪，无腹痛等其他产兆。孕周越小，围生儿预后越差，胎膜早破可引起早产、脐带脱垂及母儿感染。

早期破水是妊娠期较为常见的现象，对孕妈妈和胎儿危害较大，应引起孕妈妈的重视。

胎膜早破时常诱发早产，早产儿易发生呼吸窘迫综合征。并发绒毛膜羊膜炎时，易引起新生儿吸入性肺炎，严重者发生败血症、颅内感染等危及新生儿生命。脐带受压、脐带脱垂可致胎儿窘迫。破膜时孕周越小，胎肺发育不良发生率越高。

早期破水是可以预防的，妊娠后期禁止性生活，避免突然腹压增加。积极预防与治疗下生殖道感染及牙周炎，补充足量的维生素、钙、锌及铜等营养素。产妇无论什么时候破水，都务必躺下休息，不能再起来活动。因为破水后起来活动，羊水势必要流出更多，脐带也容易掉出来。为了避免羊水流出过多和脐带脱垂，产妇应躺下，臀部可稍高一些。若是破水时间很长（超过24小时），却仍未分娩，这时产妇要吃点消炎药，预防子宫发炎。

警惕过期妊娠

俗话说："十月怀胎，一朝分娩。"正常足月妊娠的时间大约是280天（40周）左右。但因个体差异，足月妊娠的时间并不是一成不变的。一般规定，38~42周分娩者都算足月妊娠。怀孕超过42周（294天）仍然没有分娩的叫做过期妊娠。

过期妊娠胎儿，新生儿的患病率及病死率为足月妊娠的3倍。过预产期以后，每周羊水量开始明显减少，可达33%。羊水减少，使得胎动减少，胎盘功能不全，也就是说胎盘出现钙化、坏死、梗死，因而导致胎盘功能低下，影响了胎内氧和营养物质的交换，使胎儿缺氧，发生胎心改变、羊水粪染，胎儿及其附属物胎盘、脐带全被染成黄绿色，即发生"胎儿宫内窘迫"，会出现死胎、死产。

对于母亲而言，过期妊娠也是不利的。由于子宫过分胀大，在分娩时常可造成子宫收缩乏力，加上过期妊娠的胎儿一般较大，头骨硬，胎儿通过产道时不易变形，使分娩困难，容易发生滞产和难产，造成软产道损伤。因此，过期妊娠的孕妇常采取手术产，由于临产后往往发生宫缩乏力，产后子宫出血的现象也较多。

过期妊娠的发生率占妊娠的3.5%～17%。这是由于在过期妊娠时胎儿所赖以生存的环境发生了恶劣的改变。因为胎儿是生活在羊水中的，羊水能缓和腹部外来压力，使外力不致于直接伤及胎儿；羊水能保持子宫温度，使宫内环境不致于剧烈变化；羊水能使胎儿得到一定的活动度，不致受到阻碍而成畸形；此外，羊水还有轻度溶菌作用。在妊娠期，羊水量进行性增加，足月妊娠时羊水平均为1000毫升。

过期妊娠对胎儿影响很大，有的胎儿体重继续增加，出生体重可至4000克以上，身长增加2～3厘米或更多，颅骨钙化变硬，胎儿肩部宽大，以致于阴道分娩时容易发生颅内出血、肩难产，母儿产伤率大为增加，甚至不得不剖宫产。如果营养供给不足则会出现胎脂和皮下脂肪减少，皮肤干燥、松弛，有较多的角化细胞和皱褶，有全身表皮发生脱落现象，指（趾）甲长，头发增多，形似"小老人"。

发生过期妊娠的原因还不明确，可能与以下因素有关：雌、孕激素比例失调；盆腔空虚；胎儿畸形，如无脑儿，与胎儿肾上腺皮质激素分泌不足有关；遗传因素。

孕妇超过预产期2周仍未临产时，首先确定是否为过期妊娠，应再次核实末次月经时间，弄清月经是否规律以及早孕反应时间及胎动出现的时间，检查子宫增大的记录。有些孕妇因怀孕前服用避孕药或因其他原因导致月经周期延长，这时应将孕期后推。若经核实确定为过期妊娠，特别是已出现胎盘老化时，应及时住院引产，以免胎儿在宫内因缺氧而死亡。

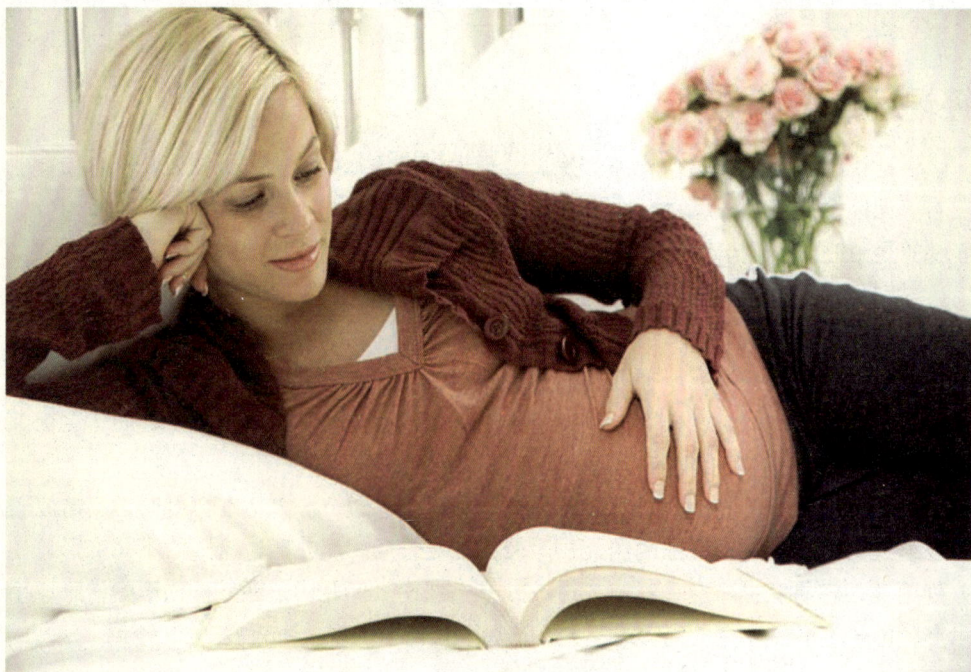

孕期胎教方案

|第三讲|

TAI JIAO JI CHU LI LUN

胎教基础理论

✳ 胎教的重要性

受过胎教宝宝的特点

打算给胎宝宝进行胎教的准父母，自然最关心的就是受过胎教的宝宝有何特点。常言说，比较是认识事物的好方法。那么，让我们来看看，受过胎教的宝宝有哪些与众不同的特点。

● 不爱哭

虽然受过胎教的宝宝在饥饿、尿湿和身体不适时也会啼哭，但得到满足之后啼哭便会停止。这是因为受过胎教的婴儿感音能力较好，每当听到母亲的脚步声、说话声就会停止啼哭。这样的宝宝比较容易养成正常的生活规律，如在睡前播放胎教音乐或母亲哼唱催眠曲宝宝就能很快入睡，满月后就能养成白天醒、晚上睡的习惯。

● 能较早与人交往

婴儿出生2~3天就会用小嘴张合着与大人"对话"，20天左右就会逗笑，2个多月就能认识父母，3个多月就能听懂自己的名字。

● 较早学会发音

受过胎教的婴儿2个月时会发几个元音，4个月会发几个辅音，5~6个月发出的声音能表达一定的意思。

胎教何以让宝宝优秀？

胎教之所以让宝宝更优秀，就是胎教不仅能使宝宝脑神经细胞数量多，而且能使这些神经细胞之间联系也更紧密。人的大脑中神经纤维和突触的70%是在3岁以前形成的，到6~7岁已形成90%。从这个意义上说，在胎儿、婴儿、幼儿时期，爸爸妈妈若能给宝宝以良好教育和环境条件，使其大脑神经纤维和突触更多更好的发育增生，从而使大脑规格和复杂程度更高一筹。

胎教对孕妈妈大有好处

在胎教中，我们更多的是关心对胎宝宝的好处，其实，胎教对孕妈妈也大有裨益。知道了这一点，相信孕妈妈会更有动力将胎教进行到底了，具体说来，好处有以下三点。

● **第一点：胎教能让孕妈妈生活充实丰富**

孕妈妈常常有孤独的感觉，尤其是自己离开工作后，又加上怀孕期间身体上的诸多不适，导致生活范围显得局限、内容单调，除了在家里看电视、玩电脑、看漫画、种花……就不知道可以从事哪些活动了，而准爸爸又不能总是陪在自己身边，于是就生活变得无趣，久而久之人也变得呆板僵化。

而胎教能让孕妈妈尽量生活在充实丰富的环境里，将爱心倾注给胎儿，正所谓，心中有爱天地宽。充实的生活能刺激孕妈妈脑部保持灵活运作，也能使孕妈妈的心情保持舒畅，减轻妊娠的各种不适反应；同时，也能让胎儿感到外面的世界是如此美丽多彩。

● **第二点：胎教能提高孕妈妈的修养**

胎教强调胎儿会受到母亲言行的影响，甚至在胎儿期，宝宝就会依据孕妈妈的生活习惯而开始养成一些习惯。我们都知道，每一个人都有不同的生活习惯，养成好习惯使人终生受益。一旦养成坏习惯，想改但很困难。因此，胎教要求你对知识、修养、爱好……都要注意与提高，以给胎儿一个良好的教育。在这层意义下，胎教会将孕妈妈潜移默化成一位知识丰富、品格高尚的孕妈妈。

● **第三点：胎教为以后的亲子互动打下基础**

在未与孩子谋面之前，经由胎教的实践，可培养孕妈妈对胎儿的爱与关怀，进而期待胎儿出生后，能延续这份爱与关怀，给予宝宝最好的教育与照顾，为以后的亲子互动奠定良好的基础。

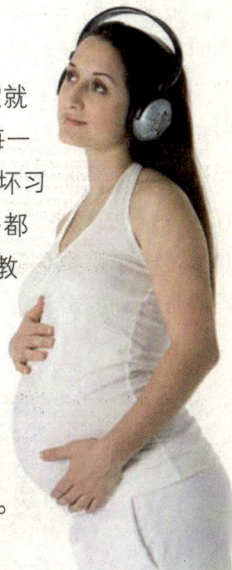

✳ 科学对待胎教

如何正确对待胎教

常常听到一些父母抱怨："我们当初积极胎教，又是唱歌又是听音乐，忙活了半天也没有生出个神童来。"言语之间对胎教颇感失望。

家长们一定要知道，胎教是在优孕受孕和优生养胎的基础上，通过母亲对胎儿身心发展提供的良好影响，而对孩子的成长发育起促进作用，是集优生、优育、优教于一体的一门实用科学，但不是创造神话。

尽管现代医学为胎教提供了可行的依据，也有诸多实验、实例证明了胎教的必要性，我们对胎儿应以科学的态度审视，这便是科学的胎教，但绝不神化胎教；肯定胎教的结果，但绝不夸大胎教的作用；可以保留对胎教的传统认识，但不拒绝对胎教的尝试。

以科学的态度看待胎教，科学地实施胎教，从而收获胎教的效果，这便是我们所倡导的科学的胎教观。

胎教并非越早越好

医学研究结果表明，胎儿发育到第4周时，神经系统已经开始建立；第8～11孕周时，胎儿对压触觉有了反应，可以轻轻拍打、抚摸腹部，这种触摸刺激可通过腹壁、子宫壁促进胎儿的感知觉发育；第16～19孕周，胎儿听力形成，此时的胎儿就是一个小小"窃听者"，他能听到妈妈心脏跳动的声音、妈妈大血管内血液流动的声音、肠蠕动的声音，他最爱听的是妈妈温柔的说话声和歌声。从孕第20周起，胎儿视网膜形成，开始对光线有感应，他不喜欢强烈光线的刺激。因此可以说孕中期是我们进行胎教的最佳时期。

如果你能注意饮食营养、远离烟酒，如果你能注意避免各种感染和用药，如果你能保持平和的心态、愉快的情绪，你就给了孩子一个极好的开端。如果你每天能适当、适度地抚摸腹部，为胎儿做做体操；如果你每天能对胎儿说说话，请他听听优美的音乐，那么，你作为未来宝宝的第一任教师就开始上任了。

胎教过程要循序渐进

胎教是一个循序渐进的过程，不能操之过急，应该根据胎儿生理发育的特点逐步进行。

准父母在怀孕4个月前就应做好胎教的准备工作。从怀孕4个月起，按孕妇生活作息时间安排胎教，最好在早上起床后，午睡或下班后、晚上临睡前进行。

怀孕4～5个月时，可给胎儿音乐胎教，每日2次，每次3～5分钟。

怀孕5～7个月时，可用两首乐曲交替轮流播放，父母还可以对胎儿说话或唱歌，每日2次，每次5分钟。

怀孕7个月后可以正规上课，先抚摸胎儿，也可用手轻压胎儿肢体或轻拍胎儿，告诉胎儿开始上课，每日3次，每次5～10分钟；早上讲故事或唱歌，午睡后或下班后听音乐或文字训练；晚上临睡前音乐训练和文字训练。

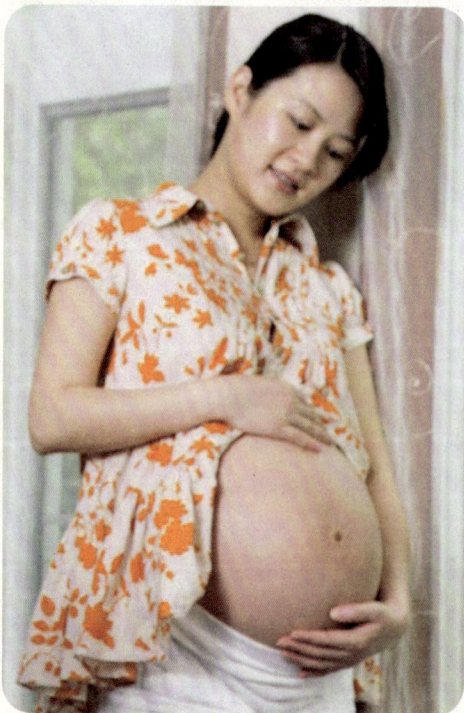

TAIJIAOSHIJIANFANGFA

胎教实践方法

✿ 情绪胎教

孕期不应有的十种心理

保持愉悦的心情，给刚刚"落户"到母体的胎儿提供良好的外部环境，孕妈妈始终注重保持良好的情绪，就是对胎儿的胎教。

妊娠后生理机能的变化，家庭成员对胎儿的期望或猜想，特别是祖父母对生男生女的偏好，都会有形或无形地给孕妈妈的心理带来阴影。

烦躁心理：孕妇不要因妊娠反应而心情恶劣，烦闷不安，应保持心情舒畅，情绪稳定，保持心理平衡。

担心心理：孕妇会担心胎儿的健康，应把你的担心说出来依靠科学的手段来确定，而不要盲目担心。

忧郁心理：忧郁情绪会造成孕妇失眠、厌食、

不良情绪类型	对孕妈妈心情影响指数
夫妻口角	6.0
绝望、恐惧	4.4
亲戚间吵架	4.0
家人患病或意外	3.0
邻里间口角	3.0
内心无力感	2.6
忧郁、焦虑	1.2
神经质、压抑	1.0
搬家	1.0

性机能减退和植物神经紊乱。对胎儿的生长不利。

淡漠心理：妊娠期间，孕妇可能只关心体内的胎儿而对以外的事情漠不关心这样会影响夫妻感情。

依赖心理：总希望丈夫能时时陪在身边，过分依赖丈夫或母亲这样显然不行，孕妇应体谅丈夫的事业和工作，应学会自强自立，学会在心理上进行自我调理和自我平衡。

暴躁心理：有些妇女怀孕后，爱发脾气，尚不知孕妇发怒时，血液中的激素和有害化学物质浓度会剧增，并通过"胎盘屏障"，使胎儿直接受害，在怀7～10周时，经常发怒，可能造成胎儿腭裂和兔唇。

猜想心理：总是猜想宝宝是男孩还是女孩，担心宝宝的性别给自己的压力（来自夫家），无形中给孕妇造成心理负担。

羞怯心理：怕别人看出自己怀孕了，羞于出现在公共场所，这完全是不必要的。

焦急心理：期盼宝宝、担心宝宝而整天焦躁不安。

紧张心理：偏听信长辈的话对分娩产生一种恐惧。

自我心理调适方法多

每天面对越来越臃肿笨拙的身体，及生理性不适症和心理压力，孕妈妈应采取措施来自我缓解和调适。

孕期不仅要制怒，遇到十分高兴的事也不要失态，始终要保持冷静，保持清醒，避免给自己和胎儿的身体和心理造成损害。

● 布置温馨的环境

在房间的布置上做一些小调整。如果家庭以前是典型的二人世界，现在可以适当地添一些婴儿用品，让可爱的小物件随时提醒自己，一个新生命即将降临。同时，还可以贴一些画片，选择自己喜欢的漂亮宝宝的照片贴在卧室里。

● 通过语言传递心声

每天花几分钟的时间，和腹中宝宝说几句悄悄话，比如"宝贝，我爱你"，"你知道吗？我是妈妈"等，利用外出散步的时间，可以悄悄地说"外面的天气真好！阳光明媚"等。

● 接受音乐的洗礼

人们都知道音乐不仅能促进胎儿的身心发育，对孕妈妈本人也能起到一定的放松作用。每天花20分钟静静地听上一段音乐，同时想象音乐正如春风一般拂过脸庞，沐浴着自己。当然，也可以播放自己最喜欢的歌曲，大声唱出来，将精神状态调整到最佳点。

● 与幽默结缘

笑是人生极大的生活享受，不妨多为自己创设能开心一笑的机会。欣赏喜剧，看一些幽默、风趣的散文和随笔，还可以收集一些幽默滑稽的照片、影像制品，每天欣赏，还可以要求准爸爸收集笑话、好玩的传闻，在餐桌上发挥，让自己经常开心一笑。

● 记心情日记

孕期每天写一段日记，记录下每天的心情。这份长久的纪念，将来某一天也许会和宝宝一起来重温这些难忘的生活片断，珍贵的细节必定令人获得更多的天伦之乐。

● 手工兴趣制作

动手制作一些小玩具、小动物、小娃娃，或者学习插花、刺绣艺术，可以增加生活情趣。如果有能力，还可以给未来的小宝宝做一些衣物。

● 想象

想象自己常常喜欢去的地方，如公园、农家小院、海边、小溪旁、高山间、一望无际的平原上等，把自己的思绪集中到美好的景色中，可以令人精神振奋、心旷神怡。

● 聊天放松

聊天是一种可以排解烦恼，交流体会的好方法，可以释放和减轻心中的种种忧虑，还能获得有益的信息，因此，是一种有益心理健康的好方法。在轻松愉快的聊天过程中，会忘却身体的不适。

● 按摩

闭目养神片刻，然后用手指尖按摩前额、双侧太阳穴及后颈部，每处按摩16拍，能健脑和放松。

● 散步

到环境安静、空气清新的公园或郊区去散步，也是调整情绪，放松精神状态的好方法。

避免饮食诱发倦怠

孕期倦怠是相当普遍的现象，食物、过敏、血糖浓度都可能引起疲惫感。吃太多的甜食或精制的谷物食物，如果再加上咖啡、可乐、茶等刺激，会使倦怠表现更加严重。营养不良或饮食不当都是孕期倦怠的诱因，应当特别注意。

让心情平静的小招数

现实生活中，难免会有一些不如意的事情，再加上孕激素的作用，即使是心态较为平和的大龄妈妈也有想发火的时候。虽然知道发火不好，但是硬憋在心里也有害健康，最好是把坏情绪以一种健康的方式发泄出来。

你可以在脑子里一直想象着宝宝可爱的小脸儿，然后在心里说："我是孕妈妈，我的宝宝不喜欢我生气。"除此之外，还有一些使心情平静的小方法供你一试。

● 数数

如果因为某件事很恼火，要发脾气，不妨先努力抛开这件事，让自己从1数到10，尽量慢慢数，哪怕开始是气呼呼的，但只要数了，慢慢就会发现，只需短短几十秒的时间，心情就能平复下来了。

● 撕纸

当你觉得心情郁闷、需要排解时，可以试着将废纸撕成小条儿，坏情绪也就随着碎纸消散掉了。

● 拥抱

这个姿势适合排解悲伤。拥抱可以给身体一个支撑，情绪上就会感到有了依靠。但要特别注意的是，在怀孕中晚期，孕妈妈在做这个动作时一定要小心，千万别挤到肚子里的胎儿。

● 做针线活

针线活现在已经淡出了大多数女性的生活，孕妈妈们不妨把这种类似于"娱乐"的工作捡起来。做针线活时，人的思想会非常集中，全身血液流动平静而缓和，非常有利于孕妈妈和胎儿的身心健康。同样的道理，一些手工劳动如雕刻、折纸等也有类似的功效。

如何对待孕期抑郁症

对大多数女人来说，怀孕期间是一生中感觉最幸福的时期之一，然而事实上也有将近10%的女性，在孕期会感觉到不同程度的抑郁。也许正因为人们都坚信，怀孕对女人来说是一种幸福，所以甚至很多妇科医生都忽视了对孕期抑郁症的诊断和治疗，而简单地把孕妇的沮丧抑郁，归结为一时的情绪失调。其实，如果没有得到充分重视和及时治疗，孕期抑郁症也具有相当危险性，它会使孕妇照料自己和胎儿的能力受到影响，并给妇婴带来不良后果。

孕妈妈可以从以下几个方面改善孕期抑郁的状况：

● 尽量使自己放松

放弃那种想要在婴儿出生以前把一切打点周全的想法。你也许会觉得你应该抓紧时间找好产后护理人员，给房间来个大扫除，或在休产假以前把手头做的工作都结束了，其实在你列出的一大堆该做的事情前面应该郑重地加上一样，那就是善待自己。一旦孩子出生，你就将再也没有那么多时间来照顾你自己了。所以当你怀孕的时候应该试着看看小说，在床上吃可口早餐，去树林里散散步，尽量多做一些会使你感觉愉快的事情。照顾好你自己，是孕育一个健康可爱宝宝的首要前提。

● 和你的配偶多多交流

保证每天有足够的时间和配偶在一起，并保持亲昵的交流。如果身体允许，可以考虑一起外出度假，尽你所能来使你们的关系更加牢不可破，这样当孩子降生时，你会有坚强的后盾，可以放心依靠。

● 把你的情绪表达出来

向你的爱人和朋友们说出你对于未来的恐惧和担忧，轻松而明确地告诉他们你的感觉，当你处在怀孕的非常时期，你需要爱人和朋友的精神支持，而只有当他们了解你的一切感受时，他们才能给予你想要的精神需求。

● 和压力作斗争

不要让你的生活充满挫败感，时时注意调整你的情绪。深呼吸，充分睡眠，多做运动，注意营养。如果你们仍然时时感觉焦虑不安，可以考虑参加孕期瑜伽练习班，这种古老而温和的运动，可以帮助孕妇保持心神安定。

● 进行积极治疗

如果你作了种种努力，但情况仍不见好转，那么你应该立即寻求医生的帮助，也可以要求你的医生为你推荐一位这方面的医学专家或精神治疗专家，以免病情延误，给自己和胎儿带来不良后果。有的孕妇害怕去见精神病专家，认为这会使自己与精神病挂上钩，其实完全不必担心，你可以理智而客观地把它看做是保证你和胎儿健康安全而采取的一项必要措施。

专/家/答/疑

如何判断自己是否患有抑郁症？

如果在一段时间（至少两周）内有以下的4种或以上症状，则表明你可能已患有孕期抑郁症。如果其中的一或两种情况近期特别困扰你，则必须引起高度重视。

不能集中注意力；极端易怒；睡眠不好；非常容易疲劳，或有持续的疲劳感；不停地想吃东西或者毫无食欲；对什么都不感兴趣，总是提不起精神；持续的情绪低落，想哭；情绪起伏很大，喜怒无常。

消除紧张情绪的自律训练

前面我们讲过了一些情绪胎教，不知道孕妈妈在阅读的过程中，有没有过这么一种想法，如果情绪胎教能像做操一样具有可操作性就好了。下面我们就介绍一种训练方法，如果孕妈妈自觉紧张了，就可以做一做，它能够使孕妈妈集中精神、安定身心。

在训练前，先用温水让自己紧张的身体松弛下来，换上宽大的衣服，在一个地方冥想，消除紧张情绪。

● 第一阶段

坐在椅子上，或平躺于床上，闭上眼睛，全身放松，让全身处于无力状态，把气吸入腹部，再通过腹部呼出，反复2~3次。

● 第二阶段

心中默念"内心平静、双臂沉重"，把意识集中于四肢，努力体会沉重的感觉。

● 第三阶段

将"内心平静、双臂沉重"和"双脚温暖、内心平静"各念两遍，体会手脚温暖的感觉。

● 第四阶段

双臂前移，移动手指，将胳膊肘弯曲后再打开，然后伸个懒腰，冥想结束。

孕妈妈可能觉得好笑，为什么嘴里还要念念有词。其实，这正和那些打坐的高僧嘴里念"南无阿弥陀佛"是同样的道理，嘴里有了心里就有了。

每天对照镜子微笑

人们常说，微笑是开在嘴角的两朵花，因此，微笑像花儿一样美丽，同时也能让微笑的人感到更加幸福，经常微笑吧，虽然腹中的胎宝宝看不见你的表情，但他能感受到你的喜悦之情。

每天清晨醒来，先跟胎宝宝打一个招呼，告诉宝宝，新的一天开始了，他又长大了一天。然后对着镜子，给自己一个微笑，这一瞬间，沉睡的细胞苏醒了，你的周身都充满了朝气与活力。这是一个美丽的微笑，告诉你美好的一天即将开始，同时也将这种美好的情绪传达给胎宝宝。

拍个幸福的大肚照

孕中期是孕妈妈最美的时候，不少人都会选择这段时间拍摄一套"大肚照"。最好选择在7个月左右，不要超过8个月，这时候孕妈妈的肚子刚刚显出来，行动还没有那么笨拙。准爸爸最好也加入到拍照的活动中，将来宝宝才知道当初爸爸妈妈因为自己的到来是多么辛苦，多么幸福。

不过，为了让拍照过程顺利和愉快，去拍照之前要做好一些准备：

1. 和照相馆预约好一个人少的日子。提前20天，可以在网上了解一些更详细的内容。

2. 考虑到拍照时间比较长，照相馆旁边最好有卫生条件好的餐厅，或者自己带上食物和水，中途及时补充能量，并休息一下。

3. 最好选择专门给孕妇拍摄的影楼，不仅会有很多孕妇服装可以选择，而且衣服都是经过消毒的。也可以带上自己的孕妇装。

4. 带上自己的安全化妆品，跟化妆师沟通好自己想要的妆容。最好不要用影楼的化妆品。

拍摄的时候，千万别害羞，遮遮掩掩的，既然是拍大肚照，一定至少要有一组露出肚子的照片。顺便还可以涂些亮亮的橄榄油，大胆地秀出自己的肚子。

孕妈妈要和摄影师充分沟通，由他带你进入角色。孕妇照和婚纱照及个人写真是不一样的，表现的是快要做人母的姿态，应该拍出幸福感、美好感、母爱感，当然，有些个性的孕妈妈拍些耍酷的或者性感的孕妇照也会别有韵味哦。外出取景要戴上墨镜，既能做道具还能保护眼睛。

孕妇照只要拍20张左右就好，主要是留个纪念。多拍的话，孕妈妈的体力难以支持。

孕晚期的7种心理压力

造成孕妈妈的心理压力的，是孕晚期时来自自身的各种忧虑和焦躁情绪，主要有以下七种：

1. 害怕分娩的疼痛，在选择剖宫产和自然分娩之间犹豫不决。

2. 担心住院以后看到医护人员的恶劣态度及其他产妇的痛苦状况。

3. 担心分娩时会有生命危险。

4. 怕超过预产期而出现意外。

5. 腹内胎宝宝日渐增大，可能出现胎动加强、白带增多、消化不良、下肢静脉曲张和水肿等现象，日常生活越来越不便，心里非常焦躁不安，急盼快些分娩，

早早结束妊娠的日子。

6. 在选择母乳喂养还是人工喂养的问题上举棋不定。

7. 分娩的日子很快到来，担心自己无法胜任妈妈的角色而产生忧虑。

这些就是干扰孕妈妈心理健康的因素。家人要积极地做好孕妈妈的心理工作，孕妈妈自己也要注重自我调适。

准爸爸要给妻子积极的心理暗示

在分娩前，作为妻子精神上的支持者，准爸爸一定要经常给予妻子积极的心理暗示，让她积极地面对这个自然的生理过程，而不要总是给她带来坏消息，让她未战先怯。

缓解焦虑迎接临产

随着一天一天度过，即将来临的分娩，会让大多数孕妈妈心中忐忑不安，尤其是对于分娩所遭受的疼痛有所顾忌，对自己是否能够顺利平安生产出胎儿宝宝，会显得焦虑万分。

孕期体内激素状况改变，当然是导致焦虑症发生的重要原因，既难以避免，又无大碍，只要适时调整自己的情绪，就能轻松度过，平安迎接分娩。

缓解孕期焦虑症的几个良方：

● **提前打"预防针"**

有心理准备的孕妈妈，比起没有心理准备的人更为愉快、顺利、平和，妊娠反应更小，孕期并发症更少。胎儿在优良的环境中健康成长，有助于顺利分娩。因此在孕期，从心理和精神上做好各种准备，

包括从心理上接受怀孕期特殊的变化，如形体、饮食、情绪、生活习惯变化，做好充足的准备，以及接受小生命诞生后有可能导致的家庭和生活问题，保证在妊娠过程中，能够始终保持平和、自然的心情和愉快、积极的态度。还要多与母亲和婆婆等长辈交流，了解一些生育小常识。

● 补充精神食粮

由于缺乏对生产的直接体验和正确认识，会导致初产妇对孕晚期的任何一点生理变化，都会影响到心情和精神状态。要多学习一些孕期保健知识，积极参加孕妇俱乐部活动，通过和别人交流，正确对待自己焦虑的问题。经常参加正规医院举办的孕期讲座，有问题及时向医生咨询。

● 饮食起居更规律

在医生和家人的帮助下，制订一份科学有效的起居及饮食定时定量表，然后严格坚持三要素：一是每天保证8～9小时睡眠，做到起居规律、睡眠充足，但不贪睡。二是适当活动锻炼，促进孕妈妈和胎儿血液循环，有利于宝宝发育，以及将来分娩顺利进行。三是饮食得当，不偏食。应当听从医生指导，合理搭配饮食，少食多餐。要注意营养均衡，忌食生冷、辛辣、刺激的食物。

● 保证"心理营养"

怀孕后，家人会千方百计给孕妇增添营养，以保证母亲、胎儿的健康，但仅有饮食方面的营养是远远不够的，孕妈妈更需要有愉快的心情和稳定的情绪，即"心理营养"。只要坚持合理的生活方式，绝大多数女性都能顺利地迎接聪明健康宝宝。孕期应适当增加一些小制作爱好如编织、绘画等，多分散注意力。创造雅致、温馨的家居环境，把家庭小环境布置得更加整洁、美观、赏心悦目。多欣赏花卉、盆景、美术作品，常与大自然保持接触，常听优美的音乐等。

✳ 联想胎教

用意念塑造的孩子

心中美好的愿望，能在我们的言行、举止和生命中表现出来。正因为先有了怀孕的愿望，然后才有了生命生长的实际。从胎教的角度来看。孕妇的想象也是非同小可的，它能通过意念构成胎教的重要因素，转化渗透在胎儿的身心感受之中，影响着胎儿成长过程。

因此，您完全可以强化"我的孩子应该是这样的"愿望，盼望着他的到来，用自己的意象塑造理想中的胎儿。

想象胎教要求，从受孕开始，孕妈妈就应设计孩子的形象，把美好的愿望具体化、形象化，想象着孩子应具有什么样的面貌，什么样的性格，什么样的气质等。常常看一些自己所喜欢的儿童画像和照片。仔细观察你们夫妻双方，以及双方父母的相貌特点，取其长处进行综合，在头脑中形成一个清晰的印象，并反复进行描绘。对于全面综合起来的具体形象，以"就是这样一个孩子"的坚定信念在心底默默地呼唤，使之与腹内的胎儿同化。久而久之，您所希望的东西潜移默化地变成了胎教，为胎儿所接受。

给宝宝画个像

孕妇在怀孕期间就应该自己设想未来宝宝的形象了。是男、是女，像爸爸还是像妈妈？现在有些科学已经证明：在孕期设想的孩子形象在某种程度上相似于将要出生的婴儿。许多孕妇在家中的墙壁上都悬挂一些自己喜欢的漂亮的婴幼儿照片，天天看上几回，说是这样出生后的婴儿漂亮。无论这种做法有无科学根据，但其对孕妇心情舒畅，进而使胎儿受到良好胎教是有一定作用的。

一般来说，孕妇可以把自己的想象通过语言、动作等方式传达给腹中的宝宝，并且要持之以恒。还可以和丈夫一起描绘自己所希望的婴儿的模样，这样可以保持愉快的心情，影响胎儿。

孕妇还可以预先设计制作一些胎儿出生时的用品，买些玩具等。

在一针一线的缝制中，培养孕妇同腹中宝宝的感情。

孕妇及丈夫在为未来的宝宝准备日常用品的同时，精神上得以充实，时间也会过得快起来。

选一张宝宝头贴床头

当你怀着一颗无比期待的心情等待宝宝的到来时，你眼里所见到的宝宝都是那么的可爱，同时你的心情也会变得特别的"靓"，这种"靓"心情，自然会影响到你的胎宝宝，他的"心情"也会变"靓"，所以……

● 为宝宝找一张漂亮的"未来照片"

你可以在睡房或床头挂上大幅漂亮宝宝的图片，也可以将你喜欢的各种大小的宝宝像贴在床头。如果你可以找到你和丈夫小时候的漂亮照片，也可以经常拿出来翻看，或是贴在床头，这样，你就可以将它们当做是宝宝未来的样子，每天当你醒来或是睡前，总可以与胎宝宝一起陶醉在这种美好的心情中。

想象宝宝是个小天才

意念是胎教的一种重要手段，从某种意义上来说就是想象力。几乎所有的孕妈妈都希望自己的宝宝是非凡的天才，那就尝试运用想象的力量，将美好的愿望、祝愿传递给胎宝宝。想象能增加孕妈妈与胎宝宝的联系，这也是意念力对胎宝宝身心发育的促进作用。孕妈妈可以根据天才宝宝的特征来尽情想象：

● 讲话早

宝宝会迅速掌握大量词汇、发音清晰、喜欢刨根问底并具备非凡的理解力，显示出聪明的潜力。

● 阅读早

宝宝识字和识图很快，会捡起书本自

己阅读。

● **喜欢数字**

宝宝喜欢数日常生活中的一切东西如楼梯、来往的车辆，能记住电话号码，并且认识书本上的数字，很早就开始数数，甚至能解简单的数学题。

● **善于解决问题**

他能玩比他年长的孩子才能玩的游戏，能自主解决游戏中的困惑，对细节特别感兴趣。

● **专心致志**

宝宝玩拼图游戏的时候非常专心有耐心，能长时间地关注一件事情，自始至终，有成为天才的趋势。

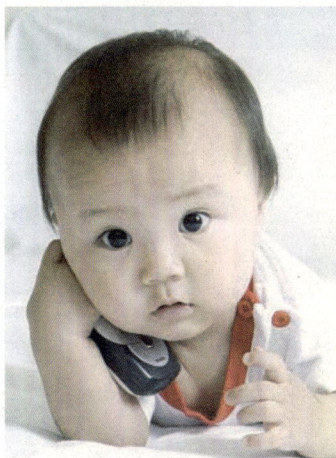

多看关于天才宝宝的书籍

孕妈妈如果希望自己的宝宝是个天才的话，可以多找一些介绍天才宝宝的书籍来看，在心里形成具体的天才宝宝形象，这样才能够产生强烈而有效的想象，使意念发挥作用。

✳ 语言胎教

给胎儿讲故事

如果想给孩子讲故事的话，孕妇必须把腹内的胎儿当成一个大孩子，娓娓动听地述说。亲切的语言将通过语言神经传递给胎儿，使胎儿不断接受客观环境的影响，在不断变化的文化氛围中发育成长。

讲故事时既要避免高声尖气的喊叫，又要防止平淡乏味的读书，方式可以根据孕妇的具体情况而定。内容可以由母亲任意发挥，可随意编有趣的故事，也可以读故事书，最好是图文并茂的儿童读物：还可以给胎儿朗读一些儿歌、散文等等。内容不应过长，宜有趣，切忌引起恐惧和悲伤。如《灰姑娘》、《白雪公主》等就不宜选用。

讲故事时母亲应取一个自己感到舒服的姿势，精力要集中，吐字要清楚，声音要和缓，应以极大的兴趣绘声绘色地讲述故事的内容。内容不宜过长，应有趣，切忌引起恐惧和悲伤。除此之外，还可给胎儿朗读一些轻快活泼的儿歌、诗歌、散文以及顺口溜等等。

胎教时的语言有什么特点?

儿童教育讲究教育内容的形象性和形象美,因为儿童的思维带有很大的直观性和形象性。对胎儿来说,尤其如此。语言胎教,一定要体现形象性和形象美。比如,语言讲解要视觉化,母亲看东西时受到的视觉刺激,通过生动的语言描述就视觉化了,胎儿也就能感受到了。

应重视呼唤训练

父母应该抓住胎儿具有辨别各种声音并能做出相应反应的能力这一关键时机,经常对胎儿进行呼唤训练。这样,孩子一出生就会马上识别出父母的声音,这不仅仅对年轻父母是一个激动人心的时刻,而且对孩子来说,刚来到这个完全陌生的世界能听到熟悉的声音,对他来说是莫大的安慰和快乐,同时消除了由于环境的突然改变而带给他心理上的紧张与不安。

父母通过声音和动作与腹中的胎儿进行呼唤训练,是一种积极有益的胎教手段,在对话过程中,胎儿能够通过听觉和触觉感受到来自父母亲切的呼唤,有利于生理上的沟通和感情上的联系,这对胎儿的身心发育是很有益的。

有效利用母亲的声音

妈妈的声音是其身心状态(感情的起伏、生理条件)的反映,传达给胎儿的声音大体上包括下列因素:声音的高低与强弱、音阶、节奏、协调性、音调。因此,

母亲对胎儿说话时最具成效的声音胎教法有缺一不可的三要素:

1. 母亲温柔的心境。
2. 与胎内环境同步的旋律。
3. 轻快的抑扬节奏。

希望怀孕中的妈妈立即学习,不论胎儿的性别是男是女,马上替他取个可爱的小名。

在日常生活中对胎儿说话(例如,轻声说:"小蜜蜜,高不高兴啊!"),胎儿也会愉快地以胎动来回应你。取小名是为了方便和胎儿说话,如果胎儿有哥哥或姐姐时也请务必让他们共同参与起名。如此一来,家庭对胎儿诞生的期待益发增加。

胎儿虽然还没有出生,给他起个名字,可使父母对他更为重视,和他"对话"更为方便。还有,经常呼唤他的名字,能引起他的条件反射,一听到叫他的名字就知道和他讲话了。胎儿出生后,你叫唤他的名字,他会转头寻找声源,感到熟悉,对你亲热。当然,给胎儿起的名字要漂亮一些,如"贝贝"、"灵灵"、"辉辉",这样容易叫,容易辨别,也容易记住。当爸爸妈妈轻声呼唤胎儿的名字时,必然会有一种温馨、亲昵的感情荡漾在心中,必然觉得胎儿已经成为你家庭中不可缺少的一员。

教胎儿学习

胎儿在腹中是可以学习的,听起来好像不可思议,但实践证明,胎儿也有学习能力,如何教胎儿学习呢?有以下几种方法,以供参考:

● **利用彩色卡片学习文字**

　　彩色卡片就是用彩笔在白纸上写语言、文字、数字的卡片。首先从汉语拼音a，o，e，i，u开始，每天教4~5个，如果父母想从小发掘胎儿的外语天赋，也可以教26个英文字母，先教大写，然后是简单的单词。

　　怎么教呢？如教a这个汉语拼音时，一边反复地发好这个音，一边用手指写它的笔画。这时最重要的是能够通过视觉讲"a"的形状和颜色深深地印在脑海里。因为这样一来孕妈妈发出的"a"这一字母信息，就会以最佳状态传递给胎儿，从而有利于胎儿用脑去理解并记住它。

　　汉语拼音韵母教完后，可以接着教声母和简单的汉字，如"大""小""天""儿"等，在教胎儿学习时，母亲要用真挚的感情和耐心，切忌急躁，敷衍了事。

● **使用彩色卡片学习数学**

　　通过深刻的视觉印象将卡片上描绘的数字、图形的形状和颜色，以及孕妈妈的声音一起传递给胎儿。使胎儿成功的诀窍是不要以平面的形象而要以立体形象传递。例如光是"1"这个数字，即可视觉化，窍门在于加上由"1"联想起来的各种事物。在教"2"这个数字时，孕妈妈可以想象"浮在水面上天鹅的倩影"。尽可能从身旁的材料中找出适当的例子来。当然，这时不要忘记清楚地发好"1""2"的读音。

● **学做算术**

　　做算术也是一样，例如，教1+1=2的时候，可以说"这里有1个苹果，又拿来了1个苹果，现在一共有2个苹果了"。将具体的、有立体感的形象，也就是将三维要素导入胎教中去。

● **教图形**

　　教图形时，先用彩笔在卡片上描绘出圆形、方形、三角形，将其视觉化后传递给胎儿，并找出身边的实物来进行讲解。

● **生活常识和自然知识的学习**

　　让胎儿预先掌握生活中的智慧和一般常识，以便出生后对日常生活的事物更加感兴趣。如做菜时，可以讲述有关炊具和烹调的方法，通过视觉将菜的颜色"告诉"给胎儿，通过嗅觉将菜的气味转达给胎儿。

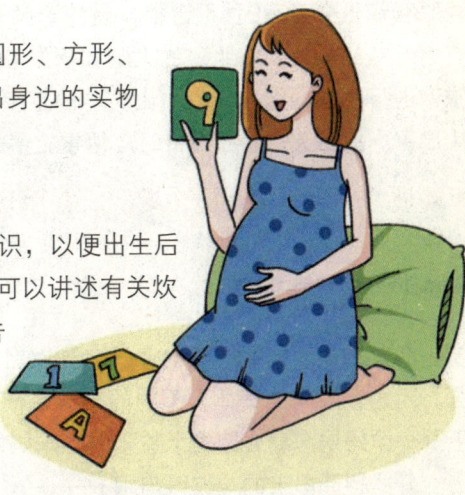

✳ 音乐胎教

音乐胎教学问大

有首歌唱道，"恋爱不是简单的请客吃饭"，套用这句话，音乐胎教也不是简单地放放音乐。孕妈妈在进行音乐胎教时，还应注意以下问题：

● 并非优美的音乐就一定适合胎教

如理查德·克莱德曼的一些钢琴曲虽然好听，但不适宜作胎教音乐。因为，作为胎教音乐，要求在频率、节奏、力度和频响范围等方面，应尽可能与宫内胎音合拍。音乐胎教要考虑对胎儿的听神经和大脑有无损伤的频响范围，正确的音乐频响范围应为500～1500赫兹，音乐磁带必需经过医学检测。专家指出，若频率过高会损害胎儿内耳螺旋器基底膜，使其出生后听不到高频声音；节奏过强、力度过大的音乐，会导致听力下降。

因此，选作胎教音乐，应先经医学、声学测度，符合听觉生理学的要求。在选购"胎教"磁带时，不是听一听音乐是否好听，而是看它是否经过了医学、声学的测试。只有完全符合听觉生理要求的胎教音乐，才能真正起到开发智力、促进健康的作用。

● 胎教音乐忌用高频声音

高频声音对胎儿的伤害，胎教音乐中2000赫兹以上的高频声音应低到听不到的程度，这样才能对胎儿比较安全。在国内市场上出售的胎教音乐，经随机抽查表明，11种胎教音乐中竟有9种不合格，有的音频最高达到5000赫兹以上，这对胎儿的健康是有害无益的，会损伤胎儿的大脑和听觉等。国内已有报道从市场购买的劣质胎教音乐磁带进行胎教，结果"教"出失聪的宝宝，这说明不合格的胎教音乐磁带会对胎儿造成危害。故在选购胎教磁带时应慎重，最好请专业人员帮助选购。

● 播放音乐时不要使用传声器，并尽量地降低噪音

孕妈妈欣赏音乐

许多人认为孕妈妈听的音乐应该以轻柔的为主，实际上，音乐应该更加多元化一些。因为，不同的旋律、不同的节奏会带给孕妈妈和胎儿的不一样的感受和影响。以下列举孕妈妈孕期必选的十首乐曲，孕妈妈们，快去听听吧。

普罗科菲耶夫的《彼得与狼》——做个勇敢的宝宝

德沃夏克的e小调第九交响曲《自新大陆》第二乐章——抚平焦躁的心情

约纳森的《杜鹃圆舞曲》——特别适合在早晨睡醒后倾听

格里格的《培尔·金特》组曲中《在山魔王的宫殿里》——感受力度与节奏

罗伯特·舒曼的《梦幻曲》——感受清新与自然

约翰·施特劳斯的《维也纳森林的故事》——感受春天早晨的气息

贝多芬的F大调第六号交响曲《田园》——在细腻的乐曲中享受宁静

老约翰·施特劳斯的《拉德斯基进行曲》——激情澎湃中感受无限活力

勃拉姆斯的《摇篮曲》——妈妈无尽的爱，在乐曲声中与小宝宝说说话

维瓦尔第的小提琴协奏曲《四季·春》——体验春季盎然的感受

以上十首乐曲，每首的风格都是不一样的。

孕妈妈可在一天当中，不同时刻不同心情进行选择来听听。当然，怀胎十月，仅仅这十首乐曲对孕妈妈来说还是不够的，孕妈妈所选乐曲也不能仅仅局限如此。其他如《春江花月夜》《半个月亮爬上来》《花儿与少年》《友谊地久天长》《爱情故事》《蓝色多瑙河》《在那遥远的地方》《假日的海滩》《锦上添花》《矫健的步伐》等曲子都是孕妈妈不错的选择。这些轻松愉快、诙谐有趣、优美动听的音乐，能将孕妈妈的忧郁和疲乏消除在音乐之中。特别值得一提的是《春江花月夜》这支曲子。如果仔细体会这支和谐、优美、明朗、愉快的乐曲，就仿佛是置身于春光明媚，鸟语花香的大自然中。这支乐曲的题目也令人心驰神往，春、江、花、月、夜，这五种事物体现了多么动人的良辰美景，构成了诱人探寻追求的艺术境界。

妈妈给宝宝唱歌

孕妈妈在进行音乐胎教时，可以选择多种方法，其中对胎宝宝最为有利、影响最深的就是哼歌谐振法，也即妈妈给宝宝唱歌。

孕妈妈在哼唱时，音乐渗入心灵，能够激起无意识超境界的幻觉，并能唤起平时被抑制了的记忆；音乐还能使孕妈妈心旷神怡，浮想联翩，从而改善不良情绪，创造良好的心境，而且母亲在唱歌时产生的物理振动，能使胎宝宝从中得到情感上的满足。哼歌谐振法还能让胎宝宝记住父母的声音和音乐的节奏，前者可以加强准爸爸妈妈与胎宝宝的感情，父母与胎宝宝会更加融洽、和谐，后者可使胎宝宝产生对音乐的爱好，进而爱好音乐并陶冶其感情，培养其完善的性格。

有的孕妈妈认为，自己五音不全，没有音乐细胞，哪能给胎儿唱歌呢。其实，完全没有必要把唱歌这种事看得过于神秘，要知道给胎宝宝唱歌并不是登台表演，不需要什么技巧和天赋，要的只是母亲对胎儿的一片深情。只要你带着对胎儿深深地母爱去唱，你的歌声对于胎宝宝来说，一定是十分悦耳动听的，唱的时候，尽量使声音往上颚部集中，唱得甜甜的，你的胎宝宝一定十分欢迎。

此法每天可进行几次，每次不超过20分钟，孕妈妈可采用自己认为舒适的姿势，

为胎儿唱一些摇篮曲、抒情以及欢快的歌曲。孕妈妈可以哼唱、清唱、随录音机唱或卡拉OK。唱歌时心情要舒畅，富于感情，如同对着你可爱的小宝宝，倾诉一腔柔情和母爱，这时母亲可想象胎宝宝正在静听你的歌声，从而达到母子心音的谐振。孕妈妈不妨平时多哼哼歌，不仅能自己心情畅快，也于胎宝宝有益。

音乐可改善胎盘供血状况

生物学家认为，有节奏的音乐可刺激生物体内的细胞分子发生一种共振，使原来处于静止和休眠状态的分子，和谐地运动起来，起到调节血液流量和兴奋神经细胞的作用，改善胎盘供血状况，使血液中的有益成分增多，以此充分衡量音乐的质量，以达到最佳的胎教效果。

妈妈教宝宝唱歌

也许有的孕妈妈会有这样的疑问，胎儿有听觉，也有记忆，但是胎儿毕竟不能唱，那又为何让孕妈妈教胎宝宝唱歌？如果我们明白了胎教的真谛，就不会有这样的疑问了。胎教注重的是母胎之间的心理、情感信息传递，而本方法正是充分利用了母胎之间的"感通"途径，其教育效果所以是比较好的。

孕妈妈教准宝宝唱歌时，应充分合理地发挥自己的想象，让腹中的宝宝神奇地张开蓓蕾似的小嘴，跟着你音律唱起来。孕妈妈可先练音符的发音，或较简单的乐谱，这样就可使胎儿容易学容易记，一教即会。比如：1234567、7654321，反复轻唱若干遍，每唱完一个音符，等待几秒钟即是胎儿复唱时间，而后再依次进行。也可以选好了一支曲子后，直接唱一句，随即凝思胎儿在自己腹内学唱。

宝宝自己欣赏音乐

这个阶段，孕妈妈可以让宝宝自己来欣赏音乐，主要是以音波刺激胎儿听觉器官的神经功能，从妊娠24周开始，每天1~2次，每次12分钟，应选择在胎儿觉醒时期进行，一般固定在晚上临睡前比较合适。可以通过收录机直接播放，孕妈妈应距离音箱1.5~2米，音响的强度可在65~70分贝，不可将收录机直接放在孕妈妈的腹壁上，不要有低音炮和鼓的声音，悠扬一些的较好。胎教音乐的节奏要求平缓、流畅，最好不要带歌词。

在胎儿收听音乐的同时，孕妈妈亦应通过耳机收听带有心理诱导词的孕妇专用磁带，或选择自己喜爱的各种乐曲，并随着音乐表现的内容进行情景的联想，力求达到心旷神怡的意境，借以调节心态，增强胎教效果。

当然，也可使用胎教传声器，即我们前面所讲过的器物灌输法，这种音乐胎教的方法是英国心理学家奥尔基本发明的。用此法进行胎教时，可将胎教传声器直接放在孕妈妈腹壁胎儿头部的相应部位，音量的大小可以根据成人隔着手掌听到传声器中的音响强度，亦即相当于胎儿在子宫内所能听到的音响强度来调试。腹壁厚的孕妈妈，音量可以稍大一些；腹壁薄的孕妈妈，音量应适当小一些。需要注意的是，传声器在腹部移动时要轻柔缓慢，并不宜播放时间过长，以免胎儿过于疲乏。一般每次以15～20分钟为宜。

✿ 光照胎教

光照胎教如何进行

科研结果表明：在孕35周以前，胎儿对光刺激毫无反应，自孕36周开始出现反应，可见到胎儿的眼睑、眼球运动，头部回转而做躲避样运动，孕37周以后逐渐明显。研究结果还表明：光照运动不仅可以促使胎儿对光线的灵敏反应及视觉功能的健康发育，而且有益于出生后动作行为的发育成长。

光照运动可以与数胎动和语言胎教的常识课结合进行，即孕妇每天看完电视中的新闻联播及天气预报之后，用手电筒的微光一闪一灭地照射孕妇腹部3次，同时告诉胎儿："小宝贝，妈妈每天夜间为你数胎动的时间，是你出生后学习知识的晚自习时间。"每天早晨起床前，同样用手电筒的微光一闪一灭地照射3次，同时告诉胎儿："好孩子，从小就要养成早起床的好习惯。"值得注意的是：光照胎教切忌用强光照射，且时间不宜过长。

日光浴

如果使用强光照射孕妈妈腹部，为了避免受到光线刺激，胎宝宝会将脸转到一旁或闭上眼睑。在妈妈腹内，胎宝宝的视神经和视网膜都尚未发育成熟，强光对胎宝宝而言，的确太刺眼了，会成为一种非常不舒服的刺激。

而弱光会使胎宝宝有眨眼的动作，并且会感兴趣地将头部转向光源的位置。不太刺激的光线，可给予胎宝宝脑部适度的明暗周期，这样就能促进大脑的发育和成熟。

但并非光线刺激胎儿，就会生出聪明的孩子。对胎宝宝而言，他最喜欢的亮度为透过妈妈腹壁，进入子宫微弱的光线。因此，可以给胎宝宝进行日光浴，在晴朗的日子，到公园散步时，可将手放在腹上，轻轻地对胎宝宝说："小家伙，你知道现在的天气多好吗？"适量的光线和妈妈温柔的声音，对即将出生的胎宝宝而言，是一种最舒服的刺激。

胎教要避开胎儿睡眠期

不要在胎儿睡眠时施行胎教，这样会影响胎儿正常的生理周期，必须在有胎动的时候进行胎教。光照时可以配合对话，综合的良性刺激可能对胎儿更有益。

✳ 艺术美学胎教

美术欣赏

与自然美相呼应的，是人类创造的艺术美。美，是一切艺术的灵魂，也是一切艺术给人以吸引和诱惑的源泉。漫长的人类历史中，产生了大量美术精品佳作，孕妈妈们大可精挑细选，和宝宝一起慢慢感受来自艺术世界的美。

当然，美术胎教也并非只看那些名家名作，每个人的身边都有非常好的图画胎教资料，那就是包含着夫妇两人美好回忆的照片，恋爱时的照片、婚礼上的照片、新婚旅行时的照片都可以。这些照片会让孕妈妈情不自禁地开怀一笑，因此也利于胎儿的情绪发育。一边欣赏照片，一边和胎儿进行对话也是个不错的主意，婚礼时的录像更是一个非常好的选择。

从广义上说，观赏风景也是美术欣赏的一部分，建筑是凝固的艺术，风景就是流动的绘画。当然，每个人喜欢的风景都不同，因此重要的是挑选孕妈妈真心喜欢的风景。孕妈妈看到这些风景后会感到身心愉悦，而胎儿也会跟着雀跃不已。

文学作品欣赏

有人说："读一本好书，就像是与一位精神高尚的人在谈话。"书中精辟的见解和分析，丰富的哲理，风趣幽默的谈吐，都会使人精神振奋，耳目一新。孕妈妈相对休息时间较多，闲暇欣赏一本好的文学作品，母子都会受益。正所谓，养心莫如静心，静心不如读书。

从胎教的角度考虑，孕妈妈宜选择一些格调高雅、趣味盎然的图书。一本好书，可以从中汲取丰富的精神食粮，使人精神振奋，同时也使人的情趣变得高雅起来，这些对于腹中的胎儿，也是一种非常特殊的教育。

对于胎教来说，优美的散文、诗歌、童话故事，是应当多读的好书。其中，如冰心、泰戈尔的诗文，特别是优美的世界著名童话故事，如《安徒生童话》《格林童话》《木偶奇遇记》《爱的教育》等，以及当代中国著名的童话，都是进行美育的好书。

如果能经常阅读一些中国古典诗词，更为有益。我国的古典诗词，博大精深，流光溢彩，往往能使人爱不释手。

孕妈妈可以背诵或温习一些名篇名著，一边读，一边想象诗中的意境，无疑是再一次接受文化的熏陶。如果每天能背诵一首古典诗词，日积月累，在整个孕期积累起来则是两三百篇之多。等孩子出生后，这些背诵下来的诗词，将是教育儿童的重要内容。

这些诗词，如李白的《静夜思》《黄鹤楼送孟浩然之广陵》《早发白帝城》等，以及柳宗元的《江雪》，王之涣的《凉州词》和李商隐的《夜雨寄北》等名篇，让人乐观、积极、超脱、向上，也非常有益于孕妈妈日常的精神保健。

如果有兴趣，还可以背诵一些格言，或名人名言。这些名言警句，是一些闪烁着奇光异彩的佳句，含有丰富的哲理。如果能结合自己的实际选记一些，必起到教育和启迪作用。

当然，欣赏文学作品时不要废寝忘食，通宵达旦，这样不仅达不到怡情养性的目的，反而累及身体。

绘画、剪纸与编织

孕妈妈绘画剪纸也是胎教的内容之一。

心理学家认为，画画、剪纸不仅能提高人的审美能力，产生美的感受，还能通过笔触和线条，释放内心情感，调节心绪平衡。

画画的时候，不要在意自己是否画得好，孕妈妈可以持笔临摹美术作品，也可随心所欲地涂抹，只要你感到是在从事艺术创作，感到快乐和满足，你就可以画下去。画画具有和音乐治疗一样的效果，即使不会画画，孕妈妈在涂涂抹抹之中也会自得其乐。

剪纸时，孕妈妈可以先勾轮廓，而后细细剪，剪个胖娃娃，"双喜临门"、"喜鹊登梅"、"小放牛"，或孩子的属相，如猪、狗、猴、兔等，别怕麻烦，别说没时间，别说不会剪，因为问题不在于孕妈妈剪的好坏，而在于孕妈妈在进行艺术胎教，在向胎儿传递深深的"爱"，传递"美"的信息。

艺术编织也是不错的胎教。

胎教的实践证明，孕期勤于编织艺术的孕妈妈，所生孩子"手巧而心灵"。

运动医学研究证明，用筷子夹取食物时，会牵动肩、胳膊、手腕、手指等部位30多个关节和50多条肌肉。这些关节只有在中枢神经系统的协调配合下才能完成肌肉的伸屈活动。其中管理和支配手指活动的神经中枢在大脑皮层占面积最大。手指的动作精细、灵敏，可以促进大脑皮层相应部位的生理活动，提高人的思维能力。利用这个原理，开展孕期编织艺术，通过信息传递的方式，可以促进胎儿大脑发育和手指的精细运动，"手巧而心灵"。

孕妈妈可以编织下面的内容：

1．设计图案，给宝宝织毛衣、毛裤、毛袜或线衣、线裤、线袜；

2．用钩针织婴儿用品；

3．绣花；

4．编织其他美术品，如壁挂(各种娃娃等)，贴画等。

穿着与打扮

爱美的妇女怀孕了，娇美的体形起了很大的变化。有些人为此而痛苦、烦恼，认为自己失去了原有的苗条身材。其实大可不必这样。怀孕几乎是每一位女性一生当中都要经历的阶段，你可以观察到大多数妇女分娩后不久就会像以前一样体态轻盈、姿容美丽，而且还会增添几分女性的成熟美。

其实，就是在怀孕期间，孕妈妈也可以打扮得很漂亮。虽然孕妈妈不再苗条和富有美丽身段，但孕妈妈完全可以变得更可爱，别忘了那句话："可爱的一定是美丽的。"怀孕了，精力、体力都不如以前，又由于信心不足，有些孕妈妈就不如从前那样顾及容貌了。事实上，美容、穿衣也是胎教，孕妈妈完全有必要精心打扮自己，美丽是每一位女性所追求的，姣好的容颜会给孕妈妈带来许多快乐，快乐了，就更应精心打扮。这一方面是自娱的一种方式，对自己容颜、服装的关心会使孕妈妈忘掉妊娠中不快的反应；另一方面，化妆会使孕妈妈显得气色更好，你自己看了，心里会舒服，别人看了，对你称许几句，你也一定会很高兴的。可见，打扮会使你保持自信、乐观、心情舒畅，因此，美容、打扮无论对自己还是胎儿都是很有意义的。

仪容美的关键在于整洁，孕妈妈只要注意卫生，保持整齐，形象一定会大为改观的。怀孕虽然使以前的体态美消失了，但同时，又是另一种美。由于激素的刺激和血液循环的加快，孕妈妈的皮肤较以往会变得更加细腻红润，如果以前额头上有皱纹，这时也会消失，还会发现发质也比以前好得多。因此，孕妈妈的美自有一番风韵，还是非常需要打扮的。

欣赏自然美

大自然是美的最高境界，孕妇多到大自然中去欣赏美丽的景色，可以促进胎儿大脑细胞和神经的发育，并在美景中陶冶情操。

在我们生存的这片土地上，不管是神奇辽阔的草原、挺拔峻峭的高山、幽静神秘的峡谷、惊涛拍岸的河海，无不开阔着我们的胸襟，启迪着我们的思考，给我们带来美的享受和精神的升华。孕妇在大自然中感受到这一切，将提炼过的感受传递给胎儿，就使得胎儿也能受到大自然的陶冶。

同时，母亲经常走进大自然，呼吸新鲜空气，也有利于胎儿的大脑发育。曾有人在动物身上做过这样的实验，把怀孕的老鼠和兔子分别放在空气不畅的箱子里，结果，这两种试验动物所生的幼崽出现无脑畸形的比例非常高，这说明大脑发育需要充足的氧气，而来自大自然是最好的供氧场所。

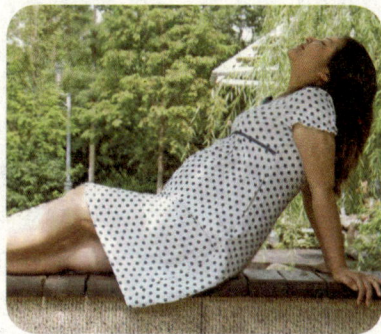

✳ 抚摸胎教

抚摸胎教的时机

正常情况下，在怀孕3个月左右胎儿即开始活动，其活动项目丰富多彩，有吞吐羊水、眯眼、握小拳头、咂拇指头、伸展四肢等。大约在怀孕4个月时，孕妇即可感觉出有胎动了，最初抚摩胎儿，由于胎儿的月份还小，孕妇一般不容易感觉到胎儿所发回的信号，而随着胎儿月份的增长与对妊娠的逐步体会，渐渐地就会发觉，每当抚摩腹内的小家伙，他就会用小手来推或用小脚来踹母亲的腹部。

一般过了孕早期，抚摩胎教就可以开始进行了。在胎儿发脾气胎动激烈时，或在各种胎教方法之前可应用抚摩胎教。

医学研究表明，胎儿体内绝大部分细胞已具有接受信息的能力，并且通过触觉神经来感受体外的刺激，而且反应渐渐灵敏。父母可以通过抚摩的动作配合声音与子宫中的胎儿沟通信息。这样做可以使胎儿有一种安全感，使孩子感到舒服和愉快。

抚摩胎教通常安排在妊娠20周后，与胎动出现的时间吻合，并注意胎儿的反应类型和反应速度。如果胎儿对抚摩的刺激不高兴，就会用力挣脱或者用蹬腿来反应。这时，父母应该停止抚摩。如果胎儿受到抚摩后，过了一会儿才以轻轻的蠕动作出反应，这种情况可继续抚摩。

抚摩从胎儿头部开始，然后沿背部到臀部至肢体，轻柔有序。每晚临睡前进行，每次抚摩以5～10分钟为宜。抚摩可与数胎动及语言胎教进行结合，这样既落实了围产期的保健，又使父母及胎儿的生活妙趣横生。

这种抚摩法可以在胎教音乐播放以后进行，也可以在抚摩时结合有节奏的音乐，随着缓慢的音乐抚摩效果会更好。

专/家/答/疑

哪些情况不宜进行抚摸胎教?

一般在孕早期以及临近预产期不宜进行抚摸胎教；有不规则子宫收缩、腹痛、先兆流产或先兆早产的孕妈妈，不宜进行抚摸胎教，以免发生意外；曾有过流产、早产、产前出血等不良产史的孕妈妈，也不宜进行抚摸胎教，可用其他胎教方法替代。

抚摸前的准备

1.抚摩胎宝宝之前，孕妈妈应排空小便。

2.抚摩胎宝宝时，孕妈妈避免情绪不佳，应保持稳定、轻松、愉快、平和的心态。

3.进行抚摩胎教时，室内环境舒适，空气新鲜，温度适宜。

● 姿势和手法

姿势

孕妇仰卧在床上，头不要垫得太高，全身放松，呼吸匀称，心平气和，面部呈微笑状，双手轻放在腹部，也可将上半身垫高，采取半仰姿势。不论采取什么姿势，但一定要感到舒适。

方法

双手从上至下，从左至右，轻柔缓慢地抚摩胎儿，心里可想象你双手真的爱抚在可爱的小宝宝身上，有一种喜悦和幸福感，深情地说着喜爱宝宝的言语。

每次2～5分钟，每天2次。如果配以轻松、愉快的音乐进行，效果更佳。

抚摸要充满爱意

通过对胎儿的抚摩，沟通母子之间的感情，准爸爸妈妈可以通过手感受孩子的胎动，宝宝也可以通过温柔的爱抚感受到父母的爱。胎教就是从爸爸妈妈的充满爱意的抚摩开始的。

抚摸时的注意事项

1. 抚摩及按压时动作要轻柔，以免用力过度引起意外。

2. 有的孕妇在孕中期、孕晚期经常会有一阵阵的腹壁变硬，可能是不规则的子宫收缩，此时千万不可进行抚摩胎教，以免引起早产。

3. 如果孕妇有不良产史，如流产、早产、产前出血等，则不宜使用抚摩胎教，可用其他胎教方法替代。

4. 抚摩胎宝宝之前，孕妈妈应排空小便，以便抚摩的时间能够保证。

5. 进行抚摩胎教时，室内环境舒适，空气新鲜，温度适宜。

6. 进行抚摩胎教时，如能配合对话胎教等方法，效果会更佳。

7. 抚摩胎宝宝时，孕妈妈避免情绪不佳，应保持稳定、轻松、愉快、平和的心态。

8. 抚摩胎教应有规律性，坚持在固定的时间进行，这样胎宝宝才能心领神会地在此时间里做出反应。

❋ 胎教素材精选

胎教名曲赏析

● 维也纳森林的故事

在听这首乐曲的时候，可以想象自己在春天的早晨，身处美丽的蓝色的多瑙河畔，远处群山起伏，田野一望无际。晨曦的阳光透过大树茂密的叶子洒在挂满露珠的草地上，山边小溪波光粼粼。羊儿在草地上吃草，小鸟在林间宛转啼鸣，牧童吹着短笛，猎人吹响号角，马蹄"哒哒"……

● 春江花月夜

你可以在晚上，夕阳西下，夜色渐起时，将音乐调到你满意的音量，随着优美飘荡的旋律响起，你和丈夫携手比肩，想象月夜里的春江，并努力把这种美好的想象传达给腹中的胎宝宝，和胎宝宝一起感受音乐中的安详与幸福。

● 梦幻曲

《梦幻曲》是舒曼于1838年创作的一首钢琴曲，作为其《童年情景》中的一部分，描写了儿童的快乐生活，表现了成年人对童年时光的回忆。听这首曲子，特别适合把音量调到若隐若现的状态，在优美旋律下，你和胎宝宝会感受到清新与自然，你在给胎宝宝朗诵诗歌或者是讲故事的时候，也可以用这首曲子来配乐，意境将再美不过了。

● 快乐宝贝

早上起床后或是在阳光明媚的上午，坐在阳台上，看着外面轻风吹拂，小孩子们在小区里嬉戏，一边听着这首曲子，一边做着自己喜欢的事情（看书、织毛衣、画画等），你会觉得世界万物都是那么的美好，身体里像是被注入了全新的细胞。你能感觉到胎宝宝在你的肚子里笑呵呵，呼吸着最新鲜的空气，感受着妈妈最美的心情。

● 田园

《田园》是贝多芬的F大调第六号交响曲，其灵感来自于大自然，整部作品表达了对大自然的依恋之情，细腻动人，朴实无华，宁静而安逸。当你与胎宝宝一起漫步于小区花园或是林荫小道时，听一听这曲《田园》，满耳的大自然的声音和满眼的大自然的颜色会让你从心灵深处呼吸到那纯净清新的空气，和胎宝宝一起，美美地感受一下吧。

● 杜鹃圆舞曲

这首手风琴曲欢快而迷人，带有浓浓的春意，孕妈妈在早晨醒来后或是午间小憩后听一听这首《杜鹃圆舞曲》，会给接下来的时光带来一个充满朝气和活力的心情，能赶走孕妈妈进入孕晚期后的心理压力。

此外，孕妈妈带着这首音乐到林荫小道上散散步，置身林木中可以让孕妈咪更快乐地体会到曲中所渲染的春意盎然的景致。

● 彼得与狼

此曲生动活泼，犹如在面前展开一幅生动的画，作家运用乐器来刻画人物和动物的性格、动作和神情，形式新颖活泼，旋律通俗易懂，富有艺术魅力。

当然，最可宝贵的还是这部作品的思想内容：只要团结起来，勇敢而机智地进行斗争，任何貌似强大的敌人都是可以战胜的，通过此曲，引导胎宝宝做个勇敢的宝宝。

● 乘着歌声的翅膀

这首歌的歌词是来自德国诗人海涅的一首抒情诗《乘着歌声的翅膀》。全曲以清畅的旋律和由分解和弦构成的柔美的伴奏，描绘了一幅温馨而富有浪漫主义色彩的图景——乘着歌声的翅膀，跟亲爱的人一起前往恒河岸旁，在开满红花、玉莲、玫瑰、紫罗兰的宁静月夜，听着远处圣河发出的潺潺涛声，在椰林中饱享爱的欢悦、憧憬幸福的梦……曲中不时出现的下行大跳音程，生动地渲染了这美丽动人的情景。

● 云雀

这首曲子欢快流畅，婉转动听，听起来十分愉快，孕妈妈可以在胎动的时候随时拿出来听，若是喜欢，在以后的几个月里也可以重复听这一个曲子，这对于培养胎宝宝的音乐感觉是很有帮助的。

另外，孕妈妈不妨打开窗子，呼吸着新鲜空气，想象自己正置身于一片群鸟共鸣的森林中，然后打开音乐，与胎宝宝一起感受这明朗快活的旋律。

● **爱之梦**

乐曲一开始就呈现了甜美的主题，满含爱的柔情和愉悦。只要你有心情，在任何时间——无论是早起、午睡前或是晚饭后，你都可以打开音响，让这甜美的旋律飘扬起来。当你听着这旋律重复一遍后，乐曲随着情绪的波动变得更加热情，会让整个空间充满幸福的味道。

● **晨曲**

这首乐曲极富表现力，像是一缕宁静的阳光穿透心灵，朝阳、晨光、薄雾、河流配合着柔和的旋律，在弦乐上跳动，在管乐间流淌，展示着婉转的黎明，非常适合作为胎教音乐。乐曲篇幅不长，孕妈妈若用心聆听，可以感觉到像是沐浴在海上吹来的平和晨风里，整个人被笼罩在一片阳光中。

● **春**

《春》是《四季》中的一曲，乐曲描绘了一幅春临大地、众鸟欢唱、和风吹拂、树叶婆娑、溪流低语的画面，具有欢快的春天气息。随着旋律的进行，你和宝宝会联想起仙女和牧羊人在草原上翩翩起舞的美丽画面，一切都充满了葱绿和生机，相信你和宝宝都会拥有一天的好心情。

● **G弦之歌**

德国作曲家巴赫(1685~1750)在一次宫廷表演中，大提琴被人做了手脚，G弦之外的所有的弦都断了。在所有人都等着看巴赫出丑的时候，他却即兴用G弦演奏出了一首咏叹调。

这样一个故事，带给世人太多的思考，而这一首曲子更多的是带给人们面对困难的勇气与力量。

胎教儿歌赏析

● **小燕子**

小燕子，穿花衣，
年年春天来这里。
我问燕子你为啥来，
燕子说："这里的春天最美丽。"
小燕子，告诉你，
今年这里更美丽。
我们盖起了大工厂，
装上了新机器，
欢迎你长期住在这里。

● **大树妈妈**

大树妈妈个儿高，
托着摇篮唱歌谣，
摇啊摇，摇啊摇，
摇篮里的小鸟睡着了。
大树妈妈个儿高，
对着小鸟呵呵笑，
风来了，雨来了，
绿色的雨伞撑开了。

● **问好歌**

宝宝好。
妈妈好。
每天早上问一声，
妈妈宝宝乐陶陶。
宝宝好。

爸爸好。
每天晚上问一声，
呼噜呼噜就睡着。

● 丢手绢

丢手绢，丢手绢，
轻轻地放在小朋友的后面。
大家不要告诉他，
快点快点抓住他，
快点快点抓住他。

● 两只老虎

两只老虎，两只老虎，
跑得快，跑得快，
一只没有眼睛，
一只没有尾巴，
真奇怪，真奇怪。

● 板凳歌

板凳板凳歪歪，上面坐着乖乖；
乖乖出来踢球，上面坐着小猴；
小猴出来赛跑，上面坐着熊猫；
熊猫出来拔河，上面坐着白鹅；
白鹅参加拉拉队，大家来开运动会。

● 绒花

雪绒花，雪绒花。
清晨迎着我开放。
小而白，洁而亮。
向我快乐地摇晃。
白雪般的花儿，
愿你芬芳，
永远开花生长，
雪绒花，雪绒花，
永远祝福我家乡。

● 摇篮曲

睡吧睡吧，我亲爱的宝贝，
妈妈的双手轻轻摇着你，
摇篮摇你快快入睡。
夜已安静被里多温暖，
睡吧睡吧，我亲爱的宝贝，
妈妈的双臂永远保护你，
世上一切幸福愿望，
一切温暖全部属于你。

● 上学歌

太阳当空照，花儿对我笑，
小鸟说，早早早。
你为什么背上小书包?
我去上学校，天天不迟到，
爱学习，爱劳动，
长大要为国家立功劳。

胎教名画赏析

● 摇篮

纱帐中，宝宝在熟睡，母亲一边轻摇着摇篮，一边深情地凝视。从画面弥漫开来的温馨的母子之情用任何语言都无法描绘，相信孕妈妈对此更会有深切的共鸣，看着这一画面，您是不是觉得对肚子里小宝贝的爱意更加浓厚了。

● 梦特枫丹的回忆

《梦特芳丹的回忆》这是法国最杰出的风景画家柯罗晚期最成熟和最具代表性的作品之一。朦胧清幽又细腻如沙的湖光山色和草地上采花的妈妈和小孩，给人以似真似梦的感觉，抒情而富有诗意，优雅而富有韵律，仿佛是记忆中很久以前定格的一幅照片，引起我们对童年生活的无限回忆。

● 泉

清纯的目光，婀娜的身姿，使少女的身体有如泉水般圣洁，是人体美和古典美的完美结合。

● 洗澡

这是日常生活中平凡而普通的一幕，此刻却变得极为感人，女孩有着胖乎乎的小脸，乖巧的神情，母亲仿佛在轻声说着什么。这一切都表现出母女间的亲昵，表现出深深的母爱，仿佛是我们儿时的记忆。

● 西斯廷圣母像

这是拉斐尔最为成功的一副圣母像，温柔美丽的圣母踏着云朵渐入我们的视线，圣子的眼神中有孩童的懵懂清澈，却又不乏睿智，画面下方的小天使童稚可爱。这一切使观者的心灵仿佛受到了洗涤、净化和提升。

● 开花的杏树

著名的荷兰画家凡·高在得知弟弟的儿子降生后，欣然作画，作为送给小侄子的礼物。这幅画少了他以往作品的浓烈，而是以清淡的绿色和白色为基调，一眼望去，空气里仿佛瞬间弥漫了花香。你是不是也想将这张画送给你的小宝宝了。

● 无名女郎

画面以冬天的城市为背景，白雪覆盖着屋顶，朦胧湿润的天空，使人感到寒意。女郎的毛皮手笼、镯子、帽子上的白色羽毛、蓝紫色的领结，都表现得极为精到。而最令人惊叹的是人物的精神气质，

实在被描绘得精湛绝伦。它确实无愧为一幅杰出的性格肖像画名作。这个美丽女郎的画像，有人说是托尔斯泰小说中的安娜·卡捷琳娜，也有人说是莫斯科大剧院里的某个女演员。但不管她是谁，其精神气质确实很能打动观众。

● 向日葵

《向日葵》就是在阳光明媚灿烂的法国南部所作的。画家像闪烁着熊熊的火焰，满怀炽热的激情令运动感的和仿佛旋转不停的笔触是那样粗厚有力，色彩的对比也是单纯强烈的。然而，在这种粗厚和单纯中却又充满了智慧和灵气。观者在观看此画时，无不为那激动人心的画面效果而感应，心灵为之震颤，激情也喷薄而出，无不跃跃欲试，共同融入到梵高丰富的主观感情中去。总之，凡·高笔下的向日葵不仅仅是植物，而是带有原始冲动和热情的生命体。

● 吹笛少年

这幅画中运用三种基本色调——红色裤子、黑色上衣以及赭石色的背景。红色裤子两边的黑色边线，与黑色上衣连成一气，红、黑两色间的关系，被马奈以金黄色的衣扣和吹笛少年肩上的白色披带突显出来。赭石色的背景，是既无横面又无竖面的抽象背景，赭石色的底色，以人物为中心，渐次向外加深，使吹笛少年处于明亮的空间中。

● 倒牛奶的女佣人

这一幅《倒牛奶的女佣人》作于1685年，构图不是很复杂，轮廓较清晰，环境纯朴。将一个简朴的厨房画得很

有感情，甚至能令不少观者产生不同的怀旧心理。女佣人是个健壮如牛的村妇，她塞起了胸前围裙的一角，正忙着准备早餐。左边墙角有一窗户，一边挂着一只藤篮和一盏马灯。桌上杂乱地摆着一些食物。所有人和物的质感都很强烈。

✳ 优秀文学作品选登

古诗名句精选

江南无所有，聊赠一枝春。

何意百炼刚，化为绕指柔。

采菊东篱下，悠然见南山。

茅茨隐不见，鸡鸣知有人。

池塘生春草，园柳变鸣禽。

明月照积雪，朔风劲且哀。

余霞散成绮，澄江静如练。

天际识归舟，云中辨江树。

蝉噪林逾静，鸟鸣山更幽。

人归落雁后，思发在花前。

树树皆秋色，山山唯落晖。

火树银花合，星桥铁锁开。

明月隐高树，长河没晓天。

不知细叶谁裁出，二月春风似剪刀。

海上生明月，天涯共此时。

海内存知己，天涯若比邻。

宁为百夫长，胜作一书生。

云霞出海曙，梅柳渡江春。

年年岁岁花相似，岁岁年年人不同。

近乡情更怯，不敢问来人。

春江潮水连海平，海上明月共潮生。

羌笛何须怨杨柳，春风不度玉门关。

春眠不觉晓，处处闻啼鸟。

野旷天低树，江清月近人。

关关雎鸠，在河之洲，窈窕淑女，君子好逑。

蒹葭苍苍，白露为霜，所谓伊人，在水一方。

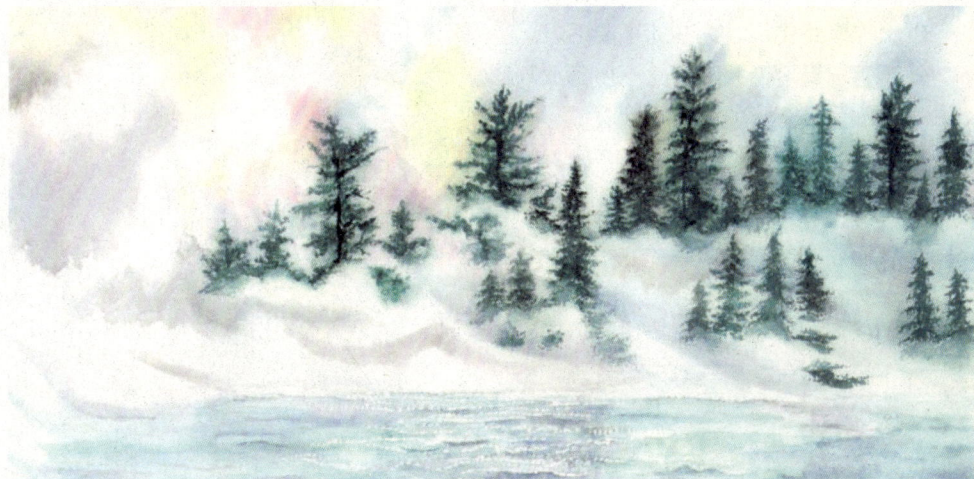

路漫漫其修远兮，吾将上下而求索。

风萧萧兮易水寒，壮士一去兮不复还。

老骥伏枥，志在千里。烈士暮年，壮心不已。

名言警句

天行健，君子以自强不息。

地势坤，君子以厚德载物。

千里之行，始于足下。

人无远虑，必有近忧。

穷则独善其身，达则兼济天下。

生于忧患，死于安乐。

不积跬步，无以至千里；不积小流，无以成江海。

学无止境。

勿以恶小而为之，勿以善小而不为。

少壮不努力，老大徒伤悲。

欲穷千里目，更上一层楼。

长风破浪会有时，直挂云帆济沧海。

天生我才必有用。

书山有路勤为径，学海无涯苦作舟。

两情若是久长时，又岂在朝朝暮暮。

先天下之忧而忧，后天下之乐而乐。

由俭入奢易，由奢入俭难。

出淤泥而不染，濯清涟而不妖。

纸上得来终觉浅，绝知此事要躬行。

海纳百川有容乃大；壁立千仞无欲则刚。

岂能尽如人意，但求无愧我心。

天下兴亡，匹夫有责。

世上无难事，只要肯登攀。

与有肝胆人共事，从无字句处读书。

为中华之崛起而读书。

时间像海绵里的水，只要你愿意挤，总还是有的。

人不可有傲气，但不可无傲骨。

中国最美的爱情诗

衣带渐宽终不悔，为伊消得人憔悴。

两情若是久长时，又岂在朝朝暮暮。

落红不是无情物，化作春泥更护花。

问世间，情是何物，直教生死相许。

身无彩凤双飞翼，心有灵犀一点通。

天长地久有时尽，此恨绵绵无绝期。

在天愿作比翼鸟，在地愿为连理枝。

只愿君心似我心，定不负相思意。

落花人独立，微雨燕双飞。

千金纵买相如赋，脉脉此情谁诉。

执手相看泪眼，竟无语凝噎。

春心莫共花争发，一寸相思一寸灰。

天涯地角有穷时，只有相思无尽处。

泪眼问花花不语，乱红飞过秋千去。

相思一夜梅花发，忽到窗前疑是君。

若教眼底无离恨，不信人间有白头。

开辟鸿蒙，谁为情种？都只为风月情浓。

欲寄彩笺兼尺素，山长水阔知何处。

离恨却如春草，更行更远还生。

天不老，情难绝。心似双丝网，中有千千结。

关关雎鸠，在河之洲。窈窕淑女，君子好逑。

> 诗歌，凝练而细腻，富于想象而讲究韵律，总在不知不觉中触动到人们内心深处那最薄弱的一环。孕妈妈若用心去品读，或许就在那一刹那，会恍然领会，领会一直未曾领会的真谛，体味到诗意般的人生……

再别康桥

轻轻的我走了，

正如我轻轻的来；

我轻轻的招手，

作别西天的云彩。

那河畔的金柳，

是夕阳中的新娘；

波光里的艳影，

在我的心头荡漾。

软泥上的青荇，

油油的在水底招摇；

在康河的柔波里，

我甘心做一条水草！

那榆荫下的一潭，

不是清泉，是天上虹

揉碎在浮藻间，

沉淀着彩虹似的梦。

寻梦?撑一支长篙，

向青草更青处漫溯，

满载一船星辉，

在星辉斑斓里放歌。

但我不能放歌，

悄悄是别离的笙箫；

夏虫也为我沉默，

沉默是今晚的康桥！

悄悄的我走了，

正如我悄悄的来；

我挥一挥衣袖，

不带走一片云彩。

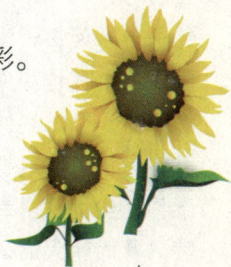

天上的街市

远远的街灯明了，
好像闪着无数的明星。
天上的明星现了，
好像点着无数的街灯。
我想那缥缈的空中，
定然有美丽的街市。
街市上陈列的一些物品，
定然是世上没有的珍奇。
你看，那浅浅的天河，
定然是不甚宽广。
我想那隔河的牛郎织女，
定能够骑着牛儿来往。
我想他们此刻，
定然在天街闲游。
不信，请看那朵流星，
那是他们提着灯笼在走。

面朝大海，春暖花开

从明天起，做一个幸福的人，
喂马，劈柴，周游世界。
从明天起，关心粮食和蔬菜，
我有一所房子，面朝大海，春暖花开。
从明天起，和每一个亲人通信，
告诉他们我的幸福。
那幸福的闪电告诉我的，
我将告诉每一个人。
给每一条河每一座山取一个温暖的名字。
陌生人，我也为你祝福，
愿你有一个灿烂的前程。
愿你有情人终成眷属，
愿你在尘世获得幸福，
我只愿面朝大海，春暖花开。

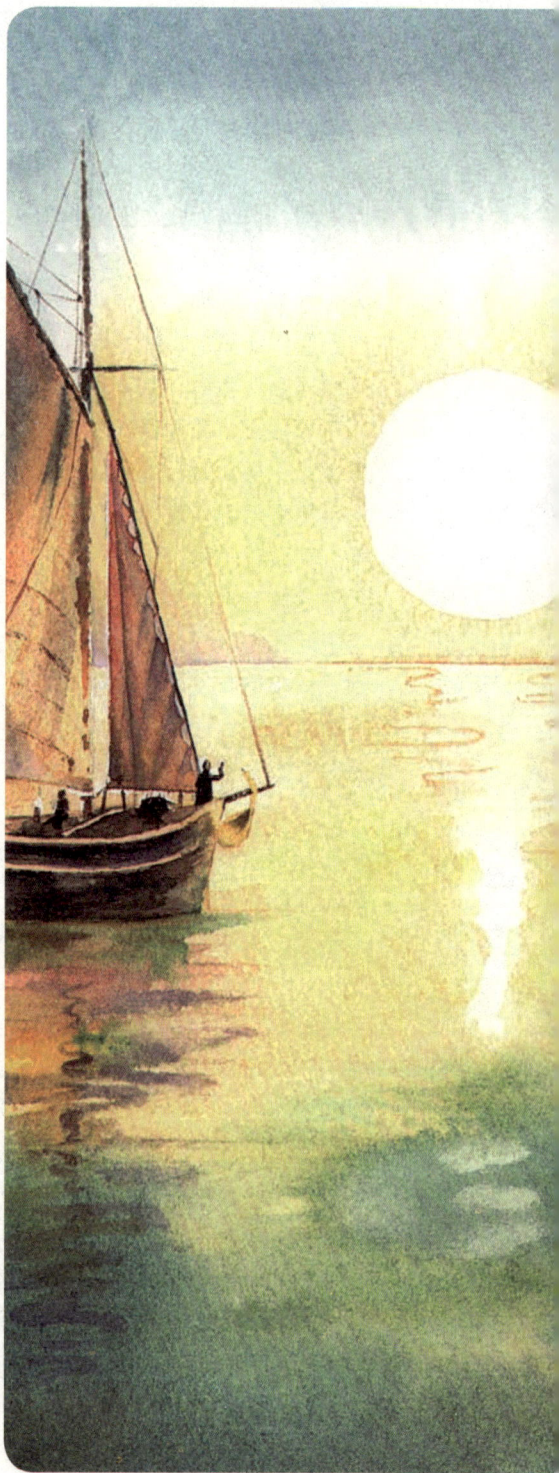

春江花月夜

春江潮水连海平，海上明月共潮生。滟滟随波千万里，何处春江无月明。

江流宛转绕芳甸，月照花林皆似霰。空里流霜不觉飞，汀上白沙看不见。

江天一色无纤尘，皎皎空中孤月轮。江畔何人初见月？江月何年初照人？

人生代代无穷已，江月年年望相似。不知江月待何人，但见长江送流水。

白云一片去悠悠，青枫浦上不胜愁。谁家今夜扁舟子？何处相思明月楼。

可怜楼上月徘徊，应照离人妆镜台。玉户帘中卷不去，捣衣砧上拂还来。

此时相望不相闻，愿逐月华流照君。鸿雁长飞光不度，鱼龙潜跃水成文。

昨夜闲潭梦落花，可怜春半不还家。江水流春去欲尽，江潭落月复西斜。

斜月沉沉藏海雾，碣石潇湘无限路。不知乘月几人归，落月摇情满江树。

春

盼望着，盼望着，东风来了，春天的脚步近了。

一切都像刚睡醒的样子，欣欣然张开了眼。山朗润起来了，水涨起来了，太阳的脸红起来了。

小草偷偷地从土里钻出来，嫩嫩的，绿绿的。园子里，田野里，瞧去，一大片一大片满是的。坐着，趟着，打两个滚，踢几脚球，赛几趟跑，捉几回迷藏。风轻悄悄的，草软绵绵的。

桃树、杏树、梨树，你不让我，我不让你，都开满了花赶趟儿。红的像火，粉的像霞，白的像雪。花里带着甜味儿，闭了眼，树上仿佛已经满是桃儿、杏儿、梨儿！花下成千成百的蜜蜂嗡嗡地闹着，大小的蝴蝶飞来飞去。野花遍地是：杂样儿，有名字的，没名字的，散在草丛里像眼睛，像星星，还眨呀眨的。

"吹面不寒杨柳风"，不错的，像母亲的手抚摸着你。风里带来些新翻的泥土气息，混着青草味儿，还有各种花的香都在微微润湿的空气里酝酿。鸟儿将窠巢安在繁花嫩叶当中，高兴起来了，呼朋引伴地卖弄清脆的喉咙；唱出宛转的曲子，与轻风流水应和着。牛背上牧童的短笛，这时候也成天嘹亮地响。

雨是最寻常的，一下就是两三天。可别恼。看，像牛毛，像花针，像细丝，密密地斜织着，人家屋顶上全笼着一层薄烟。傍晚时候，上灯了，一点点黄晕的光，烘托出一片安静而和平的夜。乡下去，小路上，石桥边，有撑起伞慢慢走着的人；还有地里工作的农夫，披着蓑，戴着笠。他们的房屋，稀稀疏疏的，在雨里静默着。

天上风筝渐渐多了，地上孩子也多了。城里乡下，家家户户，老老小小，也赶趟儿似的，一个个都出来了。舒活舒活筋骨，抖擞精神，各做各的一份儿事去了。"一年之计在于春"，刚起头儿，有的是工夫，有的是希望。

春天像刚落地的娃娃，从头到脚是新的，它生长着。

春天像小姑娘，花枝招展的，笑着，走着。

春天像健壮的青年，有铁一般的胳膊和腰脚，领着我们上前去。

雪

暖国的雨，向来没有变过冰冷的坚硬的灿烂的雪花。博识的人们觉得他单调，他自己也以为不幸否耶？江南的雪，可是滋润美艳之至了；那是还在隐约着的青春的消息，是极壮健的处子的皮肤。雪野中有血红的宝珠山茶，白中隐青的单瓣梅花，深黄的磬口的蜡梅花；雪下面还有冷绿的杂草。蝴蝶确乎没有；蜜蜂是否来采山茶花和梅花的蜜，我可记不真切了。但我的眼前仿佛看见冬花开在雪野中，有许多蜜蜂们忙碌地飞着，也听得他们嗡嗡地闹着。

孩子们呵着冻得通红，像紫芽姜一般的小手，七八个一齐来塑雪罗汉。因为不成功，谁的父亲也来帮忙了。罗汉就塑得比孩子们高得多，虽然不过是上小下大的一堆，终于分不清是壶卢还是罗汉；然而很洁白，很明艳，以自身的滋润相粘结，整个地闪闪地生光。孩子们用龙眼核给他做眼珠，又从谁的母亲的脂粉奁中偷得胭脂来涂在嘴唇上。这回确是一个大阿罗汉了。他也就目光灼灼地嘴唇通红地坐在雪地里。

第二天还有几个孩子来访问他；对了他拍手，点头，嘻笑。但他终于独自坐着了。晴天又来消释他的皮肤，寒夜又使他结一层冰，化作不透明的水晶模样；连续的晴天又使他成为不知道算什么，而嘴上的胭脂也褪尽了。

但是，朔方的雪花在纷飞之后，却永远如粉，如沙，他们决不粘连，撒在屋上，地上，枯草上，就是这样。屋上的雪是早已就有消化了的，因为屋里居人的火的温热。别的，在晴天之下，旋风忽来，便蓬勃地奋飞，在日光中灿灿地生光，如包藏火焰的大雾，旋转而且升腾，弥漫太空，使太空旋转而且升腾地闪烁。

在无边的旷野上，在凛冽的天宇下，闪闪地旋转升腾着的是雨的精魂……

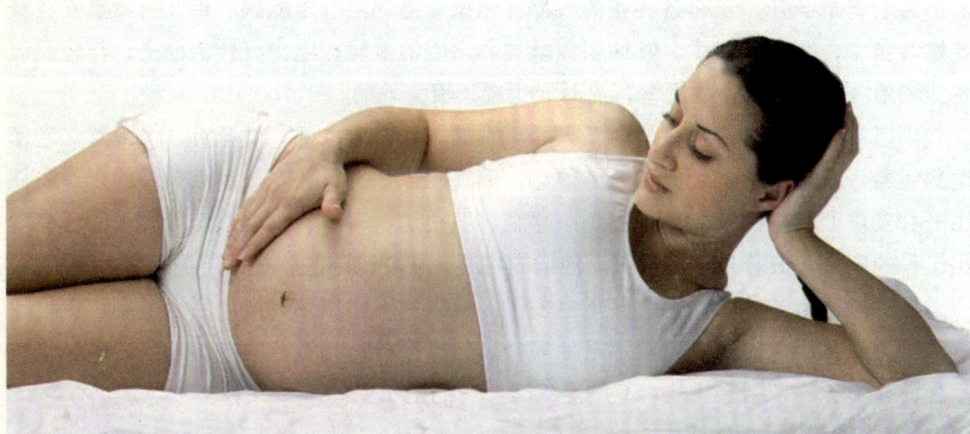

平安轻松分娩

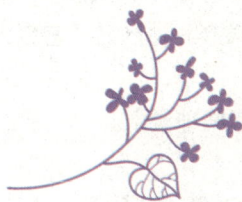

|第四讲|

FENMIANQUANFANGWEIZHUNBEI

分娩全方位准备

✱ 产前心理准备

产前心理紧张会造成的问题

产前心理紧张不仅可以影响孕妈妈的情绪，还可以消耗她们的体力，使其对疼痛的敏感性增加，使大脑皮层神经中枢指令的发放紊乱。这直接影响大脑皮层神经中枢命令的传送，使产力过强或过弱，从而影响胎宝宝的下降及转动，使产程进展缓慢。

另外，精神过度紧张的产妇往往不会利用宫缩间隙时间休息，休息不好，饮食就少，在分娩过程中得不到充分热量和水分的补充，就不能满足分娩期消耗的需要，容易疲劳，延缓分娩进程，或者不能正确使用腹压，影响子宫协调有力的收缩，妨碍胎儿的顺利娩出。胎儿在子宫内待的时间过长，容易造成胎宝宝缺氧、窒息，甚至死亡，即使存活下来的宝宝也有可能出现智力障碍。

神经极度紧张造成难产后，产妇子宫会大出血，产后恢复较慢，还会引发各种炎症。

所以产妇禁忌害怕和精神紧张。

为产妇营造轻松的临产环境

即将临产时，大部分产妇都会存在各种心理负担，其轻重程度不同，主要是对分娩存有害怕心理，如怕难产、分娩疼痛、生畸形怪胎、新生儿性别不如人意等；其次是精神焦虑不安和情绪紧张。

产妇临产时的心理负担不容忽视。临产妇的情绪对能否顺利分娩起着很重要的作用，所以要特别重视产妇的心理保健。这个工作既需要医务人员去做，讲解安全的分娩知识，同时，也需要家属的积极配合。尤其是孕妇的丈夫，应给予即将分娩的妻子以无微不至的关心和照顾，对妻子思想上存在的一些不必要的顾虑耐心地进行解释，特别是在妻子分娩期间，尽量不要外出，要守在妻子身边，做好妻子的心理安慰工作。

此外，作为产妇的母亲或婆婆，应该采取"现身说法"的方法，为临产妇解除精神负担，特别是对生男生女的问题不要表态。那种为生男生女向产妇施加精神压力的做法，不仅无济于事，还会给本来思想负担就很重的产妇火上浇油，使其精神更加紧张，容易出现各种意外。

总之，亲人们要努力通过做细致的工作给产妇创造一个安静、轻松的临产环境。

如何避免紧张心理

初为产妇时往往缺乏心理准备，对生产既感到神秘，又有些惧怕，再加上听到分娩是如何地痛苦，使得许多产妇对分娩更加感到恐惧。很多孕妇每每想到自己即将临产时，心中就忐忑不安，充满恐惧心理。人感受到痛是大脑皮层中枢神经的作用，如果自我感觉不安，中枢神经会有非常敏感的反应，痛就会更厉害。所以，必须从思想上消除对分娩的恐惧不安的心理障碍，保持平静的心情，分娩时也就不会感觉太疼痛了。

为孕妈妈创造轻松的临产环境

无论是医务人员，还是家属在分娩前和进行中都要给孕妈妈心理上的关怀，讲解分娩的知识和安全问题，给她以自信，消除顾虑，解除其精神负担。通过做细致的工作，要给孕妈妈创造一个安静、轻松的临产环境。

●消除精神紧张

精神越紧张，就会觉得越痛。心情越紧张，肌肉就会绷得越紧，产道不容易撑

开，婴儿不能顺利出来，不但疼痛会更厉害，而且还会造成难产、滞产。相反，心情舒展，让肌肉和骨盆放松，婴儿才能顺利通过。

● 了解分娩知识

参加孕妇学校的课程，了解生产的过程和引起疼痛的原因，有助于克服对分娩的恐惧心理。学习和练习分娩镇痛的呼吸和按摩方法。

● 排除不良影响

安排好工作，处理好各种家庭、朋友、社会关系，消除各种矛盾，尽可能不让不良的情绪带到临产后。

● 提前做好打算

与老公交谈，安排好分娩前的准备工作，协商好分娩过程中可能出现的问题和解决办法。

总之，持着"既来之，则安之"的态度，事先对分娩的过程有详细的了解，做好配合助产人员的准备，这种心理状态能很好地帮助产妇克服产前的种种不适和产后的尽快恢复。事实证明，有心理准备的产妇，比没有心理准备的产妇生孩子要顺利得多。

让分娩成为一次美好回忆

人们一提到自然分娩就会想到那痛苦的时刻，常把自然生产与疼痛联系在一起。其实自然分娩也是幸福的时刻，那是爱情的结晶、生命的天使降临的时刻，我们应把它变成美好的回忆。

孕妈妈们应从主观上正确认识自然分

娩，从思想上、心理上做好自然分娩的准备，减少对自然分娩的恐惧感和紧张感。

借助客观条件来减轻产痛，正确练习和运用呼吸运动、自己或老公帮助按摩。

可根据条件运用针灸、笑气吸入、硬膜外镇痛等方法减轻疼痛。同时，去一个人性化服务好的医院，让老公进产房陪产，共同分担疼痛，共同迎接宝宝的降生，享受幸福时刻的到来。

这样分娩后一定会留下许多美好的回忆。

❋ 临产饮食营养

冲刺期的营养

临产前这一个月，是营养素和能量积蓄的"最后冲刺"阶段。胎儿会大量贮存营养素，为出生后独立生存和生理需求做好储备，孕妈妈也要为分娩时消耗的能量和产后哺乳做好营养储备。

在临产前最后阶段孕妈妈，身体虽然会有种种不适症状，但总体上仍属于食欲旺盛、胃口大开的阶段，为了自身应对分娩和宝宝独立生存的重要阶段的营养需要，不妨适当放开食肠，想吃就吃，爱吃什么就吃什么，为了自己，也为了胎儿宝宝的营养素需求。要知道，在妊娠最后的这一个月里，宝宝每在妈妈腹中多生活一天，就能从妈妈那里获得14克脂肪，为出生后身体储备能量。

但是，需要提醒是：孕妈妈最好随时监测自己体重增加速度，如果每天增加体重总量超过100克，就必须适度控制饮食，避免宝宝过大，造成生产和宝宝娩出的困难。

好好抓紧这难得享受各种各样美食的契机，不失时机，合理化调整自己的食谱，享用这难得的补充各种充足营养素的良好机会，为了自己、更为了腹中的胎儿宝宝！

妊娠晚期，由于胀大的子宫在腹内上升，顶到孕妈妈的胃部，普遍会出现食欲下降、胃口不佳的情况，更加要以饮食种类的多样化，来调动胃口，以保证必需营养素的摄取。到临产前这一个月，由于临近分娩，胎儿的位置下降，胎儿头部入盆以后，那种胃部在腹腔中被顶的感觉消失，孕妈妈会恢复食欲、胃口畅开，但是注意不可以吃太多的脂肪，免得胎儿身体脂肪积存过多、长得太胖，不利于分娩。

更重要的是，饮食种类多样化，能保证膳食均衡，营养全面，避免各类营养素比例失调，保证孕妈妈和胎儿宝宝在最后数十天的"冲刺阶段"，能够得到足够的营养。所以，在餐桌上，一定要在主食和副食上尽可能地多样化，尽量做到花样翻新，粗细粮要搭配，肉、菜、蛋、奶类食物交替，不要有丝毫偏食的倾向。

每一餐都不要吃得过饱，吃到七成饱就可以。一日三餐为五至六餐，如果条件受限制，可以在两次正餐之间吃一些零食来加餐。

饮食方面，在继续注意保持营养均衡的同时，注意多吃一些开胃、纤维素含量较高、容易消化吸收的食物。这样做有助于缓解胃部不适感，减轻便秘和痔疮的烦恼。

临产前每天的营养素摄入量

蛋白质90~100克，碳水化合物350~450克，脂肪70~100克，维生素C100毫克，维生素A1500微克；维生素$B_1$1.8毫克；维生素$B_2$1.8毫克，钙质1500毫克，铁40毫克，锌20毫克，热量2200~2300千卡。

"分娩佳食"巧克力

据产科专家研究，临产前，正常子宫每分钟收缩3~5次，而正常产程大约需要12~16小时，总共约需消耗6.2千卡热量，这一组数字需要的体力付出，相当于跑完1万米或走完200多层楼梯所需的能量。而这些被消耗的能量，必须在产程中加以进补，才能保证有充足的体力使分娩顺利进行。

什么食品能担当"伴产"食品呢？

营养学家首推巧克力，巧克力含有丰富的营养素，据测定，每100克巧克力中含有碳水化合物50余克，蛋白质15克，脂肪30克，还有微量元素、维生素、铁和钙等，能在短时间内被人体很快消化、吸收和利用，产生出大量的热能。

巧克力的营养价值，符合临产妇生理需要的几个特点：

一、含有大量能很快被产妇吸收利用的优质碳水化合物，被吸收利用的速度是鸡蛋的5倍、脂肪的3倍；

二、富含临产妇十分需要的微量元素和维生素、铁及钙等，不但能加速产道创伤的恢复，还能促进母乳的分泌与增加母乳的营养成分；

三、体积小，发热量高，而且香甜可口，吃起来也很方便，如果产妇在临产前吃上一两块巧克力，就能在分娩过程中产生出更多热量。

因此，孕妇在分娩前，应准备些优质巧克力，以备在分娩过程中食用，及时补充体力消耗，以促进分娩尽快完成。

自然分娩前应怎样安排饮食

生产是件很耗体力的事情，因此，越接近预产期，孕妈妈越要掌握均衡且规律的饮食。注意，越接近生产，胎宝宝的头会越往骨盆下去，孕妈妈的食欲会逐渐恢复。这会儿孕妈妈可不要再毫无顾忌地吃喝，要控制自己的饮食，少吃脂肪、盐分含量高的食物。

如果无高危妊娠因素，准备自然分娩的话，建议孕妈妈在分娩前准备些易消化吸收、少渣、可口味鲜的食物，如面条鸡蛋汤、面条排骨汤、牛奶、酸奶、巧克力等食物，吃饱吃好，为分娩准备足够的能量。否则吃不好睡不好，紧张焦虑，容易导致疲劳，将可能引起宫缩乏力、难产、产后出血等危险情况。

剖宫产前需注意的饮食问题

孕妈妈在接受剖宫产手术前，在饮食上需注意以下两点：

● 不宜滥服高级滋补品

如高丽参、西洋参等参类具有强心、兴奋作用，鱿鱼体内含有丰富的有机酸物质——EPA，它能抑制血小板凝集，不利于术后止血与创口愈合。

● 剖宫产术后6小时内禁食

剖宫手术，由于肠管受刺激而使肠蠕动减慢，肠腔内有积气，易造成术后的腹胀感。6小时后宜服用一些排气类食物（如萝卜汤等），以增强肠蠕动，促进排气，减少腹胀，并使大小便通畅。易发酵产气多的食物，如糖类、黄豆、豆浆、淀粉等，产妇也要少吃或不吃，以防腹胀。

分娩时如何进食

第一产程中，由于不需要产妇用力，所以产妇可以尽可能多吃些东西，以备在第二产程时有力气分娩。所吃的食物应以碳水化合物的食物为主，因为它们在体内的供能速度快，在胃中停留时间比蛋白质和脂肪短，不会在宫缩紧张时引起产妇的不适或恶心、呕吐。食物应稀软、清淡、易消化，如蛋糕、挂面、糖粥等。

第二产程中，多数产妇不愿进食，此时可适当喝点果汁或菜汤，以补充因出汗而丧失的水分。由于第二产程需要产妇不断用力，产妇应进食高能量、易消化的食物，如牛奶、糖粥、巧克力等。如果实在无法进食时，也可通过输入葡萄糖、维生素来补充能量。

❋ 把握入院待产时机

了解临产的征兆

一般初产妇在临产前2周左右，开始感觉上腹部轻松，呼吸舒畅，食量增加，还会出现腰酸腿疼，伴有下坠感、尿频、走路不便等临产先兆。

所谓临产，是指子宫有规律的宫缩并伴有宫颈的张开。宫缩是子宫张开的主要标志，还有其他一些表现。临床的征兆，可记住三个字：痛、血、水。

"痛"指宫缩，妊娠晚期子宫比较敏感，容易被刺激，有些不规则的收缩，这种宫缩可称为"假阵缩"和"前驱期"。真正临产时，子宫规律性收缩，最初5～6分钟一次，以后间隔时间逐渐缩短，持续时间逐渐延长，宫缩强度逐渐增加。这种有规律的子宫收缩称为阵缩，是分娩开始的标志，通常称为临产。随着子宫的收缩，子宫口逐渐扩张，孕妇有想解大便的感觉。

"血"是指少许阴道流血，俗称"见红"。子宫收缩到一定程度，阴道会出现少量血性黏液，为宫颈稍有扩张的表示。大多数初产妇在见红24小时左右就会自然临产。过多的出血是不正常的，要警惕前置胎盘。

"水"指破水，由于子宫强有力的收缩，子宫腔内的压力逐渐增加，子宫口开大，胎头下降，引起胎膜破裂，从孕妇阴道流出羊水。破水通常发生在宫口张开到6~7厘米时，也有早破水的。水应是清亮的，若羊水浑浊，或草绿色，或混有胎粪（暗褐），则说明胎儿发生宫内窘迫。破水后孕妇不要再起立活动，要平仰躺卧，送往医院。

专/家/答/疑

临产与产兆有什么区别？

产兆包括三个方面，见红、不规律阵痛及胎儿（子宫）下降。三者出现其一，就代表快要临产了，宝宝要出来了。而临产是分娩的开始，它的重要标志是有规律且逐渐增强的子宫收缩，特点是，疼痛的间隔时间越来越短、持续的时间越来越长、疼痛的强度越来越强。

应何时入院待产

临近预产期，到医院做产前检查的次数越来越频繁，也越来越会盼望腹中胎儿宝宝早一些降生。大多数人在熬过了漫长的十月怀孕之后，都会有类似心情，甚至会有一些人，希望早早地住进医院，早一些"有备无患"地迎接宝宝降生。鉴于医疗资源的问题，是否有必要提前住入医院待产呢？究竟什么时候才是住院的合适时机呢？

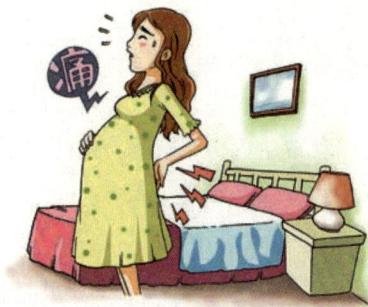

出现"见红"和"宫缩"两种生理表现，是临近分娩的先兆。有分娩先兆以后，如果家庭住处离医院较远者，就应当去医院观察，等待分娩开始。若距离医院较近者，可以稍加等待，等到每5分钟一次规律宫缩出现，并且持续1~2小时后再去医院。如果产程进展较快，宫缩变紧，就要抓紧时机去医院。有过急产史者，更应当提前入院待产。

一般说来，提前入院对产妇未必是好事，如果产前检查没有异常情况，不必提前很久就住进医院待产。因为医院的环境会给产妇不良刺激，造成精神压力，加上夜间新生儿的哭闹声使孕妈妈不能休息好，一旦临产，会影响到产程和产力。

有下列情况者，应当立即到医院：

● 胎膜早破

孕妈妈突然感到有液体自阴道大量流出，或阵发性阴道流液，流量时多时少，说明胎膜已破，应当立即送往医院，并且特别注意途中要尽量平卧，以防发生脐带脱垂。

● 子痫

孕妈妈产前检查时，伴有高血压或妊娠高血压综合征的孕产史者，一旦发生抽风，应当立即送往医院。

● 阴道多量出血

妊娠中、晚期如果出现阴道大量出血，较月经量明显增多，应当考虑是否有前置胎盘或胎盘早期剥离。这两种情况均属危症，应当立即送往医院。

● 胎动减少或消失

如果孕妈妈发现胎动突然明显减少，或胎动完全消失，应当及时去医院。

住入医院以后，很快就要进入待产室等待分娩。

进入待产室以后，医生需要查阅产妇的产前检查纪录，了解妊娠期间的情况，然后，询问病史。包括妊娠期间的健康情况、月经情况、婚育情况、既往身体健康情况、当前阵发性腹痛情况、阴道流血及流水情况等等。还要对临产妇进行全身性查体，包括内科和产科查体。

产科查体，要测腹围、宫高，估计胎儿大小，测骨盆大小，观察骨盆形态，查宫颈口开大的程度，先露的高低，观察宫缩持续时间、强度，并要听胎心音。通过这些检查，医生对产妇能否经阴道分娩就会有了大体的估计。

/ 密切配合医生检查 /

有一些产妇因为阵痛发作而情绪变坏，往往会对这些检查表现出不耐烦。实际上，正是通过这些检查，医生才能发现异常情况，采取相应措施，确保分娩顺利进行。所以，产妇及家属在临产前和分娩过程中，一定要密切配合医生。医生在检查过程中发现的问题，处理意见会与产妇和家属说明，也期望得到产妇和家属的理解与合作。

家中发生急产时的应对

急产不可预知，通常是指产痛后三个小时内即完成分娩。假如急产发生了，来不及到医院，准爸爸不要惊慌，镇定一些，按照以下步骤一步一步慢慢来：

1. 如果来不及上医院就发现宝宝已经快生出来了，为了避免在路上生产，最好直接留在家中生产。

2. 拨打120，请派最近的医生到家里协助生产。

3. 护理人员到达前，可以先平躺，在身子底下垫一个棉被或其他柔软的物品，避免宝宝太快出生后，头先撞到地。

4. 打开手掌轻轻压住阴道与肛门间，帮助胎头娩出。当胎头娩出后轻轻下压胎头，帮助前肩娩出，再轻轻上抬胎头，帮助后肩娩出。

5. 要事先准备毛巾，在宝宝出生后用干净的毛巾擦拭羊水和胎脂，用毛巾包起来保暖。

6. 宝宝产出后，不要急着自己把脐带剪断。万一剪刀没有消毒干净，很容易因为细菌感染导致破伤风。120救护车一般都备有无菌剪刀，应该等护理人员到达后，用无菌剪刀把脐带剪断，比较安全。

7. 一般在宝宝娩出后15分钟内，胎盘会伴随一阵子宫收缩娩出。假如没有，不用急着拉出来，等到医院再处理。

8. 处理完毕之后，宝宝需要做身体检查，新妈妈也要进行后期卫生处理，以防感染，所以应送母子去医院。

FENMIANGUOCHENGYINGDUI
分娩过程应对

❋ 选择最佳分娩方式

什么叫分娩

妊娠满28周以后，胎儿及其附属物由母体娩出的过程，称为分娩。依据分娩发生的妊娠时间不一，可以分为早产、足月产和过期产。

● **早产**

妊娠在满28~36周终止者，早产出的新生儿称为早产儿，或称未成熟儿。在新生儿的死亡原因中，早产是主要原因之一，所以要尽量避免早产。

● **足月产**

妊娠满37~42周分娩者为足月产。

● **过期产**

超过42周妊娠分娩者为过期分娩。过期分娩过程中容易发生胎儿窘迫，需要预防。

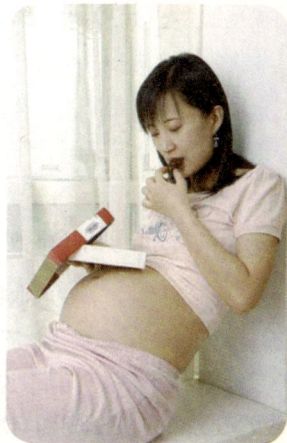

常见的分娩方式

总的来说，分娩方式有两种：经阴道分娩和剖宫产分娩。

阴道分娩分自然分娩和仪器助产分娩两种方式。阴道自然分娩是大多数产妇采取的分娩方式，占分娩总数的70%~80%。一个健康的孕妈妈，如果骨盆大小正常、胎位正常、胎宝宝大小适中，孕妈妈也无各种不适宜分娩的合并症和并发症及无医疗上剖宫产的手术指征，医生就会鼓励孕妈妈自然分娩。产程中随着宫缩、胎头下降，产妇于宫口开全后用力，胎儿即可娩出。自然分娩后，产妇的体力恢复较快，稍加休息，即可活动自如。

剖宫产作为一种手术，尽管现在已是一种非常成熟的技术，但仍然像其他外科手术一样，会有一定的风险和并发症，如麻醉意外、伤口感染、手术后盆腹腔内各脏器可能发生粘连等。所以，除非有医疗上的手术指征，医生不会建议孕妈妈去做剖宫产术。剖宫产手术多因孕妇有合并症或胎儿问题，如难产、胎位异常、胎宝宝宫内窘迫、巨大胎宝宝、前置胎盘、重度妊娠高血压综合征、一些妊娠合并症不允许孕妈妈自然分娩才采用。

专/家/答/疑

害怕疼痛就可以选择剖宫产吗?

有一部分孕妇怕宫缩痛或产程进展不顺利而行剖宫产的，但不提倡。与阴道分娩相比，剖宫产具有以下一些不利：出血多、卧床时间长、住院时间长、增加住院费用、产妇恢复慢，以及上述的一些外科手术伴有的并发症。

自然分娩的优点

分娩过程中子宫的收缩，能让胎儿肺部得到锻炼，让表面活性剂增加，肺泡易于扩张，出生后发生呼吸系统疾病少；子宫的收缩及产道的挤压作用，使胎儿呼吸道内的羊水和黏液排挤出来，新生儿窒息、新生儿肺炎发生率小；宝宝经过产道时，头部受到挤压而充血可提高脑部呼吸中枢的兴奋性，出生后容易激起呼吸而啼哭，有利于新生儿迅速建立正常呼吸；分娩阵痛会使子宫下段变薄，上段变厚，宫口扩张，产后子宫收缩力更强，有利于恶露排出和子宫复原；免疫球蛋白在自然分娩过程中会由母体传给胎儿，自然分娩的新生儿具有更强的抵抗力；胎儿在产道内受到触、味、痛觉及本体感的锻炼，能促进大脑及前庭功能发育，对今后运动及性格均有好处。

● 适用剖宫产的情况

自然分娩是人类分娩中的自然过程，不需或只需局部麻醉、损伤小、产后恢复较快、住院时间短，同时无痛分娩的开展又减轻了宫缩的疼痛，所以自然分娩仍然是人类生产的主要方式。剖宫产一般用于解决各种难产及妊娠分娩过程中的并发症。医生在决定是否采用剖宫产时，是有具体标准的，大致有以下几种适应证：

母体方面：产道异常，如骨盆狭小、畸形、骨盆与胎儿头围大小不符；先兆子宫破裂，重度妊娠合并症，如合并心脏病、糖尿病、慢性肾炎等；重度妊娠高血压综合征；临产前子宫收缩无力、经用催产素无效者；产前发生严重大出血，如前置胎盘、胎盘早期剥离等，为避免产时大出血，或需要立即终止分娩；产程迟滞（超过30个小时），高龄初产妇（大于35岁）；产妇患有急性疱疹或阴道性疾病者。

胎儿方面：胎位异常，如横位、臀位，尤其是胎足先入盆，持续性枕后位等；胎儿宫内发育受限，预计不能耐受阴道分娩者；产程停止，胎儿从阴道娩出困难；胎儿尚未分娩，而胎盘提早剥离，或脐带先行由阴道脱出者，胎儿宫内窘迫、缺氧，胎心音持续小于120次或大于160次、胎心监护提示胎儿缺氧、羊水为胎粪污染，经治疗无效者；其他不宜自然生产者，如多胎妊娠、胎儿畸形等。

剖宫产的不利因素

目前，世界各地的剖宫产率都有升高的趋势，这和医疗技术水平的提高有很大关系，同时也和各种社会心理因素有关。但是它在带来一定帮助的同时，也存在一定程度的危害。下面，从母婴两个方面进行分析。

● 对母亲的不利因素

较正常分娩的孕妇来说，剖宫产出血较多，术后恢复也较慢，产后乳汁分泌也会减少；手术中可能会出现麻醉意外、出血、膀胱及输尿管和肠管损伤，手术后可能出现发热、腹胀、刀口出血、血肿、刀口感染、肠粘连等；腹壁刀口易发生子宫内膜异位症；剖宫产会给产妇子宫留下永久性疤痕，这种医学上称"疤痕子宫"，在两年之内如果再妊娠，容易发生胎盘植入、胎盘粘连，分娩时易发生子宫破裂、胎盘破裂、胎盘剥离不全，避孕失败进行人工流产时容易发生子宫穿孔。

● 对婴儿的不利因素

对婴儿来说，由于没有经过产道挤压，婴儿的肺没有经过锻炼，出生后不易适应外界环境的骤变，容易发生新生儿窒息、呼吸窘迫综合征、吸入性肺炎等。新生儿从胎盘得到的血液较少，出生后容易造成贫血和体重下降。另外，剖宫产手术还增加了婴儿感染的机会，使之患病率明显增加，甚至给孩子带来危险。

无论剖宫产手术实施多么方便、手术技术多么提高、技术保障多么到位，毕竟剖宫产是一种手术，对母亲和胎儿来说，都具备一定的风险和威胁，都有一定的不利因素，而且，产后的康复也比起经阴道生产难度要大得多，产后护理也会增加难度。奉劝各位孕妇及其家人，千万不要以为剖宫产是人类生产的捷径，它应该是万不得已的情况下而采用的助产手段。

✳ 正常分娩过程

了解正常的分娩流程

了解分娩流程，就能做到遇到急产情况后，不会无措，一般情况下，分娩的生产流程如下：

产兆→到医院检查→医师说明及判定是否入院→入院→院内散步或返家→换上待产服、腹部装置胎儿监视器→打点滴→灌肠→剃毛→生产→抱宝宝、让宝宝试吸母乳→妈妈送到病房休息、宝宝送到婴儿室→自然产后三天、剖宫产后五天，就可以带着宝宝出院。

分娩前为何要剃除阴毛

孕妇临产入院后，护士要为其剃阴毛，清洗外阴。这样做有助于外阴清洁，并为胎儿娩出时会阴侧切和会阴撕裂缝合做好准备，避免产褥感染和产后伤口感染。

在产前门诊已决定做选择性剖宫产或临产后决定做急症剖宫产的产妇，于手术的当天或急症剖宫产的即刻，要剃去腹部和会阴部毛，为手术做好准备，避免手术后腹部伤口感染，伤口愈合不良。这与外科手术前需要备皮是同样的道理。

分娩前为何要灌肠

孕妇由于便秘经常有粪便堆积。乙状结肠位于小骨盆腔的左后方，肠内大量粪便的堆积，分娩时往往影响胎头的顺利下降及旋转，以致妨碍产程的进展。另外如不灌肠排空大便，分娩期间大便排出，可造成粪便污染会阴切口，容易发生产后感染。灌肠能通过反射作用，刺激宫缩，加速产程进展。产妇临床的灌肠，对分娩非常有益。

产妇入院后，如果没有什么禁忌证，初产妇可在宫口开大不到4厘米，经产妇宫口开大不到2厘米时，用温肥皂水灌肠。

分娩前为何要进行肛检

分娩前进行肛检的目的在于了解宫口开的情况，以确定进产房的准确时间，一般要开到十几公分。护士们之所以反复肛检，是为了更准确地了解胎儿的位置。很多孕妈妈宫口才开到两三指就要求进产房，这其实是没有好处的。

在产程中，还会多次进行肛查，以便可以了解子宫颈口开大情况，子宫颈成熟与否；胎膜是否存在，胎位、胎儿先露部高低、胎头与骨盆是否相称，胎头有无过分受挤压等。

分娩时为何要进行会阴侧切

孕妇在分娩时，随胎头的下降，阴道内层的黏膜皱褶完全展平，外阴扩张，盆底肌肉层松弛充分扩张，以利于胎儿离开宫腔，通过阴道、外阴，降临人世间，完成分娩。然而，尽管阴道的解剖和生理特点有利于胎儿顺利娩出，但实际上，当平均9.3～9.5厘米的胎儿头娩出时，如果没有助产医生的帮助，保护会阴部，还是会造成产妇的会阴发生不同程度撕裂伤。如果发生严重的撕裂伤，便会在产后遗留下不同程度的后遗症。例如，因裂伤阴道口松弛，反复阴道炎；因阴道、会阴及盆底肌肉受损太严重而发生子宫脱垂，甚至裂伤到肛门括约肌和直肠，引起大便失禁。另外，由于会阴扩张慢、不充分、阻力大，引起胎儿窘迫、新生儿窒息、新生儿颅内出血等，对胎儿不利。所以，如果能及时做会阴切开术，就不会发生上述后遗症，而且对产妇和胎儿都会有好处。

第一产程的轻松分娩方法

全产程中，第一产程所占时间最长。初产妇需12～16小时，经产妇需6～8小时。在第一产程中，孕妈妈基本是在产房内等待，没有医生的陪同。有的医院甚至不允许亲人陪伴，在这样的情况下，孕妈妈就必须一个人忍受生理变化的痛苦，极易出现担心、恐惧、忧虑的情绪。

但是，即使如此，孕妈妈依然能够做到轻松分娩，具体做法如下：

● 抓紧时间尽量休息

孕妈妈已进入医院，医生会随时照顾

孕妈妈和处理一切事件，在第一产程胎宝宝还不会出生，所以要休息好，以保证有足够的精力，等待产程自然发展。除非是医生认为有必要，在第一产程中，不必采取特定的体位。腹部阵痛发生时，采取自己感觉最舒适的体位。

● 寻求平静的心态

胎膜未破时应尽量下床活动，看看电视或小说、听听音乐，与别的孕妈妈交谈交谈，来转移宫缩引起的疼痛感，平复心情。

● 保持正常进食

分娩要持续10多小时，补充能量供给是产程顺利进展的保证。少食多餐，适当地进食一些如巧克力、酸奶等高热量容易消化的食物，并保证水的摄入。

● 勤排尿

虽然行动不便，但有尿意要赶紧上厕所。膀胱位于子宫前方，膨胀的膀胱一方面有碍胎先露下降和子宫收缩，另一方面膀胱也会因受压而充血、水肿，使膀胱的张力下降，发生排尿困难，增加尿路感染的机会。在产程中，保证充分的水分摄入，每2～4小时主动排尿1次。

● 还不能用力

随着宫缩加强，孕妈妈会不知不觉地使劲，但这时子宫口尚未开大到足以让胎宝宝通过的程度，所以用力对分娩的进程毫无帮助，反而会阻碍子宫口的开大和胎宝宝下降。孕妈妈可采用在孕期学到的减痛技巧来舒缓子宫收缩带来的痛感，放松有助于产程顺利进展，切忌屏气用力。

● 宫缩时可采用腹式深呼吸

深呼吸减痛的方法或按摩腹部、腰部减痛：

腹式深呼吸：与宫缩的出现和暂停同步，没有宫缩时好好休息片刻，准备在下次子宫收缩时继续做腹式深呼吸。如此反复深呼吸，将大量新鲜空气吸入体内，增加血液的氧气，保障胎宝宝血液循环中氧气充足，还会加速产程进展。

腹部按摩：深吸气时，自己用两手轻轻从两侧下腹部向腹中央按摩，呼气时从腹中央向两侧按摩。

腰部按摩：腹式深呼吸时，在腰部上、下、左、右按摩，最好由准爸爸来做。

压迫减痛法：当宫缩时，用手或拳头压迫感觉不舒服地方，如腰部、骶部、下腹耻骨联合处。将拳头放在腰下或将手放在腹部两侧或将手压迫在髂骨上。

> 子宫收缩力是娩出胎儿的主要力量，所以腹痛对每个产妇都是必不可少的。产妇都应尽量控制自己的情绪，实在控制不住时，可以低声呻吟几声，千万不要大喊大叫。有些产妇对分娩缺乏正确认识，一痛便大喊大叫，体力、精力大量消耗，很容易引起继发性宫缩乏力，使宫颈口扩张缓慢，产程延长，严重的可能引起产后出血。

第二产程的轻松分娩方法

当初产孕妈妈的宫口开全后，医生已做好接生准备，孕妈妈进入产房，准备开始第二产程的战斗。如果第一产程进行顺利，孕妈妈便会感觉信心十足。

准备接产时，孕妈妈应仰卧于产床上，两腿屈曲分开，露出外阴部，医生在孕妈妈的臀下放一塑料布，然后用消毒棉球蘸肥皂水擦洗会阴部，用温开水冲掉肥皂水，消毒后在孕妈妈臀下铺以消毒巾，准备接产。

子宫颈口开全后，胎儿会在子宫收缩力、腹肌收缩力和肛提肌收缩力的协同作用下，继续沿产道下降并经过适应性的内旋转，以最小的头部径线通过阴道排出母体。此时医生会指导孕妈妈配合宫缩用力。

1. 当宫缩即将开始时，孕妈妈要摆好姿势：背部抬起，大腿分开，双脚放在搁脚架上，会阴尽量放松。

2. 宫缩发生时：孕妈妈屏住气，深吸气，这样能最大限度地使膈肌下降。吸气到极限时，屏住呼吸，然后从上腹部开始用力收缩腹肌，以便尽可能地挤压胎儿；与此同时，孕妈妈要尽量使会阴保持松弛。

3. 宫缩间歇时，全身肌肉放松，可趁机做两三次腹式深呼吸，为下次收缩时

用力做准备。宫缩一次约需连续用力三次。用力时一定要保持手、身体、脚原位不动，否则将达不到效果。用力时一定要遵循医生的指示，配合好宫缩用力，才能达到最佳的效果。

一旦宝宝的头不再随宫缩间隙回缩，则称为"胎头着冠"，此时会阴极度扩张，若用力不当会造成撕裂情形，所以医生可能会建议您不要再屏气用力。实际上，此时就由医生一毫米一毫米地将胎头逐渐"拉"出外阴。在这一阶段，孕妈妈应该快速浅呼吸，防止胎头过快冲出，撕裂阴道内组织或会阴。

第二产程随着宫缩的加强，胎头逐渐下降，压缩骨盆底，孕妈妈会有排便感，实际上这并非是真正排便。一般分娩前已做灌肠处理，肠道中已无大便，所以孕妈妈尽可按医生的要求做，大胆用力。当胎宝宝娩出的瞬间，宫缩减弱，孕妈妈会感觉到一阵异常的舒适。

第三产程的轻松分娩方法

第三产程中，从胎宝宝娩出到胎盘娩出，约需5~15分钟，不应超过30分钟。

胎宝宝娩出后，新妈妈感到轻松，子宫底下降至平脐，宫缩会暂停几分钟，又重新开始，胎盘因子宫收缩会从子宫壁剥落移向子宫口，新妈妈再次用力，胎盘就会顺利脱出。

第三产程轻松分娩具体做法：

1. 保持第二产程的姿势，协助胎盘的娩出，减少胎盘剥离不全和产后出血。

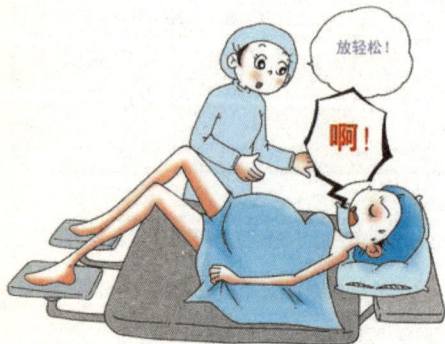

2. 在医生的指导下运用腹肌的压力向下屏气以排出胎盘。

3. 不可用手碰触下腹部，以免刺激子宫而造成子宫收缩，阻碍胎盘的娩出。

4. 如果因分娩造成会阴部撕裂，必须缝合。要继续忍耐，与医生配合，使缝合顺利进行。

> 第三产程结束后，新妈妈往往因体力消耗过大，倍感疲劳。此时应注意休息，保持镇静，避免情绪波动，不应急于了解新生宝宝的情况，如体重、身长、性别及有无外观异常或缺陷等，努力配合胎盘的娩出，如果自己有什么不适，应主动告知接产医生。

✳ 减轻分娩疼痛

正确对待分娩疼痛

许多孕妈妈对产痛的认识多数是通过"过来人"、文学作品、影视作品等途径间接获得的。看影视作品中生孩子时的歇斯底里，很多孕妈妈都会感到害怕。其实分娩本是瓜熟蒂落的事，分娩痛是生理性疼痛，一般人都可以忍受。生产时每个孕妈妈都不可避免地要经历一段时间的疼痛。

分娩时由子宫收缩引起的疼痛，将会贯穿整个分娩过程。宫缩痛主要在下腹部，有时也发生在两股内侧或脊柱上面。多数孕妈妈感觉到的宫缩痛与月经期痛性痉挛相似，只是更强烈些。在胎宝宝即将出世时，由于会阴和外阴部的扩展，孕妈妈还会感到这些部位有烧灼感和强烈的疼痛。

孕妈妈要对分娩的疼痛有充分的思想准备。如果没有充分的思想准备，将痛苦想象得过于夸张，就会轻易被疼痛打败。

过分的紧张、恐惧、烦躁，会使人对轻微的刺激也引起剧烈反应；紧张和不合作，常常会使子宫收缩不协调、乏力、滞产。因为精神紧张会使肌肉紧张度增强，疼痛神经末梢得到的刺激就会多，传出的信号也会增多，产生的疼痛感就强。

孕妈妈不妨寻找一个舒适的体位，在放松的状态下进行深呼吸，感受身旁知心、亲近的人精神鼓励。那么，产妇会忘记疼痛，经历一次"无痛"分娩。

什么是无痛分娩

据统计，对于分娩疼痛，约有6%的初产妇感觉轻微疼痛，50%感觉明显疼痛，44%感觉疼痛难忍。这就使一些产妇惧怕疼痛选择剖宫产作为分娩方式，因此，人类一直为缓解分娩疼痛而寻找有效而安全的方法。

无痛分娩是自然分娩的一种形式，是指在分娩过程中对产妇施行心理护理或药物麻醉，使产妇感觉不到剧烈的疼痛，婴儿从产道娩出。即使最好的"无痛分娩"也不是完美无缺的，其镇痛有效率只有90%~97%，而且无痛分娩并非完全无痛，从严格意义上讲应为减痛，即减轻产妇的产痛，使之减轻到产妇能耐受的程度。

无痛分娩主要内容如下：

1. 产妇及家属已了解妊娠、分娩过程中一些有关知识，使产妇对分娩过程中的疼痛有所了解，对分娩的安全充满信心，解除焦急、恐惧心理，提高对疼痛的忍耐力，促使产生强有力的宫缩，以便顺利分娩。

2. 进入产程起，产妇会因子宫收缩而感到疼痛，运用拉梅兹呼吸法来镇痛。宫缩间歇时暂作休息，可取卧位、行走、蹲位等你感到最舒适的体位，待下次宫缩再重复上述动作。为了进一步减轻分娩时的痛苦，在运用呼吸减痛的同时，还可辅以按摩，即在吸气时可用两手从两侧下腹部向腹中部按摩。呼气时从腹中部向两侧按摩，按摩的速度与呼吸的速度相一致，还可以用拳头压迫腰部以减轻分娩时的腰痛和不适。

3. 分娩时有亲属最好是丈夫陪伴，因为有亲人在身旁，产妇可以消除恐惧感，增加安全感，对减轻疼痛有益。

4. 采用药物麻醉法。现有全身麻醉、脊柱内麻醉和宫颈旁麻醉三种，对于分娩的痛苦以麻醉法最为有效。

5. 应用无痛分娩仪协助分娩是当前无痛分娩的较好办法。

无痛分娩对母婴的影响

无痛分娩已经广泛开展，被大多数产妇接受，其优点已经显示很明确，但它并不是十全十美的，常用的硬膜外分娩镇痛也是有一定的不良反应。其常见的不良反应有低血压、轻微头痛、恶心等，除非出现意外，并不威胁到母亲的生命。主要是对产程、胎盘血供、胎儿循环和新生儿的影响。

1. 硬膜外镇痛对子宫收缩和产程的影响与用药种类、药物浓度以及用药时间的不同有关，一般掌握好麻药浓度、用药时间，产程中使用催产素，都可以改善子宫收缩乏力。

2. 硬膜外镇痛对胎盘血流的影响主要是低血压因素。现在局麻药浓度较低，对血液动力学的影响并不明显，低血压很少发生，故对胎盘血流的影响也很小。

3. 硬膜外分娩镇痛时，可以出现胎心率加快或减慢。

总之，局部分娩镇痛时，对母亲和胎儿都有一定的影响，但只要加强对母亲和胎儿的监护还是安全的，一旦出现任何不能改善的胎盘血流下降、胎儿心率改变，应当机立断，终止自然分娩，仍能保证母婴平安。

产妇月子保健

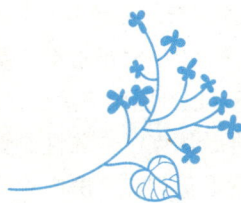

|第五讲|

CHANHOUSHENTIHUIFU

产后身体恢复

❋ 产后保养须知

重要的产后第一天

产后第一天这24小时，对新妈妈来说是经历严峻考验的一天，如何做好自我健康监测和护理，请关注下面的建议。

● 观察出血量

产后出血，是产妇第一天最需要注意的问题，因此，不管再疲乏、再虚弱，观察自己的出血量是新妈妈最重要的功课。目前，在我国导致孕产妇死亡的第一原因是产后出血，产妇在分娩后2小时内最容易发生产后出血，产后2小时出血400毫升，24小时内出血500毫升都可以判断为产后出血。

产妇出血过多，会导致休克、弥散性血管内凝血甚至死亡。所以，分娩后仍需在产房内观察。此时，要特别注意子宫收缩乏力也会引起产后出血。

因此，在上厕所时，应注意把卫生护垫等收集起来，不要丢弃，如果出血量较多，或阴道排出组织都应及时告知医生。

● 多喝水

如果是顺产产妇，下了产床以后就要多喝水。因为在生产过程中，胎头下降会压迫膀胱、尿道，使得膀胱麻痹以及产后腹壁肌肉松弛而排不出尿。膀胱过度充盈，会影响子宫的收缩，也会导致产后出血。

此外，由于产程中失血，以及进食过少也会导致体液丢失，因此要注意多喝水补充体液。一般来说，在顺产后4~6小时内就可以自己小便了，但由于外阴创伤，新妈妈会惧怕疼痛而不敢用力排尿，极易导致尿潴留。一旦发生了尿潴留或尿不彻底，则可能且让细菌侵入，引发尿路感染。如果在分娩6~8小时后甚至在月子中，仍然不能正常地排出尿液，并且膀胱还有饱胀的感觉，就可能已经患上尿潴留了。

/ 辅助帮助排尿的方法 /

听流水声：利用条件反射解除排尿抑制，使自己产生尿意，促使排尿。

热敷疗法：用温水冲洗外阴；也可以用开水熏下身，让水汽充分熏到会阴部，注意要保持身体不接触水，以免烫伤；或者在下腹正中放置水袋刺激膀胱收缩，可以促进膀胱肌肉的收缩，有利于排尿。

因此，尽快排出第一次小便很重要。产后6～8小时是最易出现异常情况的时间，如果怎么都尿不出，就得求助于医生了。

● 定时测量体温

产后发热是大事，不能等闲视之。新妈妈在产后，一定要养成定时量体温的好习惯，如果发现体温超过38℃就要当心有问题。

在刚生过孩子的24小时内，由于过度疲劳，可能会发热到38℃，但以后体温应该恢复正常。如果发热，必须查清原因、适当处置。有个别新妈妈因为乳胀可能发烧，随奶汁排出体温将会下降。如果奶汁排出后仍不退烧，就可能是身体某处有炎症。

产后发热的最常见的原因是产褥感染，就是"产褥热"。引起产褥热的原因很多，包括产道感染、泌尿系感染、乳房感染等。女性在产后体力要比平时差很多，又伴有流血、恶露和子宫口松弛，阴道内的细菌或外来细菌容易孳生，漫延到生殖道或侧切伤口。这时的恶露有异味、腹部有压痛，如果治疗不及时，可能转为慢性盆腔炎长期不愈。毒性大的细菌侵入，还可能有引起腹膜炎或败血症的危险。

因此，产后新妈妈要注意观察自己的体温，多喝水，注意摄入营养，如果高烧连续不退就得赶紧找医生了。

● 多吃蔬菜水果

产后第一天，应该吃一些稀、软但有丰富营养的食物，如肉、蛋、鱼和豆腐之类。汤水类食物像鸡汤、排骨汤，对催乳很有效。而富含膳食纤维的新鲜蔬菜和水果，不仅能增加维生素的摄入，对防止便秘也有帮助。

要荤素搭配、开胃口、多样化。贫血的产妇要多吃一些猪肝、鸭血和菠菜。有抽筋和关节痛的产妇更要继续服用钙片。为了保证泌乳的需要，晚上也可以再加一次半流质或点心一类的夜宵。

● 坐一坐，走一走

产后有很多新妈妈因为疲惫不堪，产后第一天基本上躺着度过，这样不好。

顺产产妇可以在产后6～8小时坐起来；剖宫产的产妇在手术后24小时可以坐起。要多坐、少躺，不能总躺在床上。躺在床上不仅不利于体力的恢复，还容易降低排尿的敏感度，有可能阻碍尿液的排出，引起尿潴留，并可能导致血栓形成。

| 产后注意活动 |

如果分娩顺利，产后可根据体力恢复情况下床，适当活动。产后24小时可以随意活动，避免长时间站立、久蹲或做重活，以防子宫脱垂。

● 关注初乳

初乳不要浪费，一般来说，当宝宝脐带处理好后，就可以尝试给孩子喂奶。新妈妈第一天会分泌少量黏稠、略带黄色的乳汁，就是初乳。初乳含有大量的抗体，能保护婴儿免受细菌的侵害，所以应尽可能地给宝宝哺喂初乳，减少新生儿疾病的发生。

其次，哺乳的行为能刺激大脑，大脑会发出信号增加乳汁的分泌。因此，在产后第一天尽早地给孩子哺乳，能形成神经反射，增加乳汁的分泌。新妈妈也可多吃一些增加乳汁分泌的食物，如花生煲猪蹄、鱼汤等。

新妈妈还应该随时关注自己的乳房的温度和硬度。如果乳房摸上去有红肿热痛的硬块，伴有发热感，同时体温升得较快，甚至到了39℃以上，则很有可能患上了乳腺炎。开始可行热敷，用中药和在医生指导下适当使用抗生素，如已化脓，就可能要手术治疗。

乳腺炎往往因为乳汁分泌不畅，在乳腺内郁积成块，再加上乳头有裂口，细菌袭入惹起的祸患。所以，在产前就应洗乳头，产后要揉散乳结，及时治疗乳头裂口，也可以用吸奶器帮助排乳，做到"防患于未然"。

产褥期有哪些注意事项

产褥期，有如下事项应给予关注：

1. 产后10日内，应每天观察产妇的体温、脉搏、呼吸和血压。

2. 产后24小时内，应卧床休息，及早下地休息。保证充分的睡眠时间。但尽量避免做重体力劳动，以免发生子宫脱垂。

3. 产后第一天的饮食可清淡一些，吃些易消化的食物，第二天以后可多吃高蛋白和汤汁食物，适当补充维生素和铁剂。

4. 产后尿量增多，应及时排小便，以免胀大的膀胱妨碍子宫收缩。产后2日内应排大便。如有便秘，可用开塞露、肥皂水灌肠等进行处理。

5. 每日可用温开水或消毒液冲洗阴部2～3次，保持会阴部清洁干燥。一般

在产后4～5日拆除会阴缝线。

6. 产妇产后宫底高度逐日复原，产后10日应在腹部摸不到子宫；剖宫产的产妇一般复原较慢，应适当使用宫缩剂；如果恶露出现臭秽气味或腐臭气味，应进行抗感染治疗。

专/家/答/疑

什么叫产褥期？

胎儿出生后，胎盘自母体排出，从这时开始，产妇进入了产后恢复阶段。这个阶段在生理变化上是一个很大的转折时期。因为在妊娠期间，母体的生殖器官和全身所发生的一系列变化，都要在产后6～8周内，逐步调整以至完全恢复，医学上就把这段时间叫做产褥期。

产后做好卫生保健

怀孕期间，孕妈妈的生理状况会有极大的变化，不单是体重增加，血液、心脏、内分泌功能也会改变，乳房、子宫、骨盆等构造也有明显的变化。这些生理变化，是怀胎十月逐渐累积的成果，所以生产以后自然也需要一段时间才会恢复，妈妈要做好产后的卫生保健。

恢复期间要注意：

● 注意身体清洁

产后出汗多，要勤擦澡，维持皮肤正常排泄功能，避免盆浴，沐浴后应尽快擦干水、吹干头发；夏天要勤洗澡，保持皮肤干净，以免生痱子和疖子。

● 注意会阴部卫生

产后子宫腔内胎盘剥离的伤口、子宫

颈口的开放、阴道会阴的裂伤，为细菌浸入及繁殖创造了有利条件。因此，产后一定要注意会阴部清洁，每天要用温开水清洗2次，大便后也应擦洗。卫生纸及卫生垫要勤换。42天内不洗盆浴及不进行房事，以免发生月子病。

● 活动和休息

正常产后24小时内应卧床休息，24小时后可根据情况起床活动，如洗漱、上厕所、喂奶等，这样做能减少大小便困难、促进子宫收缩、有利于子宫内瘀血的排出。此外，应保证每天10小时睡眠，以免影响乳汁分泌。

● 保持大小便通畅

产后4小时应解小便，因为膀胱膨胀能影响子宫收缩及恶露排出，如膀胱胀得太久，小便会更困难。如果大便秘结，可多吃蔬菜，多下床活动，必要时可让医生开一些药。

● 卧室要保持安静、清洁，温度适宜，空气新鲜

冬天要注意保温，不能吹冷风；夏日则要注意通风凉爽，衣着要适当，以防中暑。

● 产后检查

产后满6周，必须回到接生的医院做产后检查，以便了解生殖器及身体恢复情况，如果发现异常，应及时处理，以免出现后遗症。

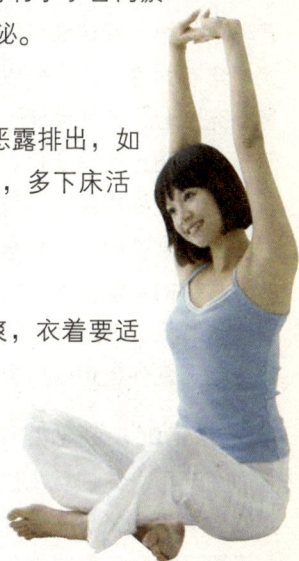

✳ 产后饮食营养

产妇的膳食原则

● 多吃营养价值高的食物

孕妇分娩时，大量液体排出，如羊水、胎盘等，在生产过程中出汗较多，所以产后应多给高热量的流质饮食，多喝汤水，以利促进身体恢复和促进乳汁的分泌。产妇一定要记住，产后所需营养并不比怀孕期间少，尤其要多吃含蛋白质、钙、铁比较丰富的食物，如牛肉、鸡蛋、牛奶、动物肝和肾，可以多吃豆类和豆制品，也可用猪骨头、猪蹄煮汤喝，因为其含钙较多。

● 增加餐次，少食多餐

产妇每日餐次应比一般人多，以5~6次为宜。餐次增多有利于食物消化吸收，保

证充足的营养。产后胃肠功能减弱，蠕动减慢，如一次进食过多过饱，反而增加胃肠负担，从而减弱胃肠功能。如采用多餐制则有利胃肠功能恢复，减轻胃肠负担。

● 食物干稀搭配

每餐食物应做干稀搭配。干者可保证营养的供给，稀者则可提供足够的水分。奶中含有大量水分，所以乳母哺乳需要大量补充水分，使乳汁便于分泌，服用水分较多，可防止产后便秘。食物中干稀搭配较之于单纯喝水及饮料来补充水分要好得多。因为食物的汤汁既有营养，又有开胃增进食欲的功能，而单纯饮水则反而冲淡胃液，降低食欲。可多喝营养丰富的下奶汤或粥，此外还可饮用果汁、牛奶等。

● 荤素搭配，避免偏食

在产后身体恢复及哺乳期间，食用产热高的肉类食物是必需的，但荤食过量不利于胃肠蠕动，影响消化。蛋白质及糖类的代谢必须有其他营养素的参与，过于偏食肉类食物反而会导致其他营养素的不足。

某些素食除含有肉食类食物不具有或少有的营养素外，一般含有大量纤维素，能促进胃肠蠕动，促进消化，防止便秘。

● 清淡适宜

一般认为，月子里饮食以清（尽量不放调味料）、淡（不放或少放食盐）为好，但此种观点并不正确。

从科学角度讲，月子里的饮食应清淡适宜，即调味料如葱、姜、大蒜、花椒、辣椒、酒等应少于一般人的量，食盐也以少放为宜，但并不是不放或过

少。调味料除增加食欲外，对产妇身体康复也是有利的。

产后每日膳食营养素供给量

我国营养学会推荐产褥期妇女每日膳食营养素供给量。以轻体力劳动强度为例：

热量	12.9兆焦（3100千卡）
蛋白质	95克
钙	1500毫克
铁	28毫克
锌	20毫克
维生素B$_1$	2.1毫克
维生素B$_2$	2.1毫克
烟酸	21毫克
维生素C	100毫克
视黄醇当量	1200微克
维生素D	10微克
维生素E	12毫克

坐月子吃得越多越好吗

一般人都知道在"坐月子"期间应该增强营养，以恢复分娩时消耗的体力，并且要为宝宝提供高质量的乳汁，所以把好吃的东西统统拿出来，每顿都是蹄膀汤、鱼汤或大鱼大肉。其实，这个时期吃东西是很有学问的，坐月子期间食物并非吃得越多越好，应以补充充足的能量、高含量的蛋白质、适量的脂肪、丰富的无机盐、多样的维生素，以及充足的水分为原则。

能量是保证泌乳量的前提，热能不足将导致泌乳量减少40%～50%，食物应

以奶制品、蛋类、肉类、豆制品、谷类、蔬菜为主，配合适量的油脂、糖、水果。食物应清淡、易于消化，烹调时应少用油炸油煎的方法，每餐应干稀搭配、荤素结合，少吃或不吃生冷或凉拌的食物，以免损伤脾胃，影响消化功能。产后虽不要忌口，但要注意不食辛辣之物，如辣椒、大蒜、酒、茴香等，以免引起便秘或痔疮发作。

月子鸡蛋并非多吃就好

鸡蛋营养丰富，尤其含蛋白质、脂肪、维生素A、维生素D及钙、磷、铁较多。鸡蛋清中含有高质量的蛋白质，这是所有天然食物中最好的蛋白质，很容易被人体吸收，并转化为人体所需要的物质。鸡蛋黄中含有铁、卵磷质和胆固醇，这对于丢失了一定量的血液并消耗了大量体力的产妇来说，是很好的营养补充。鸡蛋对产妇身体康复及乳汁的分泌也大有好处。

但有的产妇为了加强营养，在分娩后和坐月子期间，常以多吃鸡蛋来滋补身体的亏损，甚至把鸡蛋当成一日三餐的主食来吃，一顿就能吃上好几个。吃鸡蛋并非越多越好，其实吃鸡蛋过多是有害的，会给产妇带来疾病。

在分娩过程中，产妇体力消耗大，出汗多，体液不足，消化能力也随之下降。所以分娩后数小时内，最好不要吃鸡蛋，以免增加胃肠负担。在分娩后数小时内，应吃半流质或流质饮食为宜。

在整个产褥期间，根据国家对孕妇、产妇营养标准的规定，每天需要蛋白质100克左右，因此，每天吃鸡蛋3个足够

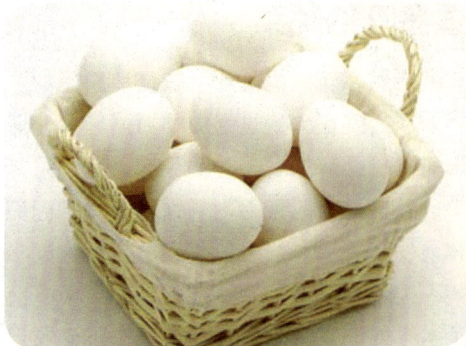

了。鸡蛋虽然营养丰富，但并不全面，多吃鸡蛋必然少吃了其他食物，如饭、菜等，这就会造成其他营养素的缺乏，对身体不利，对下乳不利。

剖宫产妈妈饮食要注意

临床验证发现，剖宫产术后早进食利大于弊，无论术后胃肠蠕动的恢复还是乳汁的分泌都早于对照组，并且安全和顺利。

一方面进食本身的咀嚼运动可反射性引起胃肠蠕动，同时食物可直接刺激胃肠道，促进胃肠的运动功能增强，有利于产妇术后早排气。另一方面剖宫产术后早进食，有利于及时补充营养，不仅可促进产妇体力和精力能较快恢复，还可促进乳汁分泌，满足母乳喂养的需要。

因此，做剖宫手术的产妇，剖宫产术后6小时内，产妇应平卧、禁食。手术后约24小时胃肠功能恢复，应再给予术后流食1天，忌用牛奶、豆浆、大量蔗糖等胀气食品，情况好转后给予半流食1~2天，再转为普通膳食。个别产妇术后有排气较慢或身体不适，又无食欲者，可多吃一两天半流食，再给予普通饮食。

适合吃的蔬菜

产后，新妈妈仍然会被便秘所困扰。因为新妈妈在分娩过程中体力消耗大，腹部肌肉松弛，加上长时间卧床，运动量减少，致使排便肌无力，肠蠕动变慢，因而容易发生便秘。加之新妈妈分娩后代谢机能旺盛，出汗量和尿量增多，如果不吃蔬菜水果或吃得太少，则会由于得不到充足的膳食纤维，而使大便干燥、秘结不易排出。

蔬菜中含有大量的维生素，比如，大白菜富含维生素C，胡萝卜富含维生素A。产妇吃了含维生素丰富的蔬菜，不仅可以通过乳汁供给宝宝各种维生素，而且B族维生素和维生素C还能促使乳汁分泌。

据研究，产妇最好多吃莲藕、黄花菜、黄豆芽、海带、莴笋等，有利母子健康。

● 黄豆芽

黄豆芽中含有大量蛋白质、维生素C、纤维素等。蛋白质是组织细胞的主要原料，能修复生孩子时损伤的组织；维生素C能增加血管壁的弹性和韧性，防止产后出血；纤维素能润肠通便，防止产妇发生便秘。

● 海带

海带中富含碘和铁。碘是合成甲状腺素的主要原料，铁是制造血细胞的主要原料，产妇多吃这种蔬菜，能增加乳汁中碘和铁的含量，有利于新生儿的生长发育，防止发生呆小症。

● 莲藕

莲藕中含有大量的淀粉、维生素和矿物质，营养丰富，清淡爽口，健脾益胃，润燥养阴，行血化瘀，清热生乳，是祛瘀生新的佳蔬良药。产妇多吃莲藕，能及早清除腹内积存的瘀血，增进食欲，帮助消化，促使乳汁分泌，有助于对新生儿的喂养。

● 黄花菜

黄花菜中含有蛋白质及矿物质磷、铁、维生素A、维生素C及甾体化合物，营养丰富，味道鲜美，尤其适合做汤用。中医书籍记载，黄花菜有消肿、利尿、解热、止痛、补血、健脑的作用，产褥期产妇容易腹部疼痛、小便不利、面色苍白、睡眠不安，多吃黄花菜可消除以上症状。

● 莴笋

莴笋是春季的主要蔬菜之一，含有多种营养成分，尤其富含钙、磷、铁，能助长骨骼，坚固牙齿。中医学认为，莴笋有清热、利尿、活血、通乳的作用，尤其适合产后少乳及无乳的产妇食用。

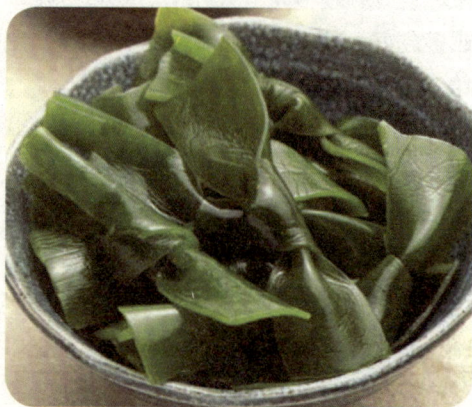

月子中的饮食禁忌

产后的饮食，中医古籍有种种禁忌：如"毋食冷硬物"、"毋食重浊、辛热、生冷"、"外薄五味、大冷、大热、谨节饮"……

产后的女性，体质较虚弱，中医认为这个阶段如果太多偏重属性主味道过重的食物，容易增加母体自我调节与代谢的负担，以下这些食物，建议不宜多吃：

● 忌食辛辣燥热之物

分娩中产妇大量失血、出汗，加之组织间液也较多地进入血循环，故机体阴津明显不足，而辛辣燥热食物均会伤津耗液，使产妇上火，口舌生疮，大便秘结或痔疮发作，而且会通过乳汁使婴儿内热加重。因此产后忌食韭菜、葱、大蒜、辣椒、胡椒、小茴香、酒、羊肉、狗肉、龙眼、荔枝、芒果、榴莲等。

● 忌食不易消化及生冷、寒凉食物

产妇身体虚弱，运动量小，如吃硬食或油炸食物，容易造成消化不良。另外产妇脾胃功能尚未完全恢复，过于寒冻的食物会损伤脾胃影响消化，且生冷之物易致瘀血滞留，可引起新妈妈腹痛、产后恶露不绝等。像冷饮品、西瓜、水梨、葡萄柚、柚子、橘子、山竹、莲藕、绿豆、白萝卜、西红柿、大白菜、苦瓜、黄瓜、丝瓜、冬瓜等都要注意少吃。

● 忌食大麦及其制品

大麦及其制品，如大麦芽、麦乳精、麦芽糖等食物有回乳作用，所以产后仍在哺乳期的产妇应忌食。

● 忌常饮茶

产妇在哺乳期间忌饮茶。因为茶内的咖啡因可通过乳汁进到婴儿腹中，引起婴儿肠痉挛。

● 忌吃巧克力

产妇在产后需要给新生儿喂奶，如果过多食用巧克力，对哺乳婴儿的发育会产生不良的影响。这是因为，巧克力所含的可可碱，会渗入母乳并在婴儿体内蓄积，能损伤神经系统和心脏，并使肌肉松弛，排尿量增加，结果会使婴儿消化不良，睡眠不稳，哭闹不停。

注意催乳饮食

乳汁的分泌量与乳母的营养有关。为使乳汁分泌充足，哺乳期的母亲不仅在"月子"里要重视营养，而且补充营养要贯穿在整个哺乳期。饮食应多样化，并多吃些奶类食物，不要忌口。经验证明，乳母在哺乳期经常进食鸡、鸭、鱼（鲫鱼）、肉、虾、猪蹄、排骨等熬煮的汤水，可以有效地起到促进乳汁分泌的作用。

以下几种饮食有较显著的催乳作用：

1. 桃仁、花生仁碾碎，加适量红糖，配粳米煮稀饭食用。

2. 花菜30克、黄豆50克、鸡肉150克，共煮烂后食用。

3. 猪蹄1只，香菇50克，加水煮烂加调味品后食用。

4. 酒酿煮鸡蛋，做点心食用。

✳ 产后运动促健康

产后运动的注意事项

由于受"坐月子"传统习惯的影响，许多人认为，产妇在月子里不应主动进行身体锻炼，而是应该卧床休息、他人照料生活，并尽量减少身体运动的状况。其实，这种观念和做法有不科学的一面。

当然，产妇由于气血骤虚，确实需要充分的休息和充足的营养，但仅是如此注意健康和保养则显然不够，应在此基础上主动安排一些适当的身体运动，才能更好地促进产后恢复。产后整日卧床休息，会使产妇食欲减退、精神不振，并不利于子宫的恢复（复旧）和恶露的顺畅排出，易于导致日后子宫后位和腰酸不适。另外，如果不适量运动，产妇还常发生产后便秘，而经常便秘则导致腹压增大，由此使盆底组织松弛和子宫脱垂。

对正常经阴道分娩的产妇，一般经产后1～2天的充分卧床休息后，即可起床大小便和稍微坐、站、行。在产后2周左右，可做些轻便的家务和进行产褥保健操。产后40～50天，如体力恢复过程无异常，可恢复到如常人一样地进行日常活动。

要得到医生、助产士的许可后，在他们指导下进行。要配合体力的恢复，从轻微的动作开始，渐渐地加大运动量。

做体操前应排尿、排便，在发烧时、饭后不要做，以不过度疲劳为限。要保持室内空气清新，保持愉快的心情。如果室内暖和，可少穿衣服。

需要注意的是，在整个产褥期间，不能过多地从事体力劳动，更不能经常挑、搬、抬、举重物，也不宜长时间站立或下蹲，以免引起盆底组织松弛和子宫脱垂。

产褥保健体操的重要作用

由于怀孕期子宫增大和分娩，产后产妇的腹壁肌肉和骨盆底筋膜、肌肉、肛门筋膜、阴道的肌肉都明显松弛。产妇分娩后，经过长期休养虽然说可以慢慢地恢复原状，但是如果只是依靠身体自然恢复，恢复的过程较慢，且有可能难以恢复原状。因此，为了早日恢复，建议产妇做产褥体操。

产褥体操可以帮助子宫收缩，促进子宫的复旧和恶露的排出，促进性器官的复原。

产褥体操可以促进腹壁及盆底肌肉张力的加强，尤其对腹壁过度膨胀的产妇，如羊水过多、双胎、巨大胎儿等更为重要。

产褥体操可以补充产妇在产褥早期活动的不足，使膀胱功能恢复，减少尿潴留的发生。

产褥体操可以改善肠道功能，防止便秘。产褥体操可促进盆腔脏器及全身的血液循环，使血液循环通畅，减少静脉血栓及下肢静脉炎的发生。

产褥体操有利于保持形体的健美。

何时开始做产褥保健体操

正常分娩的健康产妇，产后第二天可以下床活动，同时可开始做产褥操。体力衰弱、产程长、手术分娩的产妇，则应根据产妇的体质和恢复情况，安排做产褥操的时间及运动量。

产后发烧、大出血、严重心血管、肾脏疾病、会阴严重裂伤等产妇不适于做产褥操。如产妇在做操时出现明显心慌、气短、头晕现象，就要暂时停止锻炼，再慢慢地从轻微活动开始，逐渐增加到产妇能适应的程度，不要强求。

一般说来，产后运动分为2个阶段。

● 第一阶段

从产后3天到3个月，主要做一些轻松简单的动作。

运动项目：骨盆腔底部肌肉训练、腹部肌肉运动、腿部肌肉运动、胸部运动等。我们建议你最好在床上做，从最简单的运动做起，根据自己的身体状况决定运动量的大小，以不累不痛为原则。如果你是剖宫产，则需要推迟运动的时间，一般根据医生的指示，在伤口愈合良好之后再进行适量的运动。

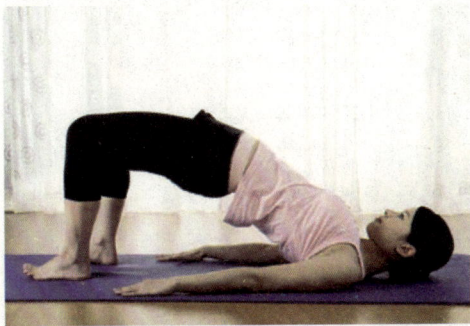

● 第二阶段

从3个月到6个月，可开始增加运动量。

运动项目：最好进行全身肌肉力量的恢复训练，并加强腹部和骨盆腔底部肌肉锻炼，运动量还是根据个人体能而定。

产褥保健体操这样做

产褥体操具体做法可以按产后日期进行，如第一天适合做哪项，第二天适合做哪项，逐日推延。

● 第一体操

产妇第一体操，适用于产后第一天做。第一体操可以在分娩后8小时开始做，这个体操对于子宫恢复到正确的位置很有效。其方法如下：

1. 头离开枕头，俯卧，脸朝一侧。这个动作持续10分钟左右，习惯后可持续20分钟。早晚各做一次。

2. 如果按上述要求，却做得辛苦的话，可以在前胸抱住枕头垫着胸部，两膝向两侧张开，手交叉放在下巴下，这时会感觉舒服些。

● 第二体操

第二体操适合于产后第二天做。分娩24小时后可进行第二体操，第二体操主要是恢复因分娩而变松弛的局部肌肉，预防尿失禁或尿闭塞。其方法如下：

1. 首先，应完成第一体操。

2. 将身体翻过来，直直地仰卧，两手掌紧贴身体伸直，平静地呼吸；两手掌张开，手臂水平地伸开呈十字形状；用力呼吸，两手臂伸到头上，两手掌合并，身体呈一直线姿势；屏住气，然后呼气，手臂又恢复到水平状态。

3. 用腹肌做几次腹式呼吸。

4. 在阴道和肛门处用力，一收一放，做收缩动作。这个动作可以单独地做几次。

做上述动作之前都是以深呼吸为主的上体运动。

● 第三体操

第三体操在产后第五天以后做。这组体操动作主要是进行肌肉锻炼，算是运动量较大的动作。需要注意的是：如果做这个体操动作时，用手撑住木床来帮助腿的上举，那么效果就不太好了。在产后5~10天，应坚持做这个体操。其方法如下：

1. 先做第一、第二体操。

2. 仰卧，一只腿笔直地向上慢慢地运动到和身体成直角，然后慢慢放下，腿不能弯曲，反复几次；接着换另一只腿重复上面的动作，反复做几次。

3. 和上面的动作要领相同，这次两腿同时上举后放下。这个动作难度较大，开始做时，可以稍微离开床。慢慢练习举得更高。

● 第四体操

第四体操适合在产后第10天以后做。这组体操动作是为了矫正子宫的位置，通过上身的活动，增加肌肉的活力，是运动量较大的动作，产妇应根据自己身体状况来进行。其方法如下：

1. 先做第一、第二、第三体操。

2. 胸朝下，腰抬高，两膝距离30厘米宽左右，胸伏床上。

3. 在床上进行四肢爬行。

4. 仰卧，两手臂放在头顶伸直；手伸直，上身抬起，手接着伸向脚尖方向；抱住脚尖和脚踝不动，过一会儿，手向上举，回到开始的姿势；反复上述动作，多做几次。

● 第五体操

第五体操适宜在产后1个月以后做。其方法如下：

1. 立正姿势，上身向前并向下弯曲5次左右，腿不能弯曲。

2. 上半身躺在床上，膝弯曲，左右运动5次左右。

3. 立正姿势，提起脚后跟12次左右，脚尖着地。

剖宫产妈妈的运动

为避免伤口疼痛或不小心扯裂，剖宫产妇女产后的复原操，最初是以呼吸为主，等到伤口愈合之后，再进行较大动作的肢体伸展。

● 产后深呼吸运动

1. 仰躺床上，两手贴着大腿，将体内的气缓缓吐出。

2. 两手往体侧略张开平放，用力吸气。

3. 一面吸气，一面将手臂贴着床抬高，与肩膀呈一直线。

4. 两手继续上抬，至头顶合掌，暂时闭气。

5. 一面吐气，一面把手放在脸上方，做膜拜的姿势。

6. 两手慢慢往下滑，手掌互扣尽可

能下压，同时吐气，吐完气之后，双手放开回复原姿势，反复做5次。

● 骨盆运动

1. 仰躺，屈膝，脚掌贴于地面。一只手置于背部，同时感觉到轻微的空隙。

2. 深吸气，随后再慢慢吐气，同时将背部的肌肉平贴地板，压在手上。

3. 保持动作数4下，然后放松，重复数次，使肌肉的力量增强。

下半身伸展运动

1. 仰躺，双手手掌相扣，放在胸上。

2. 右脚不动，左膝弓起。

3. 将左腿尽可能伸直上抬，之后换右脚，重复做5次。

● 腿部运动

1. 坐在床上，脚趾向前伸展。将脚趾往上扳，然后再把脚趾往下推。此连续动作做大约20次，迅速移动，使血液循环加快。

2. 双脚同时往相同的方向移动，或一只脚往上，一只脚往下地运动。接着，张开双脚，同时做脚踝的环绕运动，首先要顺时针环绕，然后再逆时针环绕。

3. 压紧膝盖，贴着床面，然后再放松。

4. 一次弯曲一只脚，将脚跟在床上滑动，然后在换膝盖弯曲的时候，伸直另一只脚。

● 腹腰运动

1. 平躺床上，旁边辅助的人，以左手扶住产妇的颈下方。

2. 辅助者将产妇的头抬起来，此时产妇暂时闭气，再缓缓吐气。

3. 辅助者用力扶起产妇的上半身，产妇在过程中保持吐气。

4. 产妇上半身完全坐直，吐气休息，接着再一面吸气，一面慢慢由坐姿回到原来的姿势，重复做5次。

✳ 私密地带护理

产后恶露不尽的护理

胎儿娩出后，胞宫内遗留的余血和浊液，称为"恶露"。正常情况下，一般在产后20天以内，恶露即可排除干净。但如果超过这段时间仍然淋漓不尽者，即为"恶露不尽"。

● 恶露不尽的危害

1.产后恶露不净有可能导致局部和全身感染，严重者可发生败血症。

2.恶露不净还易诱发晚期产后出血，甚至大出血休克，危及产妇的生命。

3.剖宫产所导致的产后恶露不净还容易引起切口感染裂开或愈合不良，甚至需要切除子宫。

● 恶露不尽的调理

1. 注意饮食：新妈妈在月子期间要多进食营养丰富的食物，同时口味要清淡，并避免辛辣寒凉，以免强烈刺激子宫，使子宫恢复不良，造成恶露不尽。另外，具有活血化瘀作用的食物，如红糖、生化汤等不能用太久，否则会增加出血量，也会引起恶露淋漓不尽。食用红糖最好不要超过10天，生化汤则不能超过1周。

2. 室内空气要流通，祛除秽浊之气，以利机体气血早日复原。鼓励产妇适当起床活动，有助于气血运行和胞宫余浊的排出。

3. 每天清洗两次阴部，在恶露未尽前，不盆浴，不过性生活，避免细菌进入开放的子宫造成宫腔的感染。

4. 要及时去医院做相关的检查，确定病因，积极配合医生的治疗。如果是子宫收缩不良，除了要配合医生治疗外，还可以采用食疗方法辅助调养。

专/家/答/疑

正常的恶露变化是怎样的？

产后第1周，血性恶露量最多，几乎都是血液。如果没有掺杂血块则是正常的；如果掺杂着血块，要立即请医生诊治。1周以后至半个月内，伤口痊愈，出血量也少了，恶露中的血液量减少，较多的是坏死的蜕膜、宫颈黏液、阴道分泌物及细菌，使得恶露变为浅红色的浆液。半个月以后至3周以内，恶露中红细胞消失，但含大量白细胞、退化的蜕膜、表皮细胞及细菌，使得恶露变得黏稠，色泽较白。

重视晚期产后出血

一般来说，产后2小时内阴道流血量较多，2小时以后出血量逐渐减少。如果分娩24小时后再发生大量的阴道出血，且出血量超过500毫升，称为晚期产后出血。晚期产后出血为产科常见的严重并发症，为产科危症之一，应特别重视。

产后出血最常见的发病原因有：产后子宫收缩乏力；胎盘胎膜部分残留；剖宫产后子宫壁切口裂开；黏膜下子宫肌瘤、绒毛膜癌；凝血功能障碍等。晚期产后出血发生的时间因病而异。如胎盘残留，出血一般多发生在产后10天左右；子宫壁切口裂开，出血时间多在剖宫产术后的2~3周；绒毛膜癌可于产后1个月发生大出血，可表现为小量持续的阴道流血，也可突然发生大出血。

分娩后协助早期哺乳，可刺激子宫收缩，减少阴道出血量；要督促产妇及时排空膀胱，以免影响宫缩致产后出血，如果产妇产后子宫有少量出血且淋漓不断，应及时请教医生帮助处理。

产后子宫脱垂

子宫脱垂，是妇科的一种

常见病。病人自觉会阴处有下坠感，阴道有肿物脱出，伴有腰痛、尿频或尿失禁等症状。子宫脱垂，即子宫位置低于正常或脱出阴道口外。其多发生在产后，分娩损伤或产后过早参加重体力劳动，可导致脱垂。

患者自觉会阴处有联合坠胀感，阴道有物脱出，站立或屏气时可增大，平卧时可缩小或回复，脱出物常因摩擦而逐渐发干、变硬、增厚；或溃破而有脓性及血性液体渗出，常伴有腰酸、腹部下坠、行走时加剧、小便困难等。

产后产妇要做好产褥期保健，注意卧床休息，产后不过早下床活动，特别不能过早地参加重体力劳动；避免长期站立或下蹲、屏气等增加腹压的动作；保持大小便的通畅；哺乳期不应超过两年，以免子宫及其支持组织萎缩；适当进行身体锻炼，提高身体素质，积极防治可增加腹压的慢性病，如慢性咳嗽、便秘等；增加营养，多食有补气、补肾作用的食品，如鸡、山药、扁豆、莲子、芡实、泥鳅、淡菜、韭菜、大枣等；节制房事。

防治月子期间便秘

大多数产妇在产后头几天往往会发生便秘。这虽不是大病，但也颇不舒服，还会引起腹胀，食欲下降。此外，大多数产妇在怀孕期间由于子宫增大，压迫下腔静脉，患有程度不同的痔疮，便秘会加重痔疮的症状。这些都影响产褥期的身体恢复。

发生产后便秘时可以采取下列措施：

1. 要适当活动，不能长时间卧床；也可以在床上做产后体操，进行缩肛运动，锻炼骨盆底部肌肉，促使肛门部血液回流，具体方法是做忍大便的动作，将肛门向上提，然后放松，每次10～20次，早晚各1次。

2. 平时要保持精神愉快、心情舒畅，避免不良的精神刺激，因为不良情绪可使胃酸分泌量下降，

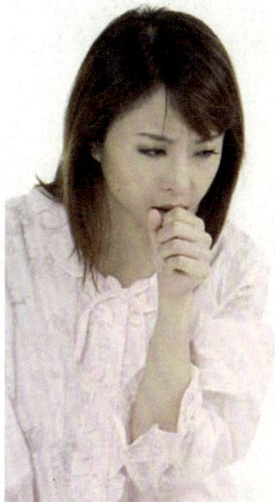

胃肠蠕动减慢。

3. 每日进餐要适当搭配一定比例的杂粮，做到粗细粮搭配，力求主食多样化，适当吃一些新鲜蔬菜、瓜果，少吃辣椒、胡椒、芥末等刺激性食物，尤其是不可饮酒。麻油和蜂蜜有润肠通便作用，产后宜适当多食用。

调理产后小便滞留

产后小便滞留，是指经阴道生产后，6小时不能自排小便；或剖腹产24小时后，拔掉导尿管6小时内不能自排小便。也有产后排尿时尿不尽，膀胱余尿量在150毫升以上者。一般产科医护人员不太注意产妇产后小便滞留的问题，会造成产妇很大的不安和不满。

　　小便滞留的症状，主要是下腹疼痛，触摸能检查到胀大的膀胱，超声波能有助诊断，导尿一般导出超量的尿液，特别在大量点滴注射后，有时尿量会超过1000毫升。

　　发生产后小便滞留，自己要主动找医生解决问题，不能害羞、憋、忍，以免造成健康后患。对于小便滞留的主要治疗措施，一般医生会采用口服止痛药，减少伤口的疼痛、扶助产妇站立如厕排尿、提供排便措施、使用温水坐浴和双手浸冷水等方法，对产后妇女不具有健康威胁，导尿则是治疗小便滞留最好的方法。

　　小便滞留是阶段性的症状，一般不会留下后遗症。

产后产妇多长时间来月经

　　多数妇女于产后哺乳期间不来月经，这属于生理现象。产后月经的恢复往往与母亲是否哺乳，哺乳时间的长短以及母亲的年龄几方面有关。

　　一般妇女在产后1个月以后，脑垂体对下丘脑所分泌激素的反应已经恢复正常，卵巢开始有新的卵泡生长、发育和成熟而发生排卵。大约在排卵后2周左右就来月经。因此，一般未哺乳的妇女，在产后6～8周恢复月经，而哺乳的妇女，早可在产后8周，晚可在1年多恢复月经，一般在产后6个月左右。

月子期是否可有性生活

　　女性生殖器官大约需要8周左右的时间才能恢复正常。分娩时被撑开了的阴道黏膜变得非常薄，容易受伤，需要恢复。

　　另外，产妇分娩后的月子期子宫颈口尚未完全关闭，此时如果有性行为，细菌就会通过子宫颈口侵入子宫，再经未修复好的胎盘附着面侵入人体，从而导致生殖器官炎症，如子宫内膜炎、子宫肌炎、急性盆腔结缔组织炎，甚至败血症，严重者可危及生命。

　　在产后3个月内因产后性激素水平较低，易引起性交痛；乳汁分泌、乳房肥大可致性欲减退，加之由妻子到母亲的角色转换，常处于性欲减退，致使性交次数减少，丈夫对此要有心理准备。分娩之后，大多数经过3个月的调理，产道和外生殖器的损伤已完全康复，卵巢开始排卵，月经也恢复正常，性欲逐渐增

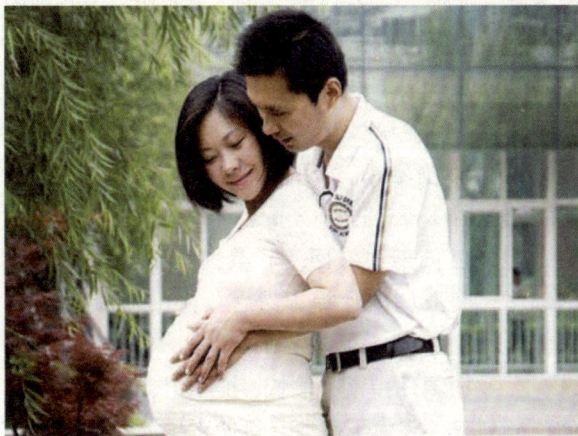

强，可以过正常的性生活了。

因此，夫妇要互相体谅、合作，并应充分了解不应有性生活的原因。等女方身体完全恢复后，再开始性生活。

谨防产褥期感染

分娩降低或破坏了女性生殖道的防御功能和自净作用，增加病原体侵入生殖道的机会，若产妇体质虚弱、营养不良、孕期贫血、妊娠晚期性生活、胎膜早破、羊膜腔感染、慢性疾病、产科手术操作、产程延长、产前产后出血过多等，机体抵抗力下降，均可成为产褥感染的诱因。这种发生在分娩及产褥期生殖道感染临床称为产褥期感染。产褥感染不仅会引发产妇生殖系统的炎症，而且如果进一步感染，则可以感染到周围的组织器官，或感染的细菌进入血液中，引起败血症等，可引起中毒性休克，威胁产妇的生命健康。

防治产褥感染的方法如下：

1. 加强孕期卫生宣传，临产前2个月避免性生活及盆浴，加强营养，增强体质，及时治疗外阴阴道炎及宫颈炎等慢性疾病和并发症，避免胎膜早破、滞产、产道损伤与产后出血。消毒产妇用物，接产严格无菌操作，正确掌握手术指征，保持外阴清洁。必要时给以抗生素预防感染。

2. 由于产妇身体较弱，在月子里防止感冒是很有必要的，但过度保暖、不敢洗澡、房间长期不通风等传统做法也是不科学的。

3. 产妇经常洗澡，但应注意的是要保持浴室适宜的温度，并且最好是淋浴。在给房间通风时，可让产妇和宝宝暂时去其他房间，再开窗换气。

4. 要注意加强营养，保证床铺的干净卫生，积极进行体质锻炼，可以有效地防治产褥感染的发生。

产后尿失禁应如何处理

尿失禁和阴道松弛，是产后的新妈妈最常面临的问题，这两种症状几乎是同时产生的，怀孕、剖宫产女性都可能成为尿失禁患者。

产后，膀胱往往会有水肿、充血的状况，膀胱的感觉灵敏度和肌肉的张力都会降低，加上产后身体的利尿作用，在产后的12～24小时之内，会排出大量的尿液，如果不及时将尿液排出，会使得膀胱过度膨胀而受到损伤。

产后的4小时内就应试着下床排尿，若无法顺利排出，可用温水轻轻冲洗会阴，或是用手轻压耻骨上方。若还是无法顺利排尿，护理人员会视情况给予导尿。一般来说，膀胱在产后的5～7天复原。

尿失禁的现象，与生产后阴道松弛有关，随着时间的变化，一般都能渐渐恢复。大约在产后3个月内，大部分人都会复原。

有关本症的处理有如下方法：

1. 尿失禁重在预防，产后在身体尚未充分得到恢复之前，不宜过早地进行剧烈运动，或从事重体力劳动。

2. 产褥期应尽量避免感冒，防止剧烈咳嗽，避免便秘，防止经常过度用力排便。

3. 在治疗方面，可针灸关元、气海两穴位。也可采用中医补气升提法治疗，常用处方为：党参15克，黄芪15克，白术10克，金樱子15克，乌药6克，益智仁30克，桑螵蛸10克，覆盆子15克，升麻6克，水煎，每日1剂，分两次服。

4. 提肛（缩肛）锻炼，每日50次或更多。

5. "凯格尔操"疗法。

会阴侧切的术后护理

会阴侧切术后的恢复护理非常重要，如不注意容易引起感染。

会阴侧切术后的恢复护理有以下几个要点：

1. 拆线前，每天应该冲洗两次伤口。大便后也要冲洗1次，避免排泄物污染伤口。清洗时，可用一个消过毒的瓶子装满水，用喷射出来的水流冲洗伤口，或者用水拍打会阴周围，这样比干擦感觉要好得多。

2. 拆线后，每天可用1：1000新洁尔灭（苯扎溴铵）等消毒液冲洗两次，大便后也要冲洗1次，并应避免大便等脏物的污染。拆线后，多数产妇此时已回到家中，如恶露还没有干净，仍应坚持每天用温开水洗外阴两次。

3. 保持大便通畅，以免伤口裂开，必要时可服些轻泻剂。排便时，最好采用坐式，并尽量缩短时间。

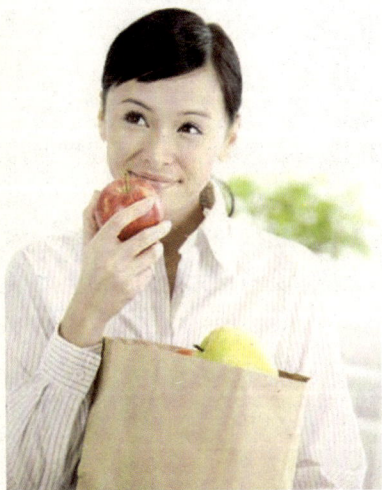

4. 拆线后伤口内部尚不牢固，最好不要过多地运动，也不宜做幅度较大的动作。

如果伤口出现以下情况，建议新妈妈及时去医院就诊：

1. 缝合后1～2小时刀口部位出现严重疼痛，而且越来越重，甚至出现肛门坠胀感。

2. 产后2～3天，伤口局部出现红、肿、热、痛等症状，有时伴有硬结，挤压时有脓性分泌物。

3. 伤口拆线后裂开。

4. 会阴部有丝线。

HUIFUMINLIHEZIXIN

恢复美丽和自信

✳ 产后美容美体

让乳房保持坚挺

挺拔翘然的乳房，是女性第二性特征，也是众多女性引以自豪的靓丽之本。产后，是女性胸部保健的绝佳时机，只要护胸、健胸方法得当，不仅可以恢复乳房原貌，还能使乳房变得更加丰满、结实。

哺乳妈妈乳房出现变形、病变主要是因为打回奶针、停止哺乳等原因，如果能在断奶后3个月内及时到专业机构施行乳房疏通，就完全可以避免这种状况，还会有事半功倍的效果。

乳房疏通方法，称为"绿色健胸"，疏通原理是通过有氧运动，达到深层疏通，避免乳汁留在腺管内可能造成的堵塞、感染等病变，又能使乳房恢复到哺乳前的形状，还能兼具修护子宫、卵巢等功能。

女性在怀孕前，也应该做一做乳房疏通，能防止生育之后因乳腺堵塞而不能哺乳婴儿，给自己和宝宝的健康加一份"保险"。

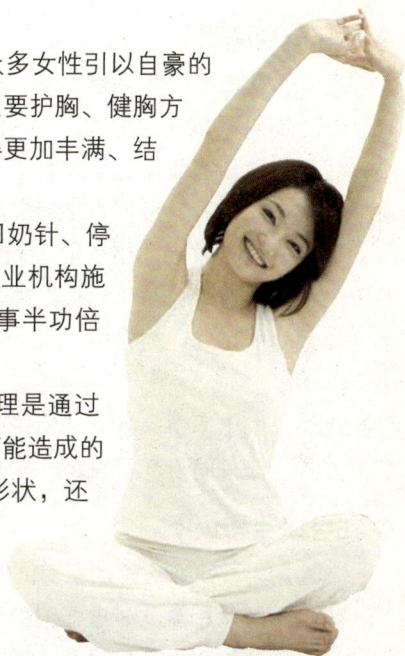

● 哺乳使乳房再发育

不少人误以为，给婴儿哺乳是导致乳房下垂、松弛的主要原因。其实，母乳喂养并不会影响乳房原貌，如果按照医生指导正确哺乳，女性的乳房在哺乳期后会变得更加丰满、结实。

哺乳过程中，婴儿吸吮乳头的动作，能不断刺激母亲乳房内分泌乳汁的乳腺组织，乳腺组织接受外界刺激越多，就会越发达，这和肌肉运动越多越结实的道理一样。因此，坚持母乳喂养的母亲在哺乳期后，乳房会变得更大、更坚挺，并非出现松弛、下垂现象。

即使个别人在给孩子断奶后，出现松弛下坠的情况，通过体操健胸等手段，乳房完全可以恢复。

专/家/答/疑

影响胸部挺拔的情况有哪些？

生育多胎后，乳房会变得松弛；年龄增长，乳房会因重力的作用变得松弛，是不可避免的；哺乳时间过长，比如一般提倡喂4~10个月，有一些妈妈哺喂孩子到两岁；每次哺乳时间过长，有一些妈妈让孩子含着乳头睡觉，一喂就是很长时间，拽扯引得乳房变形的较多见；有的人乳房较大，哺乳后变得更松弛。

● 不宜节食减肥

适度注意胸部保养，再配以合理的营养饮食，会带来挺拔和惊喜。

哺乳妈妈不能通过节食来减肥，有一些妈妈面对自己发胖的身体，急于节食减肥，后果会使乳房的脂肪组织也随之受累，乳房随之缩小。对于产后的女性来说，体重需要一年左右的时间才能逐渐恢复，因此，不宜急于节食减肥。

女性体内雌激素分泌增加，能使乳房更加挺拔、美丽，B族维生素是体内合成雌激素的必需成分，维生素E则是调节雌激素分泌的重要物质。因此，应该多吃一些富含这类营养的食物，如瘦肉、蛋、奶、豆类、胡萝卜、莲藕、花生、麦芽、葡萄、芝麻等。

此外，大小适中的胸罩、愉悦的心情、正确的喂奶方式、经常按摩乳房、沐浴乳房等方式，都有助于产后妈妈再度拥有挺拔、健康的胸部。

● 乳房保养和按摩

哺乳期内，采取正确的保养方法，能使乳房保持健美。

锻炼：产后只要及时进行胸部肌肉锻炼，能使乳房看上去坚挺、结实、丰满。但健胸运动需要长期坚持，效果才明显。

佩戴合适的胸罩：哺乳期开始，要坚持戴胸罩。如果不戴胸罩，增加重量后的乳房会明显下垂。胸罩要选择大小合适、有钢托支撑的款式，而且一定要用纯棉质地。

正确哺乳：哺乳时，不要用手指夹住乳房往下拽扯。应当两只乳房交替喂奶，每次时间不超过20分钟。

经常按摩：用一只手的食指、中指、无名指并拢，放在对侧乳房上，以乳头为中心，顺时针由乳房外缘向内侧划圈。每天两侧乳房各做10次，能促进局部的血液循环，增加乳房的营养供给，有利激素分泌。

沐浴乳房：在沐浴时，使用喷头冷热水交替地喷洒乳房，有助于刺激胸部皮肤张力，促进乳房血液循环。

此外，平时注意多吃富含维生素E和维生素B的食物，如瘦肉、蛋、奶、豆类、芝麻等，有利于营养平衡，保持乳房的健美。

美胸美乳，是每一个女性的愿望。产后哺乳期注重保养，能够充分利用乳腺的"第二次发育"机会，拥有傲然挺立的双峰。

哺乳后，可以用少许自己的乳汁涂抹在乳头上，乳汁中有丰富的蛋白质，能对乳头皮肤起保护作用。

消除妊娠纹

生完宝宝之后腹部出现的妊娠纹，是让妈妈耿耿于怀的事情。妊娠纹虽无法完全去除，但也可以通过一些方法使之减轻、变淡。

● 妊娠纹的处理

涂抹擦身油、冲淋冷水（20℃以下）来紧缩腹部肌肤；然后，再涂擦防晒油，一边预防受到紫外线的伤害，一边做日光浴。妊娠纹就会渐渐地不那么明显。

● 腹部按摩

指尖蘸取少许擦身油，按摩腹部，从下腹部朝向胸部的方向来进行按摩，然后慢慢地从中心往腰的外侧方向移动。

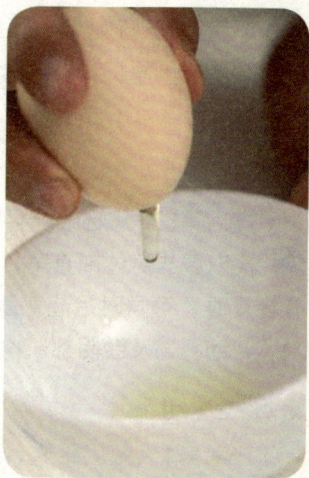

妙用蛋清去妊娠纹

方法一：洗净腹部后按摩10分钟，把鸡蛋清敷在肚子上，过10分钟左右擦掉，再做一下腹部按摩，这样可以让皮肤吸收更好一些。同时还可以加入一些橄榄油，其中的维生素E对促进皮肤胶原纤维的再生很有好处，维生素A、维生素C对防皱也有一定的作用。

方法二：晚上睡觉前在腹部妊娠纹处敷好鸡蛋清后，用纯棉的白条布裹好，第二天放开再进行更换。

产后恢复健美形体

无论是自然生产或剖宫生产，订立减肥美体计划，最好都放在产褥期以后进行。

不论使用运动、饮食还是其他瘦身疗法，都必须先确定自己的健康没有问题，器官的功能也完全恢复后，再考虑减肥瘦身才好。

经过特别设计的产后运动，能帮助恢复身材，对因怀孕而涨大的子宫所长期压迫到的器官，如胃肠、膀胱及血液循环系统都有复原的作用。

在做产后运动时，务必要依照循序渐进、量力而为原则，若产后伤口较大或剖宫产，最好先请教医生的意见。

● 脚踝运动

产后第1天开始做。平躺在床上，后脚跟贴地板，伸长脚尖，两脚底对碰，弯起两脚底。

● 腿部运动

产后第5天开始做。平躺在床上，轮流抬高双腿与身体成直角，待产后体力稍有恢复时，可同时抬起双腿，重复5～10次。帮助腿部及会阴部肌肉收缩。

● 呼吸运动

产后第1天做。平躺，全身放松，膝盖弯曲，用腹肌力量从鼻子深呼吸，用口缓缓吐气。

● 腹直肌分离矫正

产后第1天做。同呼吸运动，吐气时把头抬高，但不要抬肩，同时用交握的双手将腹直肌向中线推挤，吸气时回复原姿势，并松弛腹部，不要把肩抬高。

● 骨盆摇摆

产后第1天做。平躺床上，稍稍弓起背部，使骨盆腔向上悬起并左右摇摆。可矫正脊柱前弯及下背痛。

● 颈部运动

产后第2天开始。平躺，四肢伸直，头向前屈，使下颌贴近胸部，再慢慢放下头。

● 胸部运动

产后第3天开始。仰卧床面，身体和腿伸直，慢吸气，扩大胸部，收缩腹肌，背部紧压地面，保持一会儿后放松，重复5～10次。能帮助胸部肌肉收缩，预防乳房下垂。

● 乳房运动

产后第7天开始做。两臂左右平伸，然上举至两掌相遇，保持手臂伸直数秒后，再回到左右平伸，重新开始，每天做10次。能帮助乳部肌肉收缩及富有弹性，防止乳房下垂。

● 臀部运动1

产后第15天开始做。平躺在床上，右膝屈起，使足部尽量贴近臀部，然后再伸直放回原位，左右两腿交替动作。帮助臀部肌肉的收缩，每天做10次即可。

● 臀部运动2

产后第10～15天开始做。平躺在床上，双腿屈起，慢慢地把臀部向上抬起离地，以脚跟及肩部支持片刻，然后慢慢地放下还原，重复数次，每天10次。

● 腹部运动

产后半个月后开始做。平躺在床上，两手交叉于胸前，慢慢坐起，同时保持双腿并拢，待体力完全恢复后，双手可放置在头后再坐起，似仰卧起坐的动作，帮助腹部肌肉收缩，重复数次，每日2次。

该如何预防产后发胖

爱美之心，人皆有之。大多数妇女都希望自己产后恢复原来苗条的身材，但由于产后营养过剩，忽视身体锻炼，很多产妇产后发胖，再也瘦不下来。怎样才能预防产后肥胖呢？

1. 合理调节饮食要粗细粮搭配，多吃水果和豆制品、鱼、虾、蛋类，不宜多吃肥厚、油腻的高脂肪、高糖食品。

2. 要早下床活动在正常情况下，自然分娩的产妇在产后24小时就可以下床活动，从产后第2天开始，就可以做一些轻微的运动和产后保健操，15天以后可做些力所能及的家务劳动。

产后瘦身误区

● 生完孩子立即节食

有些妈妈为了尽快恢复苗条的身材，刚坐完月子便开始了产后减肥计划，盲目节食减肥，这对身体非常不好。因为刚生产完的产妇，身体还未完全恢复到孕前的程度，加之还担负繁重的哺育任务，需要补充营养。产后节食，不仅会导致产妇身体恢复慢，严重的还有可能引发产后各种并发症，所以产后减肥不可过早进行。

● 产后服用减肥茶、减肥药

市面上有各种材料制成的号称"安全、可靠、无毒"的减肥茶、减肥药，适应了众多女性瘦身的需求，但是对于产妇来讲，这些东西并不适合。哺乳期的产妇服用减肥药，大部分药物会从乳汁里排出，这样就等于宝宝也跟着服用了大量药物。新生婴儿的肝脏解毒功能差，大剂量药物易引起宝宝肝功能降低，造成肝功能异常。所以，产后减肥服用减肥药非常不可取，减肥饮品也要谨慎选择。

● 产后急于做运动

有些产妇分娩时很顺利，术后恢复也好，于是觉得自己的身体条件好，产后不久就开始做运动，想尽快恢复身材。产后立即剧烈运动减肥，很可能导致子宫康复变慢并引起出血，严重的还会引起生产时手术断面或外阴切口再度遭受损伤。一般来说，顺产4～6周后，才可以开始做产后减肥运动，剖宫产则需要6～8周或更长的恢复期，而且产后减肥应避免高强度的运动。

● 在便秘的情况下减肥

很多产妇在分娩后的几周都会出现便秘的现象，如果想要减肥瘦身的话，应该先消除便秘情况再进行。有意识地多喝水和多吃富含纤维的蔬菜是预防和治疗便秘的有效方法，红薯、胡萝卜、白萝卜等对治疗便秘相当有效。便秘较严重时可以多喝酸奶和牛奶，早晨起床喝一大杯水以加快肠胃蠕动，每天保证喝7～8杯水。

● 母乳喂养一定能减肥

母乳是宝宝最好的天然营养食物，哺乳不但可以促进产妇的子宫收缩，还可以帮助产妇消耗热能，有利于产后恢复。尽管哺乳时会消耗母亲体内的脂肪，但哺乳期间，如果产妇摄取的饮食热量远高于身体自身和宝宝的需求，那么将会造成体内脂肪囤积，这样不但不能达到瘦身的目的，反而会使脂肪更多地堆积。

● 贫血还坚持减肥

分娩时失血过多，容易造成产后贫血。产后贫血的产妇身体恢复比较慢，如果此时急着瘦身，没有很好解决身体贫血的问题，将会加重贫血的情况。

● 减肥急于求成

减肥本就是一个坚持的过程，产后减肥更不能操之过急，产后出血，容易气虚，气血不足，这时候最需要调养身体，补充营养，绝对不可以不顾及自己身体，大减特减。

● 高强度运动有助快速减肥

高强度的运动对产妇的恢复不利，不仅不能起到瘦身的作用，反而可能影响到身体健康。选择轻、中等强度的有氧运动，并做到持之以恒。这样有利于减重，并能有效防止减重后体重出现反弹。有氧运动包括慢跑、快走、游泳、登山、骑脚踏车、有氧舞蹈等，且进行的时间至少要持续12～15分钟以上，若要有效燃烧脂肪，应持续进行30分钟以上，或是一天之内累积到30分钟以上才有效果。

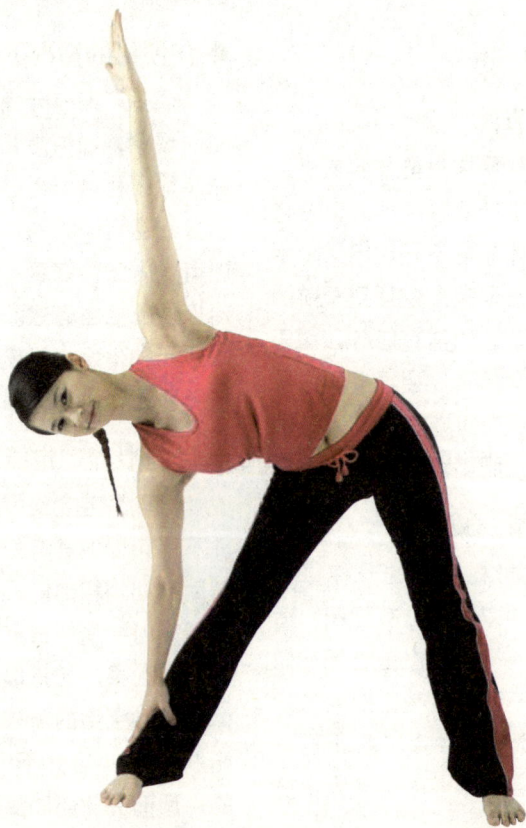

0~1岁
婴儿养育

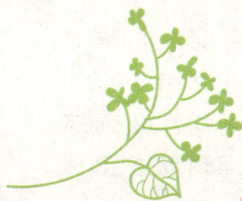

|第六讲|

XINSHENGERBAOBAO

新生儿宝宝

宝宝出生的第一个月，是用来建立秩序、发现自己属于谁、学习适应新家的时候。这也是父母从生产中恢复、习惯睡眠不足、适应新生儿加入他们生活的时候。这个阶段中，宝宝最需要的是父母的臂膀和爱。

❋ 体格发育监测标准

初生时

男宝宝

身高：约为46.8～53.6厘米，平均为50.2厘米

体重：约为2.5～4.0千克，平均为3.2千克。

头围：约为31.8～36.3厘米，平均为33.9厘米。

胸围：约为29.3～35.0厘米，平均为32.2厘米。

女宝宝

身高：约为46.4～52.8厘米，平均为49.6厘米。

体重：约为2.4～3.8千克，平均为3.1千克。

头围：约为30.9～36.1厘米，平均为33.5厘米。

胸围：约为29.4～35.0厘米，平均为32.2厘米。

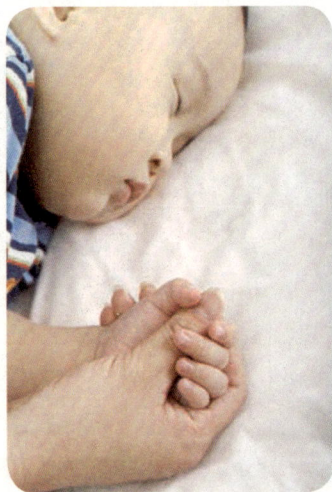

满月时

男宝宝

身高：约为51.9～61.1厘米，平均为56.5厘米。

体重：约为3.7～6.1千克，平均为4.9千克。

头围：约为35.4～40.2厘米，平均为37.8厘米。

胸围：约为33.7～40.9厘米，平均为37.3厘米。

女宝宝

身高：约为51.2～60.9厘米，平均为55.8厘米。

体重：约为3.5～5.7千克，平均为4.6千克。

头围：约为34.7～39.5厘米，平均为37.1厘米。

胸围：约为32.9～40.1厘米，平均为36.5厘米。

✿ 了解新生儿

刚出生的婴儿

每一对父母都希望自己的孩子长得好看，可看到新生儿第一眼时却往往会失望：绝大多数婴儿刚出生时相貌都比较"丑陋"，和平时在影视或图片中看到的粉妆玉琢的婴儿模样大相径庭。

● 头部

由于分娩时受产道的挤压，初生婴儿的头部可能会变形，有的还有局部水肿形成的产瘤。有的婴儿头发很茂盛，有的却十分稀疏，湿漉漉地贴在头皮上。由于头骨尚未完全封闭，父母可以在新生儿的头部明显看出脉搏跳动的前后囟门。

● 脸部

由于受产道挤压的缘故，新生儿的脸部、眼睛看上去都会有些肿，两颊可能不对称，鼻梁也比较扁，在鼻尖还会出现黄白色的粟粒疹。初生婴儿的眼睛运动并不协调，常有生理性斜视，一般在2~4周时才会消失。

● 皮肤

初生婴儿的皮肤非常薄，颜色发红，皱褶很多，有的婴儿皮肤上还沾着灰白色的胎脂或覆盖着一层软软的绒毛。有的婴儿腰腹部还会出现青紫色的"蒙古斑"。

● 体态

由于子宫内的空间限制，绝大多数婴儿都是以头向胸俯屈、双手紧抱在胸前，双腿蜷曲、双手紧握的姿势出生的。出生后，头、颈、躯干虽然会逐渐伸展开，四肢仍会在一段时间内保持蜷曲，小手也会保持一段时间的握拳姿势。

出生后的第1周的婴儿

出生后第1周，新生儿会出现脐带脱落、排胎便、体重减轻等特殊生理现象，然后才会进入平稳发展期，开始正常的生长发育进程。

● 出生1周内的特殊生理现象

生理性黄疸：新生儿一般在出生后第3天开始出现黄疸，这是由于新生儿肝脏酶系统发育尚未成熟，间接胆红素产生过多，不能及时排出体外而引起的。正常的黄疸一般在7~10天后自行消退，父母不必过分忧虑。如果孩子在出生后24小时内就出现黄疸，或黄疸发展过快，持续时间过长，甚至有贫血、体温不正常、不好好吃奶、呕吐、大小便颜色异常等症状，就属于病理性的黄疸，应及时带孩子去医院诊治。

脐带脱落：出生4~7天，新生儿的脐带会自动脱落。

排胎便：出生2天内，新生儿排出的大便呈暗绿或者黑褐色，这就是通常说的"胎便"。3~4天后，孩子的大便会慢慢变成黄色，说明胎便已经排尽，孩子的肠道已经畅通了。

体重减轻：出生后2~5天，由于母亲的泌乳能力和孩子的吸吮能力都不高，孩子不能吸收足够的水分和营养，会出现体重减轻的现象。1周以后，孩子能正常进食了，体重就不再减轻了。

呼吸不规则：初生婴儿的呼吸运动比较浅表，呼吸频率快，每分钟大约40次左右，而且呼吸一般都不稳定，经常会出现一阵快速的呼吸，继而又变得缓慢，有时还有短暂的呼吸暂停，父母不必过分担心。但如果过了1周，孩子的呼吸频率每分钟超过60次，可能是呼吸增快，就要赶快去看医生了。

乳房肿大：受母亲体内激素的影响，新生儿（不分男女）出生1周内通常会出现乳房肿大现象，有时还会泌乳。这也是一种正常的生理现象，不需治疗，更不要挤压和按揉孩子的乳房。

"假月经"：由于受母亲体内雌性激素的影响，新生女婴会在出生后3～7天内出现阴道出血或排出类似白带的白色分泌物的现象。这被称为"假月经"，是新生儿期的一种正常生理现象。一般3～4天自然消失，无须特殊处理，只需在大小便后清洗干净女婴的外阴和臀部即可。

● 出生第1周的各项能力

视力：可以看到15厘米以内、45度角范围内的物体。

听觉：听到声音后头会转向发出声音的方向，眼睛也会去寻找声源。

触觉：触觉很灵敏，对不适应的感觉会做出反应；有多种反射。

味嗅觉：能精细辨别食物的滋味，可以识别不同气味。

第2周～1个月的婴儿

● 出生第2周的发育

经过几天的体重下降，从第2周起，新生儿的体重开始回升，到本周末即可恢复到出生时的体重。

出生2周左右，孩子出现有生以来的第一次微笑，能够用哭声来寻求帮助，被人抱着或看到人脸时会安静下来。父母用两手托着孩子的腋下使其胸部前倾地站起来，脚底接触床面时孩子会出现自发的踏步运动。

出生第2周的新生儿能够看清眼前20～25厘米范围内的东西，也开始懂得注视人脸，甚至模仿人的表情。即使在不喂奶时，新生儿也开始寻找母亲的乳房。

● 出生第3周的发育

第3周的婴儿已经可以和大人对视，但持续的时间还不长。大部分孩子在此时会伸出手臂、双腿玩耍，有的孩子还会在俯卧时短暂地抬头。

这时的婴儿已经表现出不同的性格特征：有的爱哭好动，不易照料；有的则文静乖巧，哭闹较少，特别省心省事。这是由孩子不同的神经和气质类型决定的，父母不可能轻易地改变，只能努力去适应孩子。

● 出生第4周的发育

现在婴儿已经初步形成自己的睡眠、吃奶和排便习惯，有的孩子夜里已能睡4～6个小时的长觉。

在感觉和心智发展方面，第4周的婴

儿已经可以辨别母亲的声音和气味，还能记住几秒钟内重复出现的东西。到第4周末的时候，孩子可以听到50厘米以内的声音，看清近距离的人或物，目光也会随着眼前的物体进行水平移动。

新生儿的特殊生理现象

● 四肢屈曲

从出生到满月，新生儿的四肢总是呈现屈曲蜷缩的状态，上肢呈"W"状，下肢呈"M"状，这是健康新生儿肌张力正常的表现。随着月龄的增加，孩子蜷曲的四肢会逐渐伸展，父母不要强行捆绑、拉直孩子的四肢，否则就会影响其骨骼的生长。

● 脱皮

几乎所有新生儿都会出现脱皮现象，这是由新生儿皮肤的角质层发育不完全、皮肤基底膜不发达、表皮层和真皮层的连接不够紧密造成的。脱皮是一种正常的生理现象，随着孩子的发育会逐渐好转，无须特别保护。

● "马牙"和"螳螂嘴"

新生儿的牙床上通常会长出米粒或绿豆大小、白色的凸起物，看起来像刚刚萌出的小牙，这就是俗称的"马牙"。如果新生儿口腔内两颊部帮助吮吸的脂肪层（医学上称为颊脂体）过于发达，就会出现两颊向口腔部突出的现象，俗称"螳螂嘴"。"马牙"和"螳螂嘴"都是正常的生理现象，不需要特别处理。

● 斜视

一般情况下，由于新生儿的眼球尚未固定，眼部肌肉调节不良，大部分孩子会出现暂时性的斜视，有的还会出现"斗鸡眼"。这种斜视是正常的生理现象，父母不必过分惊慌。如果3个月后孩子仍然斜视，则要及时就诊。

❋ 宝宝饮食喂养方案

母乳喂养的重要性

母乳喂养被列为国际挽救儿童健康生存的四大战略技术之一，已成为世界性极力推崇的科学喂养婴儿的方法。其重要性可概括为四个方面：

母乳是婴儿的最佳食品：母乳所含的各种营养物质最适合婴儿的消化吸收，且具有最高的生物利用率。实践证明，婴儿在出生6个月内用纯母乳喂养能足够维持对蛋白质的需要量。母乳是最价廉的婴儿食品，采用纯母乳喂养的"投入产出率"远远高于其他代乳品。

母乳是婴儿最好的保健品：母乳中含有多种抗感染功能较强的体液免疫成分，特别是婴儿出生7天内妈妈所分泌的初乳蛋白质含量高，含有大量的免疫球蛋白，具有排菌、抑菌、杀菌作用。据统计，从出生至6个月内，用纯母乳喂养的婴儿其患病率低于婴儿配方奶粉喂养的十几倍。初乳被称为婴儿最早获得的口服免疫抗体，是婴儿上等的天然疫苗。

采用纯母乳喂养，对妈妈大有益处：母乳喂养可以抑制雌激素排卵，产生哺乳闭经期，达到避孕目的，减轻妈妈生育手术引起的痛苦。同时，及时开始母乳喂养，伴随吸吮而产生的催产素，促进子宫收缩，能减少产后出血，促使子宫复原。妈妈体内的蛋白质、铁和其他所需营养物质，能通过闭经得以储存，有利于产后的康复。此外，母乳喂养可减少子宫肌瘤、乳腺癌和卵巢癌的危险。

纯母乳喂养、哺乳期长可以提高儿童智商：通过婴儿与妈妈的频繁接触，强化机体刺激和神经反射，加深母子感情，有利于婴儿心理健康。

哺喂初乳的意义及方法

初乳是母亲分娩生产后4~5天内分泌的乳汁。由于含有β-胡萝卜素等成分，初乳的颜色发黄，外观浓稠，看起来似乎有些"脏"。其实，初乳对孩子的健康和母亲的恢复都有重要意义，是十分珍贵的"黄金营养"。

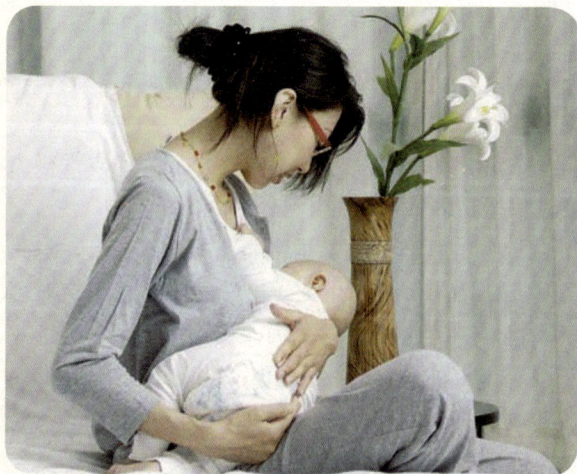

● 初乳对孩子的重要意义

1. 初乳中所含的蛋白质、碳水化合物、矿物质和微量元素都非常丰富，并且比例合理，容易被孩子消化吸收，营养价值极高。

2. 初乳中IgA、IgM等免疫球蛋白、乳铁蛋白、生长因子、巨噬细胞、中性粒细胞和淋巴细胞等免疫因子的含量也特别高，可以帮助孩子抵御各种感染，增强免疫力。有关研究表明，出生后半小时内吃不到初乳的孩子免疫系统发育不完善，容易患各种疾病；而吃到初乳的孩子发病率则低得多。

3. 初乳还具有促进孩子及早排出胎便及预防过敏的作用。

● 孩子吃初乳对母亲的意义

1. 给孩子喂哺初乳可以使母亲的乳头尽早受到孩子吮吸的刺激，促进乳汁分泌，预防乳腺炎。

2. 孩子的吮吸还可以促进母亲子宫的收缩，不但有利于母亲早日恢复，还可以预防产后出血。

3. 尽早哺乳还有利于建立母婴间的紧密接触，增进母婴感情，增强亲子关系。

● 怎样给孩子喂哺初乳

分娩后稍事休息即让孩子

与母亲进行身体接触，并在产后20~30分钟内让孩子吮吸母亲的乳头。对待孩子应该有耐心，不要因为孩子动作不熟练、吮吸不顺利而轻易放弃。

新生儿母乳喂养方法

● 母乳喂养的正确姿势

母乳喂养主要有躺着喂和坐着喂两种方式。躺着喂适合刚分娩后的几天，有助于母亲恢复体力。坐着喂是最常见的喂奶方式，好处是奶水流出比较快，并且不容易通过咽鼓管流到孩子中耳，使孩子患中耳炎；缺点是比较耗费体力，不适合在妈妈刚刚生产完毕，体力还没有恢复时实行。

躺着喂奶： 母亲和孩子面对面侧卧在床上，使孩子的鼻头正对着母亲的乳头，一只手搂紧孩子的臀部（不要搂孩子的头部，否则一旦母亲在喂奶过程中睡着，孩子的鼻子很容易被乳房堵住，从而造成呼吸困难或窒息），另一只手呈"C"字形托起乳房送进孩子嘴中，让孩子含住乳晕吸吮。

坐着喂奶： 坐在有靠背的沙发或床上，将孩子横抱在腹部，使孩子的肚皮和母亲的肚皮贴紧（头和身子成一条直线），孩子的鼻头正对母亲的乳头，一只手托住孩子的臀部，一只手托起乳房（具体方法见"躺着喂奶"）送进孩子嘴中，让孩子吸吮。

● 喂奶的时间、次数、量

新生儿一般遵循"按需哺乳"的原则，只要孩子啼哭，或母亲感到奶胀，就可以喂奶。最初几天孩子吃奶的次数很多，多的能达到20次左右，少的也会达到10~12次，每次吃奶的时间为5~15分钟。

喂养的同时母亲可以定期测一测孩子的体重，如果孩子体重增长正常，就说明喂奶的次数和量是合适的，就不必因为没规律、不符合书本的介绍而烦恼。

专/家/答/疑

乳头平坦或凹陷时怎么喂哺?

如果乳母的乳头平坦或凹陷，婴儿吸奶时就会有很大的困难。这时可以用玻璃奶罩将整个乳房罩住，让婴儿吸玻璃奶罩上的橡皮奶头，也可以将乳汁挤出或用吸奶器吸出，然后再喂给婴儿。市场上有一种电动吸奶器，吸力较大，甚至可将内陷的乳头吸出。因此，可先用吸奶器将内陷的乳头吸出，再给婴儿吸吮。

促进乳汁分泌的方法

要使乳汁分泌增多，要注意以下5个方面：

保持心情愉快： 泌乳是在中枢神经系统指挥和协调下进行的，过度疲劳、心情焦躁、精神抑郁、缺乏自信以及强烈的情绪波动都会极大地影响泌乳功能，因此哺乳妈妈应保持良好的心理状态、有规律的生活节奏、足够的休息和睡眠。

合理的营养： 足够的营养是泌乳的基础，哺乳妈妈应适当多吃牛奶、鸡蛋、鱼类、瘦肉及豆制品等食品。此外，水果、新鲜蔬菜和足够的水分也十分必要。

多让宝宝吸吮： 吸吮可强

有力地促进脑垂体分泌更多的催乳素，因此一定要让宝宝多吸吮乳房。彻底排空乳房是增加奶量的重要方法。

避免服用会影响乳汁分泌的药物或食物：抗甲状腺素药、阿托品等药物以及山楂、麦芽、麦乳精等食物可抑制乳汁分泌，哺乳妈妈应尽量避免吃。

适当服用催乳药膳：不少中药具有催乳作用，如王不留行、黄芪、白芷、木通、川芎等，将中药与食物同煮成催乳的药膳，如木通猪蹄汤、黄芪鲫鱼汤等。针刺膻中、合谷、少商、足三里等穴位也有催乳作用。

不宜母乳喂养的情况

一般情况下，身体健康的妈妈都应该用自己的乳汁喂养婴儿，但在某些情况下则不宜采用母乳喂养。

妈妈患病：乳母患活动性肺结核、急性肝炎、严重的心脏病或肾脏病、糖尿病、恶性肿瘤、精神病等严重的慢性病时，不宜给婴儿哺乳。这是因为哺乳时容易将疾病传给婴儿，同时哺乳毕竟会给妈妈增加一些负担，对其本身的康复也不利，而且妈妈所服的药物常常会通过乳汁影响婴儿的健康。如果妈妈患的是乳腺炎、腹泻、感冒、发热等急性病，则只需暂停哺乳，但在此期间应按时将乳汁吸出，待病愈后再恢复母乳喂养。

哺乳期妈妈再次怀孕时：妈妈再次怀孕时也要停止哺乳，改用人工喂养，因为怀孕后乳汁的营养成分会发生变化，继续哺乳对母婴的健康都不利。

妈妈服药：妈妈服药期间要注意这些

药物在乳汁中的浓度，如果乳汁中的浓度比血液中高，就会造成妈妈生病、婴儿吃药的情况，而婴儿的肝、肾功能都相对较差，药物容易积聚，导致中毒。但妈妈康复了，不再吃药时，应该恢复母乳喂养。

妈妈接触毒物：有些乳母因工作需要接触农药或铅、汞、锡、砷等化学毒物，也应该停止哺乳而改用人工喂养。否则，这些毒物有可能通过被污染的衣服或乳汁传递给婴儿，对婴儿的生长发育不利。

新生儿人工喂养方法

母亲由于患病等原因不能进行母乳喂养，就只好采用配方奶或其他代乳品喂养孩子，这就是人工喂养。人工喂养虽然略显复杂，但只要细心，同样可以达到较好的喂养效果。

● 怎样为新生儿选择奶粉

新生儿由于身体各系统还没有发育完善，消化功能比较差，最好选择母乳化奶粉（配方奶）。奶粉中的成分与母乳越接近，孩子越容易消化吸收，喂养效果越好。

为孩子挑选奶粉的四点注意：

1. 选择适合孩子年龄段的奶粉。
2. 注意观察奶粉的生产日期和保质期，选择最近生产的奶粉。
3. 选择正规厂家出产的奶粉。
4. 不要频繁更换奶粉。

● 奶粉的调配步骤

1. 冲奶之前先用清水及肥皂洗手，拿一个已经消毒的奶瓶。
2. 加入正确数量平匙的奶粉（用专

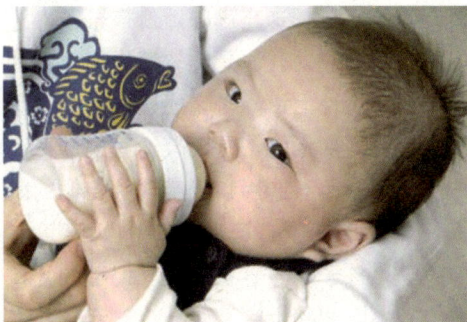

用奶瓶喂奶的姿势：喂奶时，不要将奶嘴直接放入宝宝口里，而是放在嘴边，让宝宝自己找寻，主动含入嘴里；奶瓶不要倾斜过度，奶嘴内应全部充满奶液以防吸入空气而引起溢乳。喂奶前抱抱、摇摇、亲亲宝宝，会使宝宝很愉悦；还可以用妈妈的衣服裹着宝宝，让宝宝闻到妈妈的气味，减少对奶瓶的陌生感。

门的奶粉勺），奶粉需松松的，不可紧压，再用筷子或刀子刮平，对准奶瓶将奶粉倒入奶瓶。

3. 泡奶时，温开水保持在40℃~50℃最为适宜。不要用滚烫开水冲泡奶粉，易凝结成块，可能造成宝宝消化不良。

4. 冲好水后套上奶嘴，轻轻摇匀即可。

● 喂奶时间、量、温度及姿势

奶量（指牛奶）：新生宝宝一般每天要喂7~8次，每次间隔时间为3~3.5个小时。其奶量可按每千克体重计算，如3千克体重的宝宝，每日则需喂奶100×3=300毫升，再加上150毫升水，总量为450毫升，分7~8次吃，每餐为60~70毫升。如宝宝消化功能好，大便正常，出生后15天到满月可给宝宝喝纯牛奶，可按每千克体重100~150毫升计算，每顿吃60~100毫升。

温度要适宜：妈妈可滴一滴奶于手臂内侧，感觉稍有点儿热最为合适，一般在40℃左右，也可以用温度计测量下。千万不能由成年人先吮几口再去喂宝宝，成年人口腔里常常有一些细菌，宝宝抵抗力差，吃进去容易生病。

混合喂养宝宝的方法

对于宝宝来说，原则上应用母乳喂养，采用混合喂养的，只限于母乳确实不足，或妈妈有工作而中间又实在无法哺乳的时候。

● 混合喂养的2种方式

方式一：每次哺乳时，先喂5分钟或10分钟母乳，然后再用人工营养品来补充不足部分。

方式二：根据乳汁的分泌情况，每天用母乳喂3次，其余3次或4次用人工营养品来喂。

混合喂养时，如果想长期用母乳来喂养，最好采取第一种方法。因为每天用母乳喂，不足部分用人工营养品补充的方法可相对保证母乳的长期分泌。如果妈妈因为母乳不足，就减少喂母乳的次数，就会使母乳量越来越少。

第一种方法比较适用于母乳不足而有哺乳时间的妈妈。

第二种方法适用于无哺乳时间的妈妈。

● 混合喂养的具体方法

母乳是否不足，最好根据宝宝体重增

长情况分析。如果一周体重增长低于200克，可能是母乳量不足了，可添加1次配方奶，一般在下午四五点钟吃1次配方奶，加多少可根据宝宝的需要。妈妈可以先准备100毫升配方奶粉，如果宝宝一次都喝光，好像还不饱，下次就冲120毫升，如果宝宝不再半夜哭，或者不再闹人了，体重每天增长30克以上，或一周增加200克以上了，就表明配方奶粉的添加量合适。如果宝宝仍然饿得哭，夜里醒来的次数增加，体重增长不理想，可以一天加2次或者3次，但不要过量，过量添加奶粉，会影响母乳摄入也会使宝宝消化不良。

专/家/答/疑

如何进行夜间喂养？

夜间最好采取母乳喂养。因为夜间妈妈休息时，乳汁分泌量相对增多，而宝宝的需要量又是相对减少的，因此，母乳就能满足宝宝的需要。但如果母乳量太少，宝宝吃不饱，反而会缩短吃奶的间隔时间，影响母子休息，这时还是以配方奶为主才比较妥善。

奶具选择、清洗和消毒

对人工喂养来说，选择合适的奶瓶和奶嘴是一件十分重要的事。奶嘴开口大小、材质软硬，都能影响孩子对奶粉的接受程度。奶瓶的选择则与孩子是否溢乳有密切关系。

● 奶瓶和奶嘴的选择

奶瓶：从材料上讲，玻璃奶瓶内壁光滑，容易清洗和消毒，吃奶时容易观察液面，避免奶嘴部未充满乳汁使孩子吸入过多的空气引起溢乳，是比较适合新生儿的选择；从设计上讲，带帽的奶瓶可以避免消毒后的再次污染，是比较适宜的选择。

奶嘴：尽量选用和母亲乳头相似的奶嘴，异戊二烯胶、硅胶做成的奶嘴没有橡胶味，孩子一般容易接受。奶嘴的开口方式有小洞洞和十字叉两种，对新生儿来说，十字叉式开口既可以抵挡细菌侵入，又可以根据孩子的吮吸情况自动调节流量，是比较恰当的选择。奶嘴孔的大小则以奶瓶倒立时奶以滴状连续流出为宜。

● 奶瓶和奶嘴的清洗

奶瓶：每次喂完奶后都要立即清洗奶瓶，以免奶汁发酵、变质、滋生细菌，使孩子感染。清洗时可先把残余的奶液倒掉，用清水冲洗干净或用奶瓶刷刷干净。除了奶瓶内部，瓶颈和螺旋处也要仔细清洗，不要遗漏。

奶嘴：清洗奶嘴时要先把奶嘴翻过来，用奶嘴刷仔细刷干净。如果奶嘴上有凝固的奶渍，则可以先用热水泡一会儿，待奶渍变软后再用奶嘴刷刷掉。靠近奶嘴孔的地方比较薄，清洗时动作要轻，注意不要让其裂开。

● 奶瓶和奶嘴的消毒

煮沸消毒：准备一个专门的消毒煮锅，放入奶瓶(此时放入的是玻璃奶瓶，塑胶奶瓶应在水开5～10钟后放入锅中)，装入适量清水（以完全淹没所有奶具为度），大火烧开，5～10分钟后放入奶嘴、瓶盖等塑胶制品，盖上盖再煮3～5分钟后关火。等水稍凉后，用消过毒的奶瓶夹取出奶嘴、瓶盖，晾干后套回奶瓶上备用。

蒸汽消毒：将彻底清洗干净的奶瓶、奶嘴口朝下放入蒸汽锅中蒸5分钟左右，取出晾凉，套上奶嘴、瓶盖即可。

微波炉消毒：适用于某些可以直接在微波炉里消毒的奶瓶。消毒时奶瓶不能盖盖，可将奶瓶中加入七分满的水，奶嘴则放入装有水的容器中（为防止浮起，可用小盆子等压住），用高火加热1分钟左右即可。

母乳喂养时常见问题

尽管母乳有诸多好处，可由于种种原因，还是导致母乳喂养失败，下面列举了母乳喂养常见问题及对策，希望对新妈妈有所帮助。

● 乳头异常（乳头扁平或过短）

乳头扁平或较短的孕妇在临近预产期时，每天晚上在按摩乳房的同时纠正异常乳头。产后在喂奶前先按摩乳房，刺激泌乳反射并挤出一些乳汁使乳头周围（乳晕）变软，有利于宝宝的含接，在宝宝饥饿时，让宝宝先吸吮平坦的一侧乳头，因此时宝宝的吸吮力强，易吸吮乳头和大部分乳晕。其实乳头的长度并不重要，关键是应将乳头连同乳晕含在口里，在口腔内形成"长奶头"，使宝宝能够有效地吸吮，从而促使母乳喂养的成功。

● 乳头过大

正常乳头大小直径1厘米左右，达1.5厘米左右的便是大乳头，这和遗传因素有关，哺乳前用一手的拇食指揉搓乳头十几次，哺乳时再用拇食指牵拉乳头，使其变细变长，并将乳头放于宝宝嘴旁，刺激其张大嘴含接，还可让婴儿啼哭，达到张大嘴的目的，以便将乳头乳晕一起送入婴儿口中，经数次训练，婴儿便会适应，并自如地吸到乳汁了。

● 乳头皲裂

造成乳头皲裂的原因是由于婴儿含接姿势不正确造成的。婴儿吃奶时只含接乳头，没有将大部分乳晕含接进去，造成乳头皲裂，有的新妈妈因惧怕喂奶时的疼痛不喂奶而改喂代乳品。

帮助婴儿大口含接，继续给婴儿喂奶，让婴儿先吃不痛的那侧乳房，再吃皲裂的一侧乳房，在每次喂奶结束时，在乳头上留一滴奶涂在乳头上，这样有助于乳头皮肤的愈合。

● 乳胀

产后2～3天泌乳开始，因乳腺分泌过量，乳房血管及淋巴管扩张，可使乳腺管阻塞而引起乳汁淤积，乳房皮肤出现水肿、发亮、紧张、硬而发热，有时呈紫蓝色甚至出现瘀斑，触之疙疙瘩瘩，如有腋窝部副乳，会出现腋窝部肿胀，并有压痛及硬结，甚至患侧手臂不能靠近躯干，此时新妈妈因剧烈疼痛、发热而拒绝哺乳，如不及时处理将导致乳腺炎的发生。

早开奶、早吸吮，做到及时有效地哺乳并增加哺乳的次数。

根据以上方法，纠正异常乳头，如确实无法纠正者，可使用代乳头，帮助婴儿吸吮。

护理者帮助新妈妈热敷乳房后用手托

住乳房，由上而下反复按摩，再用手交替轻轻挤压乳房两侧，直到乳汁自然流通，新妈妈就会感到轻松。

新生儿常见的吃奶问题

● 吃几口就睡，睡一会儿就哭

吃奶五六分钟后就睡着了，吃时劲道也不足，但放到床上没几分钟又醒了，而且哭闹。于是再吃、再睡，如此反复，弄得妈妈非常疲劳。这种现象至今还没有很好的解释，可能是消化系统和神经系统功能不协调，也可能是哺乳使婴儿得到安慰感，因而有催眠作用。随着婴儿年龄的增大，这种现象就会消失，婴儿饥饿时会吃饱后才睡。

● 吃两三分钟后就哭闹

有的婴儿吃奶两三分钟后就感到疲乏，并哭闹、烦躁，这很可能是因为该侧乳房里的乳汁已被吸完，而婴儿尚未吃饱。此时，应马上让他吸吮另一侧乳房，观察其是否安静下来，如果他很安静地吃奶，说明刚才没有吃饱；如果换另一侧乳房也不吃，则说明有其他原因。

● 吃几口，哭几声，再吃几口，又哭几声

这种情况大多是鼻塞的缘故。首先检查一下两侧鼻腔内是否有分泌物或鼻屎、鼻黏膜是否充血。如果是充血引起的，则可在吸奶前10分钟于两鼻腔内各滴一滴0.5%的呋喃西林麻黄素滴鼻液，但最好不要反复滴用。

● 吃饱了刚睡就醒

有时婴儿吃饱了，但睡不了几分钟就哭闹，这种情况的原因可能是腹部积气、腹痛，或间歇性烦躁。

● 吃个半饱就睡着了

有的婴儿在生后2～3周内发生这种情况，这可能是因为这阶段的婴儿还没有完全清醒过来，以睡为主，所以吃得不多。处理的办法是顺其自然，婴儿饿了就喂（注意，不是一哭就喂），随着婴儿的长大，情况就会逐渐好转。

● 发脾气

乳汁不足时，婴儿会大发脾气，突然把颈部向后一挺，大哭起来，然后再试图含住乳头。如果还吃不到，又把颈部向后一挺，哭得更厉害。这时，只能用配方奶粉补偿了。妈妈不要为乳汁不够而着急，否则会影响乳汁分泌。

博大的母爱在新生命伊始就表现出无可比拟的优越性，迄今还没有任何乳品具备母乳那样多的优点，即使在最初可能有一些因素在影响着我们，只要坚信和坚持母乳喂养，感受初生婴儿和妈妈的第一次接触，感受新生儿的每一次吸吮，做到和宝宝早接触，越和宝宝早接触，就越早出现泌乳；宝宝越早开始吸吮，母乳的量也就越充足。为了造就一个聪明、健康的宝宝，请坚持母乳喂养。

母乳不足与奶水过多

● 母乳不足

造成母乳不足的原因一是由于乳腺组

织发育不良；二是新妈妈的健康状况、情绪、营养、精神因素；三是开奶迟，吸吮次数少，造成乳汁淤积；四是乳腺管阻塞，造成乳汁淤积。

先找出乳汁少的原因，根据原因针对性地从以下几个方面做努力。

母乳稍微不足时，不要马上想到添加代乳品，应该积极主动地想办法增加乳汁，最好的办法是增加吸吮的次数，婴儿吸吮可以使母体内的催乳素分泌，使泌乳细胞分泌乳汁，并使泌乳细胞周围的肌细胞收缩，使腺泡内的乳汁压向乳窦，产生射乳反射，有时母乳充足的妈妈也会有"母乳不足"这样一个过程，但坚持1～2周后，奶量就明显增多。

要注意休息，保证充分的睡眠和愉快的情绪，这是最好的催奶剂。新妈妈情绪安定、精神愉快，保证充足的睡眠有利于通过神经内分泌系统的调节促进乳汁分泌。

要调节饮食，选用营养丰富、易消化吸收的膳食，除一日三餐外，每天要加餐两三次，多喝汤（鲫鱼汤、鸡汤、蹄子汤等），只有补充丰富原料，才能制造出乳汁。

按需哺乳，两个乳房要交替喂养。也就是每次都要将乳汁吸净，每次至少保证吸净一个乳房的乳汁，再吸另一个乳房，婴儿吃饱后，将多余的乳汁用吸奶器吸出或用手挤出，使乳房不断分泌新鲜乳汁。

如出现乳腺管阻塞，除增加婴儿吸吮次数以外，应增加手法按摩，如用一手指尖从胸壁向乳头方向捋动，也可将两手放于乳房两侧揉动，轻拍乳房或热敷乳房，要有足够的耐心，坚持按摩，多喂奶，母乳喂养定能成功。

● **乳冲**

乳冲是奶水过多造成的。如果母亲乳冲，孩子的生长发育和大小便都不会出现问题，通常的表现是孩子吃奶时含住乳头没一会儿就吐出来，接着开始哭闹、打挺，母亲的乳汁迅速地喷出来，甚至喷孩子一脸。有的孩子吃奶时吞咽很急，经常呛奶，也是乳冲造成的。

遇到乳冲时，母亲可采取"剪刀式哺乳法"：用一只手的食指和中指夹住乳房给孩子哺乳，让乳汁缓慢地流出来，就可以缓解乳冲。

❀宝宝日常护理教养

新生宝宝的必备用品

总的来说，父母必须为宝宝配备的婴儿用品为：

衣服类：宝宝快呱呱坠地了，年轻的父母们就得开始为宝宝准备衣服了。一般来说，宝宝衣服的多少可根据家庭

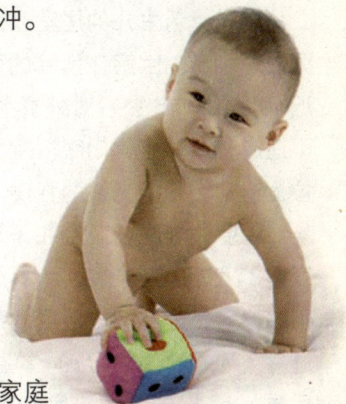

的经济状况、季节和地区而有所不同，但至少应准备这样几件衣服：

◆3件贴身的单衣。新生儿容易吐奶，需要及时更换，如果能多准备几件就更好。

◆3件毛衣。

◆2件棉衣，最好稍大一些。

◆1条小绒毯，外出时可起到挡风保暖的作用。

睡眠用具：婴儿床1个，床垫1个，床单和被子2～3套，睡袋1个。

洗澡用品：浴盆、浴垫各1个，大、小浴巾各2条，婴儿专用洗发精、沐浴露各1瓶，婴儿爽身粉、护肤油各1瓶，棉签1盒，棉球若干。

喂奶用品：大、小奶瓶各2个，奶嘴2～3个，奶瓶刷1个，消毒锅1个，消毒纱布若干。

其他用品：婴儿手推车1辆，体温计1个，指甲剪1把。

宝宝房间的选择

居室朝向：朝南的房间阳光充足，空气流通，冬暖夏凉。

光线：新生儿的居室光线要柔和，避免强光刺激。宝宝在黑暗的子宫内生活了近10个月，出生后对外界强烈的光线很不适应，所以经常闭眼。宝宝睡觉前，应拉上窗帘，降低光线的强度。

温度和湿度：宝宝在子宫内的环境温度是37℃恒温，出生后体温调节中枢还不够稳定，外界环境温度的改变（过热或过冷）会影响新生儿的体温而造成不良后果。因此，新生儿房间温度应保持在20℃～25℃，湿度应保持在55%左右。

避免噪声：噪声除了影响睡眠外，还会影响听觉器官的敏感性，对大脑也是一种恶性刺激，容易使宝宝情绪波动。

清洁的环境：室内应保持清洁，定期对地面、空气进行消毒，床上用品应及时清洗，房间里不能抽烟，经常开窗通风。

玩具：新生儿还不会玩玩具，父母可将玩具挂起来，以供宝宝"欣赏"。玩具颜色要鲜艳，最好能发声。玩具不能挂得离宝宝太近，并且要经常改变位置，以免引起斜视。

新生儿的寝具

床、被褥等寝具对新生儿的睡眠会产生直接影响，一定要精心选择，不可马虎对待。

●床

新生儿的床应该矮一些，并紧挨着墙或在离墙50厘米左右的地方放置。床下面的地板上应铺上软垫，以防孩子跌落时摔伤。床板木条必须完好无损，木条与木条之间的缝隙不要大于1厘米。床边应该有护栏，栏杆与栏杆之间的距离不可超过6厘米。

选好床后，父母可将棉被或厚实的布包在床四周的栏杆上，既能防止孩子撞到栏杆受伤，又可防止孩子的手脚被栏杆夹住。

●床垫

传统的棉被褥是新生儿绝佳的床垫。棕垫也可以，但需在上面再铺一层棉制被褥。过软的弹簧床垫会造成孩子脊椎变形，最好不要使用。

● 被褥

新生儿的褥子最好用白色或其他浅色棉布做罩，并用棉花填充。有些父母为了防止孩子的大小便弄脏床铺，常在褥子上铺一层塑料布，这是坚决要禁止的。这样做不但容易使孩子出现"红屁股"，还有使孩子窒息的危险（孩子翻动时容易被塑料布蒙住头而窒息），一定不能大意。

新生儿的被子也应该用浅色的全棉软布或全棉绒布做里和面，内衬新棉花。被子的大小要随孩子的身长变化，不要做得太长、太大。一般情况下，被子比孩子的身长长20~30厘米，每条被子絮一斤左右的棉花就可以了。

● 枕头

一般情况下，新生儿是不用枕枕头的。新生儿的头几乎与肩宽相等，脊柱尚未形成生理弯曲，平躺时背和后脑勺处在同一个平面上，侧卧时也基本能保持平稳，不需要枕头。而新生儿的颈部很短，枕枕头后头部被垫高，反而影响孩子的呼吸和吞咽，所以不宜枕枕头。

新生儿的睡眠

睡眠是新生儿最主要的生活方式。正常情况下，新生儿一天有16~20小时是在睡眠中度过的。掌握一些关于新生儿睡眠的知识，为孩子创造良好的睡眠环境，对每对父母都是很重要的。

● 什么样的睡姿比较合适

新生儿初生时，睡觉仍保持着胎内的姿势，为了帮孩子排出分娩过程中从产道咽进的水和黏液，出生后24小时内应采取侧卧位，并定时给孩子翻身，原来的侧卧位改为另一侧卧位。喂完奶将孩子放回床上时，则应采取右侧卧位，以减少呕吐。侧卧时，父母应注意不要将孩子的耳郭压向前方，以免引起耳郭变形。

新生儿的头大、脊柱直，平躺时背和后脑勺在同一平面上，不会造成"落枕"等意外，所以不必枕枕头。如果担心孩子吐奶，可以适当把孩子的上半身垫高一些。

● 创造良好的睡眠环境

1. 新生儿房间的室温应保持在18℃~22℃，寒冷的冬季要注意保暖，夏季则应注意通风和降温。如果使用电扇，应注意不要直接对孩子吹风；如果使用空调，则应注意不要长时间开启，制冷温度也不应低于26℃。湿度应保持在50%~60%，有条件的家庭可以使用加湿器。

2. 保持房间内阳光充足，但要避免强光直射孩子面部。居室门窗宜加纱门、纱窗和窗帘，以避免蚊蝇侵扰。

3. 孩子夜间入睡时不宜通宵开灯，这样不但不利于孩子的健康，还妨碍孩子建立正常的昼夜节律，给孩子形成白天清醒、夜间睡觉的生活习惯制造障碍。

4. 如果有条件，孩子应该单独睡在属于自己的小床上。即使和父母一起睡，也不应和大人睡一个被窝，更不要让孩子含着母亲的乳头睡觉。

新生儿睡眠中的问题

● 新生儿睡得少怎么办

新生儿睡眠的差异是很大的：有的一

次能睡几个小时，有的却只睡十几分钟甚至几分钟，有的能睡20个小时，有的只要睡10～12个小时就足够了。其实，如果孩子每天精神很好，吃奶量不减，体重增长也正常，即使睡眠时间不能达到一般标准也没有问题，父母不必担心。

● 新生儿睡觉"黑白颠倒"怎么办

新生儿睡觉"黑白颠倒"完全是父母调节不当的原因：如果白天让孩子尽情地睡，到晚上孩子就会十分精神，不想睡觉了。想预防和纠正"黑白颠倒"的睡眠，父母应该从改变孩子的生活习惯入手。

白天尽量多让孩子保持清醒：早上8点左右，孩子吃完奶后会有一段较长时间的睡眠。这时父母应该多和孩子说说话，帮孩子做做操，或把孩子抱起来看看四周，尽量延迟他的睡眠时间。下午睡午觉醒来时，父母可以逗孩子多玩一会儿，尽量多让孩子保持清醒。

培养孩子晚上入睡的习惯：到了晚上，父母应该把灯关掉，除了抚慰孩子因为饿、尿、拉、病、环境不舒服的情况引起的啼哭外，尽量不要跟孩子说话，还可以轻轻地抚摸孩子，帮助孩子入睡。

白天房间内不要太安静：父母在白天时应该把房间的光线调得明亮一些，还可以放些轻柔的音乐，不必使房间太安静，这样有助于帮孩子保持清醒。否则，孩子在白天昏昏欲睡，到晚上就开始精神了。

新生儿的衣着

新生儿皮肤娇嫩、四肢柔软，身体各系统尚未发育成熟，穿衣服时不但材质、式样要细心选择，动作也要十分小心，以免给孩子造成伤害。

● 如何给孩子选择衣服

新生儿所穿的衣服最好简单、宽松，容易穿脱，材质最好选用纯棉的。上衣可选无领、斜襟、系带的和尚服，掩襟应略宽过中线，在腹前或腋下系布带，后襟应比前襟短1/3，以免尿便污染和浸湿。下身可穿连腿套裤(用松紧搭扣与上衣相连)，一方面便于更换尿布，一方面避免换尿布时下肢受凉。

专/家/答/疑

新生儿衣服能不能放置樟脑丸？

樟脑丸主要成分是茶酚，具有强烈的挥发性。茶酚可以通过皮肤进入血液。出生后不久的新生儿体内可结合茶酚的酶的活性还不成熟，数量很少，因此茶酚非常容易进入红细胞，使大量的红细胞被破坏，导致急性溶血，甚至危及生命，或留下不同程度的后遗症。因此，存放新生儿的衣物时不要用樟脑丸。如果已经放了，则要在穿之前几天把衣服放在阳光下直晒，让樟脑丸的味道挥发掉。父母的衣服放置了樟脑丸后，拿出来穿以前也要晒一阵子，待樟脑丸的气味消失后再穿，以免新生儿接触后发生溶血。

● 怎样给孩子穿衣服

1. 把孩子放在一个平面上，确保尿布是干净的（如不干净应更换尿布）。

2. 先和孩子说说话，或抚摸孩子的皮肤，使孩子放松。

3. 穿背心时，先把衣服弄成一圈，用两手拇指在衣领部撑一下，一手稍稍抬起孩子的头，一手将衣服套过孩子的头。然后，将一只衣袖口弄宽，轻轻套在孩子的手臂上，按同样方法给孩子穿上另一只衣袖。

4. 穿连体衣时（斜襟和尚服也是这种穿法，只是不扣纽扣，而是系带），先把衣服上的纽扣全部解开，摊平，将孩子抱起放在衣服上，将一只衣袖卷成圈形，通过孩子的拳头，轻轻将手臂拉出来，将袖子捋直，再按同样方法给孩子穿上另一侧衣袖。按类似的方法帮孩子穿上裤子，再扣上纽扣即可。

● 怎样给孩子脱衣服

1. 脱连体衣时，可先将孩子放在一个平面上，从正面解开衣服上的纽扣，先轻轻把孩子的双腿拉出来，查看是否需要换尿布（如需要应先换尿布），然后提起孩子双腿，将衣服向上推至孩子双肩，轻轻把孩子手臂拉出来即可。

2. 脱背心时，父母可先将衣服卷向孩子头部，然后握着孩子肘部，将袖口弄成圈形，轻轻把孩子的手臂拉出来。最后，把衣服的领口张开，小心通过孩子的头颈将衣服拉出来。最后这个动作一定要轻柔，以免擦伤孩子的脸。

尿布的选择

尿布是婴儿的必备用品，一般可分为纸尿裤和布尿布两种。这两种尿布各有特点，父母们可以根据自身的经济条件和使用习惯选择。

● 布尿布

优点：布尿布的优点是透气性好，不易引起过敏，而且价格便宜，经济实惠。

缺点：布尿布的缺点是准备和洗涤都比较麻烦。新生儿和小婴儿一天排尿10余次，排便也有好几次，而使用布尿布时，每次排尿后都要及时更换，并且清洗干净，因此给忙碌的妈妈增加了许多工作量。

● 纸尿裤

优点：一次性纸尿裤的优点是不用洗涤、穿脱方便、大小便不易弄脏衣物、使用时间较长（3～4小时），它得到很多年轻父母的青睐。

缺点：相对布尿布来说，纸尿裤价格比较贵。而且一次性纸尿裤若使用不当，会诱发一些疾病。

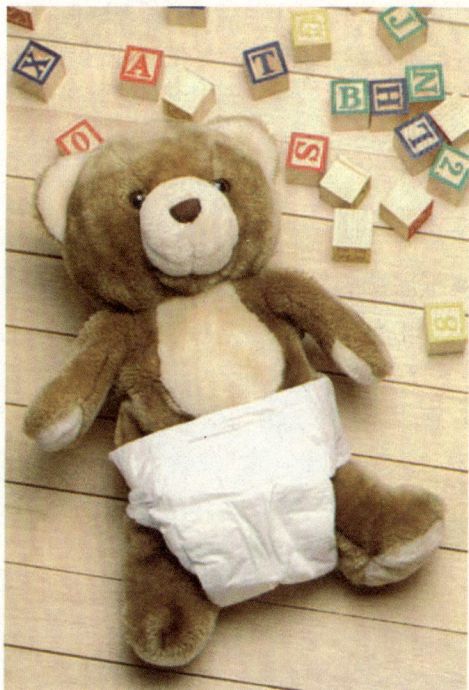

疾病名称	引发原因及症状
尿布皮炎	如果婴儿解大便后或者多次排尿后未及时更换纸尿裤，粪便与尿液中的盐会刺激皮肤，引起尿布皮炎，也就是通常所说的红臀，甚至会发生皮肤溃疡
泌尿系统感染	女婴尿道较短，若排便后未及时更换纸尿裤并清洗阴部，很容易发生上行性泌尿系统感染
生殖能力受损	国外有个别研究认为，男婴长期使用纸尿裤会使阴囊局部温度偏高，影响睾丸发育，导致成年后精子数量和质量受损
皮肤过敏	各种纸尿裤的制作材料因品牌不同而各有差异，除了极少数使用纯天然的棉质材料外（价格极贵），大部分用的是非天然材质，较容易引起过敏

纸尿裤的购买

在购买纸尿裤时，先查看生产日期。过期产品或出厂时间太长的产品容易被真菌或细菌污染。然后，确定所购纸尿裤的规格，过大或过小均会增加尿液渗漏的机会。父母可根据婴儿的月龄或体重选择不同型号的纸尿裤。有些品牌的纸尿裤还分为男孩用和女孩用两种，一般在外包装袋上均有详细的说明。有些纸尿裤还有尿湿显示的功能，这样更利于父母及时了解婴儿的排便情况。购买纸尿裤时，最重要的一点是要选择吸水率高、透气性好、不会导致过敏的。

● 纸尿裤的选购要点

要点一——尺寸合适

市面上的纸尿裤尺寸一般按照体重来区分，大致可分为初生型、S、M、L、XL一共5种型号。除此之外，还有一些根据特殊需求而设计的纸尿裤可供选择。

1. 初生型：适合5千克以下的新生儿。
2. S号：适合4～8千克的宝宝。
3. M号：适合6～11千克的宝宝。
4. L号：适合9～14千克的宝宝。
5. XL号：适合13千克以上的宝宝。
6. XXL号：适合16千克以上的宝宝。
7. 其他型号：有方便学步期宝宝穿着的裤型纸尿裤、早产儿专用纸尿裤（2.5千克以下的新生儿）、针对较大宝宝夜晚长时间睡眠所设计的夜用型纸尿裤，还有正面腰围挖空、针对脐带尚未脱落的新生宝宝所设计的纸尿裤。

要点二——注重透气性和吸水性

● 纸尿裤吸收力简易测试

1. 将不同量的生理盐水倒入不同品牌不同型号的纸尿裤中，初生型和S号倒入25毫升，M号倒入50毫升，L号倒入75毫升，这些不同量的生理盐水分别代表尿湿1次。

2. 15分钟之后，再分别重复倒入分量相同的生理盐水1次。

3. 再等15分钟之后，便在纸尿裤上铺上一层纸巾，用圆柱型的杯子压着纸巾来回滚动，看看纸巾的干湿程度怎么样，纸巾越干爽，就说明纸尿裤回渗的几率越小。

怎样给孩子换尿布

父母换尿布前可先在孩子身下铺一块较大的隔尿垫，以防换尿布期间孩子突然撒尿或拉屎，把床单弄脏。

如果使用棉布尿布，父母可一手将孩子的屁股轻轻托起，一手撤出尿湿的尿布，然后擦洗干净孩子的臀部、生殖器和两腿皱褶，再将干净尿布放在孩子身下，使尿布底边与孩子腰部齐平，将尿布下面的一个角从孩子两腿之间向上兜至脐部，再将其余两个角从身体的两侧兜过来，最后固定。

如果是男孩，应将尿布多叠几层放在阴茎前面；如果是女孩则应在屁股下面多叠几层，以增加特殊部位的吸湿性。

如果给孩子穿纸尿裤，父母应注意将孩子两腿之间的松紧带整理好，一定要将最外侧的松紧带拉出来，以预防侧漏。

还应注意的是，父母给孩子脱下旧的纸尿裤后不要马上穿上新的，而应让孩子的皮肤透透气，过一会儿再穿，以保持皮肤干爽，减少"红屁股"的发生。

尿布的洗涤

纸尿裤用完即扔，不用洗涤，而布尿布需要及时洗涤。

1. 洗涤布尿布时，如果布尿布上沾有粪便，要先用毛刷把粪便刷掉，然后用肥皂搓洗、漂清，再用开水烫（最好能煮沸10分钟），最后拧干后在阳光下晒干。

2. 不要用洗衣粉洗尿布，因为婴儿皮肤非常娇嫩，如果尿布上残留了未洗净的洗衣粉，就会刺激婴儿皮肤，引起尿布皮炎。

3. 雨季或冬季尿布不易干时，可用取暖器慢慢烘干，或者用电熨斗熨干。但是，刚烘烤干的尿布不能马上用，要等凉透了再用，否则也容易发生尿布皮炎。

4. 洗净晾干后的尿布应整齐地摆放好，不能随意乱扔，这样既方便取用，又可以防止布尿布被污染。

专/家/答/疑

如何预防尿布皮炎?

尿布皮炎大多数是臀部护理不当导致的。以下是防止尿布皮炎的要点：清洗尿布时一定要把肥皂或洗涤剂冲洗干净，以防残留物刺激婴儿的皮肤；保持臀部干燥，清洗臀部后应涂上鞣酸软膏或鱼肝油；掉在地上的尿布不能捡起来再用，因为尿布上面沾染了细菌；对于不用尿布的较大婴儿，一定要勤换内衣裤。内衣裤最好是全棉制品。

新生儿洗澡、护肤用品

棉球、棉签： 棉球和棉签在护理宝宝时是一个好帮手，比如在给宝宝洗脸、洗头时可用消毒棉球塞入外耳道口，防止水灌入耳内；万一有水进入耳内可使用棉签轻轻地吸出外耳道内的水。不过，棉球和棉签一定要到正规的超市或药店购买。

婴儿护肤油： 皮肤特别干燥的宝宝经常会出现皮痒和皮屑，甚至形成幼纹。要让此类皮肤滋润，必须在沐浴或清洁后使用婴儿护肤油。优质的婴儿护肤油应以天然矿物油及植物油调配而成，再加上各种维生素，尤其是维生素E。敏感性皮肤或容易受刺激的皮肤可先在局部试用1~2天，如果没有出现异常，则可在其他部位使用。

婴儿爽身粉：爽身粉既可令宝宝皮肤保持干爽柔滑，又能防止宝宝皮肤摩擦受损，还有助于预防痱子及皮肤湿疹。所以，爽身粉几乎是每个宝宝的必备品。宝宝的用品首先要考虑安全性。爽身粉很易被铅污染，因此在选购婴儿爽身粉时，一定要注意其成分和国家质量监督部门的权威报告。原料天然纯正、温和、细腻，经过高温消毒的优质爽身粉才是首选。

新生儿的洗澡和清洁问题

一般情况下，新生儿出院第2天就可以洗澡了，冬季每1~2天洗一次，夏季每天洗1~2次。如果孩子生病不能洗澡，可用柔软的湿毛巾（温度接近孩子体温，不能太凉）或海绵给孩子擦身。

● 洗澡前的准备

1. 准备好洗澡用的物品：小凳子、浴盆、小毛巾（洗澡和洗头用）、洗发精、沐浴液或婴儿皂、润肤露等；大浴巾、干净尿布、衣裤、包被等洗澡后的用品也应事先准备好。

2. 调节房间温度：房间温度保持在25℃~30℃。

3. 调好洗澡水的温度：水温在38℃~40℃，以肘部觉得温热，或滴在大人手背上觉得稍热而不烫手为宜。

4. 提前1~2小时喂奶。

● 洗澡的具体操作

1. 先给孩子脱去衣服，用大毛巾将身体包裹好，让孩子仰卧在母亲的一侧大腿上，由父亲（或其他辅助者）给孩子洗头。洗头时，应用左手托住孩子的头和颈，左手拇指和中指从后面按住孩子的耳郭，防止水进入耳道，再用右手为孩子洗头。洗完后，一定要用清水冲洗干净，再用毛巾轻轻将孩子的头发擦干。

2. 用毛巾包住孩子下半身，为孩子清洗颈部、腋下、前胸、后背、双臂和双手。清洗时注意不要让水流入孩子脐部，并仔细清洗孩子的皮肤皱褶处，将孩子的上身彻底洗干净。洗完后，将孩子上身擦干，用干净的大毛巾包裹好。

3. 清洗下半身时，让孩子仰卧在母亲的左臂上，头靠在母亲胸前，一只手托住孩子的大腿和腹部，先从前向后清洗会阴，然后再清洗孩子的腹股沟、臀部、双腿和双脚。如果是男孩，清洗外阴时应将孩子的包皮翻起来，用水冲净其中的积垢；如果是女孩，应将孩子的大阴唇轻轻分开，将其中的污垢轻轻擦洗干净。

● 洗完澡后需要做什么

洗完澡后，父母应先将孩子身体擦干，冬季可为孩子涂抹一些润肤露滋润肌肤，夏季，为了预防孩子身上长痱子，可以给孩子扑少许爽身粉，但一定不要多，以免爽身粉中的有害物质对孩子的健康造成不利影响。给孩子扑爽身粉时，父母应先用棉花蘸上或洒在自己手掌上，再轻轻擦到孩子身上，绝不能直接将粉洒在孩子身上。孩子的皮肤皱褶、会阴部不可搽爽身粉。

臀部的清洁

婴儿的小屁股需要悉心的呵护，正确的臀部护理是防止尿布皮炎和泌尿道疾病的关键。

对于出生后3个月以内的婴儿，最好每次换尿布时都用温水洗一洗小屁股，或者用婴儿专用的湿纸巾将小屁股擦拭干净。记住，每次换上新尿布前，都要把小屁股擦干，还可涂些护臀膏。婴儿应该使用新的、柔软的毛巾，毛巾要独用，以免感染各种疾病。

在擦拭肛门和外阴时，动作一定要轻柔，若用力过大很容易将薄膜擦破。应注意的是，擦拭女婴的肛门和外阴时要从前往后擦，以免将肛门周围的细菌带到尿道口，引起上行性泌尿系统感染。

专/家/答/疑

婴儿泌尿道感染与臀部护理方法有关吗?

女婴由于尿道短而宽，且尿道口与肛门、阴道距离近，所以肛门部位的细菌容易侵入泌尿道和阴道。因此，女婴的外阴护理要格外注意。当女婴大便后擦拭肛门时，如果从后面肛门处往前面阴道口擦，就会使大便中的细菌沾在外阴部，从而使细菌由尿道进入膀胱。因此，清洁女婴外阴部和肛门部时，应由前向后擦拭。除了大小便后要及时清洁小屁股外，每天睡前也要清洗外阴及肛门口。

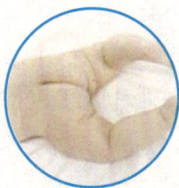

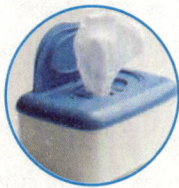

新生囟门的护理

婴儿出生时有前囟、后囟两个囟门。前囟是额骨和顶骨形成的菱形间隙，初生时对边直径约为1.5～2厘米，前几个月会随头围的增长而扩大，6个月后随额骨和顶骨的骨化逐渐缩小，18个月左右闭合。后囟是顶骨和枕骨形成的"人"字形间隙，缝隙比较小，一般在出生6～8周内闭合。

● 囟门的清洁

新生儿的囟门应经常清洗，否则容易引起头皮感染，继而使病菌穿过囟门进入大脑，引发脑膜炎、脑炎。

囟门的清洗可在洗澡时进行。清洗时可涂一些婴儿专用洗发液，用手指指腹平按在囟门处轻轻揉洗，不能大力按压或强力搔抓，更不能用硬物在囟门处刮划。如果积垢难除，可将蒸熟的麻油或其他精制油涂在囟门上，2～3小时后用无菌棉球顺照头发生长的方向擦掉，并用清水冲净。

● 日常护理

1. 经常帮孩子翻身，不要让孩子一直保持一种睡姿。

2. 可以轻轻抚摸，但不能用力按压、敲击孩子的囟门。

3. 远离有尖锐硬角的家具，以免碰伤。

4. 冬天外出应戴较厚的帽子。

5. 如果不慎擦破头皮，应立即用酒精棉球消毒，以防感染。

新生儿生殖器的护理

新生儿的生殖器尚未发育完全，抵抗能力较弱，并且由于位置特殊，容易被尿、便污染，必须细心呵护，严防感染。

● 男孩的生殖器护理

1. 每次大小便后将孩子臀部清洗干净，并翻开包皮，将其中的积垢清理干净。

2. 给孩子换尿布时应把阴茎向下压，使之伏贴在阴囊上。

3. 不要用力挤压或捏孩子的外生殖器。

4. 不要在孩子的生殖器及周围擦花露水或痱子粉。

● 女孩的生殖器护理

1. 每次大小便后应从前向后轻轻擦洗干净孩子的会阴，避免尿液和粪便污染孩子的阴部。

2. 清洗孩子的生殖器时，应将阴唇分开，用消毒棉签蘸清水由上至下轻轻擦洗。

3. 不要过度清洁孩子外阴部位的分泌物。

4. 切忌使用含药物成分的液体和皂类为孩子清洗外阴，以免引起外伤和过敏。

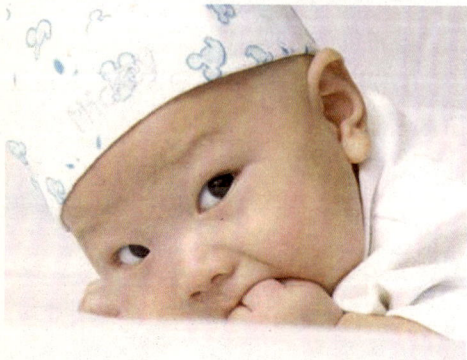

新生儿五官的护理

● 口腔护理

1. 每次吃完奶后，父母最好在孩子口中滴几滴温开水为孩子漱口。

2. 如果难以喂水，可用消毒棉棒蘸水轻轻擦拭孩子的口腔，每天早晚各一次。

3. 孩子口中的"马牙"和形如"螳螂嘴"的脂肪垫均不可挑破，否则可能引起感染。

4. 不要用手指或布擦拭孩子的口腔，以免引起破损和感染。

● 眼部护理

1. 孩子的毛巾、脸盆要专用，并常洗晒，以防与成人交叉感染，引起沙眼及结膜炎。

2. 经常为孩子洗手，以防孩子揉眼时污染眼睛。

3. 孩子的房间不要使用度数太大的灯泡，晒太阳时也应注意遮盖孩子的眼睛，避免强光刺激。

4. 在医生的指导下帮孩子滴用0.5%氯霉素眼药水，预防结膜炎、泪囊炎等眼部疾病。

● 耳部护理

1. 勤给孩子翻身，让孩子轮流侧卧，促进耳道内残留的羊水流出。

2. 洗脸或洗澡时避免耳道进水，用干净棉签轻轻为孩子擦洗外耳。

3. 不要随便给孩子掏耳朵。发现大块耳屎应找医生处理，发现外耳道红肿或流脓应及时看耳鼻喉科。

● **鼻腔护理**

1. 及时清理新生儿鼻内分泌物，以免结痂。清理时可将消毒纱布一角按顺时针方向捻成布捻，轻轻放入孩子鼻腔内，再按逆时针方向边捻动边向外拉，将鼻内分泌物带出。

2. 不要用硬物为孩子挖鼻孔。

3. 尽量少用滴鼻剂。

新生儿脐部护理

新生儿的脐带会在出生后7～10天自动脱落。脐带脱落前，父母每天至少要帮孩子进行3次脐带护理，以避免感染。

● **护理用品**

消毒棉签、浓度为75％的医用酒精、医用纱布、胶带。

● **护理方法**

1. 洗净双手，一只手轻轻提起脐带的结扎线，另一只手用酒精棉签仔细在脐窝和脐带根部细细擦拭，使脐带不再与脐窝粘连。再用新的酒精棉签从脐窝中心向外转圈擦拭消毒。

2. 消毒完毕后把用手提过的结扎线也用酒精消消毒。

3. 脐带脱落后，仍要继续护理肚脐，每次先消毒肚脐中央，再消毒肚脐外围，直到确定脐带基部完全干燥才算完成。

● **其他注意事项**

1. 孩子的尿布不要盖到脐部，以免尿液弄湿到脐部创面，引起感染。

2. 脐带脱落之前，不能让孩子泡在浴盆里洗澡。

3. 脐带一旦被水或尿液浸湿，应马上用干棉球或纱布擦干，然后用酒精棉签消毒。

4. 不要让纸尿裤或衣服摩擦孩子的脐带残端。

5. 脐带脱落后，脐窝内常有少量液体渗出，此时可用75％酒精棉签清洁脐窝，然后盖上消毒纱布。

6. 发现孩子脐带根部发红，或脐带脱落后伤口不愈合，脐窝湿润、流水、有脓性分泌物，要立即带孩子到医院治疗。

● **怎样预防感染**

洗澡时注意防感染：洗澡时要注意保护孩子的脐部，使其不被脏水污染。洗完后可以用浓度为75％的酒精对脐带残端和周围进行消毒，然后用脐带卷包扎好。

大小便后的脐部保护：孩子大小便要及时换尿布，并注意不要使尿布盖住孩子的脐部，以免出现脐部污染。

多观察，勤消毒：随时观察孩子脐部及脐围有无红肿、分泌物，一旦有应及时处理。脐周红肿或有少许渗出物者应避免其暴露，并可用2％的碘酒进行创面消毒，75％的酒精进行脐周消毒。如出现脓性分泌物，应带孩子去医院。

● **新生儿脐炎的护理**

1. 保持脐部干燥、清洁。

2. 用75％酒精、生理盐水、3％硼酸液、0.1％新洁尔灭消毒液等药物溶液擦拭消毒，每日1～2次。

3. 每次洗澡后将脐带周围的水吸干，用75％的酒精对残端进行消毒，再用干净的纱布裹好。

4. 勤换尿布，避免尿液污染脐部。

剖宫产及早产儿的护理

除了自然分娩的足月儿外，我国每年还有很多早产儿、剖宫产儿降生。这些孩子与经过正常产道分娩的孩子比起来更容易出现问题，必须给予特殊关注，进行特别护理。

● 剖宫产孩子的护理

通过剖宫产方式降生的孩子由于没有经过产道的正常挤压，不但平衡能力和适应能力比自然分娩的孩子差，还容易患新生儿肺炎等呼吸系统疾病。由于先天触觉防御过度，剖宫产孩子往往比较爱哭、爱动，睡眠容易惊醒，胆子一般较小。

多摇晃：孩子出生后前3个月，父母应经常抱着孩子轻轻摇晃，让孩子的平衡能力得到最初步的锻炼。注意一定不要用力摇晃，以免使孩子的大脑受到损伤。

进行抚触按摩：抚触按摩从孩子出生就可以进行。操作时，父母可以将孩子包在干净柔软的大毛巾里，轻轻揉搓孩子，或让孩子躺在床上，用柔软的枕头轻轻挤压孩子全身。如果有时间，父母还可以在医生指导下对孩子进行头、颈、背、胸、腹、四肢等部位的专业抚触。

多运动：初生时父母可以多帮孩子翻身，或利用孩子固有的反射训练孩子抓握、"走路"；长大一些后父母可以帮孩子翻身、打滚、爬行；再长大些还可以训练孩子翻跟头、拍球、跳绳、游泳等。

刺激皮肤：天气好的时候父母应多抱孩子到户外活动，使孩子的皮肤接受风和阳光的刺激；孩子稍大些时可用温差较小的冷热水交替给孩子洗澡，或用泥、沙刺激孩子的皮肤。

● 早产儿的护理

早产儿由于器官、系统发育不成熟，对外界的适应能力很差，容易因为体温调节功能不佳出现体温过低或过高，或由于呼吸能力弱出现间歇性呼吸暂停甚至窒息。由于吸吮和吞咽能力比较弱，容易出现吞咽困难，也很容易溢乳。由于免疫力低下，即使轻微感染也容易引起败血症。

注意保暖：早产儿居室的室温应当保持在24℃～38℃，湿度应在55%～65%。

严防感染：早产儿所居的房间应定时通风，并尽量减少和外人的接触。母亲照顾孩子时应洗净双手和乳头，戴好口罩，并尽量不亲吻孩子。为避免皮肤感染，即使孩子没有出汗也应天天洗澡。洗澡时应注意保持脐部干燥，以免引起感染。此外，父母还应多检查孩子的皮肤，如果发现脓疮、发红、流水等现象，要尽早带孩子到医院诊治。

细心喂养：早产儿一般要留院观察，由于脱离母亲的时间较长，出院后基本采取人工喂养和混合喂养。这就需要父母注意奶粉的冲调和喂哺：奶粉的温度要适中，切忌太稠或太稀；喂奶速度要慢，以免孩子吃得太急而导致呛奶。

定期复查：与足月儿比起来，早产儿的视网膜发育一般欠佳。孩子回家后，父母应重视孩子的视网膜检测，遵医嘱定期复查至4～6个月。

2个月宝宝

第2个月宝宝的身体正在一天天地强壮起来，表现更活跃，开始在社交场合露面。他会把手张开来迎接别人，会把眼睛睁大以扩展他的世界，他会把嘴巴张大露出笑容，发出更多声音。第1个月所带给宝宝的自在和信任感，会让他真正的个性得以展现。爸爸妈妈每天都会感到新的惊喜。在第2个月，用有经验的父母的话说就是"快熬出头了"。

✿ 体格发育监测标准

男宝宝
身高：约为55.3～64.9厘米，平均为60.1厘米。
体重：约为4.6～7.5千克，平均为6.0千克。
头围：约为37.0～42.2厘米，平均为39.6厘米。
胸围：约为36.2～43.4厘米，平均为39.5厘米。

女宝宝
身高：约为54.2～63.4厘米，平均为58.8厘米。
体重：约为4.2～6.9千克，平均为5.5千克。
头围：约为36.2～41.0厘米，平均为38.6厘米。
胸围：约为35.1～42.3厘米，平均为38.7厘米。

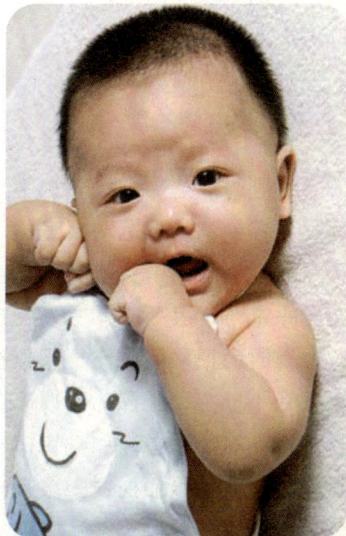

✿ 身体智能发育状况

感觉发育

一般而言，2个月的宝宝，已能辨别出声音的方向，能安静地倾听周围的声音、轻快柔和的音乐，更喜欢听爸爸妈妈对他（她）的说话，并能表现出愉快表情。他对较大声音的反应很强烈，比如家中的关门声很大或者有玻璃杯打碎时，宝宝就会有惊跳的表

331

现；还比如过新年放鞭炮，"劈劈啪啪"的鞭炮声也会让宝宝吓得哭起来。婴儿对高音、太响的声音不喜欢，表现出烦躁、惊恐等反应，而对温柔、低沉节奏缓慢的声音则表现出安静、高兴的反应。令人惊讶的是：孩子已经懂得了谈话的方式，当妈妈用抚慰的口气说话时，他显得很安静；假如语气粗暴或过于大声、严厉，他就会显得不安。

2个月的宝宝已经有良好的味觉，能够精细地辨别食品的滋味，对难吃的食物表现出明确的厌恶。

此时的婴儿还能区别不同的气味。开始闻到一种气味时，有心率加快、活动量改变的反应，并能转过头朝向气味发出的方向，这是宝宝对这种气味有兴趣的表现。同时，对难闻的气味也会有意识地逃避。

运动能力

俯卧时能抬头，脸与水平面约成45°夹角，身体呈半控制的随意运动；直抱时头已能短暂立起，而且转动更随意；会吮吸手指；大人用拨浪鼓柄碰宝宝手掌时，宝宝能握住拨浪鼓2~3秒钟不松手。

有时会把两手握在一起放在眼前玩。但此时的小手还不能主动张开，可以有意识地放一些带有细柄的玩具在小手中，如哗铃棒、拨浪鼓、塑料捏响玩具等，头能跟随视线内缓慢移动、色彩艳丽的物体转动180°。

认知能力

眼能跟随物体移动，见到颜色鲜艳的物品就会注意，并表现出喜悦。对环境更为警觉，有更多、更明显的应答，会四下观看。视觉集中的现象越来越明显，喜欢看熟悉的大人的脸。宝宝眼睛清澈了，眼球转动灵活了，哭时眼泪也多了，不仅能注视静止的物体，还能追随物体而转移视线，注意的

时间也逐渐延长。

物体或人物在视野内消失时，宝宝认为物体就不存在了。用一件宝宝感兴趣的物体放他在眼前，当他用眼睛跟踪时，把物体移到一个宝宝看不见的地方，宝宝马上失去兴趣，转向其他事物。

语言能力

2个月的婴儿开始发不同的单音，如啊、噢、呜等。和宝宝面对面，让他看着你的嘴形，重复发这些单音，让他模仿。当婴儿自动发音时，家长可认真聆听，并且与之应答，就像和宝宝交谈一样。

还能发两个音节的音：除哭声外，有时还能自由地发出两个音节的音，如：ao、la、ma等。见人会笑：见到亲人

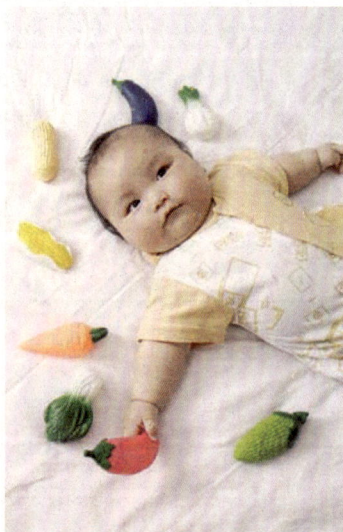

或有人时，逗引他会发出短暂而真实的笑声。兴奋时有表情：婴儿见到令他高兴的物体时，会出现呼吸加深，全身用劲等兴奋的表情。2个月的宝宝还不能用语言来表达，但已经有表达的意愿。当爸爸妈妈和宝宝说话时，你可能会惊奇地发现，宝宝的小嘴在做说话动作，嘴唇微微向上翘，向前伸，成O形。这就是想模仿妈妈爸爸说话的意愿，妈妈爸爸要想象着宝宝在和你说话，你就像听懂了宝宝的话，和宝宝对话，这就是语言潜能的开发和训练。

情绪情感

2个月时，宝宝的情绪不仅受生理状况的影响，还受"人际关系"的影响。不仅会用不同的哭声来表达不同的情绪，还会露出短暂的笑容。父母要经常与孩子交往沟通，逐渐了解孩子的生理规律、适应快慢、反应方式等气质特点。这个时候，宝宝已经能从喉咙中发出"咕咕"的微小声音。跟他说话时，他会用摆动脑袋等肢体语言与人交流，所以和孩子说话的时候，看着他的眼睛并保持表情生动，而且最好能从不同的方向和孩子说话。

宝宝饮食喂养方案

2个月婴儿母乳喂养方法

经过1个月的适应，孩子吸吮母乳的能力大大增强，不但吸吮的速度变快，吸吮一下所能吃到的奶量也增加了，每次的吃奶时间也跟着缩短了。很多母亲看到孩子很快就吃完了奶，以为是自己的奶水变少，不够孩子吃了，其实是不必要的担心。

● 继续按需分哺乳

这个月的母乳喂养还应进行按需哺乳。通常情况下，孩子每隔2.5～3小时吃一次奶，一天吃8～9

次。如果孩子每天的吃奶次数少于5次或大于10次，要向医生咨询是否异常。

一般认为一侧乳房的哺乳时间只需用10分钟，吃奶最初的2分钟，宝宝可以吃到总奶量的50%，4分钟就可以吃到总奶量的80%～90%，再后来的4分钟几乎就吃不到多少奶了，由此可见并非吃奶的时间越长，吃进的奶越多；若哺乳时乳汁起初排出不顺畅，可将一侧乳房的哺乳时间延长至15分钟，但是不可超过20分钟。

● 不要轻易放弃母乳喂养

很多母亲之所以放弃母乳喂养是因为信心不足，总担心母乳不够吃，害怕饿着孩子。这里有必要重申一点：母乳是孩子最好的食物，如果没有意外，最好坚持至少4个月的纯母乳喂养。世界卫生组织甚至建议母亲应进行6个月的纯母乳喂养。母亲们不应该轻易动摇母乳喂养的信心，而应该把母乳喂养坚持下去。这样不仅对孩子的成长十分有益，对母亲的健康也大有好处。

● 正确把握喂食规律

宝宝有规律的吃奶、睡觉对其成长和妈妈的休息都是很有必要的，这个时期的宝宝吃奶的时间变得有规律了，妈妈就可以借机对宝宝进行规律化哺喂的训练，如果宝宝醒来后规定的哺喂时间还未到，父母可以先逗他一会儿，到时间再给他哺喂，渐渐地，宝宝就会有规律地醒来，按时吃奶了。

父母应把握宝宝正确的喂食规律，但这并不是指每隔3～4小时就必须喂1次奶，而是需要根据每个宝宝的实际情况培养良好的喂食规律。

首先，喂食相隔的时间不要太长，因为宝宝体力消耗过大后，吃东西时也可能会感觉累。其次，喂食的时候父母应将全部注意力集中在他身上。易醒的宝宝会经常寻找乳房或奶瓶，因为他喜欢吸吮，父母可以用安慰奶嘴来代替。

● 注意母乳不足

2个月的宝宝，可以完全只靠吃母乳来摄取所需的营养。如果宝宝持续吸吮30分钟以上或者吃奶不到1个小时肚子又饿了，同时体重不增加，这就是母乳不足了。此时最好用人工喂养或混合营养的方法来喂养宝宝，吃母乳和奶粉的同时，还可以使当地喂一些菜汁、果汁，以补充水分和维生素C，对贫血等也有一定的治疗效果，还可以软化大便，使之易于排出。

● 处理打嗝

宝宝可能突然出现频繁地打嗝，而且可以持续一两分钟。宝宝打嗝时，可以喂些温开水、母乳及温度适宜的配方奶，也可以改变抱的姿势，经上述处理之后，多数打嗝可以终止。随着宝宝的长大，其神经系统逐渐发育完善，打嗝的次数会逐渐减少。

混合喂养的最佳方案

母乳喂养和人工喂养同时进行，称为混合喂养。但是有些混合喂养的宝宝会出现乳头错觉，有拒奶、烦躁等现象，造成母乳喂养困难，所以在混合喂养时，需要注意一些问题。

● 一顿只吃一种奶

不要一顿既吃母乳又吃牛奶，这样不利于宝宝的消化，容易使宝宝对乳头产生错觉，可能引起厌食奶粉，拒绝用奶嘴吃奶。所以，母乳和奶粉要分开来喂养。不要先吃母乳，不够了，再调奶粉。即使没吃饱，也不要马上喂奶粉。下一次喂奶时间可以提前。另外，每次冲奶粉时，不要放太多，尽量不让宝宝吃搁置时间过长的奶粉，水温最好和人体的温度差不多，一般在36℃左右即可。

● 夜间最好是母乳喂养

夜间妈妈比较累，尤其是后半夜，起床给宝宝冲奶粉很麻烦。另外，夜间妈妈处于休息状态，乳汁分泌量会相对增多，宝宝的需要量又相对减少，母乳可能已足够满足宝宝的需要。但如果母乳分泌量确实太少，宝宝吃不饱，这时就要以奶粉为主了。

● 充分利用有限的母乳

当添加奶粉后，有些宝宝就喜欢上了奶粉，因为橡皮奶嘴孔大，吸吮很省力，吃起来痛快。而母乳流出来比较慢，吃起来比较费力，宝宝就开始对母乳不感兴趣了。

但妈妈要尽量多喂宝宝母乳，如果吃母乳次数少了，母乳分泌就会减少，对继续母乳喂养不利。母乳是越吸越多的，如果妈妈认为母乳不足，而减少喂母乳的次数，会使母乳越来越少。母乳喂养与奶粉喂养的次数要均匀分开，不要很长一段时间都不喂。

2个月婴儿人工喂养方法

这个月，吃配方奶的孩子应按照奶粉包装上的说明进行冲调，并注意选择适合孩子月龄的奶粉。此时孩子的吃奶量会有所增加，每次可喂60～120毫升，一天喂6～8次。

● 让孩子吃饱即可

因为孩子之间存在天然的个体差异，父母给孩子喂奶时应多观察孩子的反应，不要强迫孩子吃够书本上推荐的量。如果父母把奶嘴放到孩子嘴里时孩子会大口大口地吮吸，说明孩子还饿，需要继续喂；如果孩子已经把奶嘴吐出来了，说明他已经吃饱，就不要再强迫孩子吃了。

● 注意补充水分

人工喂养还有一点需要特别注意，就是给孩子喂水。因为牛奶中所含的酪蛋白不易消化，乳糖含量相对较少，容易引起孩子便秘，适量补充水分有利于缓解便秘；另外一个原因是牛奶中的钙、磷等矿物质含量较多，且吸收利用率较低，多喝水可帮助孩子排出多余的矿物质，不至于给孩子的肾脏增加太多负担。

给孩子喂水最好选择在白天两次喂奶之间进行（否则孩子容易减少吃奶量），每次可喂60～120毫升。

当孩子因为高热、大汗、呕吐、腹泻

等原因引起脱水时，不但应立即帮孩子补充水分，还应给孩子喂淡盐水、糖盐水或ORS补盐液，以防发生电解质紊乱。

● 能不能给孩子喝纯牛奶

我们建议1岁以内的婴儿最好不要喝纯牛奶。

首先，牛奶中的某些营养成分不容易被吸收，比如其中蛋白质的4/5为酪蛋白，遇到胃酸后容易凝结成块，难以消化；钙磷比例不合适，含量较高的磷，会影响钙的吸收。其次，牛奶中的乳糖主要是α型乳糖，它会抑制双歧杆菌，并促进大肠杆菌的生成，容易诱发婴儿的胃肠道疾病。再次，牛奶中的脂肪主要是动物性饱和脂肪，会刺激婴儿柔弱的肠道，使肠道发生慢性隐性失血，引起贫血。另外，牛奶中缺乏大脑发育所需的多不饱和脂肪酸，不利于婴儿大脑的发育。

乳类产品选择

对于新生宝宝来说，母乳绝对是首选的营养来源，但如果妈妈因某些因素不能顺利进行母乳喂养，或随着宝宝的渐渐长大，母乳无法再满足宝宝的生长需求时，就需要适时添加奶粉了。市场上的奶粉品牌多种多样，如何选择合适的奶粉，里面大有学问。

● 优质奶粉应具备的条件

在婴儿奶粉的成分中，除了要营养均衡外，更要针对宝宝的需求做机能性选择，对于奶粉中所添加的特殊配方，也应有临床实验证明或报告。

选择奶粉品牌时，最好以具研发背景

的大品牌为首选，尤其要关注国内外的长期销售历史，从研发、生产、销售、制造皆由同家公司作业，确保产品品质。奶粉的外包装明确标有营养成分、营养分析、制造日期、保存期限、使用方法。而且厂家能够提供给消费者售后服务及长期专业咨询。

因奶粉成分多半大同小异，故对标榜特殊成分或功效而售价特别昂贵的奶粉要特别小心，以免上当受骗。

● 适合的才是最好的

每个宝宝的体质不一样，而奶粉所含的成分也有微小差别，无论价格的高低，只要适合宝宝、宝宝爱吃，吃了之后不会闹肚子，大便不干燥，体重和身高等指标正常增长，而且宝宝睡得香，食欲也正常，无口气、眼屎、皮疹，就可以了。并非一定要给宝宝吃某个品牌的产品，而且适合别的宝宝的奶粉品牌，不一定适合自己的宝宝。

● 注意手感、颜色和口感

一般可以通过摇动罐体来判断奶粉中是否有结块，若有撞击声则证明奶粉已经变质。

袋装奶粉可以用手去捏，如手感松软平滑、内容物有流动感，则为合格产品。如手感凹凸不平，并有不规则的大小块状物则该产品为变质产品。

购买后，可以将部分奶粉倒在洁净的白纸上，观察奶粉的颗粒是否均匀、颜色是否为乳黄色和有无杂质。若颜色呈白色或面粉状，说明产品中可能掺入了淀粉类物质。

质量好的奶粉冲调性好，冲后无结块，液体呈乳白色，品尝奶香味浓；反之，奶粉很难溶于水中，品尝奶香味差甚至无奶的味道，或有其他特殊香味。

对宝宝厌奶现象的处理

原来总是一鼓作气吃奶的宝宝，怎么突然吃吃停停，甚至只吃几口就不吃了。出现这种情况其实不用过于担心，只要细心观察，找出宝宝厌奶的原因，再进行有针对性的处理即可。如果宝宝除了厌奶，还表现出吃得少、睡不好、活力差，同时伴有脸色不好、烦躁不安等症状时，父母需要带他去看医生，以便及时发现问题及早治疗。

● 查明厌奶原因

宝宝厌奶的原因很多，如有的妈妈喜欢用肥皂来清洗乳房，但是洁净后乳房的皮肤会又干又硬，而且还带有一股肥皂的味道，宝宝对味道很敏感，可能会为此拒绝吃奶。其实，妈妈只需用温水来清洗乳头和乳晕就可以了，这样宝宝吃起奶来软软滑滑的利于吸吮。

对于很多吃惯了母乳的宝宝，早已习惯了清洁淡雅的母乳，而配方奶粉却带有一股奶腥味，敏感的宝宝不能很快适应，因而不愿意吃。如果父母拿奶瓶的角度不当，压到宝宝的舌头，可能会使宝宝喝不到奶，而拒绝吃奶嘴。喂奶时，最好将奶瓶倾斜45°。

还有一些的宝宝，只要周围有声响、有人走动，就停止吸奶，显然其他事情对他来说，比吃奶有趣多了。

● 对付厌奶的方法

不宜随意更换奶粉： 如果宝宝平时所喝的配方奶粉忽然被更换了，也容易引起宝宝拒奶的现象。所以，当父母考虑替宝宝换奶粉时，须采取渐进式的添加方式，也就是每天添加半勺新奶粉，并逐渐增多，直到全部换过来为止。

留意奶嘴的设计： 有少数的宝宝厌奶，是因为奶嘴的口径大小不合适，使他无法顺利地吸吮。父母可以把奶瓶倒过来，如奶嘴是标准口径，奶水就会呈水滴状陆续滴出，正好能满足宝宝的吸吮速度，从而为宝宝带来愉悦感。

减少外界的刺激： 如果四周不断出现响动，很容易分散宝宝的注意力，因此要为宝宝营造一个安静的进食环境。

常见喂养难题

● 怎样判断孩子吃饱了

母乳喂养的母亲大部分是按需喂哺，由于缺乏统一的标准，母亲们经常对孩子每次吃奶是否吃饱感到困惑。这种心情可以理解，毕竟关系到孩子的健康和发育，哪位母亲也不想马虎啊！

其实，母亲们大可不必着急，只要细心观察，是可以通过下面这些现象来判断孩子是否吃饱的：

▶ 喂奶前丰满、鼓胀的乳房变软了。

▶ 喂奶时听到孩子明显而连续的吞咽声（连续几次到十几次）。

▶ 喂奶时有下乳的感觉。

▶ 24小时内孩子的尿布湿6次及6次以上。

▶ 两次喂奶之间孩子表现得很满足、很安静。

▶ 孩子的体重平均每天增加10～30克或每周增加70～210克。

▶ 喂奶结束后用手指点孩子的下巴，孩子没反应（如果孩子很快将手指含住吸吮，就说明没吃饱，应继续喂奶）。

● 奶水不足需要攒吗

"攒奶"是一种基于错误认识的错误做法，母亲们一定要赶快停止。为什么呢？还是以前说过的道理：奶不是攒出来的，而是吃出来的。只有让孩子多吸吮，多刺激母亲的乳房，母亲体内才会分泌更多的泌乳激素，从而增加泌乳量。如果总是"攒奶"，孩子的吸吮次数减少，乳房得不到足够的刺激，反而更不容易泌乳，只能让奶水越攒越少。

● 胀奶时孩子睡着了，需要叫醒孩子喂奶吗

一般情况下，母亲胀奶时孩子也会醒来，无须特意去叫醒孩子。但是，孩子的胃每3～4小时会排空一次，此时就需要吃奶。如果孩子睡觉的时间超过4个小时，最好将孩子叫醒喂一次奶，以免孩子因过度饥饿，吃奶时太急而呛奶。

母亲可以通过换尿布、触摸四肢和手脚心、轻揉耳垂等方法温柔地唤醒孩子。也可以把孩子水平抱起来轻轻摇晃，让孩子自然地醒来。还可以把乳头放进孩子嘴里，如果孩子饿了，自然就会开始吮吸，也会随着吮吸而醒来。

如果通过上述方法都唤不醒孩子，说明孩子还没睡够，就不要叫了，让孩子好好睡觉吧。

● 孩子吃完奶咬着乳头不放怎么办

这时千万不要硬拉，硬拉只会让孩子咬得更紧，反而使乳头受到损伤。母亲可以将孩子的头轻轻地扣向乳房，鼻子被乳房堵住后，孩子会本能地张开嘴，母亲就可以趁机抽出乳头了。此外，母亲也可以将一只干净的手指轻轻伸入孩子口中，或用手指轻压孩子的下巴或下嘴唇，迫使孩子张开嘴，再轻轻抽出乳头。

❋ 宝宝日常护理教养

2个月婴儿的特殊生理现象

● 哭闹增加

满月后的孩子哭闹次数会比以前增加，哭声也响亮了很多。这时，孩子的哭不仅意味着饿了、尿了、拉了等生理不适，还包含了一些情感意义。如果孩子一个人躺着，就会因为寂寞而放声大哭，希望父母去抱他。

● 头部有奶痂

并不是所有孩子都会长奶痂，第1个月很少洗头、洗头不彻底、渗出体质、爱长湿疹的孩子才会在头部、眉间长出一层黄色的奶痂。奶痂一般不疼不痒，对孩子的健康也没有什么影响，并会随月龄的增加逐渐减轻。如果父母想清理它们，不要直接往下揭，可用消毒棉签蘸上甘油涂在奶痂上，等到奶痂变得柔软，再轻轻一擦就可以弄掉了。

● 排便异常

不管是母乳喂养、人工喂养还是混合喂养，满月前后的孩子总会出现几天的排便异常，以便秘情况为最多见。这其实是孩子正常的生理现象。只要孩子能吃能睡，其他方面也没有异常表现，就不用太担心。

● 掉头发

掉头发又称"奶秃"，是一种正常的生理现象。父母不必因此担心孩子会变成秃头，因为随着月龄增加，开始添加辅食后，孩子脱落的头发还会重新长出来。

如果父母为了给孩子睡头型而让孩子睡硬枕头（例如，用绿豆、黄豆、玉米作填充物的枕头），孩子整天在枕头上蹭来蹭去，再加上爱出汗，就会把后脑勺的头发给磨掉（即通常所说的"枕秃"）。有些父母一看到孩子有枕秃就给孩子补钙，这是不正确的做法，应当停止。

2个月婴儿的夜间护理

1~2个月的孩子由于还没有建立正常的昼夜节律，虽然每天睡眠时间依然很长（每天可睡16个小时左右），夜间仍会醒来2~3次。因此还要做好对孩子的夜间护理。

● 孩子夜间可能遇到的问题

▶ 饿了，渴了——需要给孩子喂奶或喂水。

▶ 憋尿，大小便了——把屎把尿，换尿布。

▶ 过冷或过热——增减衣物。

▶ 衣服不舒服——调整衣服的松紧，抚平皱褶。

▶ 被蚊虫叮咬了——帮孩子按摩皮肤，哄慰孩子。

▶ 肢体疼痛麻木、呼吸困难——帮孩子调整睡姿。

▶ 突发疾病——查看孩子体征，处理紧急情况。

● 夜间护理用品的准备

哺乳用品：母乳喂养的话只要准备擦拭乳房的干净毛巾即可；人工喂养则需准备好消过毒的奶瓶（1～2个）、冷热纯净水(以便兑成温水冲调奶粉)、奶粉等哺乳用品，并把它们放在伸手可得的地方。此外，还要准备一个装有白开水的水瓶，以便喂奶后给孩子漱口用。

衣物：孩子经常在夜间大小便，睡前一定要准备足够的尿布，并准备两套被褥，以备孩子尿床后更换。清理大小便、喂奶、倒水都免不了用纸巾，当然要在卧室照明灯开关附近准备好，这样即使在黑暗中也能轻易找到纸巾处理紧急情况，既不至于惊吓到孩子，也不会因烦琐的动作赶走自己的睡意。此外，还应准备两套干净、舒适的衣服，以备孩子的衣服被大小便、奶汁等污染后更换。

安抚用品：如果孩子很依赖安抚奶嘴等能给自己带来安全感的东西，父母就应该把它们放在离床边不远的地方，以便安抚孩子兴奋的心情，使孩子尽快再次入睡。

常用药品及温度计：为处理夜间突发疾病预备的，其重要性不言而喻。

● 夜间该怎么喂奶

孩子夜间醒来时通常要吃奶。人工喂养的孩子还好，父母起来冲奶粉、喂奶，通常会随之清醒过来。

母乳喂养的方式是坐起来喂：打开一盏光线较弱的夜灯（也不要太暗，应该能够看清孩子的皮肤颜色，以便及时发现溢乳等异常），在背后放一个靠垫，坐起来靠在靠垫上，抱起孩子喂奶后竖抱着拍背，等孩子打嗝后再放下。孩子入睡后，母亲再观察孩子一会儿，确保不会发生溢乳后再躺下睡觉。避免喂奶时睡着，这样容易发生意外。

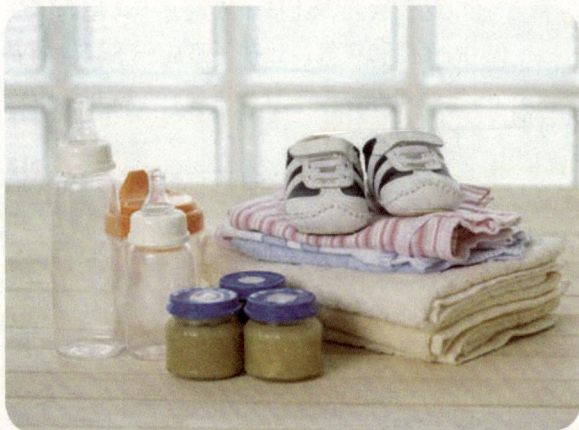

2个月婴儿的头部护理

过了满月，传统一些的家庭就开始张罗着给孩子剃"满月头"了。另外，有些地方还有给孩子"睡头型"的习俗。这些属于孩子的头部护理，一旦措施不当就会给孩子造成伤害，必须慎重对待。

● "满月头"要不要剃

民间剃"满月头"的习俗流传得很广，据说是为了使孩子的头发长得又浓又黑。其实，这种做法是没有科学依据的。孩子头发生长的快与慢、细与粗、多与少与孩子的遗传基因、营养状况及生长发育有关，剃不剃胎毛并没有多大影响。只要孩子的基因不属于头发稀少的类型，营养状况良好，生长发育正常，头发自然会日渐浓密黑亮起来。如果孩子天生属于头发稀少的类型，或营养没跟上，无论剃不剃"满月头"，头发都会稀少，不会凭空长浓、变黑的。

剃"满月头"还有一个弊端，就是容易刮伤孩子的皮肤。如果剃头时消毒不够严格，外界的细菌、病毒就会顺着刀口侵入孩子的皮肤，引起头皮感染，甚至导致脱发。如果细菌侵入孩子的血液，还会引起致命的败血症，就更得不偿失了。

所以，孩子的"满月头"还是不剃为好。

● 孩子"童秃"怎么办

"童秃"就是孩子出生时头发稀少甚至没有头发的现象。有些母亲常为孩子"童秃"担忧，有的还给孩子在头皮上擦生姜，希望通过这种办法治疗孩子的"童秃"。其实，孩子的"童秃"只是暂时的，只要能够保证营养，再加上适当的护理，孩子的头发是会逐渐增多的，到2岁左右就和一般孩子没什么两样了。给孩子擦生姜只会使孩子的头皮受到伤害，反而影响孩子的头发生长。

● 怎样帮孩子睡出漂亮的头型

孩子的头型漂亮与否，与孩子的睡姿有关。侧卧既不会造成颅骨扁平，也不会使前额与枕骨（后脑勺）受到挤压，还可限制下颌骨的过度发育，防止两腮过大，是最适合用来保持孩子头型的睡姿。具体实施的时候要注意：一定要两边侧卧交替进行，不要单单左侧或右侧，以防使孩子一边脸大一边脸小。让孩子侧卧时还应注意不要使孩子的耳郭折叠，以防孩子的外耳受压而变形。

2个月婴儿的户外活动

满月后，父母应尝试带孩子到户外活动。这样做的好处是可以使孩子接触到更多的阳光和新鲜空气，提高孩子对外界的适应能力和对疾病的抵抗力。在户外活动时，孩子可以接触到各种人和事，增加感官所受到的外界刺激，促进孩子视觉、听觉的发展。

● 户外活动的次数和时间

带孩子到户外活动应当循序渐进。起初，父母可以打开窗户，抱着孩子到窗口站一会儿，让孩子接触一下与室内不同的气温和空气，让孩子适应一下环境的变化。如果孩子没有不适反应，就可以带孩子到户外去了。

开始时，父母每天可带孩子到户外活动1次，待上3~5分钟就回来。随后，户外活动的次数可增加到每天2~3次，时间可以逐渐增加到1~2小时。

夏天父母可选择在上午10点前、下午4点半后带孩子到荫凉处睡觉、玩耍；

冬天可在上午10点至下午3点之间带孩子到阳光充足、背风的地方活动。

● 夏日外出的注意事项

夏天天气炎热、阳光强烈，带孩子外出一定要注意防暑和预防晒伤。

带齐"装备"：为避免孩子被晒伤，外出时应给孩子戴上有沿的帽子，帮孩子遮挡阳光，必要时可带遮阳伞。

在树荫下停留：为避免烈日晒伤，父母夏季带孩子晒太阳应选择在上午8~10点或下午4点半以后，阳光不太强烈的时候进行。到达户外后要到树荫下停留，借助树叶中透过来的余光为孩子进行日光浴。

注意晒伤补救：一旦晒伤，父母可用新鲜的芦荟汁为孩子涂抹伤处，或用冰水、冰块冷敷。还可用冰牛奶为孩子冷敷晒伤的地方，每次敷20分钟，每隔2~3小时敷一次，直至红肿消退。

养成良好的排便习惯

作为父母，在宝宝最初的成长过程中，每天最主要的照料内容除了喂奶就是料理宝宝的大小便，常常会使新父母手忙脚乱。从宝宝出生2个月开始，就可以有意识地训练宝宝定时大小便了，良好的排便习惯可以使宝宝的胃肠蠕动规律化，通常只要宝宝的吃、喝、睡有规律，大小便稍加训练，就可形成规律。

● 建立条件反射

当发现宝宝脸红、不动或发出"嗯嗯"声时，表示要排便了，此时，父母要对宝宝的排便要求及时做出反应，将宝宝抱成排便的姿势，并配合"嘘嘘""嗯嗯"的诱导声，宝宝就会排便了。

帮助宝宝形成条件反射可以从大便开始，因为大便次数少，时间相对固定，排便前信号比较明显，容易捕捉时机且成功概率高，也容易增强父母对宝宝排便训练的信心。

● 掌握大小便的信号

学习辨认宝宝何时将要排便，就像学习辨认宝宝在饥饿时号啕大哭一样。细心的父母只要不断地观察、学习、记录、总结经验，就一定会找到宝宝大小便时发出的特殊信号。预示宝宝排便的信号是多种多样的，可以是哼哼声、左右摆动、发抖、皱眉、哭闹、烦躁不安、放屁、不专心吃奶等。

● 训练小便的方法

这个时期宝宝每天排尿次数增多、间隔短，具体次数因人而异。一般宝宝会在刚睡醒、吃完奶或饮水后15分钟左右的时间就有尿液。连续两次后，间隔会长一些，父母了解规律后就会有意识地把尿。如此连续执行15~30天，即可养成习惯，注意不要随意更改训练时间。把尿的便盆最好放在固定的位置，这样有利于形成条件反射。把尿的时间不宜过长，一般3~5分钟即可，如果宝宝没有便意，就过一会儿再试，不要为了节省一块尿布，使宝宝长时间处于把尿的姿势，这样会使宝宝心里产生排斥和厌倦的情绪，结果会适得其反。

|第六讲| SANGEYUEBAOBAO
3个月宝宝

进入第3个月后，对宝宝和父母来说，都开始了更加充满乐趣的生活。宝宝变得更清醒、好动、有规矩、会回应。由于父母和宝宝已经习惯彼此的信号，所以沟通更顺利。父母要尽可能地让宝宝多看、多听、多触，给予宝宝更多的刺激。

❋ 体格发育监测标准

男宝宝

身高：约为57.6~67.2厘米，平均为62.4厘米。

体重：约为5.2~8.3千克，平均为6.7千克。

头围：约为38.2~43.4厘米，平均为40.8厘米。

胸围：约为37.4~45.0厘米，平均为41.2厘米。

女宝宝

身高：约为56.9~65.2厘米，平均为61.1厘米。

体重：约为4.8~7.6千克，平均为6.2千克。

头围：约为37.4~42.2厘米，平均为39.8厘米。

胸围：约为36.5~42.7厘米，平均为40.1厘米。

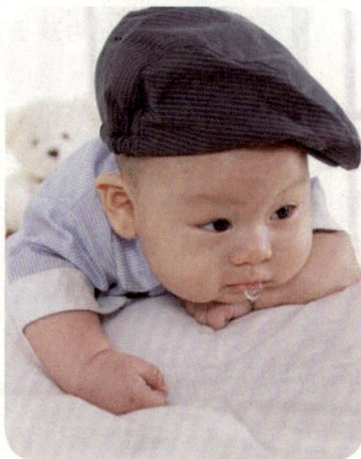

❋ 身体智能发育状况

感觉发育

3个月宝宝的视力已经能自己控制自如了，差不多能像成年人那样聚焦了，而且会用眼睛追逐移动的事物，还会不时地抬起头看。如果他看到一些小巧精致的事物，他的眼睛会一直停留在这些事物上，这表明3个月大的婴儿已经很善于观察了。如果他看的事物是6、7周以前看过的，他会立即转头，不再留意那些对于他已不再新鲜的东西。宝宝看见妈妈的时候总是显得很兴奋，四肢活动增多，看妈妈的时间比看其他人时间长，有时还发出声音与妈妈打招呼。

随着宝宝不断长大，他的听觉系统也不断完善。当听到声音时，头会立即转向发声的方向，并注视片刻，表现出极大的兴趣。对于发出大的声音，他会伸胳膊踢腿，表示他的惊恐和不安。当听到有人与他讲话或有特别的声响时，孩子会认真地听，并能发出应和声，会用眼睛追随走来走去的人。

运动能力

扶婴儿坐起来时，头可以经常竖起，微微地摇动，且向前倾。即使身体不动，头还是一再向胸前一晃一晃地摇动，不够稳定。婴儿仰卧时，他的双臂不是同时外展，而是把双手合在一起，两腿弯曲或伸直。两只小手已经能抓握，抓握能长达30秒。俯卧时，婴儿能自动地将双肘屈曲，使重量落在肘和前臂上，前臂试撑起，胸部能抬起来，两臂不再蜷缩在胸下。

宝宝开始有目的地用手够东西，并把手中的玩具紧紧握住，尝试放到嘴里，但不准确，经常打在脸上。一旦放到嘴里不是啃而是吸吮玩具。宝宝会自己竖头了，竖头时间从几秒到数分钟。

认知能力

当爸爸妈妈来到宝宝身边，只要他醒着，他就会目不转睛地盯着爸爸妈妈。爸爸妈妈闪动的眼球，紧紧地吸引着他的目光。宝宝最喜欢观察移动的东西，如跑的汽车、飞的鸟儿、跑的猫。经常让宝宝到户外观察活动的物体，能扩大其认知能力。

宝宝从出生三四个月就有了对色彩的感受力，3个月的婴儿开始能够区分出红绿色了，会把更多地目光投向红色的东西。年轻的爸爸、妈妈要抓住时机用较好的方法帮助宝宝认识颜色，这对宝宝的智力发展和培养绘画兴趣都是大有益处的。但宝宝对颜色的认识不是一下子就能完成的，必须经过不断训练和培养。

语言能力

当妈妈与宝宝说话时，宝宝能注视妈妈的面孔，停止啼哭，有时能上下点头。从表情看，尚没有直接的注意能力，面部没有表情。嘴里常常会发出一些简单的音调，如"噢"、"啊"等，用一系列容易辨别的叫声，来表达自己的感觉，如饿了、累了、发脾气、沮丧、生气、不耐烦，还会逐渐拉长音调以引起爸爸妈妈的注意。尤其在吃饱后，嘴里发出咿咿呀呀的声音，显得很满足的样子。

情绪情感

亲近母亲是宝宝到3个月时出现的情感，当母亲走近时，宝宝会显出快乐和急于亲近的表情，有时还会呼叫或手舞足蹈。宝宝对抚养会表现出更多的积极情绪，宝宝高兴时候发出：啊、哦、噢等声音，越高兴发音越多。宝宝从第三个月开始已经有了悲伤的情绪。见到妈妈会高兴，痛时发出哭声，并伴有悲伤情绪。当宝宝发出悲伤的信号时，爸爸妈妈要安慰宝宝，妈妈的出现会激发宝宝愉快的心情。这个月龄的婴儿已经开始有社会性的需求，他的情绪不再完全取决于生理需要。宝宝渴望看到爸爸妈妈，并且享受着爸爸妈妈的爱抚，逗笑时，他也会愉快地朝着爸爸妈妈微笑。3个月的宝宝有了玩的需求，喜欢观察身边活动的事物，并且表现出兴趣。

✿ 宝宝饮食喂养方案

2～3个月婴儿的喂养重点

2～3个月的孩子生长仍然很快，所需要的各种营养也比较多。此时孩子每天所需要的热量仍为每天每千克体重100～120千卡，此外，还应补充300～400国际单位的维生素D。人工喂养的孩子每天需补充20～40毫升鲜榨果汁，早产的孩子则需从这个月开始补充铁和维生素E（如果是补充铁剂，每天可补充2毫克，维生素E则应每天补充25国际单位）。

● 继续坚持母乳喂养

如果母乳量充足，这个月最好继续坚持母乳喂养。母乳喂养时最好还是采取按需喂哺的方法。这个月中母乳喂养的宝宝吃奶的次数是有规律的，除夜里以外，白天只要喂5次，每次间隔4小时，夜晚只喂一次母乳即可。

母乳的量是否能够满足宝宝的需要，可以用称体重的方法来衡量。如果体重每天能增加20克左右，10天称一次，每次增加200克，说明母乳喂养可以继续，不需增加任何代乳品；当宝宝体重平均每天只增加10克左右时，或夜间经常因饥饿而哭闹时，就可以再增加1次哺乳。

如果孩子已经几次把乳头吐出来了，母亲还要坚持让孩子吃奶，就会使孩子的食量被逐渐撑大，造成营养摄入过剩，最后使孩子成为肥胖儿。

如果母亲因为上班等原因不能坚持纯母乳喂养，或出现母乳不足，可先采用补授法进行混合喂养。给孩子添加配方奶后，母亲应仔细观察孩子的食欲、生长发育和大小便情况，以免引起营养过剩或不足。奶粉喂养的宝宝每天所需的总奶量最好保持在1000毫升以内，如果超过了这个范围，容易使宝宝发生肥胖，有的还会导致厌食。

● 不要急着添加淀粉类食物

这个月的孩子消化系统还没有发育完全，体内的淀粉酶还很不足，还不具备消化淀粉的能力，父母不要急着给孩子添加米粉等含淀粉比较多的食物。除了水、果汁和不加盐的蔬菜水外，父母最好不要给孩子添加任何辅食，以免使孩子出现不良反应。

● 为添加配方奶粉作准备

妈妈产假（通常为3个半月）满后要上班，而上班之后就不能全部用母乳喂养宝宝了。因此，应从上班前2～3周开始，试着用奶瓶给宝宝喂配方奶。让宝宝逐渐熟悉、适应配方奶的气味、口味，学习用奶嘴吃奶。新生儿出生以后的嗅觉、味觉、触觉已经非常灵敏，他们很容易区别母乳与配方奶、母乳乳头与奶嘴，并拒绝后者。往往需要一两周才能逐渐适应。所以，千万不要在上班前一天才给宝宝吃配方奶。

为上班而调整喂养方式

到了这个月，有的母亲可能已经休完产假，准备回单位上班了。即使边上班边哺乳会比休假哺乳来得辛苦，很多母亲还是愿意尝试。当然这样做是好的：母乳喂养的优势不用再说，单说在心理上，坚持哺乳的母亲就可以免去因为停止哺乳而带来的心理负担，还可以继续享受哺乳带来的温馨和快乐。从具体实践的方面讲，只要事先做好准备，采取科学的方法，母亲是完全可以做到上班、哺乳两不误的。

想边上班边哺乳，首先要做到的就是让孩子学会用奶瓶喝奶。这项工作可以从上班前的半个月开始做。母亲可以先把母乳挤到奶瓶里，然后减掉1～2次亲自哺乳的时间，让其他人用奶瓶喂孩子，使孩子慢慢适应这种新的吃奶方式。与此同时，母亲还要根据上班后的作息来调整孩子的喂奶时间，使孩子逐渐适应改变了的吃奶规律，不至于因为喂奶时间的突然变动而挨饿。

上班族母亲的母乳喂养

每天上班前、下班后，母亲可以亲自喂奶，让孩子吸吮自己的乳房。如果单位离家近，母亲可以利用午休时间回家给孩子喂一次奶；如果工作的地方离家很远，或午休时间过短，母亲就不必非得赶回来，可以让家人用奶瓶给孩子喂事先准备好的母乳。

● 上班时怎样收集母乳

上班时，母亲应该带上吸奶器、奶瓶、保温桶、冰块等工具，利用工作的休息时间收集母乳。

一般情况下，母亲应该每隔3小时挤1次奶，使自己的乳房有规律地排空，以防母乳分泌量减少。收集来的母乳可装入保鲜袋里，放入装有冰块的保温桶中或单位的冰箱中保存。

● 用手挤乳的操作步骤

1.准备挤乳工具：干净的碗或杯（装奶用）、奶瓶或保鲜袋、防溢乳垫、奶瓶保温盒、毛巾、干净纱布(清洁乳房用)。

2.将双手彻底洗净，用干净的纱布蘸水将乳房擦干净。

3.轻柔地按摩乳房，或在乳房上敷一条温热的毛巾，帮助乳汁分泌和流出。

4.将准备好的容器靠近乳房，一手呈"C"形托住乳房，另一只手的拇指、食指和中指放在乳头后2.5～4厘米的乳晕处轻轻挤压，迫使乳汁流出。

注意：挤压时不要用手指摩擦皮肤，以免引起皮肤红肿。正确的挤乳是不会使乳房感到疼痛的，如果挤乳时有痛感说明动作有误，需要重新调整大拇指与食指的位置。

● 加热冷冻母乳的方法

冷冻的母乳可以先用冷水退冰，再用不超过50℃的热水隔水温热，最好不要用微波炉加热，以免出现冷热不均的现象。不要用炉火煮沸加热，以免破坏母乳中的营养成分。这里需要注意的是：退过冰而没加热的母乳不能再冷冻，只能冷藏。加热后的母乳不能再冷冻或冷藏，如果孩子吃不完，最好丢弃。

怎样度过"暂时性哺乳期危机"

"暂时性哺乳期危机"是一种很常见的哺乳现象，主要表现为本来母乳充足的母亲突然发现自己的乳汁分泌减少，乳房没有胀奶的感觉，喂奶半小时左右孩子又哭闹着要吃奶，并且体重增加不明显等一系列症状。"暂时性哺乳期危机"通常在产后2周、产后6周和孩子3个月时发生，主要是由于孩子发育迅速、需要量增大，母亲由于疲劳和紧张导致喂奶次数减少，乳房被吸吮不够等原因引起的。母亲恢复月经、母婴生病也可以诱发"暂时性哺乳期危机"，但比较少见。既然以"暂时性"命名，说明这个"危机"实际上并不严重，只要采取恰当的应对措施，并加以坚持，"危机"是很容易被化解的。母亲们通过什么方法可以度过这个"危机期"呢？看看下面的这些建议吧！

▶ 保证充足的睡眠。

▶ 尽量放松心情，减少紧张和焦虑。

▶ 适当增加哺乳次数，让孩子多吸吮自己的乳房。

▶ 每次每侧乳房至少让孩子吸吮10分钟以上。

▶ 孩子或母亲生病不能哺乳时，将奶挤出来，用奶瓶或小匙喂给孩子。

▶ 母亲月经期间可以增加1~2次哺乳，经期过后母亲的泌乳量会恢复如常，这时可以按正常方式哺乳。

✿ 宝宝日常护理教养

3个月婴儿的特殊生理现象

● 生理性腹泻

进入第3个月，有些母亲开始出现母乳不足的现象，有的则准备重新去上班，因而开始给孩子添加配方奶，实行混合喂养或人工喂养；这要求孩子必须去适应新的食物或新的喂养方式。在这个过程中，孩子很容易出现肠胃功能紊乱，于是就开始腹泻。

由于腹泻容易造成孩子脱水、"红屁股"，许多母亲发现孩子拉肚子往往很着急，于是急匆匆地带孩子去医院、喂药，忙得不可开交。其实，母亲们大可不必如此。生理性腹泻只是孩子的肠胃一时不适应而出现的应急反应，随着孩子对新喂养方式的渐渐适应，腹泻就会自动好转，不需要特别治疗。只要能排除孩子致病菌或病毒感染、消化不良和其他肠道疾病，即使孩子一天大便7~8次，并且大便不成形（有时还会发绿）、有奶瓣、水分很多，也不必着急，因为这就是生理性的腹泻。只要做好臀部护理，再给孩子喂点补盐液和益生菌，就可以静待痊愈了。

● 流口水

刚出生的孩子口水是比较少的，3个月左右的孩子就不一样了：很多孩子到第3个月时口水会长流不止，不但弄湿衣服，还会使皮肤因长期受到口水的浸渍、刺激，发生过敏。

流口水是孩子唾液腺发育、唾液分泌增多的表现。这时候的孩子口腔比较浅，口腔肌肉的协调能力和吞咽功能也比较弱，还不能及时吞咽自己分泌的唾液，于是就出现了口水长流的现象。

为了防止口水浸泡引起的皮肤过敏，父母可以给孩子戴上围嘴，或注意及时擦去孩子流出的口水。只要没有其他疾病，孩子流口水不必治疗。随着年龄增长，口腔肌肉的协调能力和吞咽功能逐渐完善，孩子会逐渐学会及时吞咽自己分泌出来的唾液，渐渐停止流口水。但到2岁以后孩子还在流口水，则有可能是病理性的，应带孩子到医院检查治疗。

● 吃手

吃手是这个月龄的孩子普遍出现的现象。有些父母认为吃手是个坏习惯，一看

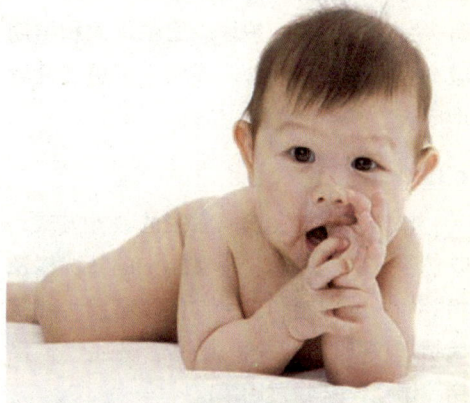

见孩子把手往嘴里放就急忙制止孩子，其实是不对的。

这时候的孩子就是通过嘴来认识世界的。刚开始的时候，孩子不知道手是自己身体的一部分，以为它属于外界的东西，于是就把手放进嘴里"探索"一番。这其实是孩子成长的表现，父母应该为孩子高兴才对。千万不要粗暴地制止孩子，那样只会阻碍孩子大脑和手眼协调能力的发展。如果害怕"病从口入"，父母可以勤给孩子洗手，并要注意保持孩子口唇周围清洁干燥，以免发生湿疹。等孩子长到一岁半左右，对手以外的世界产生探索兴趣的时候，吃手的习惯自然就不见了。

全面的身体检查

宝宝3个月了，父母应带宝宝到当地的儿童专业医院做全面的身体检查。给宝宝做定期的健康体检，可以了解宝宝的体格生长发育情况，并且还能及时发现宝宝的身体异常情况，使一些症状不明显的疾病得到早期发现、早期诊断和早期治疗。另外，在定期体格检查时，还能从保健医

生处得到科学育儿的知识指导，了解许多有关宝宝的喂养、护理、卫生保健和早期教育等方面的新理念，促使宝宝更加健康地成长。

● 检查项目

首先，医生会询问宝宝的喂养方式、吃奶量、断奶时间、辅食添加的情况以及相关的一些问题，还会询问疫苗接种和疾病情况(呼吸道感染、腹泻、贫血、佝偻病、湿疹、药物过敏等)。

宝宝做体检时，应检查的项目有：测头围、胸围、身高，称体重，对宝宝进行视觉、听觉、触觉等测试。还要进行一些必要的项目检查，如医生会摸摸宝宝的脖子，看有无斜颈、淋巴结肿大的状况；听听宝宝的心跳速度及规律性是否在正常范围内，以及有无杂音；检查宝宝有无疝气、淋巴结肿胀；男宝宝检查阴囊有无水肿(睾丸下降到阴囊)，女宝宝检查大阴唇有无鼓起或有无分泌物；追踪有无髋关节脱位的状况；等等。

● 体检前的准备

日常生活中，父母最好能记录下宝宝的喂养和添加辅食的情况，如每天的吃奶次数及每次的奶量，添加维生素D和钙的时间，添加菜汁、果汁的时间等。

还应注意记录宝宝体格发展情况，如宝宝会笑出声的时间、抬头的时间、发出单字的时间、伸手抓玩具的时间等。

如果发现宝宝有异常的情况，要记录发生的时间、部位、变化等，写出需要咨询的问题，这样到体检时就可以有的放矢了。

父母把发现的问题或想要咨询的问题记录下来，然后带上宝宝的新生儿体检记录、宝宝历次体检记录、疫苗接种记录、疾病就诊记录等带宝宝去医院做体格检查，医生就能够很清楚地了解到宝宝的生长发育情况，父母也能得到切实的医学指导。

三联针和小儿麻痹糖丸

第3个月的宝宝需要服用第二颗小儿麻痹糖丸了，并开始注射第一针百白破三联疫苗。父母要注意注射三联疫苗的时间以及宝宝不宜接种此疫苗的特殊情况，了解宝宝在打三联针后的反应及护理要点。

● 百白破三联疫苗

百白破三联疫苗是由白喉类毒素、百日咳菌苗和破伤风类毒素按适当比例配置而成的，用来提高对白喉、百日咳、破伤风三种疾病的抵抗能力。接种后，它们各自发挥免疫作用。百日咳抗原成分能刺激人体产生具有凝集、中和与杀灭百日咳杆菌的各种抗体，能抵抗百日咳感染。注射后，白喉和破伤风类毒素可以使人体产生相应的抗毒素，通过抗毒素中和白喉、破伤风杆菌产生的外毒素。这种疫苗一般是肌肉注射，注射部位可在上臂三角肌附着处，也可在臀部注射。

三联针对破伤风的预防效果最好，抗体可维持10~15年时间，保护率可达95%以上。对白喉的预防效果也较为理想。约90%的宝宝血清中白喉抗毒素可达到保护水平。对百日咳的保护率可达到80%左右。

● 接种三联疫苗后的反应及处理

接种该疫苗后，宝宝可能有轻微的发热、烦躁不安，注射后的当晚宝宝会睡眠不好，易惊醒哭闹，如发热未超过39℃、无抽风等严重的反应，可不用处理。经过2～3天即可自愈。另外，该疫苗接种的局部可能出现红肿，持续一定时间后也会逐渐吸收消失。第一针注射后宝宝的体温升到39.5℃～40℃以上，若有抽搐，则不宜再接种第二针，以免发生严重反应。若宝宝全身反应较重，应及时到医院就诊。

● 不宜注射三联疫苗的情况

当宝宝患病、发热、有严重湿疹时，最好暂缓接种；有癫痫等神经系统疾患、严重过敏性疾病及有抽风史的宝宝应禁止注射该疫苗。

● 及时服用小儿麻痹糖丸

宝宝满3个月后应及时服用第二颗小儿麻痹糖丸，这样在宝宝体内就可产生对小儿麻痹症的抵抗力，防止疾病的发生。服糖丸后一般没什么异常反应，个别宝宝会有大便次数增加、大便比平常稍稀的情况，但宝宝无其他不适反应，持续2～3天，可自愈，不必处理。

如何去掉宝宝的鼻内脏物

宝宝鼻腔内常有鼻屎，尤其伤风感冒之后或患过敏性鼻炎时鼻屎会更多。鼻屎阻塞鼻腔，影响呼吸和进食。宝宝鼻腔狭小，妈妈的手指伸不进鼻腔，而用镊子夹取又怕弄伤鼻黏膜。

去掉鼻屎的方法是用热毛巾敷鼻部，使热蒸气进入鼻腔，使鼻屎变软、松动后排出。也可用棉签蘸些生理盐水或冷开水，使鼻屎变软，然后用细棉签将鼻屎卷出，或用棉签刺激鼻黏膜使宝宝打喷嚏而将鼻屎喷出。如果有吸鼻器，可以利用负压将鼻部分泌物吸出。

如何去掉头顶上的油痂

有的宝宝出生后头顶上有一片厚厚的油痂，这就是脂溢性皮炎，怎么样才能去掉这些油痂呢？

可以用新霉素油膏反复地涂在油痂上，使油膏中的油逐渐渗透到油痂中，五六个小时之后再涂上肥皂，用水洗去。也可以将8～10片维生素B$_6$研成细粉后加入麻油（约20毫升）中，调匀后反复涂在油痂上，让麻油及药物逐渐渗透到油痂中，五六个小时后再涂上肥皂，用水洗去。如果油痂太多，1次不能完全去掉，隔三四天后重复1次。千万不能用手去剥，否则会使皮肤破损，造成头皮继发感染。

如何护理爱流口水的婴儿

到了第3个月，大部分孩子会开始流口水。虽然长流不止的口水会使父母觉得很烦恼，但对孩子来说，这却是一个必须经历的阶段。

● 流口水时的护理

孩子的口水偏酸性，又含有一些有腐蚀性的消化酶，如果任其流淌，流到孩子的嘴角、脸蛋、脖子甚至胸部时，很容易腐蚀孩子皮肤最外面的角质层，或导致霉菌感染，使孩子的皮肤发红、长湿疹，因此必须及时擦干，并在平时的生活中小心护理。

用柔软毛巾擦拭：给孩子擦口水最好用柔软、吸水性强的棉手帕或毛巾，不要用含香精的湿纸巾给孩子擦拭，以免使孩子的皮肤受到刺激。给孩子擦口水的手帕和毛巾要经常洗烫，以免引起感染。给孩子擦口水时，动作一定要轻，最好轻轻地把手帕或毛巾贴在孩子的皮肤上，将口水吸干，而不是来回擦干。为了预防皮肤受损，父母还可以用温水洗净口水流过的地方，然后为孩子涂上些油脂，保护孩子的皮肤。

使用围嘴：为了防止口水弄脏衣服，父母还可以用干净、柔软、吸水性强的毛巾做成围嘴，给孩子围在身上。过大、过长、有太多花边的围嘴，用橡胶或油布做成的围嘴都不适合孩子，最好不要选用。父母可多做几条围嘴轮流使用，及时给孩子更换被口水打湿了的围嘴。只有保持围嘴的整洁和干燥，孩子才会感到舒服，并乐于使用。

● **哪些疾病能引起流口水**

流口水是孩子发育过程中的必经阶段，只要孩子健康、正常，流得再多也没有关系。但是，有些疾病也可以引起流口水，这时就需要提高警惕了。

可以引起孩子流口水的疾病有：脑部疾病：如脑性麻痹、智能发育滞后等，这种原因引起的流口水通常持续不断，同时孩子的吸吮能力比较弱，吃奶时经常呛咳。

先天性自律神经功能障碍：除了口

水很多，孩子还经常发烧（体温超过38℃、不明原因的高烧），爱流汗，但泪水很少，甚至完全没有眼泪。

口腔炎：孩子不但流口水，嘴唇、嘴角还会出现水疱。

感冒：感冒很容易引起鼻塞，孩子因鼻塞而呼吸不畅时会张口呼吸，这时就会流口水。

给婴儿请保姆的注意事项

孩子慢慢长大了，母亲的产假也已经接近尾声。如果母亲准备上班，家里又没有老人帮忙带孩子，父母就该考虑请保姆的事情了。

● **请什么样的保姆合适**

由于孩子还小，照顾婴儿又需要一定的知识和经验，父母首先应该考虑请做过母亲的女性作为孩子的保姆。为使孩子得到更科学的照顾，父母还应考虑保姆的文化程度和生活习惯等问题，最好请有高中以上文化、城市人，有过职业生涯，有幸福家庭、年龄在45岁以下的女性做保姆。这样的女性一般能够根据先进的育儿理念来照顾孩子，并且更愿意为孩子尽心尽力，孩子在保姆的照顾下发生危险的几率要小得多。

● **不请文化程度太低的小姑娘当保姆**

没有做过母亲、文化水平又不高的小姑娘不适合做照顾小婴儿的保姆。由于没有带孩子的经历，普通的护理工作做不好还在其次，一旦遇到些紧急状况，她们往往手足无措，很难进行科学处理。一般的意外只会让孩子吃点苦，如果遇到窒息等危急状况，保姆的不当处理甚至有使孩子死亡的危险。

● 不要频繁更换保姆

选择好保姆后，父母应该做好长期和保姆相处的打算，不要频繁更换保姆。孩子虽然小，但对外界也有了一定的感知能力，对护理他的人更要有一个熟悉和适应的过程。频繁更换保姆，只会使孩子对护理人的适应期拉长，还会使孩子对世界的认知产生混乱感，因而变得缺乏安全感，很容易焦躁，睡觉不踏实，食欲降低，甚至引发心理疾病。

● 和保姆相处时的注意事项

保姆也是人，也有自己的主见和计划，更需要主家的尊重。保姆带孩子时，父母有什么意见应当客气、婉转地向保姆表达，千万不要觉得自己花钱了就可以毫无顾忌，不顾保姆的感受，用命令、不容置疑的语气支使保姆做这做那。这样只会挫伤保姆的工作积极性，最终受苦的还是自己的孩子。

另外还要注意的是，如果自己在家，照顾孩子的事尽量自己做，实在做不了再请保姆帮忙，不要对保姆过分要求。

平时相处中，父母最好嘴甜一些，多随着孩子称呼保姆，多肯定保姆的成绩，让保姆切实感受到主家对自己的尊重和对自己工作的肯定，以更高的热情进行工作。如果父母能在过年过节时买些礼物到保姆家拜访一下，和保姆及保姆的家人拉拉家常，对拉近彼此的距离，鼓励保姆更加努力工作是非常有好处的。

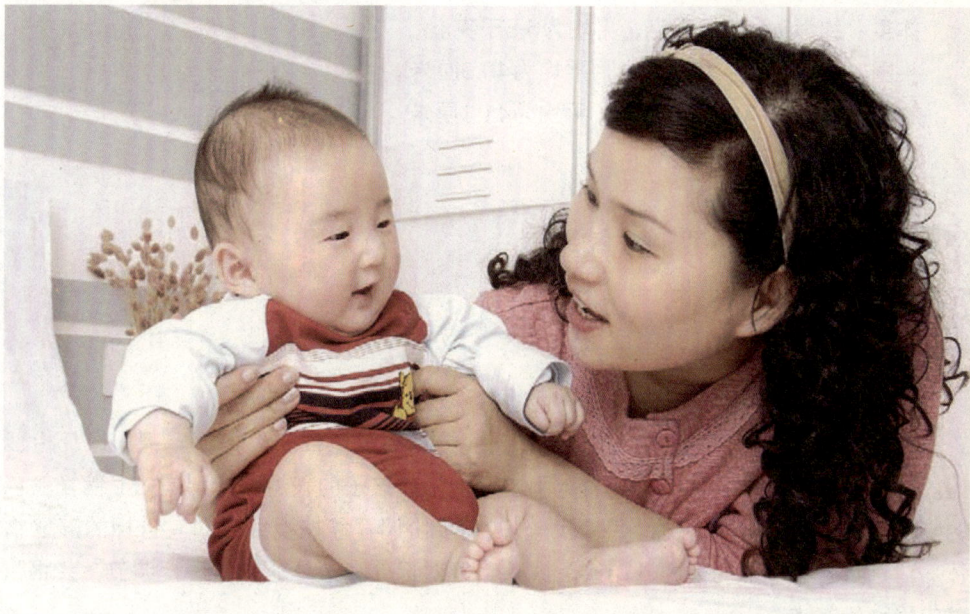

|第六讲|
SIGEYUEBAOBAO
4个月宝宝

在4个月宝宝的世界中，每天都是在充满惊喜中度过的。对于家长来说，真正幸福的时光要开始了。前一阶段萌芽的社会、运动、语言技能，在接下来的3个月就会开花结果，我们称之为互动阶段。宝宝开始"征服世界"了。

✳ 体格发育监测标准

男宝宝
身高：约为59.7～69.3厘米，平均为64.5厘米。
体重：约为6.8～9.0千克，平均为7.4千克。
头围：约为39.6～44.4厘米，平均为42.0厘米。
胸围：约为38.3～46.3厘米，平均为42.3厘米。

女宝宝
身高：约为58.5～67.7厘米，平均为63.1厘米。
体重：约为5.3～8.3千克，平均为6.8千克。
头围：约为38.5～43.3厘米，平均为40.9厘米。
胸围：约为37.3～44.9厘米，平均为41.1厘米。

✳ 身体智能发育状况

感觉发育

宝宝感觉的发展十分迅速，孩子通过各种感觉来认识事物。

视觉方面，宝宝开始慢慢会区别颜色，偏爱的颜色依次为：红、黄、绿、橙、蓝。将有颜色的物体放在孩子视力范围内，能引起孩子的兴趣，特别是以上偏爱颜色的物品最能引起孩子的兴趣。手眼动作进一步协调，能按视线方向有目标的够取物体。对远近目标聚焦的能力开始接近成人，能对远处和近处的物体进行调节，会跟踪室内移动的物体。

在听觉上，也有很大的发展，4个月左右的孩子能集中注意力倾听音乐，并对音乐声表示出愉快的情绪，而对强烈的声音表示不快。听见有人叫他的名字已有答应的表示，能欣赏玩具发出的声音。开始能辨别不同音色，区分男声女声，对语言中表达的感情已很敏感，会根据不同的声音做出不同反应，比如听见妈妈说话的声音就高兴起来，并能发出一些声音。

在嗅觉和味觉上，4个月时能比较稳定地区别酸、甜、苦等不同的味道；对食物的任何改变都会非常敏锐地做出反应，如吃惯母乳的孩子，在开始换奶粉的时候，往往加以拒绝。

运动能力

宝宝身体的活动比上个月更加频繁，眼睛和耳朵的功能与手脚运动逐渐协调。宝宝4个月以后，随着视觉和运动功能的不断发展，不仅能用眼睛观察周围的物体，而且会在眼睛的支配下，准确地抓东西，看见新奇的物体，马上伸手去抓。此时的婴儿头部稳定居中，转动灵活，俯卧时能用手撑起头和胸。宝宝会尝试着翻身，但还翻不过来，基本上能灵活变动姿势。宝宝会坐在大人膝上玩，能伸直腰。他手脚的活动已相当自如，有的会把抓到手的毛巾放到嘴里吮吸，或者自己用两手扶着奶瓶。喜欢用手触摸看到的东西，进行探索。头部能逐渐挺直，躯干肌肉功能也加强了。

大动作方面，4个月的孩子俯卧时胸部离开桌面，面部与桌面呈90度，坐着时摇晃躯体，头随之摇摆不定；扶坐时颈与躯干维持在同一水平面上，坐起时能稳定抬头。

手能抓握物体，握物时大拇指与其他四指分开，其顺序是，先用内侧手掌握物，再用全掌握物，最后用外侧手掌握物；并可按照物体的大小、形状不同变换手的姿势；能碰击桌上或悬挂的物体。

认知能力

这个时期，宝宝的视觉神经对彩色的东西非常敏感，视觉范围也扩大到了1~2米。虽然宝宝还不能说话，但是父母已经可以、教宝宝辨认颜色了。别看宝宝不回答，但是父母的悉心教导会留下潜移默化的作用。

4个月的孩子能对物体有整体知觉，能把部分被遮蔽的物体视为同一物体，能分辨自己所在位置的高低，开始重复那些引起物体变化的行为，如碰触物体发声，使行为带有目的性。

语言能力

4个月以后，婴儿进入了连续音节阶段。妈妈可以明显地感觉到，宝宝发音增多，尤其在高兴时更明显，可发出如ba—ba、da—da、mou—mou等声音，但还没有具体的指向，属于自言自语，咿呀不停。4个月的婴儿会发出笑声，发音增多，能发出清晰的元音。家长可用不同的语调和婴儿说话，如亲切和蔼的声音，命令式的声音，激动的喊叫等，使婴儿分辨不同语调，做出不同反应，促进他对语言的感知能力。

情绪情感

4个月的孩子往往会发出各种声音逗着玩。如果有人对他讲话、或心情愉快、或早晨醒来时，他会不停地、大声地发出各种简单的声音；听到声音会将头转向发出声音的反向；偶然会发出轻轻的笑声。从3个月开始，宝宝的情绪反映逐渐丰富，到了4个月时，就开始有了欲望、喜悦、厌恶、愤怒、惊骇和烦闷六种情绪反应。

✿ 宝宝饮食喂养方案

4个月婴儿的喂养方法

● 母乳足够的可不必添加辅食

如果以前一直是纯母乳喂养，这个月仍然可以继续这种喂养方式，不必给孩子添加辅食。如果孩子的体重每天能增加20克左右，10天能增加200克，说明母乳完全足够，不需要添加任何代乳品。如果孩子的体重平均每天只增加10克左右，或孩子夜间经常因饥饿哭闹时，就要适当添加一些代乳品，以免影响孩子的生长发育。

● 吃奶的次数和量

到了这个月，大部分孩子已经形成了固定的吃奶习惯。白天一般会隔4个小时吃一次奶，每天只要喂5次就可以了。夜间的吃奶情况视孩子的不同而不同：有的孩子可能在半夜醒来吃一次奶，有的孩子则可以一觉睡到天亮，一次奶都不吃。这时的孩子已经知道饥饱，如果半夜饿了会自动醒来要奶吃。如果孩子不醒，母亲不必特意叫醒孩子喂奶。

人工喂养的孩子每天可以喂5~6次配方奶，每次喂180~200毫升，每天的总奶量保持在1000毫升左右。

● 不要担心孩子的大便

母乳喂养的孩子大便一般不规律。孩子的吃奶量、母亲吃的食物的变化都会对孩子的大便产生影响，使孩子的大便次数、性状发生变化。如果孩子的精神好，吃奶、睡眠都比较正常，即使有时候大便次数比较多，或大便很稀，也没有什么问题，不必过分担心。

● 根据孩子情况添加果汁、菜水等辅食

第4个月的孩子消化功能、吞咽能力都有所增强，如果母乳已经无法满足孩子的需求了，父母可适当为孩子添加一些果汁、菜水、果泥、菜泥之类的辅食，吃配方奶的孩子最好开始吃这类辅食，以补充维生素和矿物质。

● 4个月后注意补充铁

孩子出生时，因为体内已经有了从母亲那里得到的足够4~6个月消耗的铁，所以暂时不会缺铁。随着月龄的增加，孩子体内的铁被消耗得越来越少，如果母乳和配方奶中的铁含量太低，不能及时满足孩子的需要，就容易使孩子出现缺铁性贫血。

怎样给孩子合理补铁

含铁的药物制剂容易引起恶心、呕吐、厌食等不良反应，给孩子补铁，最好通过给孩子添加富含铁的食物来达到目的。

食物中的铁分为两种，一种是血红素铁，一般存在于瘦肉、肝脏、动物血等动物性食物中；另一种是非血红素铁，存在于谷物、蔬菜、豆制品等植物性食物中。血红素铁的吸收率比较高，非血红素铁的吸收率比较低。为了给孩子有效补铁，父母应尽量选择动物血、瘦肉等动物性食物；如果孩子太小，可以选择含铁比较丰富的蛋黄，捣成泥给孩子吃，也可以起到一定的补铁作用。大豆中的铁虽然是非血红素铁，吸收率却比较高，也是孩子补铁的一个良好来源。

母乳喂养时妈妈能吃味精吗

味精的主要成分为"谷氨酸钠"，进入人体后，其中的谷氨酸容易和人体内的锌结合生成不能被吸收的谷氨酸锌，经过新陈代谢随尿液排出体外，导致孩子缺锌。缺锌会导致孩子智力减退、厌食、发育迟缓及性晚熟，对孩子的生长发育具有非常严重的影响。如果母亲吃味精过多，味精中的谷氨酸钠就会通过乳汁进入孩子体内，造成孩子缺锌。为了孩子的健康成长，母亲一定要少吃味精，以免对孩子产生不良影响。

用高汤冲奶粉更有营养吗

用高汤、鸡汤冲奶粉很容易发生在迫切想为孩子增加营养的家庭中，爱孙心切、传统思想比较严重的爷爷奶奶、外公外婆们一般喜欢这么做。其实，这种做法是非常错误的，不但起不到多少增加营养的作用，时间长了，还会对孩子的健康产生危害。

高汤、鸡汤等传统营养汤水中除了含有蛋白质、脂肪等营养物质，还含有盐分和各种矿物质。如果用它们来冲奶粉，等于将奶粉中的盐分和矿物质浓度增加了一倍或几倍。3～4个月的孩子新陈代谢能力比较弱，长期吃这种高盐、高矿物质含量的奶粉，会给孩子的肾脏造成很大负担，甚至使孩子患上肾结石。

所以，孩子的奶粉最好用白开水冲泡，冲泡时应严格按照奶粉说明书上的比例来冲，不要随便改变奶粉的浓度，以免对孩子产生不利影响。

孩子可以吃牛初乳吗

牛初乳一般指母牛产犊后3天内所分泌的乳汁。牛初乳中含有丰富的优质蛋白质、维

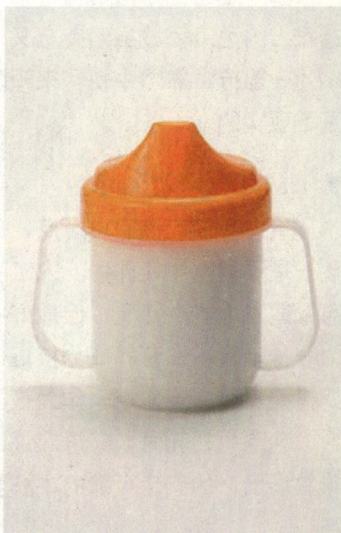

生素和矿物质等营养成分，还含有大量免疫球蛋白、生长因子等活性成分，初生牛犊喝了之后可以增强免疫力，提高对外来病毒、细菌的抵御能力，保证牛犊的健康。很多父母认为牛初乳营养丰富，还含有可以帮小牛提高免疫能力的活性成分，营养价值高于配方奶，因此用牛初乳作为主食喂养母乳不足的孩子。其实这种做法是错误的，有使孩子出现营养不良的危险。

● 牛初乳的营养和免疫价值分析

从营养方面讲，牛初乳中的营养成分是以促进小牛的生长发育为原则进行搭配的，虽然小牛喝了可以有益于发育，但对孩子来说牛初乳中的酪蛋白、磷比例过高，铁、叶酸等营养物质的含量偏低，如果作为主食长期食用，孩子容易出现消化不良和铁、叶酸缺乏，不利于孩子的成长。

从免疫功能方面讲，牛初乳中的抗体对帮助小牛抵抗疾病很有好处。但是，由于人和牛是两个不同物种，牛初乳的免疫谱跟人的免疫领域虽然有交叉，却只是很小的一部分，靠喝牛初乳来预防人类疾病是不现实的。

● 牛初乳应该怎么吃

首先我们应该明白一点，母乳喂养的孩子是不用吃牛初乳的。人工喂养的孩子可以适当地吃牛初乳，但最好将牛初乳作为一种辅食，和营养成分接近母乳的配方奶搭配食用，不能用来作为孩子的主食。

选购牛初乳时，父母应该选择以无污染牧场出产的安全可靠的牛初乳为原料，

采用低温喷雾干燥技术等先进工艺生产，蛋白质含量不低于40%、免疫球蛋白含量不低于10%的牛初乳产品；如果给孩子添加生鲜牛初乳，应该注意选择免疫球蛋白(IgG)含量每毫升不低于12毫克，从挤出至贮存不超过30分钟，在零下18℃下冷藏，在4℃下冷藏运输的牛初乳。

孩子厌奶的应对措施

3个月前后是孩子厌奶的高发期。这种厌食往往发作得很突然：不久前孩子还很喜欢吃，每次吃的量都不少，某一天突然就不喜欢吃了。父母遇到这种情况往往很着急，通常会想尽各种办法哄孩子多吃一口奶，越急孩子越不吃，只要看到奶瓶就会哭闹起来，很多父母会误以为孩子生了病，带着孩子到处求医，结果是浪费了钱财，孩子的情况也得不到改善。

这种现象叫做生理性厌奶，大致有三方面原因：一是此时孩子的成长速度变慢，对营养和热量的需求不像原来那么大了；二是这个月开始给孩子添加辅食，孩子在吃了与奶不同的食物之后变得"喜新厌旧"；三是这个阶段的孩子对周围的事物充满了好奇，很容易被其他事物吸引而无法专心吃奶。

孩子出现厌奶症状时，父母不要强迫孩子吃奶，可以尝试着把奶冲淡一些，或给孩子换一换奶嘴，或换一种不同口味的奶粉，也可以给孩子添加一些其他辅食，少喂一些奶粉。经过一段时间的调整，孩子的新陈代谢功能有所增强后，会重新接受奶粉的。

宝宝日常护理教养

为宝宝及时接种疫苗

这个时期，应口服第三颗小儿麻痹糖丸，至此即完成了全程的基础免疫，在体内产生了足够的抗小儿麻痹症的抗体，可维持2～3年。还需要注射百白破三联疫苗的第二针，因注射剂量增加了，往往会发生一定的反应，如宝宝在接种后会哭闹不安，发烧，注射的局部会红肿、疼痛。这种反应一般持续1～2天，即可自行恢复，不需处理。

为宝宝配备枕头

很多父母担心宝宝睡觉时把被子蹬开而受凉，常常把宝宝包得很紧，但这样做不利于宝宝的发育，其实，给宝宝用婴儿睡袋就可以很轻松地解决这些问题。宝宝长到5个月后开始学习抬头，脊柱就不再是直的了，脊柱颈段开始出现生理弯曲，同时随着躯体的发育，肩部也逐渐增宽。为了维持睡眠时的生理弯曲，保持身体舒适，就需要给宝宝用枕头了。

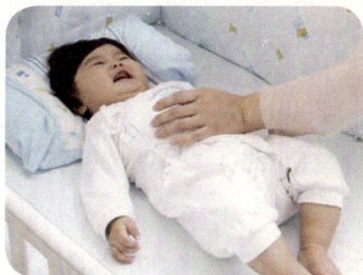

枕芯选择：枕芯的质地应柔软、轻便、透气、吸湿性好，可选择灯芯草、荞麦皮、蒲绒等材料填充，也可用茶叶、绿豆皮、晚蚕沙、竹菇、菊花、决明子等填充。宝宝入睡后，头部温度一般比体温低3℃，如果头部温度过高，宝宝会烦躁不安，不易入睡。此外，给过敏体质的宝宝选用枕芯时应更加注意，劣质填充物可能诱发小儿哮喘，而涤纶、泡沫塑料等做成的枕芯可能会引起宝宝头皮过敏。

枕头高度：宝宝的枕头过高或过低，都会影响呼吸通畅和颈部的血液循环，导致睡眠质量不佳。宝宝在3～4个月时可枕1厘米高的枕头，以后可以根据宝宝不断地发育，逐渐调整枕头的高度。

枕头的大小与形状：宝宝枕头的长度应略大于肩宽，宽度与头长相等。枕头与头部接触的位置应尽量做成与头颅后部相似的形状。

枕套选择：枕套最好用柔软的白色或浅色的棉布制作，易吸湿透气。一般推荐使用纯苎麻，它在凉爽止汗、透气散热、吸湿排湿等方面效果最好。

枕头卫生：宝宝的枕套、枕芯要经常洗涤和晾晒。宝宝的新陈代谢旺盛，头部出汗较多，睡觉时容易浸湿枕头，汗液和头皮屑混合，易使一些病原微生物及螨虫、尘埃等黏附在枕面上，散发出臭味，甚至诱发宝宝支气管哮喘或导致皮肤感染细菌。

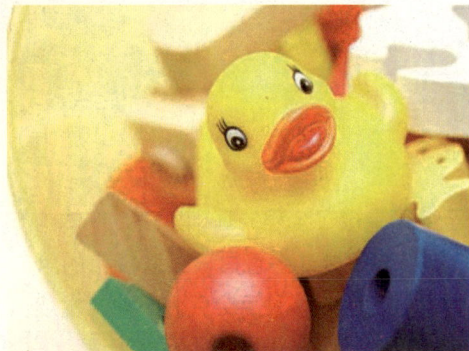

为宝宝准备外出用品

婴儿4个月以后，脖子可以挺立了，头也能竖直了，这时可以使用背袋。在背袋中，婴儿一般是竖直位，因此视野比横躺位时要开阔得多，可以"放眼世界"。对父母来说，背袋解放了双手，省事多了。

● 选择背袋应考虑的问题

适合于年龄：过小月龄的婴儿是不能使用背袋的，因为他的颈肌尚未发育好，头还不能竖直，让他坐在背袋里很容易发生危险。另外，每个背袋的说明书上都注明了所能承受的体重范围，若孩子月龄过大，体重超过了限制范围，千万不要再使用这个背袋，否则会使背袋受损而引起意外。

安全性：背袋上有不少扣环，要注意检查，确定每个扣环及接缝都牢固。肩带应尽量宽一些，长度应可调整，以便能平稳地托住不同年龄的孩子。最好选择胸前有扣环、便于打结的背袋，这样采用前抱式时可增加安全性。

方便性：背袋的脱卸应比较方便，以利于妈妈随时背起或者放下婴儿。背袋的面罩也应脱卸方便，以便于经常清洗、消毒。

舒适性：由于背袋的表面与婴儿的皮肤直接接触，因此一定要选择天然的面料（如棉布）。肩带也要柔软透气，所有的着力点都要有护垫，否则婴儿很容易因过敏或摩擦而发生皮肤疾病。

便于活动：背袋的作用是帮助妈妈托住婴儿，而不是绑住婴儿，所以在试背时一定要观察一下婴儿四肢的运动情况，避免影响婴儿的身体活动。

选购婴儿推车

推车如同孩子的微型活动房，睡、卧、坐、躺都可以，给妈妈们带来了很多便利。但在选择、使用和保养童车方面，一定要把安全放在第一位。

● 推车的选购

1. 材质最好为铝合金的，既轻便又不会生锈。购买时最好收合推车若干次，看看是否收放自如，轻巧灵活，不会夹伤手指。

2. 应配以有良好收放能力的安全带，这对那些已经学会爬行的孩子来说尤为重要。应具备良好的防震功能。

3. 刹车装置应灵巧，便于操作；刹车时能迅速减速制动；刹到底时，车轮应该被牢牢地锁住。

4. 前扶手上如果带桌面，应可以拆洗。

5. 坐垫能拆下来清洗，透气性好，同时应固定牢固。

6. 遮阳篷相对较大，如果遮阳篷的顶部或后部有开窗的透明设计，则更佳，它便于父母随时观察孩子的情况。

7. 能负载的重量应超过孩子的体重。

● 推车使用安全要点

1. 在使用推车前，应检查车内的螺母、螺钉是否松动，刹车是否灵活有效。使用时，需要注意以下几点：

2. 孩子乘坐童车时，必须系安全带。安全带的松紧程度以刚刚能放入成人4指为适当，安全带调节部位的尾端最好剩3厘米以上，安全带应系在孩子的腰部。

3. 不要让孩子随意从推车上站起来。

4. 不要在车上挂包等物品。

5. 地面高低不平时不宜使用推车推孩子。

6. 单人的推车不应让2名孩子同时乘坐，也不应让孩子乘坐在坐垫以外的地方。

7. 在有坡度的地方停车时，必须固定好刹车，并确认童车不会移动。

8. 孩子乘坐在推车内时，不能连孩子一起将车提起。

9. 不要经常抬起前轮而单独使用后轮推行，否则会造成后车架弯曲、断裂。

10. 不要让孩子操纵推车，在打开或闭合推车时，不要让孩子靠近。

11. 不要推行过快，速度要不超过每小时4千米。

选择汽车安全座椅

一般汽车座椅和安全带是专门为成人设计，不适合孩子体型，既不安全也不舒适。专门为婴幼儿设计的汽车安全座椅兼顾了材料力学、人体工程学、儿童心理学

等多方面的因素。因此，孩子乘坐汽车时，应配备汽车安全座椅。挑选、安装汽车安全座椅时，要注意以下几点。

要跟孩子的年龄和体重相配：汽车安全座椅有3类，第1类是婴儿专用座椅，必须放在后座上，且婴儿面向后；第2类是面向前带专用安全带的座椅，适合1岁以上且体重超过10千克的幼儿；第3类是提升座椅，使用的是成人安全带，但为肩带，而不是横向安全带，适合3～4岁、体重为20～40千克的孩子。将第1类和第2类结合的称为可转换式，适合于体重20千克以下的婴幼儿。将第2类和第3类相结合的称为组合式，适合于体重10～40千克的孩子。

1岁以下的婴儿要使用面向后的汽车安全座椅：因为婴儿的骨骼（尤其是颈部）十分脆弱，最容易受到致命的伤害，而孩子与成人相比，头部比例要大得多，颈部受力就更大。大多数的撞车事故都有急刹车的过程，如果婴儿面向前坐，孩子脆弱的颈部极容易受到过大的冲力而造成伤害。面向后坐的汽车安全座椅有椅背、靠垫、颈部安全枕等重重保护，能最大程度地吸收撞击冲力。

要与汽车相匹配：最好开车去购买，购买时将坐椅安装在汽车座位上，看看是否合适。

汽车安全座椅要安装在后座上：相比较而言，后排乘客的安全系数更大。一定要安装牢固。

使用时间不能过长：汽车安全座椅使用时间不能超过10年（推荐5年），且应没有在车祸中使用过。

婴儿指甲的修剪

宝宝的小手整天东摸西摸闲不住，而指甲缝是细菌、病毒藏身的大本营。宝宝往往又爱吮吸手指，这样细菌、病毒就很容易被吃到肚子，引起腹泻或肠道寄生虫。指甲太长，还容易抓伤自己，引起炎症。因此，父母一定要经常给宝宝剪指甲。

很多宝宝都不喜欢剪指甲，剪指甲时往往很不配合，让父母无从下手。父母应该掌握好适当的时机和技巧，给宝宝勤剪指甲，最好使用专用的指甲钳，以免无意中伤到宝宝。

● 选择最佳剪甲时机

最好在宝宝熟睡时修剪指甲，此时的宝宝对外界敏感度大大降低，可以放心进行；还可以在宝宝吃奶时修剪，此时的宝宝注意力会全部集中在吃奶上。需要注意的是，尽量不要在宝宝情绪不佳时强行剪指甲，以免使他对剪指甲产生反感或抵触情绪，甚至伤到宝宝。

● 剪指甲的技巧和方法

姿势：剪指甲的姿势有两种。一种是可以让宝宝平躺在床上，父母支靠在床边，握住宝宝靠近父母这边的小手，最好是同向、同角度，这样不容易剪得过深而伤到宝宝；另一种是父母坐着，把宝宝抱在身上，使他背靠着父母，然后也是同方向地握住宝宝的一只小手。

方法：握着宝宝的手时，分开他的五指，捏住其中一个指头剪，剪好一个换一个。最好不要同时抓住一排指甲剪，以免宝宝突然挥动整个小手而误伤其他手指。

顺序：修剪顺序应该是，先剪中间再剪两头。因为这样比较容易掌握修剪的长度，避免把边角剪得过深。剪完后，仔细检查一下是否有尖角，务必要剪得圆滑，以免尖角长长后成为抓伤宝宝的"凶器"。

注意事项：对于一些藏在指甲里的污垢，最好在修剪后用清洗的方式来清理，不宜使用坚硬物来挑。如果不慎伤了宝宝，要立刻用消毒纱布或棉球止血，然后涂上消炎药膏即可。

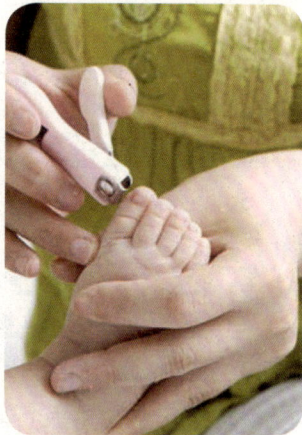

避免给宝宝剪出"嵌甲"

父母在给宝宝修剪指甲时，指甲两侧的角不能剪得太深，否则长出来的指甲容易嵌入软组织内，成为"嵌甲"。嵌甲会损伤指甲周围的皮肤，造成皮下组织的化脓性感染，引发甲沟炎或其他炎症。

WUGEYUEBAOBAO
5个月宝宝

5个月宝宝的感知能力更进一步加强，宝宝急切地想要探索这个世界。天气好的时候，父母多带孩子到外面转转，让孩子接受一下日光浴。

❋ 体格发育监测标准

男宝宝

身高：约为59.7～69.3厘米，平均为66.3厘米。

体重：约为6.1～9.5千克，平均为7.8千克。

头围：约为40.4～45.2厘米，平均为42.8厘米。

胸围：约为39.2～46.8厘米，平均为43.0厘米。

女宝宝

身高：约为60.4～69.2厘米，平均为64.8厘米。

体重：约为5.7～8.8千克，平均为7.2千克。

头围：约为39.4～44.2厘米，平均为41.8厘米。

胸围：约为38.1～45.7厘米，平均为41.9厘米。

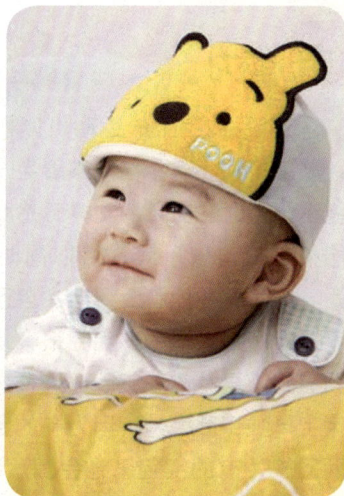

❋ 身体智能发育状况

感觉发育

在视觉上，眨眼次数增加，对周围的事、物都有强烈的好奇心，眼睛不停地四处张望，看到喜欢的东西或是发出的声音都会认真看（听）上一会儿。手眼逐渐协调，伸手抓物从不准确到准确。令爸爸妈妈惊奇的是，5个月宝宝的目光里会流露出对爸爸妈妈的亲密神情。如果爸爸妈妈跟宝宝做游戏，逗他，他会"咯咯"地笑出声来，还会期待你的下一个动作。

听觉也会慢慢地发达起来。宝宝能对悦耳的声音和嘈杂的声音做出不同反应：如果听到悦耳的声音，宝宝会显得很高兴；如果听到嘈杂的声音，会显得很烦躁，甚至会吵闹。对各种新奇的声音都很好奇，会定位声源，从房间的另一边和他说话，他就会把头转向你。

5个月的宝宝表情非常丰富，一逗就会笑，笑起来全身都会动，非常可爱。他们已经可以能用表情准确地传达出自己内心的想法，能准确地区分熟人和生人，遇到熟人时，会表现出亲昵；遇到生人时，会逃避甚至是害怕。

运动能力

5个月的宝宝的运动机能逐渐，肌肉骨骼逐渐强壮。不仅能靠着坐一会儿，还能在俯卧时在前臂的支撑下抬胸、翻身。能拍、摇、敲玩具，可以同时拿两个东西。把布蒙在他脸上，他会自己拉掉，还可以坐在大人腿上。宝宝很容易从仰卧翻到侧卧，再从侧到俯卧。爸爸妈妈不要让宝宝单独俯卧呆着，因为有的宝宝还不会翻回来，有的宝宝已经会翻滚，5个月的宝宝显得活泼好动，所以不要让宝宝单独在床上玩，床上要有护栏，否则宝宝有掉下床的危险。5个月宝宝开始抓他周围的所有东西，抓握的渴望成了他生命中最主要的目的。在5个月的最初10天里，宝宝的抓握动作仍然是机械性的。到第10天左右，在仰面躺着的时候，他会把摇铃举起来仔细地打量，他的注意力集中到了他手里抓着的东西上。他会看着手里的东西，观察一阵之后，然后再送到嘴里去。从这个星期开始，通过头的移动去用嘴巴咬含东西的习惯渐渐减弱并消失了。

语言能力

大人在宝宝面前呼唤他名字，他会注视大人微笑；熟悉的人或玩具在他面前时，他会对人和玩具"说话"；宝宝高兴时，让他跟着大人发"baba"、"mama"模仿发音。对人及物发声：小儿在看到熟悉的人或玩具时，能发出咿咿呀呀，像是说话般的声音，好似宝宝在对人"说话"。发咕噜声：有时小儿以低音调的声音改变口腔气流，发出哼哼声和咆哮声，但不同于肠鸣音。

认知能力

宝宝在这一阶段会明白一个重要的概念——因果关系。在他踢床垫时，可能会感到婴儿床在摇晃，或者在他打击或摇动铃铛时，会认识到铃铛是可以发出声音的。一旦他自己明白这些东西，他将继续尝试其他东西，观察它们出现的结果。当玩具丢失后双眼会跟着找。宝宝的记忆力得到加强，对物体也有一个完整的概念，当他看到沙发后伸出来一只手，就能知道沙发后藏着的是一个人而不仅仅是一只手，这时如果有东西挡住他的视线，他会试着移开它。

情绪情感

其实宝宝哭闹是正常的，看到陌生人时也可能引起孩子的哭闹，而妈妈可以安慰宝宝，让宝宝停止哭闹。爸爸妈妈要想尽办法逗宝宝笑，如挠痒痒、做鬼脸或其他宝宝喜欢的游戏，因为早笑的宝宝会更聪明。

5个月的宝宝对妈妈的依赖表现得越来越明显。当和妈妈分开时，他会感到不安，尤其是在夜间的时候，想要妈妈的拥抱，想和妈妈一起睡觉，看不到妈妈会哭闹。

宝宝饮食喂养方案

5个月婴儿的喂养方法

● 继续坚持母乳喂养

如果可能，母亲最好继续坚持母乳喂养。有的母亲可能担心自己的奶水不够，或营养不足，其实这完全是误解。在孩子6个月前，母乳完全可以满足孩子的营养需求。只要母亲能够树立起母乳喂养的信心，合理饮食，采取正确的哺乳方法，完全可以坚持半年甚至更长时间的纯母乳喂养。在哺乳过程中，母子之间的肌肤亲密接触可以增强母子感情，还可以使母亲及时感知孩子体温是否正常，及早发现某些疾病。

● 可以添加的辅食种类

这个月可以添加的辅食种类比上个月有所增加，果菜汁、果菜泥、米粉、稀粥、蛋黄、鱼肉泥等都可以成为孩子的辅食，为孩子的成长提供营养。

果汁、菜水	从3汤匙逐渐增至5汤匙，分2次喂
果菜泥	可从半汤匙开始加
稀粥	从4个半月起，每天可给孩子喂1汤匙煮得很烂的无米粒粥。如果孩子吸收得好，可逐渐增加到2～3汤匙
米粉	从每天20～30克开始添加，视孩子的接受程度增加或减少
蛋黄	从1/4个开始加，逐渐增加到1/2个
鱼肉泥	从少量开始加，每次不要超过2汤匙

● 尽量减少外界干扰

这个月的孩子对外界的兴趣增加，开始变得容易受外界变化的干扰。喂奶时，母亲最好找一个安静、不容易受影响的角落来喂奶，以免孩子听到声音后突然转头，拉扯母亲的乳头，使乳头受伤。

● 慎吃市场上出售的成品辅食

目前市场上有很多专门针对婴儿开发的辅食，如蔬菜泥、肉泥、婴儿罐头、鸡肉松、鱼肉松等，给忙于工作的父母提供了很大的方便。但是，这些辅食却不是最好的辅食添加选择。即使其中不含添加防腐剂、香精等人工添加剂，也会存在"不新鲜"的问题。

市售辅食大多属于批量生产，生产日期与上架日期之间总会存在一定的时间差，等到被父母购买再喂给孩子，时间又会向后推移。经过一些时日的拖延，这些辅食的新鲜度必定大打折扣。与现做现吃的辅食比起来，孰优孰劣，一目了然。

因此，给孩子添加辅食时，母亲自己制作的辅食才是最佳的选择。如果实在没有条件制作辅食，不妨将添加辅食的时间向后推一推，等自己有条件制作辅食时再给孩子添加。

适时适量给孩子喂水

● 什么样的水最适宜

最适合孩子喝的水当然是白开水。煮沸后冷却至20℃～25℃的白开水不但含有对孩子身体有益的钙、镁等元素，还具有特异的生物活性，与人体内细胞液的特性十分接近，比较容易穿透细胞膜进入到细胞，并能促进新陈代谢，增强孩子的免疫功能。所以，人工喂养的孩子应该多喝白开水。

需要注意的是，孩子喝的白开水必须新鲜。在空气中暴露4小时以上的开水、长期贮存的白开水、反复倾倒的开水、反复烧开的水对孩子的健康都没有好处，不应该给孩子喝。

● 给孩子喝多少

一般说来，孩子所需的生理水量是每天每千克体重150～200毫升。除去配方奶、辅食中的水，就是孩子一天应喝的水量。这种计算方法比较科学，但是不容易操作。其实，母亲可以通过观察孩子的小便来确定孩子需水量的多少：如果孩子的小便发黄、小便次数明显减少，说明孩子体内缺水，应该让孩子多喝水；如果孩子小便正常，给孩子喂水又不愿意喝，说明孩子体内不缺水，就不必强迫孩子喝。

● 什么时候喂水

一般情况下，父母应在两次喂奶的中间给孩子喂水。饭前1小时内、吃饭时、睡前都不要给孩子喂水，以免冲淡胃液，影响孩子的消化和睡眠。如果父母发现孩子口唇发干、不断用舌头舔嘴唇，说明孩子感到口渴，就应该给孩子喂水了。此外，带孩子到户外活动时间稍长时，给孩子洗澡后，孩子睡醒后都应该给孩子喂些水，及时满足孩子对水分的需求。

上班后母乳喂养

许多妈妈在宝宝4个月或6个月以后，产假期满就得回单位上班了，这时妈妈就不便按时给宝宝哺乳了。另外，在家里每次喂奶后乳房都被吸空了，可上班不能给孩子按时喂奶，乳房肯定胀得很难受。宝宝吃不到奶水，又有那么多奶水浪费掉，怎么能两全其美呢？

● 把母乳挤出存放在冰箱里

如果上班的单位有冰箱，为保持乳汁分泌，以免胀奶、漏奶，在工作的间歇应坚持每3小时挤奶一次，并将挤出的奶存放在消过毒的杯子中，加盖后放冰箱中保存，下班后带回家，再存入冰箱，留给婴儿第二天吃。用挤出的母乳喂婴儿时，可取出适量母乳放在清洁的杯子里，在杯外用热水复温后即可喂哺婴儿，如有剩余，应倒掉。

冰箱里的母乳，存放时间不要超过8小时；存放时，一定要注意奶瓶、吸奶器的清洁与消毒，手也应该洗干净。

● 接宝宝到单位吃"饭"

一般，妈妈在早上上班前都会喂饱宝宝。如果上班的单位离家较近，为了坚持母乳喂养，可以让家人或保姆带着宝宝来单位，利用工作的间歇在单位给宝宝喂奶。虽说这一方法有些麻烦，但如果条件确实允许，为了宝宝的健康发育，许多妈妈也是乐此不疲的。

● 中午回家喂宝宝

如果妈妈工作性质比较灵活，如在外面跑业务等，最好提早制订出一个工作和哺育两不误的计划。把工作集中到上午和下午来做，利用中午的时间回家喂宝宝。这样虽然比较辛苦，但至少宝宝可以继续母乳喂养了、工作也相应兼顾了，辛苦点也是值得的。

● 下班直接回家喂宝宝

如果工作时间相对比较有弹性，妈妈可以通过换班、倒班等方式，争取提早下班。下班后直接赶回家，到家后洗净手就先喂宝宝。这样，宝宝一天里早晨可以完全吃母乳，中午可以喂储存在冰箱里的母乳，下午和晚上也有足够的母乳。

● 家庭和社会的支持对母乳喂养起着

重要作用。家庭成员应该全力支持母乳喂养，帮助、鼓励妈妈克服母乳喂养过程中遇到的各种困难；工作单位应为坚持母乳喂养的妈妈提供方便，如提供可以挤奶的房间及冰箱等。如果母乳不太充足，要在上班前做好添加配方奶粉的准备工作。

宝宝的喂养禁忌

父母在养育宝宝的过程中，有些喂养知识需要了解，特别要知道宝宝饮食方面的禁忌，否则会给宝宝的身体带来不必要的伤害。有些口碑很好很有营养的食品，其实并不一定适合半岁以内的宝宝食用，如果汁、豆奶等，还有一些不科学的喂养习惯也需要引起父母的注意。

● 豆奶不能食用

对成人来说常饮豆奶非常有益，但对宝宝来说却完全相反。这是由于宝宝对大豆中高含量的抗病植物雌激素的反应与成年人完全不同。宝宝摄入体内的植物雌激素只有5％能与雌激素受体结合，而其他未能被吸收的植物雌激素则积聚在体内，这样就有可能对每天大量饮用豆奶的宝宝将来的性发育造成危害。专家指出，喝豆奶的婴儿患乳腺癌的风险是喝奶粉或母乳喂养的婴儿的2~3倍。

● 果汁不宜多喝

果汁中维生素与矿物质含量较多，口感很好，因此易于被宝宝接受，但果汁最大的缺陷在于缺少对宝宝发育起关键作用的蛋白质和脂肪。如果喝很多果汁，就会由于果汁抢占了胃的空间，导致正餐摄入减少，而正餐中的母乳或奶粉才是宝宝获取正常发育所需养分的主要渠道，所以饮果汁过多会破坏宝宝体内的营养平衡。因此，宝宝在半岁以内不要多喝果汁。

● 忌咀嚼喂养

有些父母给宝宝喂饭时，习惯于先将食物放在自己嘴里嚼烂，再吐在小勺里或口对口喂宝宝，这样做的目的是怕宝宝嚼不烂，影响消化。其实，这样做反而不利于宝宝消化机能的成熟。这样做一方面妨碍了宝宝咀嚼能力的训练，另一方面这种喂养是一种不卫生的习惯，它会将大人口中的致病微生物，如细菌、病毒等传染给宝宝，而宝宝抵抗能力差，很容易因此而引起疾病。

不宜给1岁以内的宝宝吃蜂蜜

蜂蜜中含有对人体不利的肉毒杆菌芽孢，进入成人体内后由于成人抵抗力强、排毒能力强，这种芽孢无法繁殖，但进入宝宝体内后会因宝宝抵抗力弱，使病毒得以生存并繁殖，容易出现中毒症状，如水泻、反应迟钝导致的瘫痪、呼吸急促甚至呼吸衰弱、全身无力甚至无力吸奶等，可能还会出现生命危险，因此不宜给1岁以内的宝宝食用蜂蜜。

❋ 宝宝日常护理教养

远离危险物品

随时以宝宝的高度检查宝宝活动范围内是否有危险物品，如尖锐物、热水、药品、易燃烧物、未覆盖的插座和电线等。这个时期宝宝的好奇心越来越强，肢体动作开始向外探索，所以冲奶粉、准备食品时，热水、筷子、勺子、桌布等要远离宝宝，以免他因好奇乱摸时被伤到。

● 远离摔伤

宝宝床栏杆的高度或栏杆间的距离务必适当，一般护栏高65～70厘米，护栏的间距标准是5.5厘米，以防宝宝摔下，或头被栏杆卡住。会翻身的宝宝睡觉时，一定要有安全护栏，以免他在睡梦中或睡醒时、游戏时摔落而受伤。

避免吞入异物

宝宝现在喜欢把手里的东西往嘴里送，因此，父母务必把所有宝宝可能塞入嘴里造成危险的物品拿开，如不经意掉落的花生米、瓜子、纽扣、硬币、果菜子、玩具零件或塑料袋等；还有给宝宝的玩具、物品，都必须留意是否有易脱落的小零件，免得宝宝因吞食而出现意外。

一旦发现宝宝误食异物，父母可用一只手捏住宝宝的腮部，另一只手伸进他的嘴里，将东西掏出来；若发现异物已经吞下，可刺激宝宝的咽部，促使他吐出来；若宝宝已出现呼吸困难，应赶紧带宝宝去医院，将掉入气管内的异物尽快取出来，以免发生意外。

● 注意事项

现在多数宝宝已能翻身，如果床栏没有拉起，他很可能翻落在地。如果连翻几个身，宝宝可以将身体移动两三米，拿到原先不可能拿到的东西——这些东西可能给宝宝带来危险，

如塑料袋可能引起窒息，小珠子可以被吞下，小的食品可以呛入气管，因此，父母要仔细地做好防范工作。

接种第三针三联针

这个月，父母要及时地带宝宝去医院注射第三针三联针，这样就完成了三联针的第一次免疫注射过程，即在宝宝的体内产生了抗百日咳、白喉和破伤风三种传染病的抗体。接种后，如果宝宝体温升至39.5℃以上，并伴有抽搐、惊厥、持续性惊叫等严重反应，应及时到医院进行诊治。

LIUGEYUEBAOBAO

6个月宝宝

除了有些长牙的烦恼外，现在宝宝生活充满了无穷的活力。6个月的宝宝变得越来越好动，对这个世界充满了好奇心。从第5到第6个月，是宝宝发展的过渡阶段。宝宝体能的进步，使得宝宝的视野进一步扩大，可以接受更多的刺激，从而促进大脑的发育。

❋ 体格发育监测标准

男宝宝

身高：约为63.4～73.8厘米，平均为68.6厘米。

体重：约为6.5～10.3千克，平均为8.4千克。

头围：约为41.3～46.5厘米，平均为43.9厘米。

胸围：约为39.7～48.1厘米，平均为43.9厘米。

女宝宝

身高：约为62.0～72.0厘米，平均为67.0厘米。

体重：约为6.0～9.6千克，平均为7.8千克。

头围：约为40.4～45.2厘米，平均为42.8厘米。

胸围：约为38.9～46.9厘米，平均为42.9厘米。

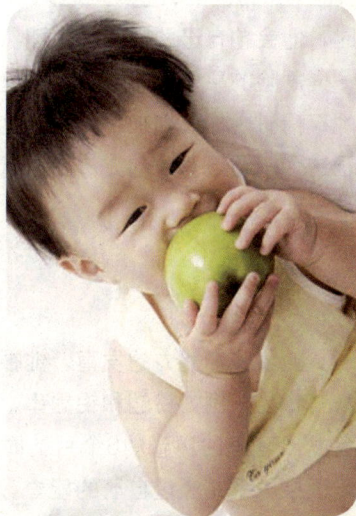

❋ 身体智能发育状况

感觉发育

宝宝听到声音时，能咿咿呀呀地回应，对音量的变化有反应。在宝宝面前"自言自语"，观察宝宝是否会和外来的声音互动。当在孩子坐起来玩时，双手可以摆弄物体，会盯住他拿到的东西，手眼开始协调。宝宝眼前晃动玩具，观察宝宝是否能有意识地主动追随。触觉进一步发展，喜欢和爸爸妈妈和看护他的亲人的接触。

运动能力

随着头部颈肌发育的成熟，6个月的宝宝的头能稳稳当当地竖起来了，他们就不愿意家长横抱着，喜欢大人把他们竖起来抱。一旦孩子挺起胸部，你就可以帮助他坐起。很快，他就学会身体向前倾时伸手支撑，保持上身平衡，逐渐地腰部肌肉发育了。靠坐时腰能伸直。

可能还需要一段时间才能自己坐起来。

随着身体协调能力的提高，孩子将发现自己身体的其他部分。仰面躺时，他会抓住他的脚和脚趾，并送入口中；坐起时，他会拍自己的臀部和大腿。当他想做一些危险的事情或者干打扰家庭成员休息的事情时，你必须加以约束，这时候你处理这个问题最有效的方法是用玩具或其他活动使孩子分心。

认知能力

随着认知能力的发育，他很快会发现一些物品，例如铃铛和钥匙串，在摇动时会发出有趣的声音。6个月的时候是他学习因果关系并通过自己的能力影响环境的重要时期。当他将一些物品扔在桌上或丢到地板上时，可能启动一连串的听觉反应，包括：喜悦的表情、呻吟或者导致物件重现或者重新消失的其他反应。

他开始故意丢弃物品，让你帮他拣起。这个阶段是宝宝自尊心形成的非常时期，所以父母要引起足够的关注，对宝宝适时给予鼓励，从而使宝宝建立起良好的自信心。宝宝会变得越来越好动，对这个世界充满了好奇心。

语言能力

随着与外界接触的增多，与亲人交往增多，宝宝的发音反应越来越强烈，好像总要说些什么，此时宝宝发的音已不是单独的元音或辅音，而是发出一些音节。宝宝说出的声音虽然还不是成熟的语言，但是宝宝能更好地控制声音。听到妈妈的声音会把头转向妈妈，除了对声调、音量的不同有反应之外，对责备的话语也有反映了。6个月的宝宝可以和妈妈对话，两人可以无内容地一应一和地交谈几分钟。

孩子自己独处时，可以大声地发出简单的声音，如"ma"、"da"、"ba"等。婴儿可很清晰地模仿发出这些音。妈妈和孩子对话，增加了婴儿发声的兴趣，并且丰富了发声的种类。宝宝可以运用诸如"ee"、"ay"、"ey"等元音和m、n、b、sh、f、d、l等辅音发出更多的声音。他（她）会改变音量、音调、语速，并可运用语音来表达高兴、舒服、愉快、不高兴和不舒服等情绪。

情绪情感

经过了对人的泛化认识后，逐渐有了分化的认识，开始出现怯生的表现，这是婴儿的进步：见到生人会害怕、哭闹；玩具被夺走时会喊叫；对亲切的话语表示出愉快，对严厉的话语则表现出不安或可恼。当宝宝见到熟悉的面庞会表现出愿意互动的神情。会被陌生人打扰，开始怕生；会区别成人与孩子，会对同伴笑。出现和父母的分离焦虑和怯生现象，对抚养者产生了依恋。

要多给婴儿创造接触人的机会，观察他对熟人生人的不同反应，教会他对熟人用微笑或发音来打招呼。多与人交往，增强适应性，减轻他怯生反应的强度。

🍀 宝宝饮食喂养方案

6个月婴儿的喂养方法

● 增加白天的奶量

到了第6个月，孩子白天的睡眠大大减少，一般上午睡1～2个小时，下午睡2～3个小时，夜间甚至可以一觉睡到天明。喂奶时也应加强白天的喂奶量，晚上如果孩子不醒，可以直接断掉夜奶。

● 人工喂养时仍以配方奶为主食

虽然已经可以添加许多辅食，配方奶还是5～6个月孩子的主食。为了不使孩子长得太胖，父母应注意控制孩子的饮奶量，每天给孩子吃的奶粉总量不要超过1000毫升。父母可以每隔10天称一次孩子的体重，如果每次孩子的体重增加保持在150～20 0克之间，说明孩子的饮奶量比较适宜，如果超出200克，就要加以控制了。

● 不要用水果代替蔬菜

有些孩子只喜欢吃水果，不喜欢吃蔬菜，父母就只让孩子吃水果，不给孩子吃蔬菜。其实，这种做法是不恰当的。虽然水果和蔬菜里面都含有丰富的维生素和矿物质，二者之间仍有很大差别。蔬菜中的纤维素、无机盐含量比水果要高很多，不但能为孩子提供更多营养，还有促进孩子肠蠕动、保证大便通畅、预防便秘的作用。蔬菜中的一些特殊物质还具有促进蛋白质吸收（可提高吸收率70%）的作用。如果用水果代替蔬菜，很可能导致孩子营养不良，影响孩子的身体发育。由此可见，水果、蔬菜这两类食物只能互相补充，不能互相取代。

● 用蔬菜制作辅食要充分清洗浸泡

蔬菜中大多含有一定量的硝酸盐，如果储存不当，硝酸盐就会在硝酸还原酶的作用下产生亚硝酸盐，危害孩子的生命和健康。现在的蔬菜种植时大部分使用化肥，其中所含的硝酸盐更多，生成亚硝酸盐的可能性也更大。为了孩子的健康，父母用蔬菜给孩子做辅食前，一定要选择新鲜蔬菜，并充分清洗、浸泡，尽量减少孩子摄入亚硝酸盐的机会。到市场购买成品菜泥时，要注意选择知名品牌的产品，并注意看标签成分，让孩子的健康多一层保障。

● 为孩子准备些磨牙小食品

5～6个月的孩子已经开始长牙，为了减轻牙龈的肿胀感，咬东西是孩子再正常不过的喜好了。这时，父母可以为孩子准备一些小食品，比如柔韧的条形地瓜干、手指饼、新鲜水果条（苹果、梨等有些硬度的水果）、蔬菜条（黄瓜、胡萝卜等都可以），让孩子磨牙，同时还可以锻炼孩子的咀嚼能力，应该说是一举两得吧。

选择合适的辅助食品

宝宝对蛋白质、脂肪、维生素、矿物质等营养素的消化能力也是随着生长而逐步增强的。过早地添加辅助食品反而有害，如某些蛋白质通过肠壁进入体内成为抗原，可以诱发过敏反应。此外，肠黏膜对营养素的吸收能力，对有害物质的阻断作用，也要随着生长而进一步完善。因此，添加辅助食品时，应根据宝宝的消化能力，先添加谷类食品，然后添加水果、蔬菜，最后添加肉类食品。

1. 添加米粉可提供热量。

2. 动物肝脏、血是补充铁及蛋白质的最佳选择，这类食物中蛋白质含量高，铁质丰富且吸收率高。

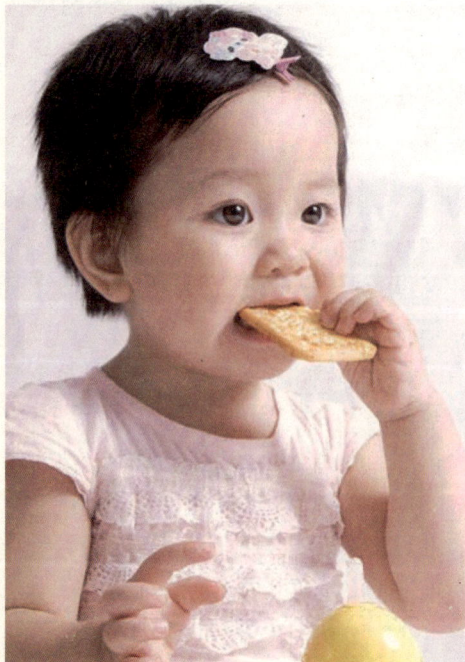

3. 鱼肉、大豆制品可以补充蛋白质，鱼类的纤维细、短、嫩，容易消化，适合于刚开始添加荤菜的小宝宝。

4. 猪肉、牛肉、羊肉等畜肉的纤维长、粗，含有更多的铁、锌等微量营养素，适合于年龄较大的宝宝。

宝宝特别喜欢吃某种食物怎么办

有些宝宝在添加辅助食品后，对某种甜的或咸的食物特别感兴趣，会一下子吃得很多，但会拒绝喝奶和吃其他辅助食品。对于这种宝宝，父母们可不能由着他。

不偏食、不挑食的良好饮食习惯应该从添加辅助食品时开始培养。在添加辅助食品的过程中，应该尽量让宝宝多接触和尝试新的食物，丰富宝宝的食谱，讲究食物的多样化，从多种食物中得到全面的营养素，达到平衡膳食的目的。

此外，不加限制地让宝宝吃还可能使宝宝吃得过多，造成胃肠道功能紊乱，甚至破坏宝宝的味觉，以后反而不喜欢这种食物了。

什么是食物过敏

宝宝的肠道功能还未发育完善，肠道的屏障功能还不成熟，食物中的某些过敏原可以通过肠壁直接进入人体，触发一系列的变态反应，这就是食物过敏。宝宝食物过敏的高发年龄在1岁以内，特别是刚开始添加辅食的4～6个月。引起过敏的常见食物有鸡蛋、牛奶、花生、大豆、鱼及各种食品添加剂等。食物过敏的主要表现是在进食某种食物后出现皮肤、胃肠道和呼吸系统的症状。

皮肤反应是食物过敏最常见的临床表现，如湿疹、丘疹、斑丘疹、荨麻疹等，甚至发生血管神经性水肿，严重的可以发生过敏性剥脱性皮炎。如果宝宝患有严重的湿疹，经久不愈，或在吃某种食物后明显加重，都应该怀疑是否有食物过敏存在。

食物过敏时还经常有胃肠道的表现，如口腔烧灼感、恶心、呕吐、腹泻、肠绞痛、大便出血等。此外，还可有呼吸系统症状，如鼻充血、打喷嚏、流鼻涕、气急、哮喘等。食物过敏和儿童哮喘有密切的关系。

✳ 宝宝日常护理教养

婴儿出牙期间的护理

到了这个月，大部分孩子已经开始出牙了。出牙会引起孩子牙床疼痛、流口水等一系列不适，父母应注意做好护理，为孩子减轻痛苦。

● 出牙期间容易出现的状况及对策

流口水：大多数孩子在出牙前2个月左右就会流口水。过多的口水容易刺激孩子的皮肤，使孩子长湿疹。如果发现孩子开始流口水，父母可以用软布为孩子做几个围嘴，并经常更换，用来吸附多余的口水。为孩子擦口水时，父母的动作要轻一些，并注意使用干净、柔软的毛巾，以免擦破孩子的皮肤。

啃咬：孩子出牙期最大的特点就是喜欢咬东西。这是孩子转移牙床不适的一种特殊方法。当孩子变得爱咬东西时，父母可以给孩子一些可以磨牙饼、水果条等可以磨牙的食物，也可以让孩子咬牙胶，帮助孩子减轻出牙带来的不适。

哭闹、烦躁不安：出牙引起的不适会使孩子变得更爱哭闹，更容易烦躁。这时，父母可以通过给孩子新玩具、带孩子和其他小朋友做游戏等方式安抚孩子，还可以给孩子一些可以啃咬的东西让孩子啃咬，以此来转移孩子的注意力。

拒绝进食：出牙期的孩子在吃奶时很容易变得烦躁，有时因为很想把某个东西塞进嘴巴而显得很想吸奶，开始吸奶后又会因为吸吮使牙床疼痛而拒绝进食。这时，父母可以将洗干净的手指伸进孩子的口腔内帮孩子按摩一下牙床，也可以让孩子咬一咬。牙床的疼痛减轻后，孩子会安静下来并开始吃奶。

牙床出血、血肿：有的孩子出牙时牙床会出血，有时还会形成瘀青色的血肿瘤。这种血肿瘤千万不能挑，否则容易引起感染。用冰块为孩子进行一下冷敷，可以起到减轻疼痛、促进内出血吸收的作用。如果出现溃烂，父母应及时带孩子到口腔科请医生诊治，防止继发感染。

● **注意保持口腔清洁**

出牙期间孩子的口腔极易感染病菌，父母一定要注意为孩子做好口腔清洁，帮助孩子顺利度过长牙期。

为保持孩子在牙齿萌出期间的口腔卫生，父母应在每次哺乳或喂食后为孩子喂一些温开水，以起到冲洗残留的乳汁和食物残渣的作用。孩子牙齿萌出后，父母可以将干净的纱布缠在手指上，帮助孩子擦洗牙龈和刚刚露出的小牙。如果孩子已经开始吃奶粉，父母应避免让孩子含着盛有奶液的奶瓶入睡，避免残留在孩子口腔内的奶汁成为培养细菌的温床，诱发孩子的口腔感染。

正确对待宝宝的摇晃行为

摇头、撞头或摇晃身体的现象多见于6～8个月的宝宝，亦可见于4个月的宝宝（以摇头为主）。这些动作都具有节律性，当宝宝听到有节律的音乐时，会立即出现这些行为。这种现象常见于发育正常的宝宝，是自我刺激的反应，多数在4岁之前消失，不需治疗。宝宝撞头时头撞及床板或墙壁，但不会造成损伤，父母不必惊慌。

当身体疲乏或受到批评、挫折时，宝宝也会出现上述行为。当宝宝的感情受到伤害，如与妈妈分离、身体受虐待时，摇晃身体、摇头、撞头会加剧，次数更频繁。需要注意的是，智力低下或患孤独症的宝宝也常常出现这类行为。

接种乙肝疫苗第三针

乙型肝炎疫苗的第三针应在宝宝满6个月时接种。由于与第二针相隔时间较长，有的父母往往会忘记。接种后一般没什么不良反应。如是第三针不接种的话，其对乙型肝炎病毒的免疫效果就会不佳，降低宝宝对乙型肝炎病毒的抵抗力。

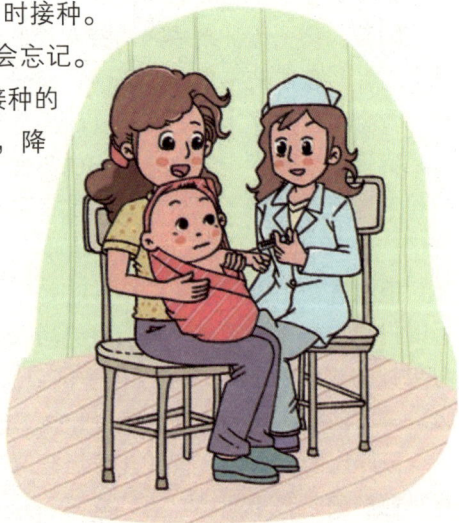

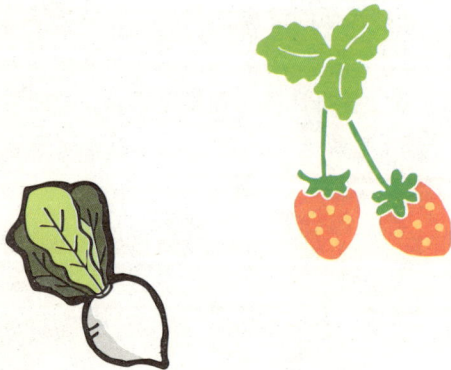

QIGEYUEBAOBAO
7个月宝宝

在宝宝出生后的头6个月，父母和信得过的照顾者，是宝宝世界的中心。虽然在宝宝每一个成长阶段都是如此，但从6个月往后，宝宝将会发展出更多的技能，扩大他的世界。他在父母怀里、腿上的时间变少了，而在地板上四处探索的时间却增加了。在这个阶段，宝宝的成长减缓，能力却增加很快。父母应经常抱宝宝去户外活动，增加接触外界的机会，让宝宝边玩边学。

✿ 体格发育监测标准

半岁以后，宝宝的体格发育速度有所减缓。一般以2个月作为一个时间段进行评测。

男宝宝
身高：约为66.1～76.5厘米，平均为71.3厘米。
体重：约为7.0～11.0千克，平均为9.0千克。
头围：约为42.4～47.6厘米，平均为45.0厘米。
胸围：约为40.7～49.1厘米，平均为44.9厘米。

女宝宝
身高：约为64.7～74.7厘米，平均为69.7厘米。
体重：约为6.5～10.2千克，平均为8.4千克。
头围：约为41.2～46.3厘米，平均为43.8厘米。
胸围：约为39.7～47.7厘米，平均为43.7厘米。

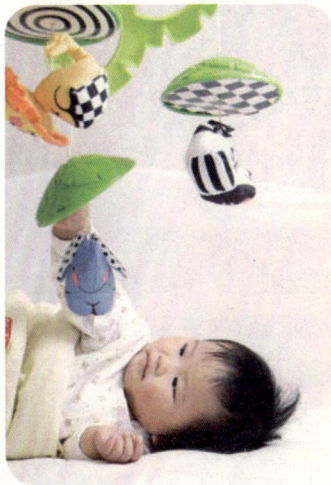

✿ 身体智能发育状况

感觉发育

7个月的宝宝感觉发育较之先前有所提高。这时的视觉和听觉有了一定的观察能力，这是观察力的最初形态。

在视觉方面，宝宝能够辨别出物体的远近和空间，喜欢寻找看不见的玩具，还喜欢玩躲藏的游戏。注视一样物品时，宝宝可以很专注。这很正常，因为这时候的宝宝本来就会很专注地看他感兴趣的物品。

在听觉方面，宝宝还喜欢倾听自己发出的声音和别人发出的声音，还能把声音和声音的内容联系起来。可以发出单词的声音，会重复两个或两个以上的词句。而且，在听的基础上还能够学会模仿并记忆。

在触觉方面，宝宝看到东西就会伸手去抓，而且还把手里的东西放入口里。宝宝还喜欢用手指到处乱捅。在自己和旁人之间抚摸，并把别人的动作和自己的动作形成视觉联想。

运动能力

7个月时，宝宝的平衡能力发展得相当好了，头部运动也非常灵活。另外，宝宝的翻身动作已经很灵敏了，肢体动作相当活跃。家长要继续训练宝宝爬行，使腰和上肢肌群结实而丰满，促进心理发展。还要训练宝宝翻身能力的提高。用带声音的玩具吸引宝宝翻身去取，大人要从旁帮助，重复练习可以达到目的。在此基础上逐步练习连续翻滚。

7个月的宝宝，手的操作能力更加灵活。手的抓取更准确，会用拇指和其他手指捏取小东西。当被给两个物品时，宝宝会伸出两只手拿物品。并且，还会把两个物品相对着敲打。宝宝喜欢玩瓶盖、套杯等可以锻炼动手能力的游戏。在玩积木游戏时，宝宝总喜欢自己动手，看到有一定

的效果才会高兴。当宝宝看到新鲜的物品，总会想办法拿到它。并且，用手到处乱捅。看到妈妈端来的饭碗，他会伸出两手想自己端着，还要用勺子喂自己喝水或者吃饭。

认知能力

7个月的宝宝能够感知音乐的旋律和爸爸妈妈欢快的说话声。而且，宝宝还能够对其做出积极的反应。听到音乐，宝宝会随着音乐的节奏发出自己的声音。听到大人的说话声，他还会做出想要参与的动作和表情。此外，宝宝还能够辨别差异，见到陌生人会表现出惊讶，或者表现出不快，或者把头转向亲人。并且还能够凭印象记住身边出现的人。对于玩具还能够分辨出大小。对比较复杂、体积大的玩具会保持很长的注意时间。对新鲜事物表现出很强的好奇心，并听爸爸妈妈的讲解。

语言能力

7个月宝宝的语言发展已经进入了敏感期。他很可能已经会说出一两句ba、ma了，还会喜欢模仿别人的声音，其他还不会说，但能理解爸爸妈妈常说的简单的话的意思。当对宝宝说："爸爸在哪儿呢？"他就会用目光寻找爸爸，说到妈妈，他也会用目光追寻。宝宝能对自己熟悉的人以不同的方式发音。如将对熟悉的人发出声音的多少、力量和高兴的情况与见陌生人相比有明显区别。对于多种多样的音色和语调也开始理解，他自己还会发出各种声音。

情绪情感

7个月的宝宝，依然会有对父母的依恋和对陌生人的怯生情绪。在爸爸妈妈离开的时候，宝宝会哭。在镜子里看到自己时，宝宝会微笑。如果和他玩游戏，他会很感兴趣。他会用不同的方式表示自己的情绪，如用哭表示不喜欢，用笑表示喜欢。当他喜欢的人抱他时，他会很高兴。此外，宝宝还有分离焦虑的情绪。小时的情绪对孩子的脾气有影响，所以，家长应该在孩子7个月时教会他们逐渐控制情绪。而且，他还会听自己和别人的声音。

❀ 宝宝饮食喂养方案

7个月婴儿的喂养方法

● 继续坚持母乳喂养

这个月，很多母亲已经开始上班，母乳分泌量也会比以前有所减少。尽管如此，如果有可能，母亲最好还是继续坚持母乳喂养。如果母乳量不足，哺乳的次数可以适当减少，还可以适当添加些辅食，但不要贸然断奶，以免孩子无法适应，出现营养不良。

6个月后，母乳中的蛋白质成分少了一些，但仍比其他代乳品的营养价值要高。母乳中的免疫成分并没有减少，母乳对各种病原微生物或其产物的毒素的吸附作用也没有减弱，坚持给孩子喂母乳，对帮助孩子抵抗细菌、病毒的入侵，增强孩子的抵抗力，帮助孩子预防呼吸道和肠道疾病仍然起着十分重要的作用。只要注意补充合适的辅食，坚持母乳喂养，对增强孩子的体质，促进孩子的良好发育，绝对是有利而无弊的。

● 母乳喂养期间忌吃减肥药

怀孕容易使母亲发胖，长期坚持母乳喂养又要求母亲必须摄入足够的营养来保证乳汁分泌，这就使母亲在哺乳期间很难恢复怀孕前的窈窕身材。为了尽快恢复体形，有些母亲选择通过吃减肥药来减肥。如果正在进行母乳喂养，这种举动是十分错误的。

首先，减肥药主要是通过使人体少吸收营养、加大排泄、消耗体内脂肪来达到减肥目的的。这样减肥会造成一个坏的后果，就是使母亲出现营养不良，相应地，母乳中的营养成分也会大大减少；孩子吃了这样的乳汁，自然也会出现营养不良。

其次，母亲还应该明白，减肥药中的某些成分是可以通过乳汁进入孩子体内的。也就是说，母亲吃减肥药，孩子也会跟着受累。婴儿的肝脏解毒功能较差，经常吃含有减肥药的乳汁，容易使孩子的肝脏负担过重，引起肝功能异常。

母乳喂养期间，母亲最好不要减肥。如果实在想减肥，也应通过合理调整饮食、加强锻炼等方式来达到目的，最好不要吃减肥药。

● 能吃的辅食种类多起来

此时的孩子可以吃的东西越来越多，除了蛋黄、菜泥、肉泥、米粉、粥等食物外，还可以吃一些碎水果。此时的孩

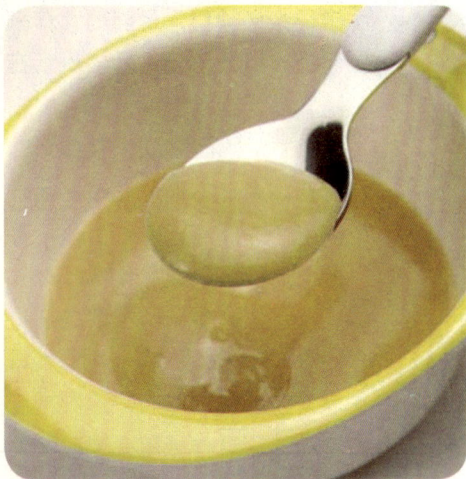

子正处于出牙期，给孩子准备一些较硬的磨牙食品，帮孩子消除不适，促进孩子牙齿萌出和颌骨发育，也是不应被忽视的。

6～7个月的孩子一般可以自己拿勺往嘴里放，满7个月时甚至可以用杯子或碗喝水。给孩子喂食时，父母也可以给孩子一把勺子，让孩子自己喂自己，为孩子以后学会独立用餐具做准备。

● **制作辅食注意卫生**

给孩子添加辅食时，父母一定要注意孩子的饮食卫生。这要求父母不但在制作辅食时要做到充分清洗、严格消毒、避免二次污染；给孩子喂食时，父母也应注意食具和喂哺方式的科学、卫生：孩子的餐具要做到专人专用，不但要认真清洗，还要每日消毒；给孩子喂饭时，父母不要用嘴边吹边喂，更不能把食物放在自己嘴里咀嚼后再喂给孩子。

● **注意补铁**

6个月后，孩子出生时从母体带来的微量元素铁已经消耗殆尽。如果母亲的日常食物比较单一，又不注意给孩子补铁的话，就会使孩子出现缺铁性贫血。如果没有给孩子吃铁强化奶粉，父母可以通过给孩子添加蛋黄、动物血、瘦肉泥等富含铁的食物给孩子补铁。如果孩子已经出现缺铁症状，父母可在医生指导下通过口服补铁药物为孩子补铁；但是要注意，不能自作主张随便让孩子服用铁剂，以免产生不良反应。

怎样给孩子换奶粉

到了第7个月，人工喂养的孩子所吃的奶粉就该从第一阶段向第二阶段转换了。即使是同一品牌、同一系列的奶粉，转换时也应遵照循序渐进的原则，慢慢地进行置换，才不至于使孩子的消化系统因为不适应出现紊乱，导致呕吐或腹泻。

父母可以选择这两种方法中的任意一种为孩子转换奶粉：

混合置换：这是一种将二段奶粉混合到一段奶粉中喂养孩子，逐渐改变两者的比例，最后实现完全用二段奶粉喂养孩子的置换方法。比如，孩子一顿可以吃3勺一段奶粉，父母可以先在一段奶粉中加1勺二段奶粉，混合后喂给孩子。如果孩子消化良好，不出现异常反应，父母可再加1勺二段奶粉，按2勺二段奶粉1勺一段奶粉的比例喂养孩子。如果孩子仍然不出现异常反应，就可以不用再加一段奶粉，完全用二段奶粉喂孩子了。如果转换过程中孩子的大便出现异常，父母就应当暂停添加二段奶粉，或减少添加量（可将一勺减为半勺），多观察几天，待孩子大便正常后再增加二段奶粉的添加量。

一顿一顿地置换：这是一种用一顿二段奶粉完全代替一次一段奶粉喂养，并逐渐增加代替次数，最后实现完全置换的方法。开始时，父母可用一次二段奶粉喂养替换掉孩子一天中最不重要那次一段奶粉喂养，然后按这种方法喂养3~4天，同时观察孩子的反应。如果孩子不出现异常，可以用二段奶粉再替换掉一顿一段奶粉喂养。以后依此类推，逐渐实现完全二段奶粉喂养。如果置换过程中孩子出现消化不良，则需延长观察时间，待孩子大便正常后再继续增加置换次数。

辅助食品的要求

食物品种多样化：不同种类的辅助食品所提供的营养素不同。当宝宝已经习惯了多种食品后，每天给宝宝的辅助食品品种就应多样化。例如，当宝宝已经习惯了粥和面条之后，两者可以交替吃。宝宝已经习惯了肝泥、鱼泥、豆腐、蛋之后，上述食物可以轮流吃。让宝宝吃多种辅助食品，可以达到平衡膳食的目的，不致造成某种营养素的缺乏。

食物形状多样化：宝宝每天的食物中应有流质（如果汁）、半固体（如小馒头、厚粥、烂饭）等多种食物，并让宝宝适应不同烹调方法的食品。

色、香、味俱全：宝宝的视觉、嗅觉已经充分发育，颜色鲜艳而又有香味的辅助食品能提高宝宝的食欲。例如，胡萝卜与青菜泥、虾仁蓉与菜泥放在一起，黄色的炖蛋上加些绿色的菜泥，既好吃又好看。宝宝的辅助食品味道宜淡，不能以成人的口味为标准。

食用辅食的餐具

给宝宝添加辅助食品时，一定要用匙，而不能将辅助食品放在奶瓶中让宝宝吸吮。添加辅助食品的一个重要目的是训练宝宝的咀嚼、吞咽能力，为断奶作准备，而将米粉等辅助食品放在奶瓶中让宝宝吸吮则达不到这个目的。刚开始添加辅助食品时，应每次只在匙内放少量食物，让宝宝可以一口吃下。由于母乳和配方奶中的营养成分完全能满足6个月以下宝宝的营养需求，因此刚开始添加辅助食品时，不要太关注宝宝吃进辅助食品量的多少。

自制还是购买宝宝辅助食品

自己做的辅助食品和市售的辅助食品各有其优缺点。

市售的宝宝辅助食品最大的优点是方便，即开即食，能为妈妈们节省大量的时间。同时，大多数市售的宝宝辅助食品的生产受到严格的质量监控，其营养成分和卫生状况得到了保证。因此，如果没有时间为宝宝准备合适的食品，而且经济条件许可，不妨选用一些有质量保证的市售的宝宝辅助食品。

然而，市售的宝宝辅助食品无法完全代替家庭自制的宝宝辅助食品。市售的宝宝辅助食品没有各家各户的特色风味。而当宝宝度过断奶期后，最后还是要吃家庭自制的食物，适应家庭的口味。在这方面，家庭自制的宝宝辅助食品显然有着很大的优势。

因此，自制还是购买宝宝辅助食品，应根据家庭情况进行选择。

✿ 宝宝日常护理教养

帮宝宝做口腔清洁

出生时，宝宝的乳牙牙胚便已发育好，存在于颌骨内，并开始进行乳牙的发育。一般来说，大多数宝宝在6~7个月时开始萌出第一对乳牙。乳牙的好坏可能影响日后恒牙的萌出和牙齿的整齐和美观。由于宝宝既不会漱口也不会刷牙，故口腔容易发炎；若体弱多病，进食、饮水减少，口腔更易发炎。因此，父母应担负起宝宝的口腔保卫工作。

● 清洁宝宝牙龈

有不少宝宝在出牙前后有不同程度不同表现的不适，大部分是长牙的地方红肿，一碰就疼。在宝宝的牙齿萌出前，最好在哺乳后或每天晚上，用手指缠上纱布，放在白开水或生理盐水中浸湿后擦洗牙龈和腭部，进食后给宝宝喂开水或漱口。清除牙菌斑应从第一颗乳牙萌出时开始。宝宝出生后的第一年做好最基本的口腔保健非常重要，婴幼儿期主要的口腔疾病是龋齿，主要是由牙菌斑引起。可以让宝宝坐在自己的膝上，将干净纱布或手帕缠在手指上，轻轻擦洗宝宝刚刚萌出的乳牙。如果宝宝不反对，可以用不超过绿豆大小的牙膏，但要注意防止宝宝吞咽牙膏。

学习用杯喝水

宝宝六七个月时就可以训练他用杯子喝水、喝奶。这阶段的宝宝抓到什么东西都要往嘴里塞，妈妈可以先给他一个空塑料杯，让他假装喝水。杯子最好两侧都有把柄，这样抓得更稳当。然后，可以往杯中放少量的水、果汁或奶汁，让宝宝知道杯子是用来喝液体的。待宝宝用熟练后，再增加杯中液体的量。现在宝宝还只能一口一口地喝，到1岁至1岁半时，他们才能连续地喝。如果宝宝不愿用杯子喝，不必勉强。

如果宝宝到12~15个月时还不愿意放弃奶瓶，可以在他饿时在桌上放一只装有30毫升牛奶的杯子（透明的，让宝宝看到里面装的是奶）。如果他要喝，就给他喝，喝多少算多少，喝多了也不要表示惊讶。总之，不要强迫他喝。有的父母担心用杯子喝奶不如奶瓶喂得多，其实9个月的宝宝如果辅食添加顺利的话，一天喝500毫升奶已足够了。

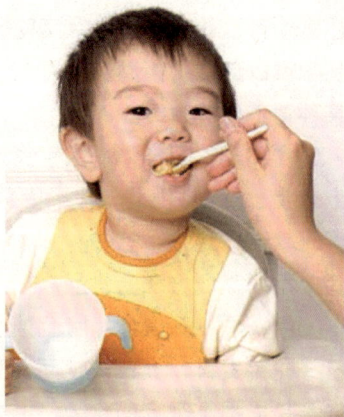

BAGEYUEBAOBAO
8个月宝宝

宝宝看世界的角度几经完全不同了，他的双手也已经能空出来游戏及与人互动。他可以更灵活地探索世界了，所以这时候父母也开始扮演安全警卫的角色。

✱ 体格发育监测标准

半岁以后，宝宝的体格发育速度有所减缓。一般以2个月作为一个时间段进行评测。请参照第7个月对应指标数据。

男宝宝
身高：约为66.1~76.5厘米，平均为71.3厘米。
体重：约为7.0~11.0千克，平均为9.0千克。
头围：约为42.4~47.6厘米，平均为45.0厘米。
胸围：约为40.7~49.1厘米，平均为44.9厘米。

女宝宝
身高：约为64.7~74.7厘米，平均为69.7厘米。
体重：约为6.5~10.2千克，平均为8.4千克。
头围：约为41.2~46.3厘米，平均为43.8厘米。
胸围：约为39.7~47.7厘米，平均为43.7厘米。

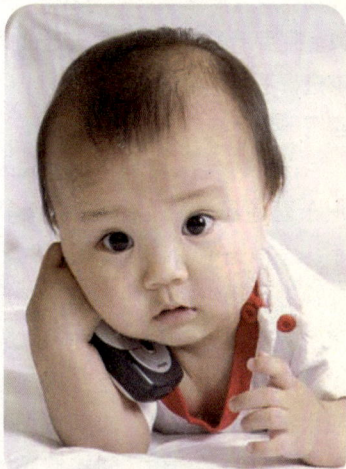

✱ 身体智能发育状况

感觉发育

婴儿出生时，大脑在细胞数目，形态结构上大体已与成人相近，已经具有视、听、触、摸等各种感觉发育。8个月的宝宝对于话语的了解兴趣，一周比一周更加浓厚了。他可以听出大人的训斥或者赞扬，辨别出友好或愤怒的说话声。用温柔的语气对宝宝谈话，他会很高兴；如果用很大类似于训斥的声音，宝宝会哭。此外，当宝宝高兴时，大人欢快的大笑，宝宝会跟着模仿。还能够根据听到的音乐提高对音乐歌曲的理解能力。在宝宝的大部分时间里，他都在探望身边的物体。宝宝还可以通过视觉、听觉来模仿人的活动。

运动能力

8个月的宝宝可以坐着玩，会扶杯喝水，会自己吃东西。能够翻身，并且在没有支撑的情况下自己坐起来，而且还很稳。可以左右转动身体，在不需要帮助的情况下拿起身旁的东西。手眼能够协调联合行动，并且协调能力增强，将眼睛看到的和自身的身体动作建立联结反应。用双手玩耍眼前的玩具。宝宝清醒时经常在玩自己的双手。还能够进行手指的精细动作。此外，不论宝宝是否有牙都会吃小饼干。

此外，宝宝抓握精确性越来越好，能把东西递给你，但是还没有学会怎样松手、怎样给你。在玩耍玩具时，可以两手交换进行精细捏取的尝试。在玩游戏时，宝宝喜欢自己动手，不期待大人的参与。尤其是在搭积木时，宝宝喜欢挑战，会把积木搭的越来越高，直到倒塌。对于那些需要自己动手操作、拼接组装的玩具，宝宝充满了好奇心，并且不断进行尝试，失败之后还会继续尝试，并能从中体会出快乐和满足。此外，在吃饭的时候，宝宝总是用手去抓勺子，想要自己吃饭，要好好利用宝宝的积极性锻炼宝宝的抓握能力。

认知能力

8个月的宝宝已经会区分"一个"、"两个"的概念了。给宝宝不同数量的同类物品，变换数量，宝宝可能会在表情动作语言方面告诉你他能够感受到数量的变化。宝宝对周围的一切充满好奇，但是注意力难以维持，很容易从一个活动转向另一个活动。此外，他们还懂得大人的面部表情，并且适时地表现出相应的表情。这个月，宝宝的认人能力更强了。而且，宝宝能明确表示自己的主见，不喜欢的东西就会推开，不喜欢的食物就不会开口，还会极力反抗。此外，宝宝还可以识图认物看图片和画书，认识小动物和物品。

语言能力

这一阶段宝宝的发声明显增多，能发出双唇音，并且增加了不同音节的连续发音，如ba-da-gu-la，并出现了音调和韵律，能模仿咳嗽声、舌头"喀喀"声或咂舌声。而且，宝宝理解成人语言的能力也增强，开始慢慢地懂得用语意认识物体。他已能把母亲说话的声音和其他人的声音区别开来，可以区别成人不同的语气，也能够听懂他所熟悉的话语，如"宝宝乖"之类。

情绪情感

8个月的宝宝已经开始理解别人的感情了。喜欢让大人抱，当大人站在宝宝面前伸出双臂，宝宝就会表示出让大人抱的意愿。宝宝在这一时期，明显地变得活跃了，而且发音、说话的次数也明显增多。当宝宝情绪好时，常常会主动发音。当宝宝听到音乐时，就会表现地很高兴。当想要一样东西时，宝宝会用眼神紧紧盯住他想要的物品来表示他的要求。当他要引起别人的注意力时，就会哇哇大哭，会用推开或扔掉东西来表示厌恶。

✿ 宝宝饮食喂养方案

8个月婴儿的喂养重点

● 在上个月的基础上铁需求继续增加

这个月的孩子每日所需热量与上个月差别不大，大约每千克体重约95～100千卡，蛋白质和碳水化合物的需要量与上个月一样，只是脂肪的摄入量可以略减少。

在维生素和矿物质上，鱼肝油的需要量没有变化。其他维生素和矿物质的需要量也没有多大变化，但是孩子对铁的需要量却在明显增加，从这个月起，孩子每天需铁量大约为10毫克，比以往增加了3倍以上。

因此，本月要注意继续增加含铁食物的摄入量，适当减少脂肪(奶类)的摄入量，减少的部分可以由碳水化合物(粮食)来代替。

● 要进入断乳准备期了

这个时期，孩子的乳牙已经萌出，咀嚼食物的能力逐渐增强，消化道内的消化酶已经可以充分消化蛋白质，消化功能随之增强，同时妈妈的乳汁分泌开始减少，即便母乳分泌不减少，乳汁的质量也开始下降，为了保证孩子的营养，现在需要开始为孩子的断奶做准备了。

● 母乳喂养的孩子也需要添加辅食了

孩子6个月以后就一定要考虑添加辅食了，如没有不能添加辅食的特殊情况，8个月的孩子绝不能再单纯以母乳喂养了，必须添加辅食，一是为孩子补铁，因为母乳中铁的含量非常低，如果再不及时以辅食补充，很可能出现贫血，二也是为断乳做准备，给孩子练习吃饭和咀嚼的机会。

● 要尊重孩子的饮食个性

8个月的孩子，其与饮食相关的个性已经表现出来，家长要根据孩子的喜好来制作食物，尊重孩子的个体差异。

● 训练孩子自食其力

这个月的孩子已经表现出自食其力的能力了，可以对孩子的这项能力加以开发训练，让孩子自己动手吃东西，一旦宝宝发现自己可以喂自己东西吃，他就会喜欢上尝试不同种类的食品，并不断提升吃饭的技巧，适合给孩子用来锻炼的食物有：磨牙饼干、面包、水果片等。

8个月婴儿的喂养方法

8～12个月是孩子断乳的最佳时期，8个月的孩子应开始准备断乳。

● 增加辅食次数，减少母乳喂养次数

这个阶段，母乳喂养的次数可以减少，而逐渐增加辅食的次数，孩子可以只吃2次母

乳，时间可安排在早晨起床后和晚上睡觉前，母乳充足的话，也可以喂3次，但必须让孩子从辅食中获取至少2/3左右的营养，8个月的孩子一天可以添加3次辅食，以后逐月递增，循序进入断奶成熟期。

● 怎样为孩子安排合理辅食

孩子每天的辅食应包括蛋豆鱼肉类、五谷根茎类、蔬菜类及水果类，以达到营养平衡的目的，辅食应以柔嫩、半流质食物为好，以清淡为宜，并且可以考虑给孩子添加一些半固体性的辅食甚至一些固体食物，如面包、胡萝卜片等，来训练他的咀嚼能力。

这一时期的孩子还应保证一定量的奶制品，每次吃完辅食后，可以给孩子喝100～150毫升的鲜奶或奶粉，全天总量应不少于600毫升。

● 改善辅食制作方法，增进孩子食欲

辅食制作要根据孩子的个性差异进行改善：

▶ 如果孩子不喜欢吃粥一类的食品，而对大人的饭菜感兴趣，可以让他尝试吃一些软烂的米饭，如果消化良好，以后可以多喂一些。

▶ 如果孩子不爱喝奶粉，可以给孩子更换一下奶粉口味，也可以在奶粉中加米粉，或是在奶嘴上抹点鸡蛋黄试一试。

▶ 用条件反射引导孩子，比如吃辅食前不到户外活动，但吃完辅食一定带他出去玩，让孩子形成只要吃辅食，就一定能出去玩的概念，这种条件反射对孩子非常有效。

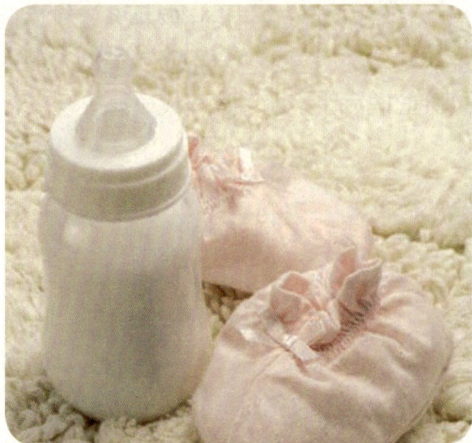

● 人工喂养的孩子调整奶量

人工喂养孩子要根据吃奶和辅食的情况灵活调整：

▶ 如果孩子一次能喝150～180毫升的配方奶，可以在一天的早、中、晚让孩子喝3次奶，然后在上午和下午加两次辅食，两餐之间可以调配2次点心、果汁等。

▶ 如果孩子一次只能喝80～100毫升的奶，可以增加配方奶的次数，可以在早晨喂1次奶，9～10点钟喂辅食；中午喂牛奶，下午午睡前喂辅食；午睡后喂牛奶，带到户外活动时，点心、水果穿插喂；傍晚喂奶1次，睡前再喂奶1次。

▶ 两顿奶之间不要超过4个小时，奶与辅食间隔不要短于2个小时，零食与辅食、奶的间隔不要短于1个小时，且奶、辅食在前，点心、水果在后。

给宝宝手抓食物

手抓食物是宝宝自己动手吃饭的第一步。6～7个月的宝宝已能用手抓取食

物，并且放在嘴内吸吮、啃咬。可是不少父母觉得不卫生，还担心弄脏衣服而阻止这种行为。其实，手抓食物是一种很好的训练，可为宝宝将来用匙吃饭做好准备，所以父母不妨支持这种行为。可让宝宝手抓面包片或磨牙棒，这不但可缓解出牙带来的牙龈刺痛，而且宝宝将被唾液泡软的食物咽下后，会有一种成就感，下次还会继续这样做。

／ 不要只给宝宝喝鱼汤、肉汤 ／

有的父母认为食物的营养都在汤里，所以用鱼汤、肉汤煮粥或面，而不给宝宝吃肉，这是营养方面的一个误区。其实汤里的蛋白质只是肉中的5%~10%，大部分营养还是在肉里。

解决好宝宝食欲减退期

刚开始添加辅食时，宝宝可能吃得很好，但7~9个月时食欲会突然减退，甚至连母乳或配方奶也不想吃。出现这种情况的原因是多方面的。

1. 现在宝宝体重增加的速度比前半年慢，食物需要量相对少一些。

2. 陆续出牙引起不适。

3. 对食物愈来愈挑剔。

4. 自己有主见，所以要拒绝。

这个时候，只要排除了疾病因素，就应该尊重宝宝的意见，他要吃多少就吃多少，喜欢吃就吃，不能强迫他。食欲减退可能是暂时的现象，不足为奇。父母过于紧张或强迫宝宝吃，会激化矛盾，使食欲减退现象持续更长时间。

正确的断奶方法

经过了一段时间的过渡准备，在这个月里，如果宝宝身体健康的话，就应该断母乳了。在正式断奶期间，父母要掌握正确的方式。特别是父亲，不要以为断奶只是宝宝和妈妈之间的事。其实，在这个过程中，爸爸也起着关键的作用。

● 循序渐进地断奶

妈妈可以每天先给宝宝减掉1顿奶，并相应加大辅食的量；过1周左右，如果妈妈感到乳房不太发胀，宝宝的消化和吸收情况也很好，就可以再减去1顿奶，同时加大辅食量，逐渐向断奶过渡。刚开始减奶的时候，由于宝宝对妈妈的乳汁非常依恋，因此减奶时最好从白天喂的次数中开始。因为白天有很多吸引宝宝的事情，他不会特别依恋妈妈，但早晨和晚上宝宝却会特别依恋妈妈，他需要从吃奶中获得一种慰藉，因此晚上断奶难度会相对比较大。在宝宝断掉白天那顿奶后，就可以慢慢断掉夜间喂奶，直至过渡到完全断奶。

● 断奶建议

1. 如果宝宝是跟妈妈睡一张床，那么在决定断奶的时候就应该让他睡自己的床，或者跟家里的其他人一起睡。

2. 只在宝宝主动要求吃奶的时候才喂他，而不主动提供，这个方法可以帮助他更顺利地接受辅食。

3. 改变一些生活常规。可以尝试回家后先带宝宝出去玩一会儿，而不要急着喂他。如果在家里都有固定的喂奶的地方，妈妈应尽量避免和他一起待在那里。

4. 争取家里其他人的帮助。如果宝宝

的习惯是早晨醒来就要吃奶，那么妈妈可以试着在宝宝醒之前起床，然后让其他人来帮宝宝穿衣服和做其他起床后的事情。

5. 在宝宝想起来要吃奶之前先给他一些替代物或者是能分散他注意力的东西，比如给他吃点辅食，或者给他玩他喜欢的玩具，或者带他去他很喜欢的地方玩。

6. 缩短喂奶的时间或者看看他是否能接受拖延喂奶的时间。

预防断奶综合征

从宝宝8个月起，妈妈的母乳开始减少，有些妈妈的奶量虽然没有减少，但质量已经下降。此时，许多母乳喂养的妈妈便开始考虑给宝宝断奶了。但是，断奶过程并不是那么简单，处理不好不但会让宝宝无法适应断奶后的生活，而且容易产生断奶综合征。

● 断奶综合征的成因

传统的断奶方式比较讲究效率，在短时间之内达到某种效果，但事实上，这种做法虽然表面收效，但并没有实质效果，宝宝往往需要独自承担断奶后的各种不适应症，身心俱伤。另外，在宝宝断奶后缺乏正确的喂养，也会使宝宝的身体产生不良反应，如宝宝体内缺乏蛋白质，就会出现兴奋性增加、容易哭闹、哭声不响亮、细弱无力等情况，有时还会伴随腹泻等症状。其中蛋白质摄入不足和精神上的不安，会使宝宝消瘦，抵抗力下降，易患发热、感冒等病。这些问题都是由于父母给宝宝断奶不当引起的不良反应，医学上称为断奶综合征。

● 断奶综合征的护理

1. 当宝宝出现不适症状时，不要因为哭闹就拖延断奶的时间。父母在坚持的同时还需要对宝宝进行情绪上的安抚，如陪在他的身边，多抱抱他，跟他说话、做游戏。

2. 断奶期的宝宝由于打乱了原有的饿了就喂奶的饮食规律，容易陷入饮食混乱、无条理的状态。如果能给宝宝正确添加辅食，则较容易自然断奶。

3. 不要急着增加新的辅食，尤其是在宝宝身体不舒服的时候，千万不要强迫他进食新食物。可以通过改变食物的做法来增进宝宝的食欲，宝宝不愿意吃的时候就拿开，但中间不要喂其他食物；每次的量不要多，保持少食多餐。等宝宝完全适应新的食物和饮食习惯后，再增加新的食物或者减少哺乳次数。

4. 让宝宝习惯用餐具进食，可把母乳或果汁放入小杯中用小勺喂宝宝，让他知道除了妈妈的乳汁外还有很多好吃的。当宝宝习惯于用勺、杯、碗、盘等器皿进食后，他会逐渐淡忘从前在妈妈怀里的进食方法。

5. 如果宝宝出现比较严重的症状，比如身体发育迟滞、情绪焦虑等情况，要请求医生的帮助。

训练宝宝的咀嚼能力

当宝宝还没有出牙时，有的父母给宝宝吃煮得过烂的食物，有的则将食物咀嚼后再喂给宝宝，这样既不卫生，又使宝宝失去了通过咀嚼享受食物色、香、味的美好感受，无法提高宝宝食欲。其实，宝宝可以用牙龈将食物弄碎后吞咽下去。另外，咀嚼可以促使牙齿萌出，使牙列整齐、牙齿坚固。

咀嚼能力差，对于宝宝未来进食习惯的养成、营养的吸收以及牙齿的发育都会有影响，因此，父母应从添加辅食开始，就要特别注意宝宝咀嚼能力的训练。很多人以为，宝宝与生俱来就有吞咽、咀嚼的能力，所以时候到了自然就会吃东西，不需要特别训练，其实，这样的观念并不完全正确。

咀嚼的完成，是需要舌头、口腔、牙齿、脸部肌肉、嘴唇等配合，才能顺利将口腔里的食物磨碎或咬碎，从而吃进胃里。所以，咀嚼能力需要宝宝长时间运动口腔且经常练习使用才能得到提高。如果家长没有积极训练宝宝的咀嚼能力，并忽略提供各个阶段不同的辅食，等宝宝长大点了，家长就会发现宝宝因为没有良好的咀嚼能力，而无法咀嚼较粗或较硬的食物，就有可能造成营养不均衡、挑食、吞咽困难等问题。

宝宝日常护理教养

宝宝眼睛的护理

● 揉眼睛

宝宝经常揉眼的原因有多种，其中常见的原因有两类：一类是不良习惯，另一类是与眼病所引起的眼不适有关。宝宝哭闹、玩耍、眼睛不适时，往往喜欢揉眼，久而久之，就会养成经常揉眼的不良习惯。

各种眼病及不适都会引起揉眼，其中尤以过敏性结膜炎所致者居多。过敏性结膜炎症状通常都不太严重，仅有结膜轻度充血、眼皮内有少量滤泡等症状，因此，很少会引起父母的注意。而眼睛的不适、发痒常常会导致宝宝揉眼不止，所以如果宝宝经常揉眼或有结膜炎时，除了及时就医外，同时还应该在日常生活环境中寻找有无明显的致敏原，如新装修的居室、绿化地带的花草、食品中的海鲜类等，特别是家养的宠物、铺设的地毯，会向室内散发大量的致敏物质。应该设法使宝宝远离致敏原，这样才能有效地治愈过敏性眼病。

当宝宝哭闹或揉眼时，应及时用柔软的纸巾帮他擦净眼泪。如宝宝面孔、眼部有汗水或尘污时，应及时帮他洗净擦干，保持宝宝眼睛和面孔的清洁干净，这样便可减少宝宝揉眼的机会，避免宝宝养成揉眼的不良习惯。

● 流泪

眼泪是眼睛非常宝贵的液体，平时它起着营养、滋润和保护眼浅表组织的重要作用。眼泪是由泪腺分泌的，正常情况下，它会形成一层泪膜分布在眼的浅表面，同时多余的眼泪会通过泪道流入鼻咽腔内，所以一般情况下不会轻易流淌出来，只有在眼泪过多或泪道不畅时才会有眼泪汪汪的表现。

宝宝眼泪多的原因：其一是泪液分泌过多，不能及时地流入鼻咽腔内所致，如情绪激动、啼哭时，这种流泪多是生理性的、短暂的；其二是眼的炎性感染或其他眼病，常见的有泪囊炎、结膜炎、角膜炎、眼外伤(包括过多地揉眼、角膜擦伤)等；其三是泪道狭窄、泪道阻塞，可由炎症、外伤所致，也可能是先天性泪道狭窄、先天性泪道闭塞。后两类病因所引起的流泪多数是持续性的，往往伴有眼红、怕光等表现。

若发现宝宝经常流泪不止，应及时到医院就医诊治，以便能找到原因，对症治疗。

准备一些安抚物

当非常疲乏或不高兴时，6个月以上的宝宝常常采用各种方式来安抚自己，例如吸吮手指、安慰奶嘴、毛巾、衣被角等，同时摇晃自己的身体，好像在妈妈怀抱中吸吮一样。6个月以后的宝宝逐渐具有自我意识，要"独立自主"，所以在不愉快的时候采取自我解决的办法来安抚自己。

除了用来吸吮的东西外，一些布制的小动物，如小熊、小猫、小狗玩具等也可以起到安慰作用。宝宝睡觉时将这些玩具放在他身边，有助于他安心睡觉。

如果强行夺去安抚物，宝宝会哭闹，不肯睡觉，情绪不稳定。大多数宝宝到

2～5岁时就不再需要安抚物了。如果宝宝比较大了还离不开安抚物，父母理智的做法是隔一段时间提醒宝宝，小熊、小猫也长大了，要去找它的爸爸妈妈了。宝宝自己也长大了，不需要小熊、小猫陪了，让宝宝尽早离开安抚物。

带宝宝去旅行

一般来说，7～8个月的宝宝已经能够坐车、乘船或坐飞机了，可以到较远的地方去旅行了。由于路上时间较长，所以父母除了做好外出准备外，还要进行更周密的安排。如果是人工喂养的宝宝，最好准备好三四个消过毒并且晾干了的奶瓶。可以在奶瓶中装入奶粉，盖上盖子，这样到时候只要用开水冲开就可以喂宝宝了。最好不要在旅途中装奶粉，因为这样容易造成奶粉污染。在旅途中转站时，可将喝完奶的奶瓶洗干净，有条件的还可以消毒晾干以备用。需要注意的是，不要在途中随便给宝宝买食物，因为这些场所的食物质量很难有保证。旅途中要经常给宝宝喂些水，因为宝宝比妈妈更容易脱水。

另外，不要忘记给宝宝换尿布，一时的疏忽很容易使宝宝发生尿布皮炎。

旅途中天气的变化大，父母可以为宝宝带些毛毯、衣服及雨具。还要准备一些药物，如退热药、常用抗生素、包扎伤口的消毒纱布及胶布等，以备不时之需。另外，冬春季节是传染病的易发时期，所以出门前不要忘了带宝宝及时完成各项预防接种。

接种麻疹减毒活疫苗

8个月的宝宝应该接种麻疹疫苗。因为在宝宝8个月时，由妈妈传递给宝宝的麻疹抗体逐渐消失，而使宝宝对麻疹的抵抗力下降。这时必须采取人工预防的方法，即注射麻疹疫苗，使其在宝宝体内经过一次轻微的麻疹病毒感染，从而在体内产生相应的抗体，这种抗体具有的抵抗力一般可持续3～4年。

● 麻疹的常识

麻疹曾经是危及婴儿生命的传染病之一，它是由麻疹病毒引起的急性出疹性疾病，具有很强的传染性。麻疹潜伏期通常为6～18天，有低热、精神差等现象，易被家长忽视。发病时可有高热、眼结膜充血、流泪、打喷嚏、流鼻涕等症状，发病第3天在口腔两颊的黏膜上，出现针尖大小的白色斑点，周围有红晕，发热3～4天后出现皮疹，皮疹为玫瑰红色，略高于皮面，疹间皮肤较正常，出疹顺序为颈后，逐渐波及额、面部，然后自上而下顺次延至躯干和四肢，有的到达手掌和足底。4～5天后，进入恢复期。出麻疹的宝宝全身抵抗力降低，这时若护理不好或环境卫生不良，很容易发生肺炎、喉炎、脑炎、营养不良及营养不良性浮肿、干眼症等合并症，严重者可危及生命。

● 接种后的反应

接种时，在宝宝的手臂外侧进行皮下注射。接种麻疹疫苗后，反应很轻，仅有少数的宝宝在接种后6～10天有发热现象，但体温不会超过38.5℃，持续2天即消退。宝宝的精神、食欲均不受影响。也有的宝宝在接种后，发热的同时可出现皮疹，多见于胸、腹及背部的皮肤，皮疹数目不多，并且1～2天内即消失，皮疹消失后也不像患麻疹那样皮肤上留有褐色斑。因此，不需要做任何处理。在注射的局部一般也无不良反应。

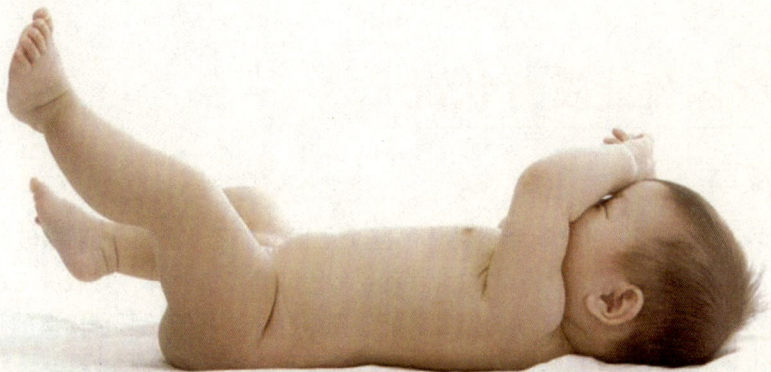

JIUGEYUEBAOBAO
9个月宝宝

本月龄婴儿的大运动形式不断转换，更加灵巧；精细动作发展到拇指和食指分开抓握。婴儿从大运动发展到精细动作，运动功能出现了飞跃的发展。宝宝开始有更多情感需求，父母要花费更多的时间跟宝宝玩，以免宝宝寂寞。

✳ 体格发育监测标准

男宝宝

身高：约为68.4～79.2厘米，平均为73.8厘米。
体重：约为7.4～11.5千克，平均为9.4千克。
头围：约为43.1～48.3厘米，平均为45.7厘米。
胸围：约为41.6～49.6厘米，平均为45.6厘米。

女宝宝

身高：约为67.1～77.6厘米，平均为72.3厘米。
体重：约为6.9～10.7千克，平均为8.8千克。
头围：约为42.1～46.9厘米，平均为44.5厘米。
胸围：约为40.4～48.4厘米，平均为44.4厘米。

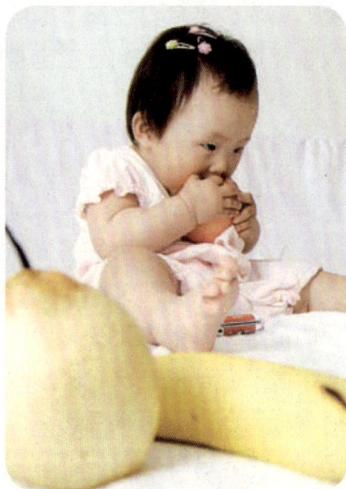

✳ 身体智能发育状况

感觉发育

此时，宝宝看东西已能看清物体的整个画面，而不仅仅是一幅幅破碎画面的拼凑。视线能随移动的物体上下左右地移动，能追随落下的物体，寻找掉下的玩具，并能辨别物体大小、形状及移动的速度。能看到小物体，并开始区别简单的几何图形，观察物体的不同形状。开始出现深度视觉，实际上这是一种立体知觉。

运动能力

宝宝通过玩各种玩具，纤小的手指变得更加灵活了。此时的宝宝还特别喜欢敲打小鼓、小琴等，每当他敲出声音时就显得非常高兴，因此即使在饭桌上也把小勺和碗当作玩具来敲打。此外，宝宝还能灵活地运用五个手指抓起很小的东西来；能抓住栏杆从坐位站起，能够扶物站立，双脚横向跨步；也能从坐位主动躺下变为卧位，而不再是被动地倒下。宝宝还总喜欢把手中的物件放入盒内或从盒里取出来，所以常常给妈妈找麻烦。他能"悠闲"地站上一小会儿，还能扶着家具走。由于站时视线比坐时更开阔，所以宝宝就更高兴了。宝宝在爬行时以手为主，像士兵匍匐前进一样，这是宝宝在爬行初期的正常现象，说明宝宝的臂力发育较好。

认知能力

9个月的宝宝"喜新厌旧"，特别需要新的刺激，遇到感兴趣的玩具就会试图拆开，还会将玩具扔到地板上。宝宝在这个阶段的数理逻辑能力也有所发展，很喜欢观察不同物品的构造，在摆弄物体的过程中能够初步认识到一些物体之间最简单的联系。宝宝对自己的名字有反应。此外，宝宝已经能听懂语调，对爸爸妈妈的一些指令能做出相应的反应。随着音乐有节奏地摇晃，认识五官是9个月宝宝的认知能力。而且，他还能够认识一些图片的物品，有意识地模仿一些动作。不同于以往的哭闹，他还知道配合穿衣。

语言能力

一般情况下，女宝宝比男宝宝说话要早。这时宝宝可以主动叫妈妈了，也很喜欢模仿人发声。而且他还懂得爸妈的命令，对要求他去做的事情会遵照爸妈的要求去做。宝宝明白他自己说话的意思，能够根据具体情况使用合适的语言。当宝宝看到汽车会说"嘀—嘀—"看到饭会说"饭—饭—"。他已经懂得"不"的意思。他还开始模仿别人的声音，并要求成人有应答，进入了说话萌芽阶段。

情绪情感

这时的宝宝特别喜欢重复一个动作，经常会故意把玩具扔在地上，然后让妈妈捡起来，妈妈捡完了再扔，有时还会试探妈妈的反应。

这时的宝宝偶尔有点"小脾气"是正常的，妈妈不妨当做是宝宝在跟你撒娇。这时宝宝对妈妈仍然很依恋，但是自己的独立性也增强了，喜欢自己做事情。此时是培养宝宝独立性的好时机，应该随时随地让宝宝做一些力所能及的事情，培养其自理能力。宝宝在这时期情感丰富起来了，主动做出各种代表不同意思的动作。宝宝已经能够听懂父母的一些话的含义了。此时，宝宝把握对方感情的能力增强，看见自己亲近的人笑时，会随着调皮淘气，看见对方哭时，他则会表现得比较忧郁。

❋宝宝饮食喂养方案

9个月婴儿的辅食添加要点

● 种类比上个月更丰富

这个月，辅食的种类可以在前几个月的基础上增加面片、软饭等淀粉类食物，以及土豆、红薯等根茎类蔬菜，并逐渐单独添加肉类食品，如鱼肉泥、鸡肉泥、猪肉泥、肝泥等。还可以在做粥、面条或软饭时，往里面添加一些肉末、碎菜和豆腐等。

另外，经过一段时间的辅食添加，孩子对辅食的消化能力提高了，所以辅食的量也要比上个月有所增加。

● 性质以半固体为宜

孩子的咀嚼能力和舌头搅拌食物的能力逐步增强，这就预示着他需要更具有质感的食物了，一方面进一步锻炼进食和消化能力，另一方更好地满足营养方面的需求。可以考虑给孩子添加一些半固体性的辅食，比如比以前略稠的粥或面条，各种泥糊状食物等，甚至也可以加一些小块成形的固体食物，如面包、胡萝卜片等，不过食物的硬度要由软至硬慢慢调整，让孩子渐渐地习惯食用较硬的食物，硬度以比豆腐稍硬一点的感觉为好。

● 根据孩子的食欲安排辅食

如果孩子食欲比较好，可以每天多喂几次辅食，包括鸡蛋、蔬菜、水果、肉、豆制品及饼干、面包等点心。如果孩子食欲不好，就在保证奶量的前提下少量多次添加辅食，在做法上要经常变换花样，以提高孩子的食欲。

各种辅食的添加方法

鸡蛋：蛋黄要继续添加，以前喂半个蛋黄的，现在可以增加到一个。如果是蛋羹，可以尝试用整个鸡蛋炖给孩子吃。鸡蛋每天不要喂得太多，每天1～2次即可。

粥：粥可以做得稠一点，并加入菜泥、肉末、鱼松等，不要一次都加入，加1种即可。每天喂2次，每次6～7汤匙。

肉类食物：肉类可以给孩子提供足量的蛋白质、脂肪和热量，比较适合做成肉泥或肉末添加到粥、面条等食物中喂给孩子。可以做成肉松，作为点心在两餐之间喂食，每次喂1小勺即可。

动物肝、血：适合做成泥或小丁，也可加入主食中一起喂，可以为孩子提供丰富的铁质，从而预防贫血。

蔬果：这时的孩子可以接受从菜水、果汁到菜泥、果泥等不同的形态。

蔬果泥可以做得略粗些，让孩子体验不同的口感。

磨牙食品：烤馒头片、面包干、磨牙饼干等，可以直接掰成小块让孩子自己拿着吃。要注意面包最好不要给全麦或杂粮的，以免里面较硬的渣子噎着孩子。每天让孩子吃2～3次，每次喂奶前后喂给他。

9个月婴儿的常见喂养难题

● 孩子突然之间不爱吃奶了

1岁以下的婴儿有时候会没有任何理由地突然拒绝吃奶，这是"生理性厌奶"，只是暂时的情况，以后还会恢复。这时可以给孩子变着花样多吃些辅食，如果孩子的体重增长在正常范围内，又没有什么别的异常，说明孩子能够从每天吃到的食物中获得足够的营养，就不用再勉强孩子每天吃够一定的奶量。

● 孩子对鱼肉过敏

如果确定孩子是吃鱼肉过敏的话，那暂时就不要再喂了，其他的海鲜类食品，如虾也不要吃，因为如果对一种海鲜过敏的话，一般对所有的海鲜都会过敏。可以用其他的肉类，如猪肉、鸡肉、牛肉来代替。等到孩子大一些，再让孩子尝试吃鱼肉。

● 孩子将食物含在嘴里不往下咽

出现这种情况可能有两种原因：一是孩子嚼得比较慢，加上吞咽能力相对较差，不将食物充分咀嚼烂，他就咽不下去；二是孩子吃饱了，不想再吃了。如果是第一种情况，一定要耐心等待孩子将食物嚼碎吞咽后再喂第二勺，以帮助他充分练习咀嚼，千万不要催促孩子，否则会给他留下吃饭不愉快的体验，以致厌食辅食。如果属于第二种情况的话，那就停止喂食。一般孩子不想再吃的时候会撅起或紧闭嘴巴、扭头躲避勺子、推开大人的手等，这时就不要强行喂了。

● 孩子还没长牙能喂半固体辅食吗

无论孩子是否已经出牙，这时候都应该逐渐开始添加半固体食物了，从稠粥、鸡蛋羹到各种肉泥、磨牙食品等都可以试着喂一喂。即使没长牙，不能嚼固体食物，孩子也乐于用牙床咀嚼，并能将食物咽下去。

多数孩子到这个时候一般都不那么爱吃做得很软烂的食物了，父母要及时地将食物做得稍硬一点，帮助孩子顺利过渡。

● 孩子不适应食物的变化

一般来看，食物的变化必然会令孩子产生一段时间的不适应。但只要注意好添加辅食的方法，一般问题不大。

现实中不少孩子在添加固体食物之前的辅食添加很顺利，很喜欢辅食添加初期的食物，像果汁、菜水、稀粥、米汤这样的流质食物，但却拒绝半固体辅食，不能接受稠一点的粥。这主要是因为添加辅食太急，如果太快地喂食固体食物或大块的东西，孩子很容易反感，进而拒绝进食，一定要慢慢来，不能太着急，循序渐进地添加，给孩子适应的时间。

● 孩子便秘吃什么才好

可以多选用含纤维多的食物制作辅食，如菠菜、卷心菜、萝卜、油菜，最好将各种蔬菜做成碎菜随米粥一起喂给孩子吃。还可以给孩子吃些香蕉，短期内即能发挥润肠通便的作用。千万不要随意用药来通便，孩子的胃肠道神经调节不健全，胃肠功能发育不完善，药物很容易导致胃肠功能紊乱，引起腹泻。父母可以适当地按摩孩子的肛门口，以引起生理反射，促进排便。

❋ 宝宝日常护理教养

正确使用学步车

学步车有许多优点，可以省下抱宝宝的时间。宝宝在车里不会摔倒，还可以扩大宝宝的活动范围。

不过，学步车也有它的弊病。首先，如果过早让宝宝站在学步车内，会使两下肢过早负重，造成两下肢畸形。所以，如果要使用学步车，至少要等到宝宝已能独站得比较稳时。其次，在学步车内，宝宝不需要自己控制身体的平衡，也不需要掌握正确的迈步姿势，而这两点正是学会独立走路的关键，所以别指望学步车帮助宝宝学步。最后，学步车扩大了宝宝的活动范围，也带来了一些危险。因此，在使用学步车时，要注意安全问题。

● 使用学步车的安全要点

在宽敞的客厅或卧室使用比较合适，厨房、阳台等狭窄的地方不宜使用。最好每天检查一下螺丝是否松动，车轮滑动是否自如，防止意外。学步车的高度以齐宝宝乳线水平为宜，太低易翻车，宝宝也容易爬出。放学步车的房间应有门槛挡住，或关上门，以免宝宝"驾车"滑到其他场所而发生意外。放学步车的室内不能放热水瓶、玻璃器皿，桌角、椅角要用海绵包住。

正确处理宝宝怕生现象

一般来说，4个月左右的宝宝不怕生，对谁都会笑。5～7个月的宝宝开始怕生，到9个月时怕生现象明显。宝宝是否怕生与以下因素有关：

父母是否在场：父母在场时怕生现象轻一些。

陌生人的特点：如果陌生人一副"凶相"，宝宝就容易怕生。如果陌生人面目和善，宝宝怕生的程度就会轻一些。另外，宝宝不害怕陌生的宝宝。

环境：在熟悉的环境中见到陌生人的害怕程度比较轻。

平时接触人的机会：与妈妈越亲密，对陌生人越容易害怕。平时与陌生人接触较多，怕生的情况就轻一些。

平时抚养人的多少：平时抚养宝宝的人越多，宝宝怕生的程度就越轻。

● 如果宝宝怕生，可以采取以下措施

扩大宝宝的接触面：父

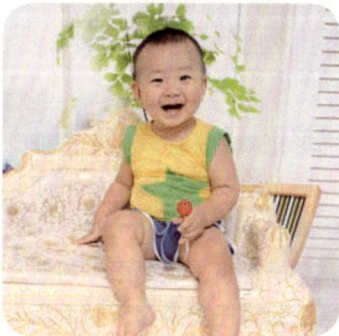

母可在休息日里带宝宝到亲戚、朋友家里去玩，也可在公园内与年龄相仿的小朋友一起玩，接触人多了，怕生的情况会逐渐减轻。

有些情况下必须请陌生人照顾怕生的宝宝，此时可借用心理治疗的原理，使宝宝消除对陌生人的害怕情绪。

具体方法：当宝宝玩得高兴的时候，让陌生人在宝宝的视野内露一下面，让宝宝看到，但不与宝宝接触。此时由于宝宝正高兴，他可能不表现出怕生。这样重复几次，逐渐延长陌生人露面的时间，缩短与宝宝的距离，直至宝宝不再怕生。

纠正宝宝出牙期的坏习惯

在出牙期，即使宝宝有些不起眼的习惯，都可能使他失去一口健康、整齐的牙齿。父母与其等着宝宝出现了牙齿畸形，甚至影响了他的面容美观再去做矫正，不如从现在开始帮他改掉这些坏习惯。

舔牙：如果宝宝不停地用舌尖舔上前牙，会导致开合。如果常舔下前牙，可导致下颌向前移位，形成下颌向前突的反合。如果用舌头同时舔上下前牙或经常吐出，会使上下颌均向前移位，导致双颌前突畸形及开合。

咬唇：如果宝宝有咬上唇的习惯，会导致下颌前凸，前牙反合，上前牙拥挤并向舌侧倾斜；如果宝宝有咬下唇的习惯，则会使下颌后缩，下牙拥挤，上牙前凸呈"鸟嘴状"。

用嘴呼吸：正常的呼吸应用鼻子进行，但如果宝宝患有鼻炎或腺样体肥大等疾病，鼻道不通畅，就会形成用嘴呼吸的习惯。长期用嘴呼吸，宝宝的舌头和下颌后退，会导致上颌前凸，上牙弓狭窄，牙列不齐。外观上表现为开唇露齿，上唇短厚，上前牙突出。

咬物：如果宝宝爱咬铅笔、被角、枕头等，则容易在上下牙之间造成局部间隙。而且如果长久地使用一处牙齿啃咬物品，就会形成咬物处牙齿的小开合。

下颌前伸：许多宝宝喜欢模仿这个动作，久而久之就成了习惯，导致双颌形成反合。

尽快改掉不良的口腔习惯

如果宝宝能于早期改正不良的口腔习惯，一般不会造成严重的牙颌畸形。即便已有轻度的牙颌畸形，在不良习惯改掉后也能自行恢复。父母首先要了解宝宝这些不良行为发生的心理原因，然后用各种方法帮助宝宝改正这些不良习惯。如果实在无法指导宝宝矫正这些不良习惯，可寻求牙科医生的帮助。

宝宝的夏冬季穿衣护理

宝宝的汗腺分泌十分旺盛，而且又很喜欢活动，如果给宝宝穿得过多，稍微活动就会出汗，脱衣后一段时间如不能及时添加衣服，就会引起感冒。另外，长期穿着过多还会降低宝宝的耐寒能力。尤其是夏天穿着过多更为有害，由于炎热，宝宝的抵抗力会大大减弱，再加上出汗，宝宝极易中暑和拉肚子。所以，父母要正确把握宝宝的穿衣尺度。

● 冬季穿衣原则

冬日，很多父母将宝宝包得密不透风，其实这是很不恰当的做法，不仅会影响宝宝的活动量，甚至还可能会造成宝宝的皮肤病变。特别是宝宝一旦活动便会出汗不止，这样会使皮肤血管扩张，皮肤血液流量增加，因此散热量加大。表现为宝宝出很多的汗，衣服被汗液湿透，反而容易着凉，并且也降低了身体对外界气温变化的适应能力而使抗病能力下降。其实，宝宝并不像父母想象的那么脆弱，所以宝宝所穿的衣服，只要依照"天冷，比大人多1件"这个原则即可。

帽子：宝宝戴上帽子可以维持体温恒定，因为宝宝体内25%的热量是由头部散发的。帽子的厚度要随气温降低而加厚，但不要给宝宝选用有毛边的帽子，因为它会刺激宝宝的皮肤。此外，患有奶癣的宝宝不要戴毛绒帽子，以免引起皮炎，最好戴软布做成的帽子。

口罩和围巾：不要经常给宝宝戴口罩或围巾，经常戴口罩或围巾会降低宝宝上呼吸道对冷空气的适应性，缺乏对伤风、支气管炎等病的抵抗能力。而且，围巾多是羊毛或其他纤维制品，如果用它来护口，会使围巾间隙中的病菌或尘埃进入宝宝的上呼吸道；还会把羊毛等纤维吸入体内，可能会使过敏体质的宝宝发生哮喘病，而且还会因为围巾厚，堵住宝宝的口鼻，影响正常的肺部换气。

袜子和鞋子：宝宝的袜子应选用纯羊毛或纯棉质地。平时要保持宝宝的袜子干爽，袜子潮湿时就会使宝宝的脚底发凉，引起呼吸道抵抗力下降而易患上感冒。

鞋子最好稍稍宽松一些，质地为全棉，穿起来很柔软，这样，鞋子里就会储留较多的静止空气而具有良好的保暖性。

毛衣：毛衣要选购儿童专用毛线，市场上有专为宝宝生产的毛线，它所含的羊毛与普通毛线中的羊毛不一样，非常细小，并且很柔软，保暖性又好，十分适合宝宝穿用。

● 夏季穿衣原则

夏季，伴随着气温的逐日升高，宝宝身上的衣服也在逐件减少。很多父母认为让宝宝穿得越少就越好，而老人们则是怕宝宝着凉，依旧将宝宝裹得严严实实的，其实这两种做法都不恰当。

宝宝穿衣的总体原则是根据环境气候的改变，做到及时加减和局部加减。夏季除了早晚温差大以外，室内外也有一定的温差，这时细心的父母就需要根据温度的变化及时为宝宝添加或减少衣服。比如在炎热的户外，宝宝穿着过多会大量出汗，汗水挥发不及时容易引发痱子等皮肤病，这时，不要因为宝宝年纪还小，抵抗力弱，就舍不得给宝宝减衣服。由于夏季早晚一般比较凉爽，宝宝皮肤对温差变化的适应能力较弱，所以早晚外出时要记得替宝宝披上一件薄外套，以免宝宝着凉。

SHIGEYUEBAOBAO
10个月宝宝

宝宝一旦掌握一项新技能，就会不断地想使用这项技能。例如抓捏东西，宝宝会伸手抓取任何他能够碰到的东西，父母要感叹怎么没有人卖宝宝手铐了。例如爬行，宝宝乐此不疲地探索新世界；爬行让宝宝有了一条新的社交途径，现在他已经不必等着你而是可以主动爬去找你了。

❋ 体格发育监测标准

男宝宝

身高：约为68.4~79.2厘米，平均为73.8厘米。

体重：约为7.4~11.5千克，平均为9.4千克。

头围：约为43.1~48.3厘米，平均为45.7厘米。

胸围：约为41.6~49.6厘米，平均为45.6厘米。

女宝宝

身高：约为67.1~77.6厘米，平均为72.3厘米。

体重：约为6.9~10.7千克，平均为8.8千克。

头围：约为42.1~46.9厘米，平均为44.5厘米。

胸围：约为40.4~48.4厘米，平均为44.4厘米。

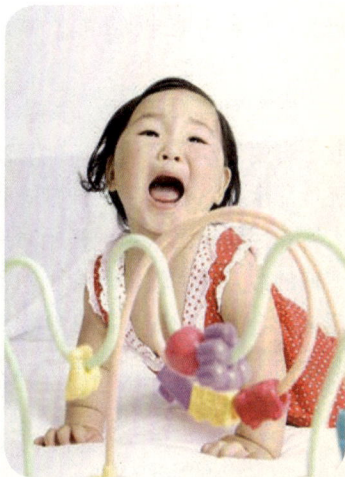

❋ 身体智能发育状况

感觉发育

宝宝的声音定位能力已发育很好，有清楚的定位运动，能主动向声源方向转头，也就是有了辨别声音方向的能力。大人手拿着风铃分别向不同方向摇晃，宝宝也会随风铃位置的变化而变动。而且，还能够对细小的声音作出反应。10个月的宝宝已经有较好的手眼配合完成活动了，懂得常见人及物的名称，会用眼注视所说的人或物。能准确地观察大人们的行为。

运动能力

10个月的宝宝的身体动作变得越来越敏捷，能很快地将身体转向有声音的地方，并可以爬着走。这个阶段的宝宝能够独自站起来，靠着学步车慢慢地走几步，一只手可以拿两块小积木，手指的灵活性增强，两只手也学会了分工合作。宝宝可以拉着栏杆从卧位或者坐位站起来，双手拉着妈妈或者扶着东西蹒跚挪步。有的在这段时间已经学会一手扶物蹲下捡东西。坐着会向前、向后、向左右蹭着移动，宝宝爬得也很好了。手的精细动作有了很大进步，能自由地伸张五指。拿东西更准确了。

宝宝的身体及手、手臂、手指、下肢、脚的活动变得协调。他喜欢扔东西。还能配合穿衣时伸手，穿鞋袜时伸脚。宝宝喜欢用粉笔画线条，开始时只会画曲曲弯弯的线，然后慢慢地会画圆和直线，再后来就会表达出嘴、眼睛等物。随着宝宝表达内容的增加，他的手指会更加灵活，大脑也会更聪明。

认知能力

此时的宝宝好奇心增强，看见大人做事，他也想跟着做。而且，宝宝的记忆力大大增强，能记得一分钟前被藏到箱子里的玩具。宝宝喜欢东瞧瞧西看看，这是他在探索周围的环境。对于他的玩具，宝宝已经会学着估计玩具的高度、距离，会去比较两个物品的不同。宝宝能认识自己的玩具、衣物，还能指出鼻子、眼睛、口、头等自己身上的器官。当有其他小孩在旁边想分享他的玩具时，宝宝会显出对玩具明显的占有欲。他开始观察物体的属性，得到关于形状、构造和大小的概念。甚至开始理解某些东西可以食用，而其他的东西则不能。此时的宝宝生活已经很有规律了，心里也有一个小算盘。宝宝觉察到妈妈和他是两个分离的个体，能在镜子里分辨出妈妈和自己的不同影像。宝宝的心情开始受妈妈的情绪影响。在玩游戏时，他们认识到自己的力量，这是其自我意识的最初表现，在宝宝的发展过程中具有重要作用。

情绪情感

10个月的宝宝喜欢和其他小朋友玩耍，喜欢亲近小朋友。对自己的玩具表现出很强的占有欲。随着时间的推移，孩子的自我概念变得更加成熟。他见陌生人时比以前更加自信，但是随着记忆力和认知力的发展，有的宝宝在生人面前仍然会怕羞。他会以自己的方式表达需求，同时想跟着妈妈的意念更加强烈。当看不到妈妈时，宝宝就会大哭。当家长对他说"不"时，即使他可以理解词汇意思，但他也可能根据自己的意愿行事。这时期的宝宝喜欢拉住妈妈的衣服以引起她的注意。

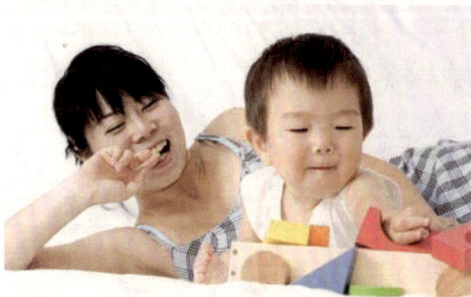

✳ 宝宝饮食喂养方案

10个月婴儿的喂养重点

● 可以断母乳了

这个月的孩子已经长出了不少牙齿，大部分孩子吃食物时的吐舌反射和干呕反应已经减轻或彻底消失了，因此这个阶段的婴儿几乎都能吃辅食，且开始喜欢吃辅食，能很容易地吞咽食物。并且经过适当的训练，孩子吃饭的技巧也日益提高了，到这个月结束的时候，许多孩子都可以自己用勺子进食了。所以这个月父母的一大任务就是训练孩子的进食能力，孩子进食能力的提高就意味着孩子可以不再依靠半流质食物和非常柔软的食物了。这样一来，孩子的断乳工作就能顺利进行，也能够为下个阶段孩子的完全断乳做好准备。

● 尽量给孩子创造练习咀嚼的机会

练习咀嚼有利于孩子胃肠功能发育，有助于出牙，还有利于头面部骨骼、肌肉的发育。因此，父母要耐心教孩子正确的咀嚼方式。父母们可以坐在孩子对面，首先吸引孩子的注意力，然后慢慢进行咀嚼，示范给孩子看。

父母在喂食后可增加一些点心，比如在早午饭中间增加饼干、烤馒头片等固体食物，或一些酥软的手指状食物，让孩子磨牙，以锻炼咀嚼和抓握感。

● 注意营养均衡

营养均衡对于孩子的成长发育来说是非常重要的，当主要营养来源逐渐从母乳转移至食物后更要注意，每一餐都需供应主食、蛋白质和蔬菜。蔬菜的品种应该多样化一些，并注意蛋白质、淀粉、维生素、油脂等营养物间的均衡。

父母平时要尽量让婴儿接触多种口味的食物，这样婴儿日后才更愿意接受新的食物，不至于造成营养失衡。

10个月婴儿的辅食添加要点

● 时常更新孩子的食谱

现阶段孩子的食谱可包括乳制品、谷类、各种蔬果、肉类等。妈妈最好能够做到经常翻新和轮换孩子的每日菜谱，避免餐餐相同。特别要提醒各位妈妈的是，要注意荤素搭配，这样孩子才能更全面地吸收营养。

● 适当增加辅食的硬度

通常状况下，孩子要到18～24个月时嚼东西才会用磨牙。在现阶段，孩子们还是在使用牙龈"咀嚼"食物，但是这种"咀嚼"的效果却很不错。对于此时的孩子来说，会觉得啃稍硬一些的食物很放松。所以父母可适当喂孩子一些硬度较大的食物，例如烤馒头片、饼干、脆面包片、去皮的苹果片，稍微煮过的胡萝卜条等，从而锻炼孩子的咀嚼能力，促进其牙齿生长。但父母要注意，要喂那些用牙龈咀嚼后一定能融化的食物，不然食物的残渣会留在孩子的口腔中，容易滋生细菌或对孩子牙龈造成伤害。

各类食物硬度的大小

米粥类：稀粥＜稠粥＜软饭

面食类：烂面＜挂面＜面包、馒头

肉类：肉末＜碎肉

蔬菜类：菜泥＜碎菜

● 让辅食更吸引孩子

妈妈可以在食物的外形，烹调技术及方法上下一些工夫，这样会使食物更加吸引孩子，对孩子饮食习惯的养成及促进孩子食欲能起到一定帮助作用。

本月可添加的辅食种类

奶制品：主要为配方奶，从满足孩子的营养需求角度看，一般来说，配方奶添加了各种强化营养素，是母乳的最佳替代品。

主食类：主要是淀粉及糊类食品，本阶段仍然以米粉、麦粉、米糊、粥、面食等为主，提供能量并锻炼孩子的吞咽能力。粥一般加肉、蛋、蔬菜等熬制；面食除面条外，面包、小块的馒头仍然是锻炼婴儿咀嚼能力的良好方法。

肉蛋鱼类：鸡肉、猪肉、牛肉、鱼、虾、肝、血等用得多，蛋类除鸡蛋外还可增加其他蛋类的使用频率，比如鸭蛋、鹌鹑蛋等，但是量不必增多，一天最多1个。

蔬果和豆制品：本阶段仍然要谨慎避免葱、蒜、姜、香菜、洋葱等味道刺激的蔬菜，豆制品中可以选择豆腐和豆干。

汤汁类：可以继续制作各种果汁和菜汁，一些菜汤、鱼汤、肉汤也可喂给孩子，高汤可代替白开水来制作辅食了。

磨牙食物：可以给孩子买磨牙饼干，也可以自己在家里烤一些馒头片、面包干。

鱼松和肉松：市售的鱼松和肉松其实不太适合孩子吃，但可以偶尔作为调料使用。妈妈们可以自己在家里制作一款符合孩子胃口的鱼松或肉松。

10个月婴儿的常见喂养难题

● 孩子现在可以完全断乳吗

一般来说，大部分的孩子在这个阶段都可以完全断乳了，即使不能完全断乳也做好了断乳的准备。

此时母乳已经远远不能满足孩子所需的营养成分，且母乳的分泌量一般在6个月后就开始减少，孩子在出生后8～12个月断乳是最合适的时间，最迟也尽量不要超过12个月。

● 能喂孩子吃汤泡饭吗

汤里一般仅有少量的维生素、矿物质、脂肪或蛋白质分解后的氨基酸，而大量的蛋白质、维生素和矿物质仍然留在食材中，汤并不会更具营养，只是增加滋味而已，所以汤是不能使孩子的各种营养得到满足的。

饭用汤泡过后体积会增加，容易有饱肚的感觉，导致摄入量相应减少，长期吃汤泡饭就等于让孩子一直处于半饥饿状态，影响生长发育。

以汤泡饭，容易使婴儿囫囵吞入食物，不利于孩子味觉的完善，且大量汤液进入胃部，会稀释胃酸，影响消化吸收，即使孩子感觉吃饱了，营养却并没有被吸收多少，时间久了还会导致孩子食欲减退。

综上所述，给孩子吃汤泡饭不是一种良好的饮食习惯，父母最好不要这样做。

● 孩子不爱吃蔬菜

造成孩子不爱吃蔬菜的原因大致有两方面：一是孩子自己的好恶以及个性所致，二是父母潜移默化引导而致。不管是哪一种，父母都不应该放弃让孩子尝试着吃蔬菜，一定要鼓励孩子，哪怕吃得少一些。平日里，父母一定要注意搭配均衡，不要将自己的好恶加给孩子，要让孩子尽量多尝试各种食物。

若是发现孩子一直吃蔬菜比较少，可以多给孩子吃些水果补充维生素，但一定不能就此放弃蔬菜。一般来说，大部分的孩子最终都能够吃炒菜或炖菜。如果孩子仍然拒绝炒菜、炖菜，可将蔬菜与其他孩子喜欢的食物搭配，如包在馄饨、饺子、丸子中等，但一定不要给孩子吃蔬菜罐头。

● 孩子偏食怎么办

首先父母要以身作则，即使本身不能做到不偏食，也绝对不要让自己的饮食习惯和对食物的好恶影响到孩子，因为孩子的健康成长需要吸收各种各样的营养。

如果孩子已经有了偏食的现象，父母平时要多花些心思在食物的搭配和烹调技巧上，尝试着喂给孩子多种多样的食物，将食物做得更漂亮一些，或者将味道做得更香一些，总之就是要吸引孩子的注意力，让孩子对食物感兴趣。

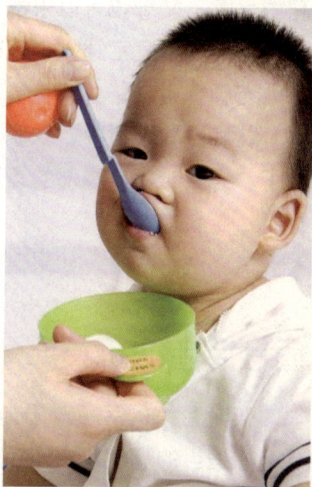

❋ 宝宝日常护理教养

不会爬怎么办

10个月的宝宝大多数已经爬得相当熟练了，而且爬行时四肢能伸直。稍微前撑即可站立，也可以手掌支地撑起身体，独立站起来。但也有一些宝宝根本不会爬，这可能与父母平时缺乏训练意识有关。其实，在宝宝独立行走之前，爬不仅对骨骼、关节、肌肉和内脏各器官的发育有利，而且还能促进脑、眼、手、脚的神经协调，加强运动功能、视觉功能和听觉功能的发育。对于不会爬的宝宝，父母可以按照下面三步来做。

第一步：帮助宝宝练习翻身。

第二步：练习用双手支撑身体、向后退着爬。

第三步：练习手脚并用向前爬行。

用脚尖走路

许多宝宝在这个月便开始学走路了，并可摇摇晃晃地迈步，但有的宝宝却以脚尖走路，父母很担心宝宝脚部的骨骼发育是否有异常。其实，这种现象不足为奇。大多数的宝宝在初学走路时都是以这种步态开步的，待他慢慢长大，就会恢复正常。对于用脚尖走路的宝宝，父母也可以采取一些方法矫正。

一定要给宝宝穿大小、软硬合适的鞋，或者索性让他光脚练习走路。

鞋底要软硬适中，软底鞋现在已经完全不适合宝宝了，但完全包裹脚部的运动鞋也不适合学步的宝宝穿。

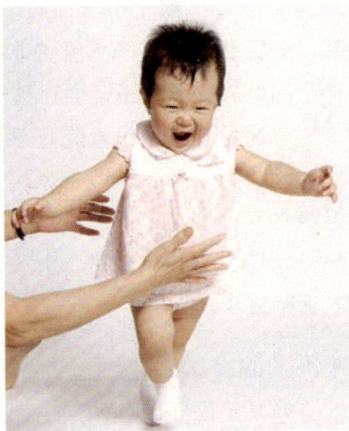

需要注意的是：如果连续几个月，宝宝一直用脚尖走路，就应去医院就诊。

适合宝宝的玩具

10个月大的宝宝对于先前给他买的很多玩具，现在都已经玩够了。此时，父母需要选择适当的玩具刺激宝宝智力的发育。

● 布娃娃

布娃娃具有妈妈般的温柔，是宝宝心灵的慰藉，有了它宝宝就安心多了。此时的宝宝特别喜欢拥抱布娃娃、毛毯或大毛巾。这种柔软的触感是其他东西难以替代的。甚至连出门、睡觉都要抱着，悲哀、寂寞、生气时，把它贴在脸上或闻它的味道还能使宝宝的情绪稳定。如果父母漠视宝宝的这种慰藉要求，从他的手中夺走布娃娃，可能会使宝宝养成咬指甲或玩性器官的不良习惯，同时宝宝还会变得很缠人。

● 拉绳玩具

拉绳玩具是指一端系着绳子的玩具，嘎嘎鸭、拖拉小火车等都是宝宝喜欢的适龄玩具，家庭可以自制一些。一开始，可由妈妈在前面慢慢拉，诱导宝宝爬过来追玩具。妈妈千万别拉得太快，宝宝老是抓不到会失去游戏的兴趣。以后，可以让宝宝握住绳子向前爬行，当他爬了几步回头看见玩具也紧跟着他时，会兴奋不已。

以后，当他学习走路时，有玩具热热闹闹地跟着他，宝宝会走得更起劲。这类玩具的作用是培养宝宝的爬行能力，更重要的是让宝宝享受游戏的乐趣。

● 小喇叭

这个时期，大多数宝宝已经开口学说话了，父母应该进一步训练宝宝的说话能力。由于口腔多做吹气的动作可增进说话的能力，因此父母可以让宝宝练习吹小喇叭。

当宝宝第一次拿到小喇叭时，不知道如何去吹，妈妈可对着宝宝的脸轻轻地吹气，再吹喇叭给宝宝看，然后让宝宝自己拿着小喇叭进行模仿。

宝宝的玩具应少而精

给宝宝买玩具不要买得过早，玩具要买得少而精，给宝宝玩玩具时，不要给他拿太多，只需选择一件比较适合他玩的即可。给宝宝的选择太多，他会无所适从，毕竟宝宝还小，不知道哪一样玩具最适合自己。

逗宝宝开心要适度

很多父母都喜欢逗弄宝宝，但过分地逗宝宝，轻者会影响宝宝的饮食、睡眠，重者会伤及宝宝的身体，甚至危及生命。所以，逗宝宝开心要适度，需要把握好时机、强度与方法。

进食时不宜逗乐：宝宝的咀嚼与吞咽功能尚未完善，如果在他进食时与其逗乐，不仅会影响宝宝良好饮食习惯的形成，还可能将食物吸入气管，引起窒息甚至发生意外。如果在宝宝吃奶时逗弄他，宝宝可能会把奶水吸入气管，还会发生吸入性肺炎。

临睡前不要逗乐：睡眠是大脑皮层抑制的过程，宝宝的神经系统尚未发育成熟，兴奋后往往不容易抑制。如果宝宝临睡前过度兴奋，会迟迟不肯睡觉，即使睡觉，也会睡不安稳，甚至出现夜惊。

不要高抛宝宝：有些父母为了让宝宝高兴，就用手托住宝宝的身体往上抛，在其下落时用双手接住。殊不知，宝宝自上落下，跌落的力量非常大，不仅有可能损伤父母，而且父母手指也有可能戳伤宝宝，如果被戳到要害部位，还会引起内伤。更危险的是，一旦未能准确接住宝宝，后果不堪设想。

不要转圈子：有些大人喜欢用双手抓住宝宝的两只手腕，提起后飞快转圈。这种逗乐会使宝宝转得头晕眼花，有时大人自己突然站立不稳，甚至和宝宝一起跌伤，同时容易使宝宝的手腕关节脱位。

|第六讲|

SHIYIGEYUEBAOBAO

11个月宝宝

11个月可以说是一个阶段性时期，宝宝之间的个体差异也十分显著。宝宝非常好动，努力在蹒跚学步，而且手的动作更加灵活了，除了喜好模仿外，也更渴望与人交流、玩耍。由于活动范围的扩大，宝宝可能会做出一些意想不到的动作，家长要时刻注意宝宝的安全，避免发生意外。

✿ 体格发育监测标准

男宝宝

身高：约为70.9～82.1厘米，平均为76.5厘米。

体重：约为7.8～12.0千克，平均为9.9千克。

头围：约为43.7～48.9厘米，平均为46.3厘米。

胸围：约为42.2～50.2厘米，平均为46.2厘米。

女宝宝

身高：约为69.7～80.5厘米，平均为75.1厘米。

体重：约为7.2～11.3千克，平均为9.2千克。

头围：约为42.6～47.8厘米，平均为45.2厘米。

胸围：约为41.1～49.1厘米，平均为45.1厘米。

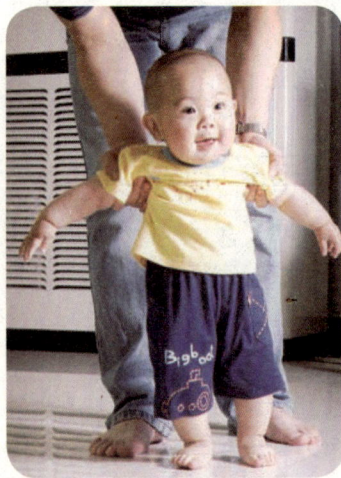

✿ 身体智能发育状况

感觉发育

这一时期宝宝的感觉发育状况比之前更好了。在视觉方面，宝宝喜欢看图片和周围的事物。对出现在身边的事物很感兴趣，好奇心增强，喜欢把房里每个角落都了解清楚，都要用手摸一摸。他喜欢把家里的抽屉打开，把每件东西都拿出来看看、玩玩。当他看见箱子就会钻进去，还喜欢把塑料袋套在自己头上，常常因为拿不下来而发急。

运动能力

宝宝可以在大人用一只手牵着的情况下走路，走起路来摇摇晃晃，还没有什么平衡感。而且，宝宝还会试着在大人的帮助下逐步爬楼梯，但还不会左右脚交替迈步。他愿意蹲着玩儿，可以将蹲姿和站姿互换，但是有时还不稳。扶着东西，宝宝能够稳稳当当地站立、走动，喜欢到处翻看。发育快的宝宝，能什么也不扶地独自站立十几分钟，也有少数宝宝，到了这个月龄仍然不会站立，但其他方面发育都正常。这时候的宝宝喜欢推着小车走，喜欢敲打东西。11个月的宝宝最喜欢小玩意儿，会把东西装入容器内，再将其取出来。对盒子、瓶子的盖子感兴趣，并试图打开它。宝宝的手更加灵活，有的宝宝能把较轻的门推开和关上，也能拉开抽屉。听过用书讲故事的宝宝，懂得将书打开再合上。他喜欢用摇、打击、扔探索周围物体。宝宝的精细动作能力已经很强了，他喜欢拿着笔在纸上乱画，并且在这过程中非常兴奋。

认知能力

宝宝这时的认知能力也发展较快。他乐意模仿大人面部表情和熟悉的说话声，自言自语地说一些别人听不懂的话，但是能表达自己的情感。宝宝可以意识到他的行为使妈妈高兴或不安，因此他会想办法让妈妈开心起来。有时，他会独立的像个"小大人"，而有时又表现得孩子气。宝宝开始会进行有意识的活动，将事物之间建立联系的能力继续增强。而且，宝宝会选择喜欢的玩具，逐步建立了时间、空间、因果关系，有初步的自我意识。此外，宝宝还会听名称指物，当被问到熟悉的东西时，他会用手指去指。

语言能力

11个月的宝宝，说话处于萌芽阶段，但被动语言却有了较快发展。这时期的宝宝能听懂很多大人说的话，对成人的语言由音调的反应发展为能听懂语言的词义。而且，宝宝也能看清家长的口形。他们好奇心极强，喜欢模仿大人的行动，而且熟练后能够恰当地使用。宝宝在听到一段音乐后，会模仿其中一部分，还可以模仿动物的叫声。他喜欢用语言和动作与熟悉的人进行交流。宝宝开口说话时，会说个不停，回答问题时尝试用语言回答，若是遇到他不会说的，会用动作来回答问题，把身体动作掺杂到语言中。宝宝开始区分不同词的意思，也开始学习造句。

情绪情感

这个时期的宝宝自我意识更强烈。自己讨厌的事情坚决不干。当遇到困难时，仍然以发脾气、哭闹的形式发泄自己的不满和痛苦。此时的宝宝已经能执行大人提出的简单要求。会用面部表情、简单的语言和动作与成人交往。宝宝能够明显地表现出自己的好恶，当看到妈妈走过来时，会很高兴地又叫又拍手。但是，当宝宝看到他惧怕的和不喜欢的人，就会哇哇大哭，碰都不让碰。此外，宝宝还表现出对同龄宝宝或者比他自己稍大一点儿宝宝的关注。

❋ 宝宝饮食喂养方案

11个月婴儿的喂养重点

● 不再以乳类食品为主食

这个月的孩子活动量增大，肠胃消化能力大大提高，乳牙也萌出几颗，咀嚼能力增强，已经可以咀嚼成形的固体食物，可以开始吃断乳后的食品了。但父母需要注意的是，不以乳类食品为主并不意味着完全停掉母乳或配方奶，因为孩子在生长发育过程中无论如何都是离不开蛋白质的。虽然这一时期孩子的饮食安排中包含动物性食品，能提供一些蛋白质，但量不足，因此必须要靠母乳或配方奶来补足。

● 让孩子养成吃早餐的习惯

早晨起床后，除奶外，可逐渐添加一些面包或其他谷类食物，让孩子慢慢养成吃早餐的习惯。这对调整孩子肠胃的适应能力，逐渐形成规律的一日三餐，乃至成功断奶有非常积极的意义。

● 防止孩子肥胖

由于孩子能吃的东西多了起来，有些食量大的孩子不但能吃奶，还能大口大口地吃很多辅食。孩子能吃是好事，但父母不能一味这样喂下去，一旦胃被撑大，再想变小就比较困难了，很容易导致孩子出现肥胖。所以，对于特别能吃的孩子，父母要随时监测他的体重增长情况，如果每天增长超过30克，就要想办法控制食量了。主要从饮食结构上调整，少给孩子吃主食，多吃蔬菜水果，多喝水。

蛋白质是孩子生长发育必不可缺的，所以要保证肉、蛋、奶的摄入，在保证营养均衡的前提下控制总热量的摄入。

而对于那些吃饭很费劲，体重增长缓慢（平均每天增加5克以下）的孩子，父母最好带他看医生，看看孩子是不是消化系统方面出了问题，或者是缺乏某类营养素。

● 不同饮食喜好孩子的喂养方法

爱喝牛奶的孩子

如果孩子爱喝牛奶，可以每天喂三次，每次200毫升左右。在两次牛奶之间适量喂些辅食，如面包、饼干、鸡蛋、米饭、粥、面条、肉、蔬菜、水果等。

不爱喝牛奶的孩子

孩子不爱喝牛奶的话，父母也不要强求，每天喂一两次牛奶，孩子能吃多少算多少。牛奶吃得少了，辅食量就要相应增加，质也要高一些，米、面、蔬菜、水果都要有，还要注意加大肉、蛋、鱼虾的比例，保证孩子摄入足够的蛋白质。

11个月的婴儿进入最佳断奶月龄

我们所说的断奶意思是不再给孩子喂母乳，因为孩子生长发育迅速，营养需求量明显增大，而10个月之后的母乳，量变少，所含的各种营养成分也下降了，无论从量还是质上，都已经无法满足孩子生长发育的需要。如果不及时断掉母乳，孩子会因营养不足而变得消瘦、多病，甚至出现营养不良性贫血。

其实，我们从4个月开始提倡给孩子添加辅食，已经是在为断奶做准备了。经过几个月的训练，孩子的咀嚼能力大大提高，对各种食物的味道也熟悉了，已经具备了完全断掉母乳的条件。

● 春天和秋天是最佳断奶季节

在断奶的时间上，最好选择春天或秋天，这两个时间段气候比较适宜，春末比较温暖，秋天比较凉爽，生活方式和习惯的改变对孩子的健康不会产生太大冲击。如果是在夏天，天气比较热，孩子本来就比较烦躁，胃口也不好，消化功能差，容易引发消化道疾病。冬天天气寒冷，断奶会让孩子睡眠不安，加上饮食受到影响，抵抗力会变差，容易引起上呼吸道感染。

● 从未添加过辅食或孩子生病时不宜断奶

如果在此之前父母从未给宝宝添加过辅食，那么孩子对乳汁以外的食品是没有消化能力的，如果突然断奶会引起孩子消化系统功能紊乱、营养不良，影响孩子生长发育。

这种情况下要及时添加辅食，等孩子适应一段时间之后再断奶。

孩子生病期间，身体状况和情绪都不稳定，这时候给孩子断奶可能会使病情加重或造成营养不良，应适当将断奶时间推迟。

● 断奶方法要科学

对孩子来说，母乳不仅仅是食物，更是一种精神依赖。因此，妈妈不要生硬、仓促地给孩子断奶，如让孩子突然和妈妈分开；而往乳头上抹辣椒水、红药水的方法更不可取，不但效果不好，还有

可能对孩子幼小的心灵造成伤害。

延长哺乳间隔时间：如果以前孩子是2个小时吃一次奶，现在妈妈可以隔3～4个小时喂他一次，同时加大辅食量。

把辅食做得好看、好吃：丰富辅食的种类，从形态、味道上将辅食做得多样化，这也能在一定程度上降低孩子对母乳的兴趣。

转移注意力：到了孩子平时吃奶时间时，父母可以找一些有趣的小游戏跟孩子玩，或者由爸爸或其他亲人带孩子出去玩，让孩子的注意力被其他事物吸引，暂时忘掉母乳。

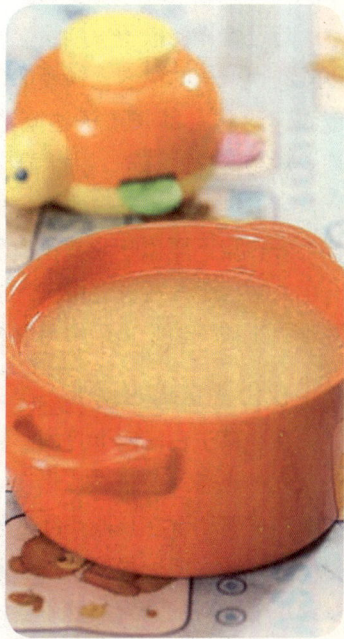

11个月婴儿的常见喂养难题

● 吃惯了母乳不接受奶瓶

纯母乳喂养的孩子比较不容易接受奶瓶，可能是因为孩子不会用奶瓶吃奶，也可能是孩子不喜欢橡胶奶头和配方奶粉的味道。但想要断掉母乳，换用奶瓶吃奶是一定要做的事情。

如果孩子不喜欢橡胶奶头的味道，可以换用其他材质的奶头；如果是不喜欢用奶瓶，妈妈可以先把母乳挤到奶瓶里让孩子吃，孩子觉得奶瓶里的奶和妈妈的奶是一样的，可能就会接受用奶瓶吃奶，然后再慢慢换成配方奶；孩子不会使用奶瓶的话可以选择开口大一点的奶头，让孩子吮吸起来不费力，慢慢就会用了。如果实在不会用，那就只能用小勺一勺一勺喂了，不过大人就要辛苦一些了。

● 边吃边玩，不好好吃饭

想让这样的孩子一口气吃完饭是比较困难的，但一味纵容，顿顿都追着喂更不应该，这样会助长孩子边吃边玩的坏习惯。对待这样的孩子，大人要适当给予制止，可以绷着脸用严肃的表情告诉孩子这样不好，但不要恐吓或责备孩子，更不要一个人喂一个人在旁边用玩具逗着，这样更难纠正孩子边吃边玩的习惯。

● 半夜仍要吃奶的孩子

有些孩子在三四个月的时候就停掉了夜奶，但也有的孩子一直将夜间醒来吃奶的习惯保留到现在。能帮助孩子断掉夜奶当然是好的，但如果孩子半夜不起来吃奶就睡不着觉，那大人也就不要拧着劲非不让孩子吃。要知道，晚上让孩子睡好才是最重要的。如果孩子夜间吃奶后能够很快再次入睡，那妈妈就辛苦一点，让孩子再多吃一段时间夜奶也未尝不可。

● 孩子不爱喝水

如果孩子拒绝喝水，一定不要强迫他，对水产生反感的话，以后就更难喂了。可以采用一些技巧和方法：

游戏法：给孩子喝水时自己也拿一杯水，和孩子"干杯"，多数孩子都喜欢这样玩。

榜样法：榜样的力量是无穷的，在家庭中，父母就是孩子的榜样。爸爸妈妈可以在喝水的时候故意到孩子面前，并做出夸张的动作，告诉孩子水有多好喝，孩子可能就会效仿大人的做法。

投其所好：用孩子喜欢的颜色图案的杯子或瓶子装水，对喜欢的东西，孩子一般是不会拒绝的。

● 孩子喜欢用手抓饭吃

抓饭是许多孩子在学习自己进食的过程中都会经历的，自己抓着吃就吃得很

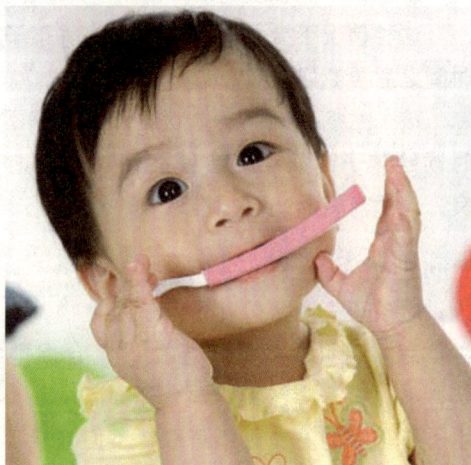

香，大人喂就不愿意吃。这是正常的，孩子都喜欢这样玩，当孩子大一些，手指肌肉发育到一定程度，能够很好地用筷子和勺子的时候，自然就不会再用手抓饭吃了。

✳ 宝宝日常护理教养

正确面对宝宝对性器官的兴趣

一般情况下，男宝宝到10个月以后，就开始有意识无意识地触摸自己的生殖器。父母刚把他的手拿开，那边他的手就又不自觉地伸了过去。一旦发现宝宝有这样的行为，父母应采取合适的方式，防止宝宝对性器官产生兴趣。

● 帮助宝宝改正不良习惯的方法

分散注意力：可给宝宝一个好玩的玩具(那种能够吱吱作响的玩具是首选)来分散他的注意力，或者和他玩手指游戏，让他搭积木，玩球类游戏等都是不错的选择。

经常检查：经常检查宝宝的生殖器是否卫生，有没有异样。

防止宝宝对性产生神秘感：要防止宝宝产生性神秘感，不要刻意阻止宝宝去看同性或异性的裸体，也不要阻止宝宝和异性小朋友玩耍，而要坦然地以宝宝能理解的方式消除他对性的神秘感。

/ 幼儿的性心理影响终身 /

当宝宝出现玩弄性器官以满足求知欲时，父母怒气冲天地制止说："脏死了！"这对宝宝早期形成健康的性心理有很大的危害。这无疑会使宝宝从小形成外部性器官是脏的、性活动是丑恶的等概念。扭曲的性心理、性压抑、性恐惧一旦形成，对宝宝的一生都可能造成不良影响。

如何缓解婴儿长牙期的不适

● 孩子长牙期的不适症状

1.牙龈红肿，有硬块凸起，牙齿萌出时对牙龈神经的刺激引起发痒，孩子口水多，喜欢吃手、咬东西。

2.因为牙龈不舒服，孩子会出现啼哭、烦躁不安等症状。

3.轻微发烧，这是牙齿穿出口腔黏膜过程中所引起的正常发炎反应。只要体温不超过38℃，且精神好、食欲旺盛，就无须特殊处理。

● 缓解孩子长牙期不适的方法

按摩：将手洗干净，用手指轻轻按摩孩子的牙龈。

冷敷：用干净的纱布蘸点凉水擦拭孩子的牙龈，如果是夏天，可以用棉纱布包一小块冰块给宝宝冷敷一下，能够暂时缓解长牙带来的不适。

使用磨牙棒：买一些牙胶或磨牙棒之类的产品让孩子咬，一来可以缓解不适，二来还能锻炼孩子的咀嚼能力。

● 预防孩子牙齿排列不齐

牙齿排列不整齐除了一部分先天遗传因素外，颌骨发育不良也是一个重要原因。现在人们的饮食普遍过分精细，使得颌骨缺乏应有的刺激和锻炼，容易导致颌骨发育不良，进而形成牙齿排列不齐。预防牙齿排列不整齐，很重要的一点是要促进孩子的颌骨发育。除了给孩子及时、科学地添加辅食外，在孩子乳磨牙萌出后，适当给他吃一些粗硬的食物，如面包干；到了换牙期给孩子吃些甘蔗、五香豆等。吃的时候父母要注意指导孩子用两侧磨牙一起咀嚼，否则会因偏侧咀嚼导致面部发育不对称。

如何引导婴儿配合大人穿衣服

这么大的孩子还没有主动穿衣服的意识，肢体的协调性也比较差，有的孩子觉得穿衣服的过程很不舒服，产生抗拒情绪，又是哭闹又是打挺，父母给他穿脱衣服就比较费劲了。这时父母重点要教孩子学会配合。

● 用衣服本身吸引孩子

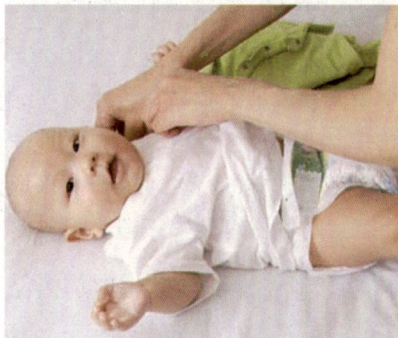

在给孩子穿衣服时动作一定要轻柔，同时要多跟孩子说话，告诉孩子衣服的颜色、各部位的名称，有什么样的作用，应该穿在哪里、怎么穿等等，以此来引起孩子的兴趣，同时还能加强孩子对语言的理解能力。

● 把穿衣服当成游戏

把穿衣服变成一项游戏，比如在给孩子穿裤子时，可以自己编一些儿歌，一边抓住孩子的小脚丫往裤腿里塞，一边说："小鸭小鸭钻山洞，钻到一半不见了，妈妈到处找小鸭"，然后问孩子："宝宝的脚丫哪里去了呢？怎么不见了？你自己找找看。"这时候孩子的注意力就会集中在裤腿上，然后趁机将孩子的脚丫从裤腿里拽出来，惊喜地跟孩子说："原来小鸭在这儿呢！"孩子认识到穿衣服是这么有意思的一件事，以后也就乐意配合了。

让袖子不往衣服里跑的方法

冬天孩子衣服穿的多，穿衣服时里层衣服的袖子总是往上跑，每次都要费半天劲把袖子拉出来，既麻烦又浪费时间。要解决这个问题，用一个塑料袋就可以。将塑料袋套在孩子手上（塑料袋要套到孩子小臂以上），让孩子攥紧，然后再给孩子穿上外层的衣服。穿好后把塑料袋拉出来就可以了。

● 训练"脱"的动作

对这么大的孩子来说，"脱"是一个很重要的动作。可以在孩子头上戴一顶帽子，并抱着他照镜子，指着帽子说："宝宝戴帽子"，然后示范把帽子摘下来，说："宝宝摘帽子。"重新给孩子戴上帽子，引导他自行拉下帽子。当孩子能主动拉下帽子时，就说明他有了主动参与的意愿，这对引导他配合穿衣服很有好处。

SHIERGEYUEBAOBAO

12个月宝宝

时间过得飞快，转眼之间小宝宝已经来到人世间整整一年了。在这一年里，宝宝在体格和智能发育方面有了飞速发展，不论在生长发育和活动能力，还是在心理发育方面，都出现了一些重要的转折性变化，如从站立到开始独立行走，能说出一个到几个词，开始具有逻辑思维能力，萌发要参与社会交往，与人交往的意愿，这些都标志着孩子开始进入了身心发展的一个重要时期。

❋ 体格发育监测标准

男宝宝

身高：约为70.9～82.1厘米，平均为76.5厘米。

体重：约为7.8～12.0千克，平均为9.9千克。

头围：约为43.7～48.9厘米，平均为46.3厘米。

胸围：约为42.2～50.2厘米，平均为46.2厘米。

女宝宝

身高：约为69.7～80.5厘米，平均为75.1厘米。

体重：约为7.2～11.3千克，平均为9.2千克。

头围：约为42.6～47.8厘米，平均为45.2厘米。

胸围：约为41.1～49.1厘米，平均为45.1厘米。

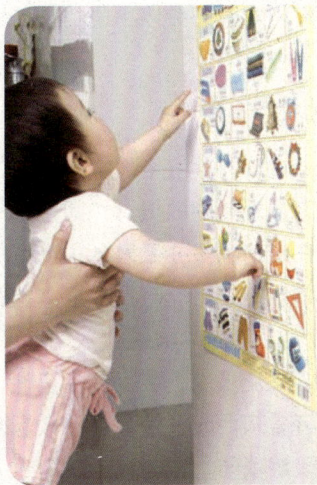

❋ 身体智能发育状况

运动能力

这时的宝宝已经能独立站片刻，不用扶也能走几步，开始喜欢走路，而且还会弯腰、招手、蹲下再起。宝宝在走路时常常把他的小手高高举起，过一段时间小手才会慢慢放下来，最后才能"甩开膀子"行走自如。这是宝宝在依靠小手寻找平衡。还喜欢爬到沙发和椅子上去玩。在学走路的时候，宝宝喜欢把玩具拉过来推过去。宝宝还喜欢到户外活动，观察外边的世界，喜欢模仿大人做一些家务事。如果家长让他帮忙拿一些东西，他会很高兴的尽力去拿，并想得到大人的夸奖。当拿到一本书时，宝宝会几页几页地翻开，听翻书的声音。

12个月的宝宝手指更灵活，能穿珠子、投豆子，用小手来维持身体平衡。他还会用动作来辅助语言，表达自己的意思和情趣。对于很小的物品，宝宝还会把它放在口很小的容器里。在这个时期，宝宝开始偏向使用某只手，而且还喜欢玩自己的手指，用手指指一指或压一压身边的物体。当拿到某种玩具时，边扔边捡也是他的一个爱好。他会从中找到游戏的乐趣。在搭积木时还会以不同的方法进行操作。

认知能力

这一时期宝宝最主要一个的成就是获得客体永久性的概念，即知道一个物体或人在眼前消失并不表示永远消失，物体或人依然存在。此时是宝宝掌握初级数概念的关键期，在妈妈数数时，他也会跟着数。反复多次，宝宝就会记住，在爬楼梯或者看东西时，就会自己数起来。当和大人玩游戏时，他会根据之前大人的位置去寻找。此时的宝宝开始学习颜色了，首先要学的是红色。学会以后，在大人说完"红色"两个字后，他就会指住代表红色的物体。此时的宝宝对各种味道也很熟悉了。当妈妈喂他药时，他会扭头表示不喜欢，并且极力抵抗，当吃到甜的东西时，他就会很喜欢，并期待更多的此类食物。宝宝喜欢看电视，尤其是对幼儿节目特别感兴趣。

语言能力

12个月的宝宝能够对简单的语言要求作出反应，可以说出"爸爸、妈妈、姨、奶、抱"等简单的词。当看到爸爸妈妈时，宝宝能够主动称呼。常常用一两个词表达自己的意思和情绪。他能用目光或手指向成人询问的物品。而且他还喜欢别人和他说话。当听到熟悉的话时，宝宝会模仿并且还会讲几句家长能听懂的话。对妈妈说的话很敏感，也能够明白其中的意思，并且对妈妈的指令做出正确的反应。当别人谈论自己时，他也能够意识到。

情绪情感

12个月的宝宝对小朋友感兴趣，愿意和小朋友接近、游戏。宝宝喜欢玩有视觉刺激的游戏。但是，宝宝注意力不太集中。自我意识增强，开始要自己吃饭，自己喝水。现在的宝宝一般很听话，想讨人喜欢，愿意听大人指令帮你拿东西，以求得赞许，对亲人特别是对妈妈的依恋也增强了。强烈地表达自己的意识和情感也是这个时期的宝宝的表现。不仅是对妈妈，宝宝还会特别喜欢一个玩具，走到哪儿都会带着。这些都是宝宝的心理需要，以此来安定自己的情绪。宝宝害怕的东西增多，例如害怕陌生人、怪模怪样的物体，害怕未曾经历过的情况。此外，他还喜欢和妈妈爸爸玩躲猫猫的游戏，会配合穿脱衣服。宝宝总是精力充沛，喜欢活蹦乱跳。但是，家长要注意的是宝宝也有精神压力。当家长和宝宝说"不"的时候，会无形中给宝宝造成精神压力。他们性格上的差异也开始表现出来。

❋ 宝宝饮食喂养方案

12个月婴儿的饮食要点

● 饭菜由辅食变为主食

随着孩子一天一天长大，奶已经满足不了他的生长发育需求，而是需要由食物来提供营养。这个月孩子的饮食结构要逐步向幼儿期过渡，一日三餐以饭菜为主，中间再加两顿点心。奶还是要喝，但不要放在正餐前后，以免影响进食。所选的食物应该包含更全面的营养，碳水化合物、脂肪和蛋白质是必不可少的，可以通过粮食、肉类、蛋类、鱼类、蔬菜和水果提供。

● 食物硬度比大人的饭菜稍软

这个月大多数婴儿都已经长出了上下中切牙，可以咬得动较硬的食物，但臼齿还没有长出来，不能把食物咀嚼得很细，因此饭菜要做得比大人的相对细软一些，如软饭、细面、饺子、烂菜、碎肉等等。不需要像以前一样把食物制成泥或糊，蔬菜只要切成细丝或薄片再煮烂即可，以便帮助孩子逐渐适应幼儿期的食物形态。

● 每餐食物量稍有增加

以前吃4~5餐的可以适当减少餐数，但每餐的进食量要略为增加，为大人食量的1/3~1/2，约半碗左右。如果以往一直以粥为主食，现在可尝试换成米饭，可在喂粥前先喂2~3匙软米饭，适应后即可完全换成米饭。奶每天喂2次，每次200毫升即可。

● 让孩子上桌同大人一起吃饭

正在断奶期或已经断掉母乳的这段时间，是建立孩子良好进餐规律的好机会，父母要给孩子在饭桌上留一个固定的位置，有规律地进食正餐也会对顺利断奶有帮助。而且经过几个月的辅食添加训练，孩子可以接受的食物品种已经很多了，对于大人吃的食物会有强烈的好奇心。虽然孩子这时候多半会将饭桌搞得比较狼狈，但这是让孩子体验和形成良好进食规律和习惯的一个重要途径。

● 适当加调味品调动孩子食欲

我们提倡婴儿期的饮食以清淡为主，在此之前给孩子做的食物也都是不加任何调味品的。不过适当的味觉刺激能够调动食欲，如果孩子不爱吃饭、食欲差（除疾病方面的原因），父母在给孩子做饭时可以稍微加点盐等调味品，让孩子尝试不一样的味道。

盐：每天不要超过2克，不必每顿都加盐，1~2顿加就可以。

糖：每天最多1/3小勺，只在需要添加一点味道时才使用，糖吃多了也容易影响孩子正餐的食欲，还容易患龋齿。

酱油：酱油里含盐量很高，要注意控制用量，每天1~2滴即可。如果饭菜的味道已经够了，加酱油只是为了让颜色更好看一些，那就不要加。

食用油：最好使用植物油，每天2~3滴。比如给孩子吃面条或馄饨时，在汤里滴一滴芝麻油。

12个月婴儿的常见喂养难题

● 孩子偏食严重

这个阶段的孩子容易对食物表现出明显的好恶，自己喜欢的食物，喂多少吃多少，而对不喜欢的食物，一口也不吃，甚至连看都不看。

对于孩子偏食的毛病，父母要及时纠正，不然孩子越大，纠正起来就会越困难。孩子喜欢的食物，不能见他爱吃就一顿接一顿地做给他吃，而是要隔几顿或几天给他吃一次，期间用其他营养成分相似的食物代替。对于孩子不喜欢吃的，可以通过改变形状、颜色、烹调方式等来引起孩子的兴趣。

● 孩子吃得不少却不长肉

孩子光吃不长肉可能有以下几方面原因：

1. 饮食安排不合理或肠道有寄生虫，影响了孩子身体对营养的吸收。

2. 活动量过大，使身体消耗大量的能量，入不敷出也不容易长肉。

3. 经常睡眠不足，影响生长激素的分泌，导致生长速度下降。

4. 患有某些内分泌疾病，导致孩子身体瘦弱。

父母仔细观察分析一下自己的孩子属于哪种情况，然后再根据原因进行调理。不过因为个体的差异性，有些孩子每个阶段的生长速度是不一样的，可能这个月没怎么长肉，但是下个月又突然长了好多，只要总体平均水平正常就没问题。这种情况下，父母要耐心观察一段时间，说不定过一段时间孩子的体重又上来了。但如果孩子持续是瘦弱的状态，无论如何都无法改善的话，就要去医院看看是不是内分泌或肠胃方面出了问题。

● 给多少吃多少，吃起来没饱

孩子吃饭没饥没饱可能有两方面原因：一是情绪受某种因素影响而受到压抑造成的，如心里没有安全感或紧张等，于是便开始热衷于食物，把压抑感宣泄在食物上，试图缓解自己的不安；二是孩子体内可能存在着某种疾病，导致无论怎样吃都没有饱腹感，这个时候大人一定要注意。

如果孩子是心理因素引起的过量进食，父母要设法纠正，但不可以生硬对待，而是要消除孩子精神上的饥饿感，多和孩子在一起玩耍、互动，给予孩子更多的关爱，这样孩子自然会慢慢不再过量进食。如果这样还不奏效，那就要带孩子去医院检查，看看是否由疾病所致，以保证及时治疗。

● 孩子只喜欢吃肉，不喜欢吃菜

到了1岁左右，不爱吃蔬菜、偏好肉食的孩子渐渐多了起来，特别是从开始添加辅食时就很少吃蔬菜的孩子更是如此。蔬菜味道寡淡，而肉食味道鲜香，我们大人尚且偏好吃肉，何况孩子。

有的孩子不爱吃菜是因为曾经被成团的菜叶或粗纤维（如芹菜）卡到过，所以变得不愿意再吃了。如果是这种情况，那就把菜煮软一点、切碎一点，让孩子容易吞咽。如果是因为不喜欢菜的味道，那就不要单独给孩子吃菜，可以把菜和肉混合做馅，包成包子或饺子，或者把碎菜叶加入粥里，这样孩子就能在不知不觉中吃下菜了。

还可以使用心理诱导法，平时给孩子各种各样的菜当玩具玩，或编一些关于蔬菜的有趣故事讲给孩子听，在潜移默化中培养孩子对蔬菜的好感，也许孩子就会变得爱吃蔬菜了。

● **孩子爱吃零食，不给就哭闹**

孩子爱吃零食多数是被大人给惯坏的，如果一开始就不给孩子买零食吃，孩子也不会吵着要。但如果已经养成了吃零食的习惯，就要想办法改正，毕竟市售的零食营养和安全都无法保证。不过强行制止是没有用的，只会让孩子闹得更凶。

要想满足孩子吃零食的愿望，又不至于使孩子的健康受到损害，最好的办法就是自己做一些可以替代零食的营养食品。如用新鲜蔬果榨汁代替市售的果汁；用西米加水果做成布丁；自己用微波炉烤饼干和薯片……如果自己做的比外面卖的还好看、好吃，孩子还怎么会吵着要出去买零食吃呢？

培养宝宝独立吃饭

当父母看到别人的宝宝坐在餐桌前，胸前系着围兜，手里握着勺子，张大嘴巴，认真地自己吃饭时，一定羡慕极了。再想想自己的宝宝吃饭时总是要大人追在后面喂，真是伤透脑筋。其实，要想让宝宝学会自己吃饭，也不是一件很难的事，只不过要讲究一点策略。

如果宝宝的依赖性很强，可采取这样

的做法：连续几天给宝宝做他最喜欢吃的饭菜，把饭菜盛好放在宝宝面前，父母暂时离开几分钟，然后回到宝宝身边。

如果宝宝能吃上几口，则给予表扬，鼓励他继续吃完；如果宝宝仍不愿意自己吃，也不要对宝宝发火，要帮助他把饭吃完。几天之内多次重复这种方法后，宝宝饿了、馋了自然会自己拿起餐具吃饭。

正确看待宝宝吃饭时的种种表现

这时的宝宝特别喜欢把手伸到菜盘子里，用手去抓菜，或者把撒在桌上的汤、菜乱扒拉。这并不是他不好好吃饭的表现，他只是在试验食物的感觉。与此同时，他可能把嘴张得大大的，等着妈妈去喂。所以千万不要大声呵斥。不过，如果他想把盘子整个儿掀翻，可以暂时把盘子拿开，或者结束喂饭。

学习自己用勺子吃饭

前一段时间宝宝学习了用手抓食物，到1岁左右时，可试着让宝宝自己用匙进食。他会兴趣盎然地学习，因为他喜欢学习新鲜事物。匙的选择很重要，浅的匙容易装进食物，也容易将食物送进口中。刚刚开始用匙装食物时，由于宝宝手的协调性欠佳，显得"笨手笨脚"的，要经过1周左右的训练才能装进食物，而要将食物准确地送到口中又需要几个星期。当宝宝成功地自己用匙吃东西后，他会很开心，感觉其乐无穷。

聪明的妈妈会这样做，先给宝宝戴上大围兜，在宝宝坐的椅子下面铺上塑料布或不用的报纸。刚开始时，给宝宝一把勺子，你自己拿一把，教他盛起食物，喂到嘴里，在宝宝自己吃的同时喂给他吃。用较重的不易掀翻的盘子，或者底部带吸盘的碗。宝宝一开始可能会吃得一塌糊涂。但在宝宝成功时，要给予热烈的鼓励。当宝宝吃累了，用勺子在盘子里乱扒拉时，妈妈要及时把盘子拿开。不过，可以在托盘上留点儿东西，让他继续做实验。

✳ 宝宝日常护理教养

保护宝宝的乳牙

乳牙对宝宝的咀嚼、发音、恒牙的正常替换和全身生长发育有着重要的作用，因此，从乳牙萌出开始就应特别注意对乳牙的保护，具体应做好以下几点：

▶ 供给适量的营养物质，尤其要多补充蛋白质和钙质。

▶ 可给宝宝吃些苹果、梨、面包干、饼干等既较硬又易消化的食物，这样既可增加营养，又可锻炼牙齿、促进乳牙的生长。同时吃点苹果和梨等水果也有利于牙面的清洁。

▶ 少吃甜食、零食。即使要吃，吃完后也应立即给宝宝喂温开水或茶水漱口，以免食物残留牙齿上而诱发虫牙。

▶ 纠正不良习惯，如吸吮手指、口中含着奶或含着饭入睡等，尤其不要给小孩含橡皮奶头作安慰，以免造成牙齿错位。

▶ 宝宝喜欢吃手指，应注意清洗宝宝的手，以免引起口腔感染。

▶ 固定正餐和中间加餐的时间，不吃零食。

▶ 避免过多饮用果汁或饮料等。

▶ 避免夜间长时间喂母乳。

▶ 门牙长齐、槽牙长出后，妈妈要注意给宝宝清洁牙齿，让宝宝养成刷牙的好习惯。

培养刷牙的习惯

这一时期，宝宝至少长出了上下各2颗牙齿，长牙快的宝宝还会长出上下各4颗共8颗牙齿。由于宝宝进食的食物种类大大增加，并经常吃些小食，尤其是各种小糖果，并且和成人的牙齿相比，其牙齿的钙化程度比较低，所以容易出现各种牙齿小问题，如蛀牙等。

这个时期，父母就要给宝宝当刷牙的老师了。先为宝宝示范刷牙，可以让宝宝拿一把牙刷不放牙膏进行模仿，进而手把手帮助宝宝完成刷牙，用不了多久，宝宝肯定能养成良好的口腔卫生习惯。刷牙时每次挤出牙膏量最多不要超过1厘米，不要将牙膏挤满整个牙刷。一旦发现宝宝的牙齿有损害，可以用特制的柔软牙刷帮宝宝清洗牙齿，最好使用少量氟化牙膏。每一个宝宝的牙刷应单独存放，并包好牙刷头部，务必每3个月换一次牙刷。

● 正确的刷牙方法

正确的刷牙方法为贝氏刷牙法：保持牙刷毛与牙齿表

面呈45°角，轻放于牙齿与牙龈的交界处，顺着牙缝竖刷。旋转刷头，上牙从上往下刷，下牙从下往上刷。刷牙齿的内外面方法相同，但刷前牙内侧时，要将牙刷竖起来，刷后牙咬合面时，要前后来回用力刷。每个牙面反复刷8～10次，每日早晚各一次，每次不少于3分钟。

教宝宝学走路

学习走路是人生的重要发展阶段，所以，父母不可轻视，但也不用过于担心，就算宝宝进步略慢，父母也要有耐心，学会步行只是迟早的事而已。宝宝学会走路以后标志着他今后的活动范围将逐渐扩大，视野逐渐开阔，给体能和智力方面尤其是体质方面的发展提供了基础条件。

借助学步带： 学步带是一种系住宝宝双肩和前胸的宽带子，父母可以将另一端捏住，并且可以自由调整和宝宝之间的距离，不用时时拉着宝宝的手臂，父母也会由此轻松解脱一只手。只是有时候，需要注意学步带的松紧。父母也可以用牢固的长布条或窄长毛巾代替学步带。

扶着行走： 可千万不要小看宝宝扶墙、扶家具慢慢移动身体的行为，它是宝宝行走的开始。虽然独自站立还不够稳，但通过脚步的挪移，手脚和身体的配合，宝宝的平衡感正不断得到提升。

推小车走路： 让宝宝站在小推车的后面，两只小手抓稳推车扶手，开始时父母可以通过掌控推车扶手来控制小推车前进的速度，等宝宝熟练以后，父母就可以放手让宝宝自己推小车了。父母还可以教宝宝在碰到障碍物的时候将小推车朝后拉，

再进行转弯以避开障碍物。相信宝宝的能力吧，他会很快掌握的。

父母帮助作用大： 父母一方扶住宝宝的腋窝，让宝宝的双脚踏在爸妈的脚背上，让宝宝随父母一起走路，同时也减少了父母牵拉宝宝双臂的力量。过一个阶段后，则可以让宝宝的双脚踏在地上，逐步向走路过渡。

父母离开一定距离，这个距离视宝宝实际可走的路程而定。让宝宝离开一方的手臂保护，另一方则用欢迎的形式迎接宝宝，开始可以只隔几步远，逐渐地，父母就可以拉开距离。看着宝宝跌跌撞撞地向父母走来，父母千万不要动不动就抱住宝宝。

鼓励增强信心： 父母应时刻给宝宝以鼓励，增加宝宝的信心，让他不再胆小，勇敢地向前迈步。当宝宝不敢向前走的时候，父母一定要用诸如"宝宝，你过来吧"、"妈妈在这里等着你"等言语加上微笑的表情和张开双臂努力迎接宝宝的姿势，让宝宝乐于向父母走近。

安全行走： 不要让宝宝远离父母的视线；要避开湿滑的地面，注意路上的障碍物；小心家具边边角角的潜在危险；不让宝宝进入厨房；别让抽水马桶成为宝宝的玩具；尖锐物品、器具尽量放置到宝宝够不着的地方，药品或细小用品也要妥善藏好；容易拉下的盖布、桌布上不要放置其他物品，以免宝宝将其拉下而被物品砸伤；烫手的食物也不要让宝宝碰到；在宝宝行走之时不要喂他食物，以免卡住喉咙。

图书在版编目（CIP）数据

协和孕育大讲堂/何萃华编著．--北京：中国中医药
出版社，2012.9（2016.12重印）
ISBN 978-7-5132-1112-3

Ⅰ．①协… Ⅱ．①何… Ⅲ．①妊娠期-妇幼保健-基
本知识 ②婴幼儿-哺育-基本知识 Ⅳ.①R715.3 ②TS976.31

中国版本图书馆CIP数据核字（2012）第184468号

协和孕育 大讲堂

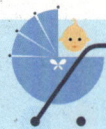

中国中医药出版社出版

北京市朝阳区北三环东路28号易亨大厦16层

邮政编码 100013

传真 010 64405750

廊坊成基包装装潢有限公司印刷

各地新华书店经销

*

开本 710×1000 1/16 印张 27 字数 545 千字

2012年9月第1版 2016年12月第4次印刷

书 号 ISBN 978-7-5132-1112-3

*

定价 39.80元

网址 www.cptcm.com

社长热线 010 64405720

购书电话 010 64065415 010 84042153

书店网址 csln.net/qksd/